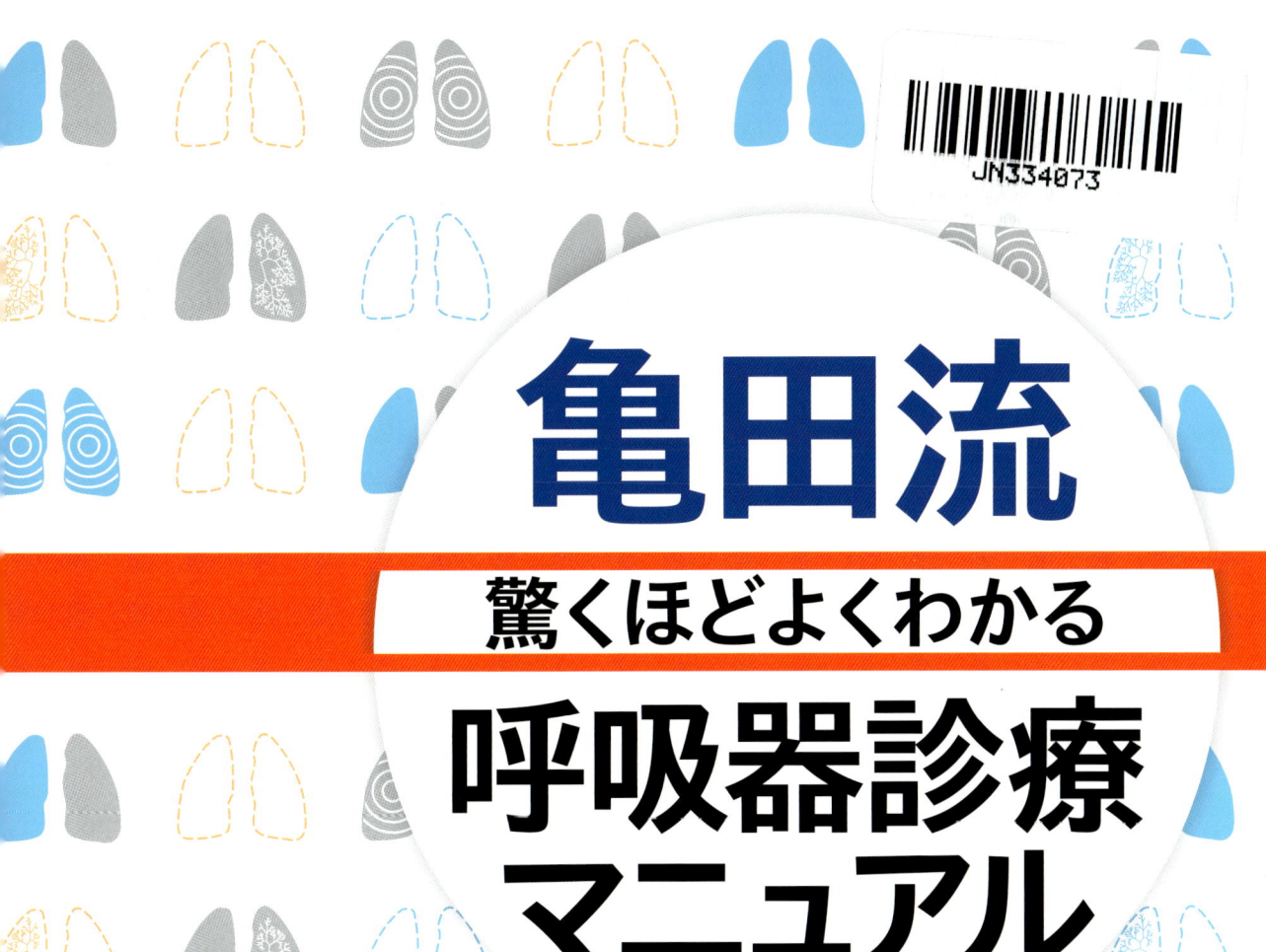

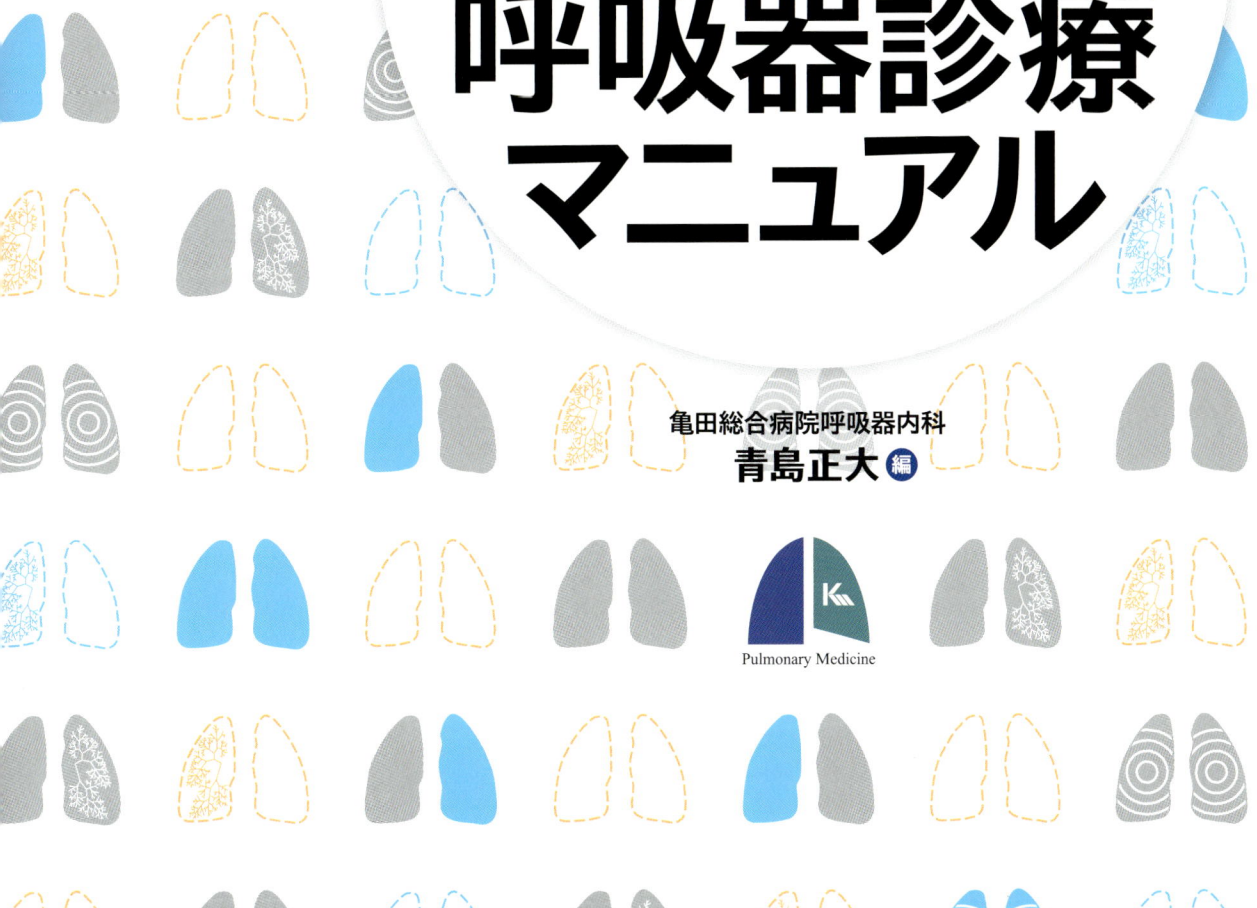

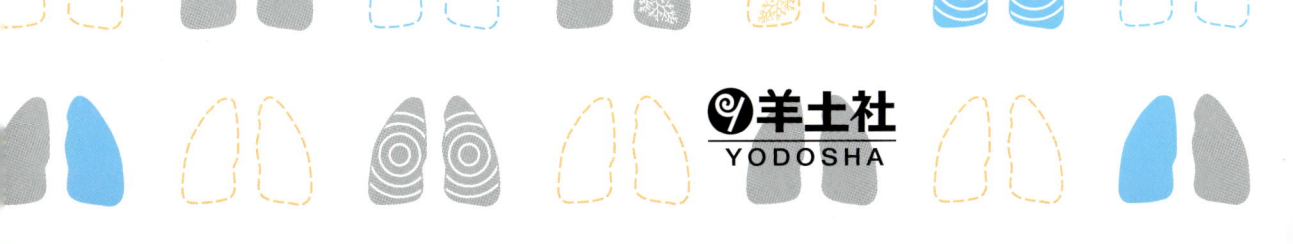

亀田流
驚くほどよくわかる
呼吸器診療マニュアル

亀田総合病院呼吸器内科
青島正大 編

Pulmonary Medicine

羊土社
YODOSHA

謹告

　本書に記載されている診断法・治療法に関しては，発行時点における最新の情報に基づき，正確を期するよう，著者ならびに出版社はそれぞれ最善の努力を払っております．しかし，医学，医療の進歩により，記載された内容が正確かつ完全ではなくなる場合もございます．

　したがって，実際の診断法・治療法で，熟知していない，あるいは汎用されていない新薬をはじめとする医薬品の使用，検査の実施および判読にあたっては，まず医薬品添付文書や機器および試薬の説明書で確認され，また診療技術に関しては十分考慮されたうえで，常に細心の注意を払われるようお願いいたします．

　本書記載の診断法・治療法・医薬品・検査法・疾患への適応などが，その後の医学研究ならびに医療の進歩により本書発行後に変更された場合，その診断法・治療法・医薬品・検査法・疾患への適応などによる不測の事故に対して，著者ならびに出版社はその責を負いかねますのでご了承ください．

改訂の序
〜著者を代表して〜

　本書「亀田流　驚くほどよくわかる呼吸器診療マニュアル」は筆者が2007年に羊土社より上梓した「呼吸器診療step upマニュアル」の改訂版として企画したが，内容的には改訂版ではなく，全面的に書き改めたまったく新しい別の書籍である．前版との最も大きな違いは，本書が亀田総合病院呼吸器内科の総力をあげた分担執筆とした点にある．呼吸器の診療がチームを基本とするように，呼吸器内科のすべての分野を一人でまとめるのは，楽な仕事ではないことが前版の執筆で身にしみてわかった．日常の診療では呼吸器のすべての分野の診療を行わなければならないことは言うまでもないが，あまり得意でない分野は新しい知識をcatch upすることは容易でなく，これらを広くカバーし現代の呼吸器診療を知ってもらうために分担執筆とした．

　今日，呼吸器内科は細分化が進み，呼吸器の専門医も特定領域のsubspecialityを有することが当たり前になりつつあるが，筆者のミッションは呼吸器generalistとして呼吸器全領域の診療にあたることであり，筆者はそれを当科の全医師に求めている．そしてよき呼吸器generalistを育成するための教育を当科の最重要目標として位置づけている．新臨床研修制度が導入され，10年以上が経過するが，この研修制度の当初の精神が実践されているかどうかは，大きく議論の分かれるところであろう．ただし誰もが，2年間の初期研修は診療に活かせる基礎を習得するにはあまりにも短いと感じており，研修施設側にとっても，その教育体制の維持や指導医の育成に腐心しているのが現状である．呼吸器はすべての診療科に関係する分野で，初期研修において患者の全身管理を学ぶうえで避けて通ることができない分野であるが，現行の制度のもとでは十分なトレーニングは不可能である．また，この分野の医師不足から臨床研修施設であっても，呼吸器の指導医がいない施設も多い．そのような状況を思うと，呼吸器専門医ではなくとも呼吸診療の必要に迫られる場面は決して少なくないことは容易に想像がつく．実臨床においては呼吸器専門医のいない施設では，総合内科医による呼吸器診療の担保が必要である．そこで，本書は呼吸器専門医を目指す後期研修医とともに，呼吸器診療も行う総合内科の実地医家を読者対象として企画した．

　企画した時点で前版の上梓から6年以上が経過し，この間に呼吸器診療の領域でも多くの進歩が見られている．例をあげると，数多くのガイドラインが改訂されたり，新たに公表がなされたりし，前版の内容がこれらの進歩から乖離したと感じられる部分が多くなってきた．もちろん，まだ実臨床で前版は十分に診療に役立つとは感じているが，例えば肺炎では「院内肺炎」のガイドラインが全面改訂され，さらには「医療・介護関連肺炎」という概念が導入された．深在性真菌症や気管支喘息，COPDのガイドライン

の改訂，さらにはATS/ERSによる特発性間質性肺炎のガイドラインの度重なる改訂など，多くはマイナーチェンジであっても，現在のスタンダードを知り，診療に役立てるためには本書では内容の大幅な改訂が必要となった．ことにこの6年で最も大きく変化したのは非小細胞肺癌（非扁平上皮癌）の診療であろう．多くの発癌に関連するカギとなる遺伝子変異（oncogenic driver mutation）が明らかになり，それに対する分子標的治療薬が開発され，バイオマーカーをもとにしたオーダーメードの治療戦略が発展した．殺細胞性薬を用いた化学療法にも複数の新規薬剤が使用可能となり，長足の進歩を遂げている．この分野は前版を参考したのでは適切な診療ができないことがずっと前から気になっていた．時代にcatch upするため改訂版の内容に加えた．

　本書では，現場での診療を意識し，診療の流れ・時間経過を理解してもらうことを大きな目標とし「フローチャート」や「診療のコツ」を明記した．日々の診療で疑問に思うこと（clinical question）は，エビデンスが確立されていないことであり，くり返しカンファレンスで討論の対象となる．正解がないものがほとんどだが，討論によってある程度のコンセンサスに到達できる事柄に関しては「カンファレンスでよくある質問」として取り上げた．そのためこれらの部分では，当科流のやり方で多少の偏りはあるかもしれない．あえて「亀田流」と銘打ったのはそれゆえであり，読者諸氏のご批判を仰ぎたい部分でもある．

　本書を通して呼吸器診療がどのように進んでいくのかを理解していただき，1人でも多くの若い医師に呼吸器内科に興味を持ってもらえればこれに過ぎる喜びはない．また呼吸器専門医不在の地域で診療される総合内科の先生に本書が役立つことを願っている．さらに本書を通じて当科に興味を持っていただけるのであれば望外の喜びであり，当科のブログ（亀田流呼吸器道場 http://www.kameda.com/pr/pulmonary_medicine/post_11.html）も見に来ていただければ幸いである．

　最後に羊土社編集部のみなさんのおかげで本書が日の目を見たことは間違いない．心から感謝したい．

2015年3月

亀田総合病院　呼吸器内科
青島正大

初版の序

　新臨床研修制度が導入され，初期研修と後期研修の性格づけがより明確となった．かつて多くの大学病院で行われてきたストレート研修が，全国一律のスーパーローテートとなったことで，すべての診療科に必要とされる臨床の基礎を習得する機会が増え，新しい臨床研修制度はそれなりに導入の目的を果たしつつあるようには思える．しかし，2年間の初期研修はこれら診療に活かせる基礎を習得するにはあまりにも短く，また新しい制度のもとで新たに臨床研修指定病院となった施設でも，その教育体制の確立や指導医の育成には大きな戸惑いを抱えているのが現状である．呼吸器はすべての診療科に関係する分野で，初期研修において患者の全身管理を学ぶうえで避けて通ることができない分野であるが，現行の制度の下では十分なトレーニングは不可能であり，この分野の医師不足から臨床研修施設においても，呼吸器系の指導医がいない施設も多い．呼吸器にとっつきにくさを感じている研修医は少なくなく，書物によって研修医に呼吸器診療の魅力を感じてもらうのは大変に難しいことで，現場の診療でもどのようにすれば呼吸器に魅力を感じさせることができるか指導医は日々悩んでいる．筆者自身も呼吸器の基礎がわかるようになって初めて，診療を通して呼吸器の面白さと診療の充実感が得られるようになったことを経験した一人であり，研修医を指導する立場になってからはカンファレンスやセミナーなどあの手この手で呼吸器の面白さを伝えることに腐心してきた．

　本書は，筆者がかつて勤務していた聖路加国際病院で行っていた「レジデントのための呼吸器カンファレンス」のために作成したプリントがもとになっている．その後，勤務先が変わりカンファレンスのネーミングも変わったが，一貫して研修医をはじめとする若手の医師の教育に従事してきた．聖路加時代の教え子たちからはカンファレンスのプリントを出版することをずっと望まれていたが，適当な機会がなかなか得られなかった．たまたま初期研修での呼吸器内科のエッセンスをまとめた羊土社から刊行されている「呼吸器内科必修マニュアル」に企画の段階から参加する機会を得，病院のカンファレンスで使用しているプリントをお見せしたところ，スーパーローテートにおけるミニマムエッセンシャルの範囲を超えた内容であり，「必修マニュアル」の続編的性格を持たせて，スーパーローテートを終了した研修医向けの企画としてはどうだろうかという話になった．

　しかしながら，呼吸器の診療がチームを基本とするように，呼吸器内科の細分化されたすべての分野を一人でまとめるのは，楽な仕事ではなく，カンファレンスのプリント作成とは訳が違うということが執筆をはじめてみて身にしみてわかったが，日常の診療では呼吸器のすべての分野の診療を行わなければならないことは言うまでもない．あま

り得意でない分野は筆が運ばなかったことも事実で，また職場の臨床・教育以外の雑事（職位から言えば，それが本来の仕事とも言えるが）のために，執筆を長く中断しなければならなかったこともあった．

　本書の第1章にも述べたが，後期研修医は初期研修医を指導しなければならない立場におかれるが，実際には初期研修を終えた状態では，呼吸器の専門的な知識はまだまだ乏しい．現場で役立つように，日々新しくなるこの分野の知識をアップデートし，新しい流れである診療の標準化，すなわちガイドラインについてもある程度知ってほしいという気持ちから，本書のような内容となった．筆者自身「マニュアル」という言葉には抵抗感がある．それは，考えなくてもその通りを病棟で指示すればよい「cook book」的な印象を受けるからである．本書は決してそういうものではない．本書を執筆するうえで，呼吸器内科の診療の概念を知ってもらうこと，さらに現場に活かせるように，診療の流れ・時間経過を理解してもらうことを大きな目標とし，寝転がって読む本を意識した．ハンドブックとしてポケットに入る大きさでないのはそのためである．本書を通して呼吸器診療がどのように進んでいくのかを理解していただき，一人でも多くの若い医師が呼吸器内科に興味を持ってくれればこれに過ぎる喜びはない．

　最後に筆の運ばない筆者を辛抱強く，かつ暖かく見守ってくれた担当者の保坂早苗さん，佐々木幸司さんのおかげで本書が日の目を見たことは間違いない．心から感謝したい．

2007年7月

青島正大

亀田流 驚くほどよくわかる 呼吸器診療マニュアル

contents

- 改訂の序 3
- 初版の序 5
- Color Atlas 10

第1章 総論

1. 初期臨床研修後の呼吸器の研修目標 ……青島正大 …… 14
2. 血液ガス分析データのみかた ……桂田雅大 …… 19
   - カンファレンスでよくある質問 …… 27
3. 呼吸機能検査の読み方 ……中島 啓 …… 28
   - カンファレンスでよくある質問 …… 40
4. 気管支鏡検査 ……三沢昌史 …… 41
   - コラム ❶Interventional Pulmonary Suite ❷術前細径気管支鏡下マーキング法 …… 45
5. 人工呼吸管理 ……中島 啓 …… 48

第2章 感染症

1. かぜとインフルエンザ ……渡邊純子 …… 68
   - カンファレンスでよくある質問 …… 81
2. 市中肺炎 ……青島正大 …… 82
   - カンファレンスでよくある質問 …… 97
3. 院内肺炎 ……青島正大 …… 98
   - カンファレンスでよくある質問 …… 106
4. 医療・介護関連肺炎 ……桂田直子 …… 107
   - カンファレンスでよくある質問 …… 113
5. 肺抗酸菌感染症（肺結核症，非結核性抗酸菌症） ……青島正大 …… 114
   - コラム 結核病学会病型分類 …… 128

6	膿胸	大槻　歩	129
7	肺真菌症	牧野英記	134
	カンファレンスでよくある質問		143

第3章　肺　癌

1	原発性肺癌	三沢昌史	144

第4章　閉塞性肺疾患

1	慢性閉塞性肺疾患（COPD）	中島　啓	167
	カンファレンスでよくある質問		184

第5章　間質性肺疾患

1	特発性間質性肺炎（特発性肺線維症，非特異性間質性肺炎，急性間質性肺炎）	桂田直子	185
2	特発性器質化肺炎（COP）	中島　啓	198
	カンファレンスでよくある質問		203
3	放射線肺障害	大槻　歩	204
4	サルコイドーシス	髙井基央	211

第6章　アレルギー性肺疾患

1	気管支喘息	渡邊純子	219
2	過敏性肺炎	桂田雅大	235
	カンファレンスでよくある質問		242
3	薬剤性肺障害	桂田直子	243
	カンファレンスでよくある質問		252
4	肺好酸球増多症（特発性慢性好酸球性肺炎，特発性急性好酸球性肺炎，アレルギー性気管支肺アスペルギルス症，好酸球性多発血管炎性肉芽腫症，その他の末梢血の好酸球増多をきたす肺疾患）	髙井基央	253

第7章 自己免疫が関係する肺病変

1 膠原病に伴う肺病変 ……………………………………………………………… 髙井基央　266
　カンファレンスでよくある質問 …………………………………………………………… 273

第8章 肺循環障害

1 肺血栓塞栓症 ……………………………………………………………………… 中島　啓　274
　カンファレンスでよくある質問 …………………………………………………………… 280

2 肺血管の先天性異常（肺動静脈奇形，肺分画症）……………………………… 青島正大　281

第9章 胸膜・胸郭の疾患

1 胸水への対応 ……………………………………………………………………… 青島正大　289
　カンファレンスでよくある質問 …………………………………………………………… 298

2 悪性胸膜中皮腫 …………………………………………………………………… 三沢昌史　299

3 自然気胸 …………………………………………………………………………… 桂田雅大　308
　カンファレンスでよくある質問 …………………………………………………………… 313

第10章 その他

1 慢性咳嗽への対応 ………………………………………………………………… 青島正大　314
　カンファレンスでよくある質問 …………………………………………………………… 321

2 睡眠時無呼吸症候群 ……………………………………………………………… 牧野英記　322
　カンファレンスでよくある質問 …………………………………………………………… 329

3 呼吸器診療における社会資源利用 ……………………………………………… 牧野英記　330
　カンファレンスでよくある質問 …………………………………………………………… 335

抗菌薬一覧 …………………………………………………………………………………… 336
索　引 ………………………………………………………………………………………… 337
執筆者一覧 …………………………………………………………………………………… 342

Color Atlas

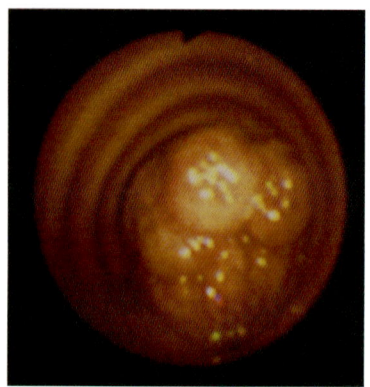

❶ 気管支鏡検査の内腔所見
(p.38 図13参照)

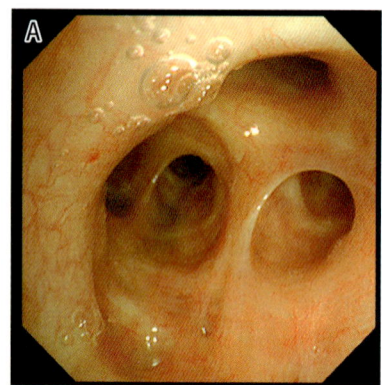 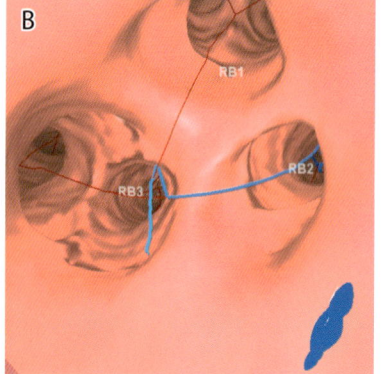
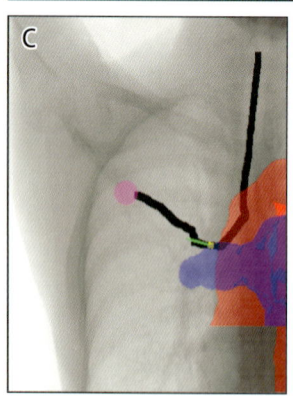 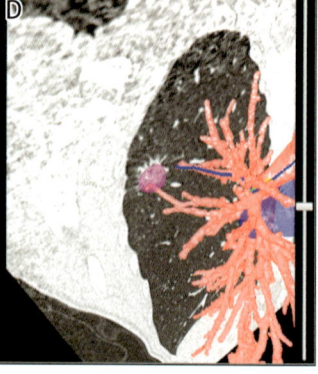

❷ Virtual Bronchoscopic Navigationの例 (Lung Point®)
(p.42 図1参照)
A) 気管支腔内実画像, B) 仮想気管支腔内画像, C) 仮想透視画像, D) 仮想気管支樹と仮想気管支ナビゲーションルート

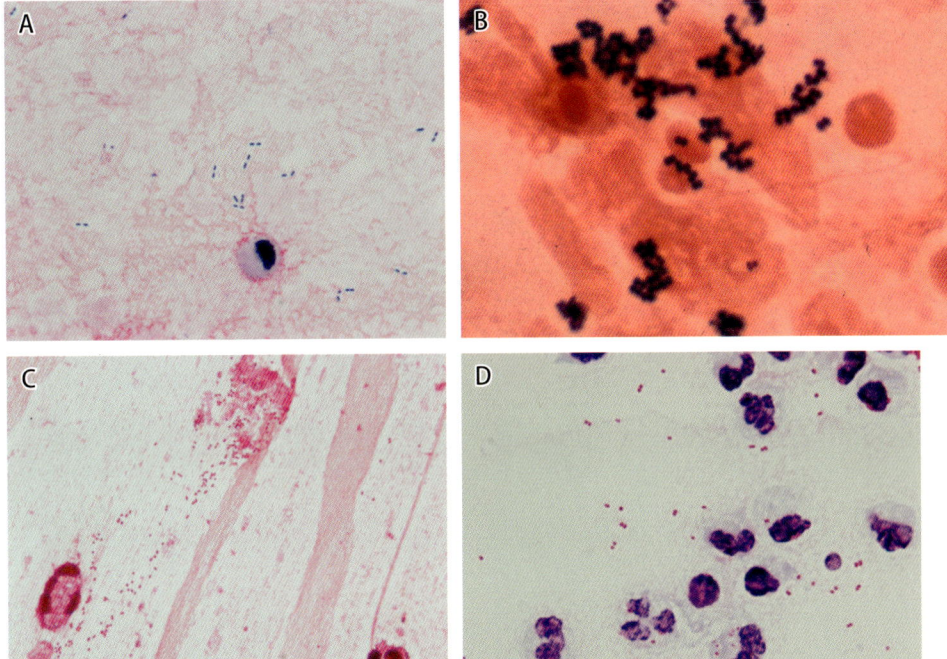

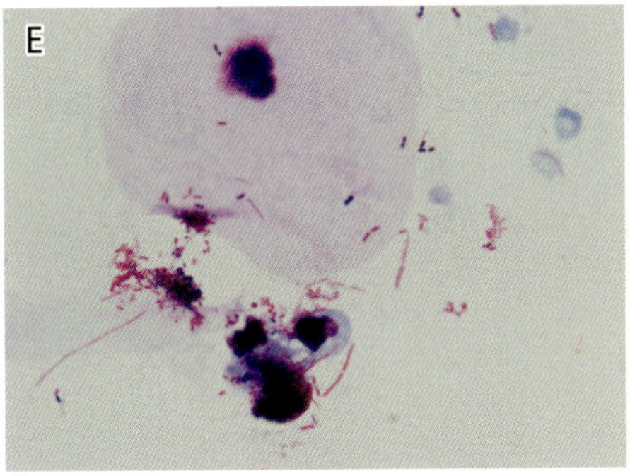

❸ 主な市中肺炎原因菌および誤嚥性肺炎患者の痰のグラム染色所見
(p.88 図4参照)
A) 肺炎球菌のグラム染色所見：莢膜（周囲が白く抜ける）をもつグラム陽性双球菌
B) 黄色ブドウ球菌のグラム染色所見：大小不同でぶどうの房状のグラム陽性球菌
C) インフルエンザ菌のグラム染色所見：グラム陰性の短い桿菌（一見，球菌のように見える）
D) モラクセラ・カタラリスのグラム染色所見：グラム陰性の双球菌（ソラマメ型をしている）
E) 誤嚥性肺炎のグラム染色所見：陰性桿菌，陽性球菌など複数の菌を認め，上皮細胞が混入

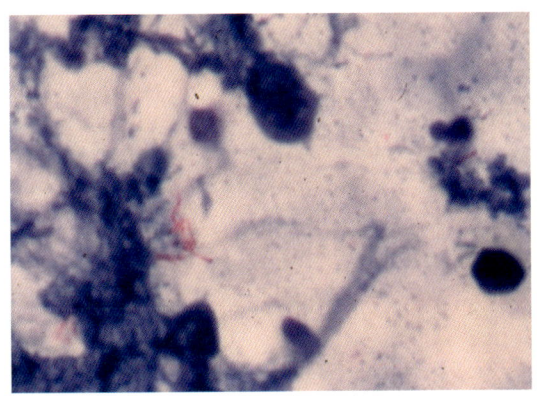

❹ 喀痰のチール・ネルゼン染色像
(p.117 図3参照)
赤紫色に染まる長い桿菌を認める

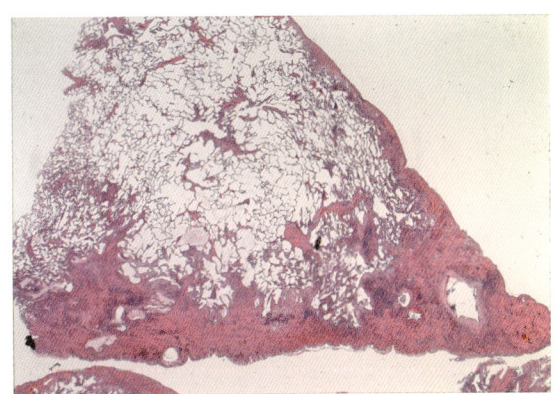

❺ IPFの組織所見（弱拡大，病理所見）
(p.190 図4参照)
胸膜下に時間のたったdenseな線維化を認める．正常肺が混在している
p.197の文献8より転載

Color Atlas 11

Color Atlas

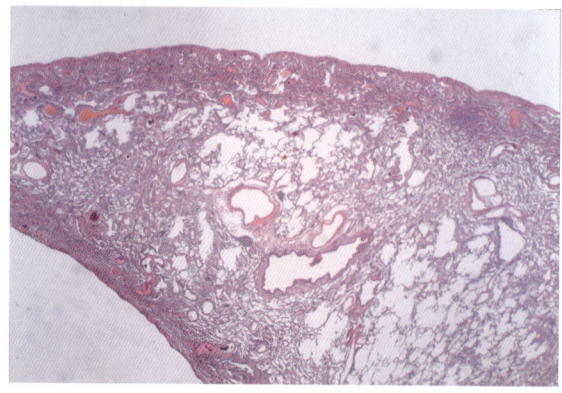

❻ NSIPの組織所見（弱拡大，病理所見）
（p.195 図7参照）
胞隔の均一な細胞浸潤および線維化を認める．時相が一致した（temporal uniformity）と表現される
p.197の文献8より転載

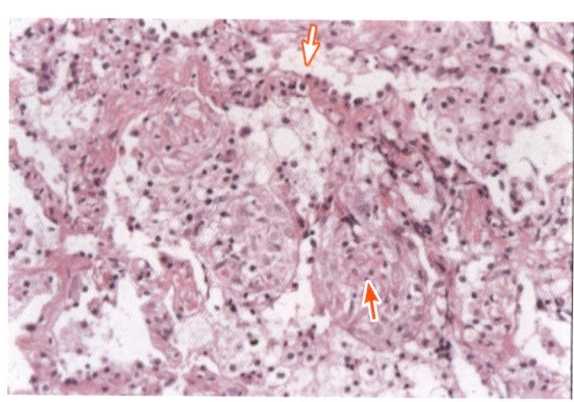

❼ COPの組織所見（HE染色）
（p.199 図2参照）
肺胞隔壁の肥厚（⇨）と，肺胞腔内の肉芽形成（→）を認める

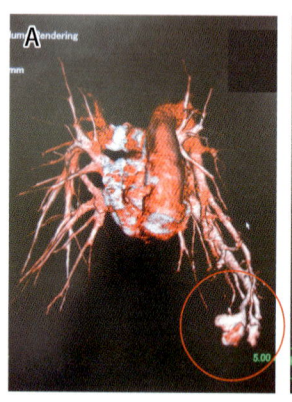 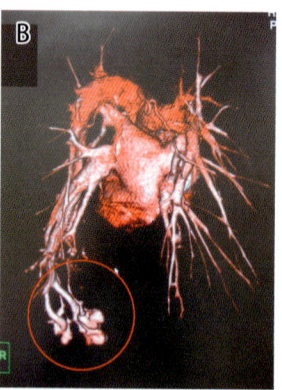 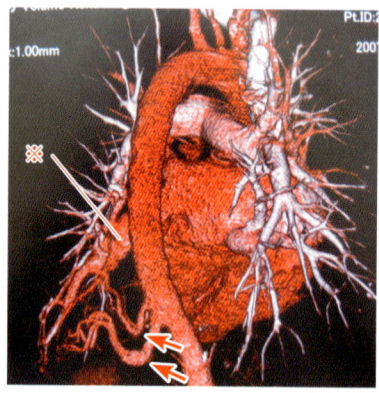

❽ 同一症例の造影CTの三次元再構築（ボリュームレンダリング）画像
（p.284 図4参照）
左A^8を輸入動脈としV^8を輸出静脈とする複数の瘤を明瞭に認める（◯）．
輸入動脈よりも輸出静脈の方が径が太い

❾ 同一症例の造影CTの三次元再構築（ボリュームレンダリング）画像
（p.287 図7参照）
分画肺は下行大動脈より直接分岐する複数の異常動脈（→）より血流を受け，左下肺静脈（※）へ還流する．
すなわち左－左シャントを形成する肺葉内肺分画症である．
造影CTの三次元再構築画像は血管支配の状況を明瞭に描出することが可能で，手術術式の立案にも有用である

亀田流 驚くほどよくわかる 呼吸器診療マニュアル

第1章	総 論	14
第2章	感染症	68
第3章	肺 癌	144
第4章	閉塞性肺疾患	167
第5章	間質性肺疾患	185
第6章	アレルギー性肺疾患	219
第7章	自己免疫が関係する肺病変	266
第8章	肺循環障害	274
第9章	胸膜・胸郭の疾患	289
第10章	その他	314

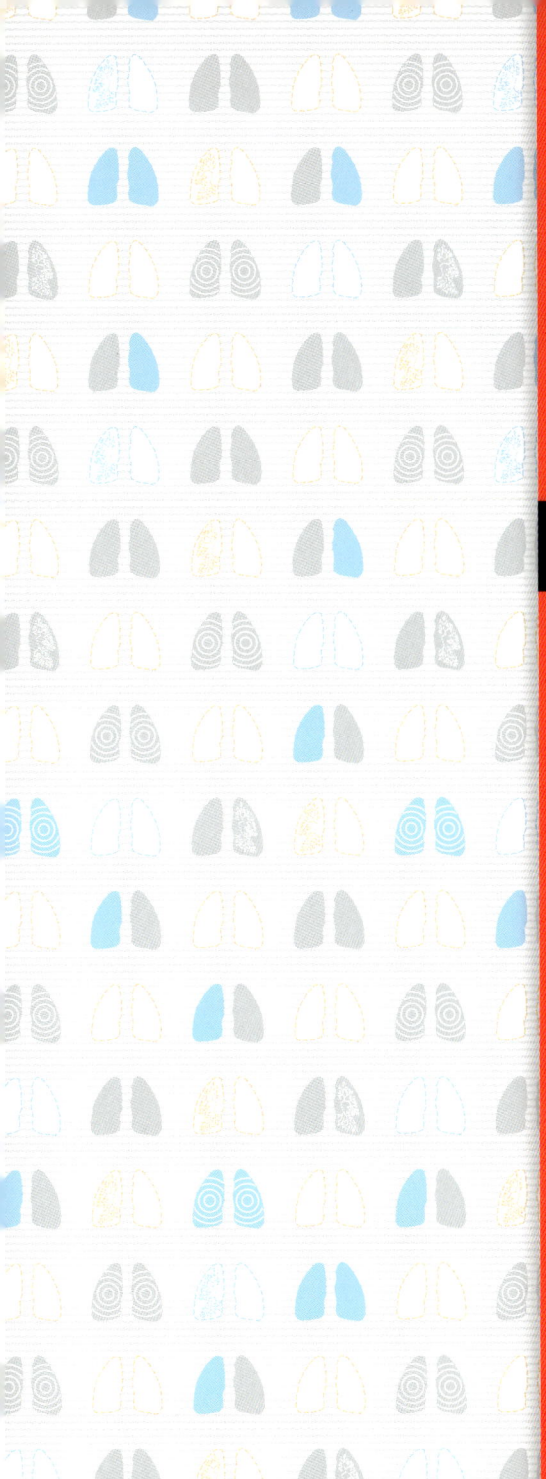

第1章 総論

1 初期臨床研修後の呼吸器の研修目標

青島正大

> **診療のコツ**
>
> ▶ 呼吸器内科は，どの臨床分野でも必要とされる患者管理の基本臓器を対象とし，将来一般の臨床医として実地医療に進む場合でも，呼吸器専門医として高度専門医療に携わる場合でも，あるいは他の分野の専門医となる場合でも役に立つ知識と経験が得られる
>
> ▶ 一般目標として，初期臨床研修で得られた総合診療の経験を基盤として，疾患に対するより専門的な理解，診療能力を習得し，家庭や社会的背景も考慮しながらインフォームドコンセントを基盤とした患者中心型医療を進めることができ，かつ初期研修医を指導・サポートできるようになることがあげられる．またこの時期は，日本内科学会認定医（2015年から初期臨床研修を始める医師を対象に新・内科専門医制度へ移行）およびそれに続く，呼吸器学会専門医などの資格を取得するための研修期間の一部となる

1 後期研修医の役割と特性

初期研修医と比べて後期研修医は以下のような異なる役割と特性をもっている．
① 初期研修医を指導する．
② 初期研修医と指導医とのパイプ役となる．
③ 救急以外の一般の外来診療を行う機会が増える．
④ 学会・研究会への参加や発表の機会が増える．

後期研修においては，呼吸器の分野でも初期研修医を指導するために，あるいは救急外来とは異なる一般の外来での診療をこなす（基本的には1人で外来診療を行う）ために，やや専門的な知識や手技，最近の疾患に対する考え方や用語，ガイドラインなども含めた診療の方法などを学ぶことが必要となる．

2 後期研修における呼吸器分野の研修目標

日本呼吸器学会では学会専門医制度を規定しており，そのなかには研修カリキュラムが定められている（http://www.jrs.or.jp/modules/specialist/index.php?content_id=11）．「総論」では，呼吸器の形態，機能，病理生理，疫学，主要症状，身体所見，検査，治療ならびに呼吸不全などに関して知識のレベルを「内容を詳細に理解している」「内容を概略理解している」の2段階，重要な検査や治療については「独立して完全に実施できる」「見学も含めて経験する」の2段階，「各論」においては，各疾患の知識と理解にとどまらず，重要疾患について症例の臨床的な経験が要求され，「複数症例を受けもつ」「共同・見学も含めて経験する」の2段

階が規定されている．しかしながら，これらは細大漏らさず作成された規定であり，初期臨床研修を終了し，これから呼吸器内科を志す人にとって直ちに要求される目標にはなりにくい．

当科では，これから後期研修で呼吸器を学ぼうとする人たちに日常の診療現場で求められることや初期研修医の指導ができるようになるための知識として研修目標を以下のように設定し指導している．

❶ 検査法

以下にあげた検査法の選択理由と結果の解釈，それに基づいた臨床判断を自ら行い，初期研修医に指導できる．

- 動脈血ガス分析（**第1章2参照**）
- 細菌学的検査：グラム染色（痰，胸水など）
- 呼吸機能検査（**第1章3参照**）
- IGRA（インターフェロンγ遊離試験，**第2章5参照**）
- 画像検査（単純X線写真，CT，MRI，PET，核医学検査など）

❷ 検査手技および治療手技

以下の検査・治療手技を自ら実施し，また初期研修医に指導し，監督のもとで実施させることができる．気管支鏡検査は侵襲的検査であり1人で行うものではなく，指導医の監督下で安全かつ適切に行われなければならない．

- 動脈血採血
- 胸腔穿刺
- 胸腔ドレーン挿入・留置
- 気管支鏡検査（EBUS-TBNA，EBUS-GSを含む，**第1章4参照**）
- その他の基本的手技（注射法，気道確保を含む蘇生法，導尿など）

❸ 基本的治療法

以下の治療法の治療内容とその選択理由，期待される効果を説明でき，初期研修医を指導できる．

- 薬物療法
- 酸素療法
- 人工呼吸管理（NPPVを含む，**第1章5参照**）

❹ 社会資源の活用

呼吸器診療を行ううえで患者の主として経済的な支援となる身体障害者（呼吸機能障害），アスベスト関連健康被害や特定疾患の認定条件を理解し，申請を行うことができる（第10章3参照）．

3 対応方法までを経験すべき症状・病態

❶ 頻度の高い症状

- 咳嗽（**第10章1参照**）
- 喀痰

- 血痰・喀血
- 呼吸困難
- 検診で発見された胸部異常陰影

❷ 緊急を要する症状・病態

- 急性呼吸不全および呼吸不全急性増悪（原因・病態の診断ができ，酸素療法や人工呼吸管理を適切に行うことができる）
- 気管支喘息発作（適切な薬物療法，呼吸管理ができる．**第6章1**参照）
- 喀血（出血の原因の診断ができ，止血を指導医と協力して行い，血管内治療や外科治療の必要性を判断する）
- 気胸，胸水貯留（胸腔ドレナージを実施できる）

4 経験が求められる疾患・病態と到達目標

（★の数は重要度で4つ以上は自ら経験すること）

❶ 呼吸不全（★★★★，第1章5参照）

急性期呼吸管理，慢性期在宅酸素療法および在宅人工呼吸の導入．

❷ 喀血（★★★★）

全身状態の管理と止血操作，気管支動脈塞栓術の適応決定．

❸ 呼吸運動の異常（★★★，第10章2参照）

睡眠時無呼吸症候群：簡易型アプノモニターや睡眠ポリグラフ（polysommnograph：PSG）の解釈とCPAP（continuous positive airway pressure：経鼻的持続陽圧呼吸療法）導入．

❹ 呼吸器感染症

- かぜ症候群（インフルエンザを含む，★★★★★，第2章1参照）抗菌薬の適応となるかぜ症候群を鑑別し，初期治療薬を決定できる（抗インフルエンザ薬の使い分けを含む）．
- 肺炎⇒市中肺炎・医療介護関連肺炎・院内肺炎を問わず（★★★★★，第2章2〜4参照）細菌性肺炎・非定型性肺炎の診断，起炎微生物を推定し，初期治療薬を決定できる．
- 胸膜炎（★★★★，第2章6，第9章1参照）感染性病態と非感染性病態の鑑別，感染性病態に関しては原因微生物の診断と治療．
- 肺結核（★★★★★，第2章5参照）診断，画像から疑うことができ，治療を行うことができる．
- 非結核性抗酸菌症（★★★★，第2章5参照）診断，画像から疑うことができ，治療適応の決定ができる．
- 肺真菌症（ニューモシスチス肺炎を含む，★★★★，第2章7参照）診断，患者背景や画像から疑うことができ，治療を行うことができる．
- 慢性呼吸器疾患の二次感染（★★★，第4章1参照）急性増悪時の薬物療法と呼吸管理．
- 日和見感染（★★★★，第2章7，第7章1参照）生物学的製剤使用者の呼吸器感染症やニューモシスチス肺炎，その他の診断と治療．

❺ 気管支喘息（★★★★★，第6章1参照）

診断，急性増悪の治療，寛解後の退院前・慢性期の患者教育（妊婦やアスピリン過敏症患者を含む）．

❻ 肺腫瘍

- 原発性肺癌（★★★★★，第3章1参照）

  診断，治療法の選択，分子標的療法・化学療法ができる，放射線治療・手術をコンサルテーションできる，緩和ケアを行う．

- 転移性肺癌（★★）

- 縦隔腫瘍（★★）

  鑑別，診断，治療法の選択，化学療法ができる，手術例を外科に依頼できる．

- 癌性胸膜炎（★★★★，第9章1参照）

  胸水のコントロール，癒着療法の適応を決定し施行できる．

- 胸膜中皮腫（★★★★，第9章2参照）

  診断・治療法の選択ができる．

❼ 間質性肺疾患

- 特発性間質性肺炎（★★★★，第5章1参照）

  診断（病型の分類を含む），慢性期の薬物療法，急性増悪への対応．

- 膠原病に伴う間質性肺炎（★★★★，第7章1参照）

  診断，慢性期管理（膠原病専門医へのコンサルテーションを含む），呼吸不全の管理，増悪時の対応．

- 特発性器質化肺炎（COP，★★★★，第5章2参照）

  診断，治療．

- 放射線肺炎（★★★，第5章3参照）

  診断，治療．

- サルコイドーシス（★★★★★，第5章4参照）

  診断，多臓器病変の評価，治療の要否の判断を経験する．

❽ 慢性閉塞性肺疾患（COPD）（★★★★★，第4章1参照）

診断，慢性期管理，急性増悪時の対応と在宅酸素療法の導入や呼吸リハビリテーション．

❾ アレルギー性肺疾患

- 過敏性肺炎（★★★★，第6章2参照）

  病歴・画像から疑うことができ，診断（病型・アレルゲン推定を含む）と治療を経験する．

- 薬剤性肺障害（★★★★，第6章3参照）

  疑うことができ，診断（原因薬剤の推定を含む）と治療を経験する．

- アレルギー性気管支肺アスペルギルス症（★★★，第6章4参照）

  病歴・画像より疑うことができ，診断と治療を理解する．

- 好酸球性多発血管炎性肉芽腫症（★★，第6章4参照）

  病歴・画像より疑うことができ，診断と治療を理解する．

❿ その他の気道および肺疾患
- 急性細気管支炎（★★）
  マイコプラズマ感染など，診断と治療を理解する．
- 肺胞タンパク症（★）
  病歴・画像より疑うことができ，病因・診断と治療の概略を理解する．

⓫ 肺循環障害
- 肺血栓塞栓症（★★★，第8章1参照）
  病歴・心電図から想定できる，初期治療を経験する．
- 肺動静脈瘻や肺分画症（★，第8章2参照）
  画像から想定できる，診断と手術適応の決定を理解する．

⓬ 胸膜・胸郭の疾患
- 気胸（★★★★★，第9章3参照）
  胸腔チューブによる脱気を行う，手術の依頼ができる．
- 胸水（★★★★★，第9章1参照）
  鑑別ができる，治療を経験する．

5　呼吸器分野の新しい知識，学会・研究会への参加など

❶ 呼吸器分野のガイドラインの存在を知っておく
- 市中肺炎
- 医療介護関連肺炎
- 院内肺炎
- 気道感染症（インフルエンザを含む）
- 深在性真菌症
- 肺結核／非結核性抗酸菌症
- COPD
- 咳嗽
- 薬剤性肺障害
- 気管支喘息
- 間質性肺疾患
- 生物学的製剤使用患者の肺合併症
- 肺癌
- 酸素療法

など

❷ 学会や研究会などで適切にプレゼンテーションができる（症例報告・臨床研究の両方を含む）

❸ 自分が学会で行った研究発表を論文化する

第1章 総論

2 血液ガス分析データのみかた

桂田雅大

> **診療のコツ**
> - 血液ガス分析で得られる情報は想像以上に多く，効率よくデータを得るために目的に応じた検査項目の評価法を知る
> - 主な検査項目の大体の正常値は覚えておく
> - 検査項目を見る順序，評価の順序を決めておく
> - とにかく，評価を何回もすることで慣れる．練習あるのみ

1 はじめに

　日常の診療では，どこの診療科でも血液ガス分析を行い，患者の呼吸状態・全身状態を評価することが必要とされる．血液ガス分析は多くの情報を私たちに与えてくれる．もちろん，血液ガス分析でもわかることとわからないことがある．しかし，実際の臨床現場では，検査の目的意識の欠如や，評価のしかたを知らないために，血液ガス分析が活用されていないことがしばしば見受けられる．本稿では血液ガス分析でわかることと，評価のしかたを紹介することで，より良い診療につなげることを目的としている．図1に血液ガスデータ分析の概略を示す．

◆血液ガス分析からわかることは次の3点に集約される

① 酸素化，肺胞における酸素拡散能の状態　　→ PaO_2，SaO_2，$A\text{-}aDO_2$
② 換気の状態　　→ $PaCO_2$
③ 酸塩基平衡の状態　　→ pH，$PaCO_2$，HCO_3^-，AG

2 血液ガスを規定するメカニズム

❶ 酸素化，肺胞における酸素拡散能の状態

1 動脈血酸素分圧（PaO_2）を規定するのは次の3つである

① 吸入酸素濃度（FiO_2）
② 動脈血二酸化炭素分圧（$PaCO_2$）
③ 肺胞気動脈血酸素分圧格差（$A\text{-}aDO_2$）

診療のフローチャート

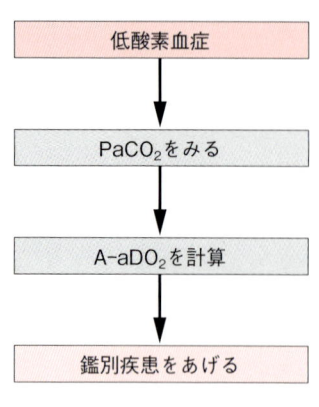
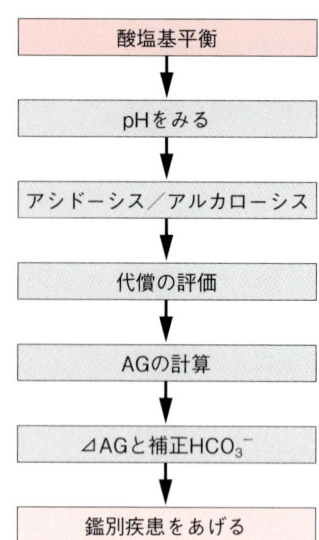

図1 ● 血液ガスデータ分析の概略

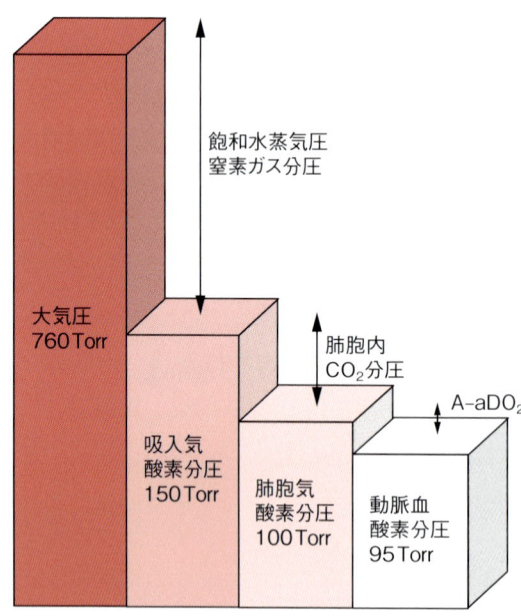

図2 ● O₂カスケード

この3つがどのようにPaO₂を規定しているのかはO₂カスケードを理解しているとわかりやすい（図2）.

室内気で呼吸しているとき，気道内では水蒸気が飽和状態にあり，吸入気の酸素分圧は大気圧から飽和水蒸気圧の47 Torrを除き，それに室内気の吸入酸素濃度（FiO₂）の21％をか

けたものとなる．肺胞内には，肺胞の毛細血管より移行し呼気中へ放出されるCO_2が存在する．室内気のCO_2分圧は0.04％と無視できる濃度であるため，肺胞中のCO_2分圧は栄養素（炭水化物・タンパク質・脂質）を酸素で消費することで発生したものと考えられる．したがって，肺胞気の酸素分圧は肺胞内CO_2分圧を生成するための酸素分圧分だけ，吸入酸素分圧より下がる．肺胞から動脈血へは酸素は拡散により移動する．このときの拡散の能力によりA-aDO_2の分だけ動脈血の酸素分圧（PaO_2）は肺胞気よりも低下する．このようにしてPaO_2が決まる．この原理を知っておくと任意の吸入酸素濃度のもとでの吸入酸素分圧がわかる．この決まりを示したのが次に示す肺胞式である．

PaO_2 =（760 − 47）× FiO_2 − $PaCO_2$ ÷ R − A-aDO_2

- R（呼吸商）＝［酸素によって分解された栄養素から発生したCO_2の体積量］÷［使用した酸素の体積量］．炭水化物では1.0，タンパク質では0.8，脂質では0.71となるが，栄養素はこれらが混じっているので，健常人では0.8くらいになる
- 大気中の酸素濃度は21％
- 吸入気の酸素分圧　　　＝（大気圧−飽和水蒸気圧）×吸入酸素濃度
  　　　　　　　　　　　＝（760 − 47）× 0.21
  　　　　　　　　　　　＝ 150 Torr
- 肺胞気のCO_2分圧÷R　＝ $PaCO_2$ ÷ 呼吸商
  　　　　　　　　　　　＝ $PaCO_2$ ÷ 0.8
  　　　　　　　　　　　＝ 50 Torr

（ここでは，正常値として$PaCO_2$ 40 Torrを用いて計算している）

2 A-aDO_2を規定するのは換気血流の不均等分布と拡散障害と肺外のシャントである

換気血流の不均等分布が増大および，拡散障害があるとA-aDO_2は開大する．

① 換気血流の不均等分布：血流と換気があってはじめてガス交換がなされる
- 換気があっても血流がない状態　→　死腔＝肺血栓塞栓など
- 血流があっても換気がない状態　→　シャント＝無気肺など

健常人でも約5％前後の生理的シャントが存在するが，これが病的に大きくなればA-aDO_2は開大する．

② 拡散障害：肺胞気中の酸素は拡散によって肺の毛細血管の中へ移動する．このとき拡散する量は拡散が起こる面積に比例し，拡散が起こる距離に反比例する
- 肺の拡散面積の減少　→　肺実質が壊れる肺気腫では肺胞の表面積が減少
- 肺の拡散距離の増大　→　肺胞隔壁が肥厚する肺線維症では拡散距離が増大

3 A-aDO_2を実際の診療に役立てる

酸素吸入を行っていれば吸入酸素濃度が上昇しているので，動脈血ガス分析で得られるPaO_2は見かけの値である．そのときの**肺における酸素化を評価する場合にはA-aDO_2が指標となる**．すなわちA-aDO_2の増大は肺における酸素化の障害の進行を意味する．吸入酸素濃度の増大によって見かけ上PaO_2が上昇していてもA-aDO_2が増大していれば酸素化障害の悪化を

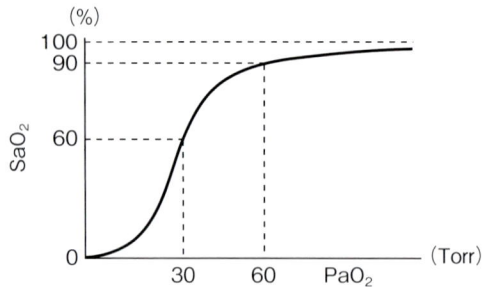

図3 ● ヘモグロビン酸素解離（飽和）曲線

示しており，逆に吸入酸素濃度を低下させたことにより PaO_2 が低下しても $A-aDO_2$ が減少していれば，肺の状態は良い方へ向かっていると判断することができる．

$A-aDO_2$ は血液ガスデータとそのときの吸入酸素濃度がわかれば算出できる．

$$A-aDO_2 = (760 - 47) \times FiO_2 - PaCO_2 \div 0.8 - PaO_2$$

ただし $PaCO_2$ が高いときは信頼性に欠ける．

4 動脈血酸素飽和度（SaO_2）は直線的に変化しない

PaO_2 と SaO_2 の関係を示したグラフをヘモグロビン酸素解離（飽和）曲線という（図3）．

PaO_2 が60 Torrを下回ると，SaO_2 は急激に低下する．すなわち，末梢の組織へは十分な酸素が供給されず，酸素不足の状況となる．PaO_2 60 Torr未満を呼吸不全というのはこのためであり，酸素吸入を必要とする状態にあることを意味している．

正常値　　PaO_2　　80〜100 Torr
　　　　　SaO_2　　95〜98％
　　　　　$A-aDO_2$ 15 Torr以下

❷ 換気の状態を知る

$PaCO_2$ は換気量によって規定される．言い換えると $PaCO_2$ の値を見れば換気量の見当がつけられる．

CO_2 は水に溶けやすいため肺胞内と肺毛細血管内の CO_2 分圧はほぼ等しい．代謝が一定であるとき，体内で生成される CO_2 量は一定であるため，換気量が大きければ肺胞気の CO_2 濃度は小さくなる．逆に換気量が小さければ肺胞気の CO_2 分圧は大きくなり，$PaCO_2$ も大きくなる．すなわち $PaCO_2$ が高いことは低換気の状態にあることを意味し，$PaCO_2$ が低いことは過換気の状態にあることを意味する．そのため，$PaCO_2$ の値で換気不全の有無を検討しⅠ型呼吸不全，Ⅱ型呼吸不全を分けるのである．

正常値　$PaCO_2$　36〜44 Torr
　Ⅰ型呼吸不全：PaO_2 ＜ 60 Torr かつ $PaCO_2$ ＜ 45 Torr
　Ⅱ型呼吸不全：PaO_2 ＜ 60 Torr かつ $PaCO_2$ ＞ 45 Torr

❸ 酸塩基平衡の状態

酸塩基平衡状態は下記のStepで順番に解析していく[1]．
Step1：pHの評価（アシデミア or アルカレミア）

Step2：アシドーシスかアルカローシスをみる
Step3：代償の評価
Step4：Anion Gap（AG）を計算する
Step5：ΔAG（ΔΔ，Gap-gapともいう）の計算
Step6：患者の病態を把握する

1 Step1：pHの評価（アシデミア or アルカレミア）

生体には体内の酸塩基の状態を一定に保とうとする働きがある．
諸文献でやや異なるが，pHの正常値はおおよそ7.38〜7.42程度である．
pH＜7.38をアシデミア，pH＞7.42をアルカレミアという．

2 Step2：アシドーシスかアルカローシスをみる

血液のpHは下記の式で計算される．血液の酸性・アルカリ性を決めるのは，肺における呼吸性調節（CO_2）と，腎臓での代謝性調節（HCO_3^-）の2つの因子である．

$$pH = 6.1 + \log(HCO_3^- / 0.031 \times PaCO_2) \quad (Henderson\text{-}Hasselbalchの式)$$

つまり血液のpHはHCO_3^-と$PaCO_2$で決まる．

HCO_3^-　→　腎で調節＝代謝性
HCO_3^-の低下　→　酸性に傾く＝代謝性アシドーシス
HCO_3^-の上昇　→　アルカリ性に傾く＝代謝性アルカローシス

$PaCO_2$　→　肺で調節＝呼吸性
$PaCO_2$の低下　→　アルカリ性に傾く＝呼吸性アルカローシス
$PaCO_2$の上昇　→　酸性に傾く＝呼吸性アシドーシス

Step1のアシデミア，アルカレミアを規定しているアシドーシス，アルカローシスを見つける．

3 Step3：代償の評価

急激なpHの変化を避けるために，生体はHCO_3^-，CO_2を調整する．例えば，代謝性アシドーシスがあれば，CO_2を低下させて，アシドーシスを緩和させる．ただし，**あくまで代償はpH変化の緩和であり，正常のpHに戻す反応ではないことが重要である**．したがって，アシドーシス，アルカローシスがあるのに，pHが正常であるときは，代償範囲を超えたpHの変化つまり，アシドーシスとアルカローシスが共存しており，異常所見である．

・代謝性アシドーシス
　$\Delta PaCO_2 = 1.25 \times \Delta HCO_3 \pm 5$

・代謝性アルカローシス
　$\Delta PaCO_2 = 0.75 \times \Delta HCO_3 \pm 5$

・呼吸性アシドーシス（急性：数時間以内の反応，慢性：数日の反応）
　急性：$\Delta HCO_3 = 0.1 \times \Delta PaCO_2$
　慢性：$\Delta HCO_3 = 0.4 \times \Delta PaCO_2 \pm 3$

・呼吸性アルカローシス（急性：数時間以内の反応，慢性：数日の反応）

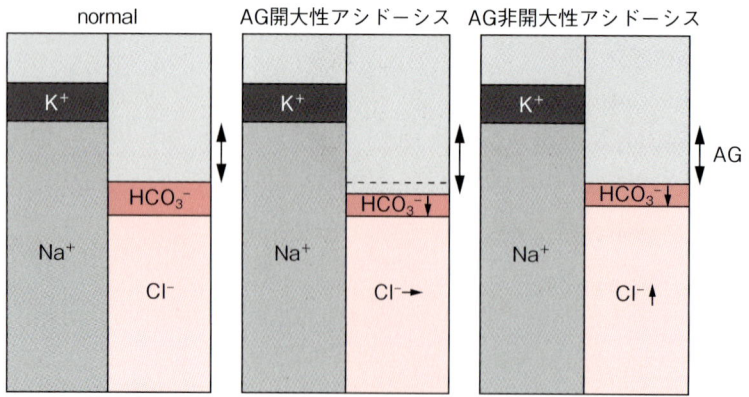

図4 ● AG開大性アシドーシスとAG非開大性アシドーシスの概念図
AG開大性アシドーシスは不揮発酸の増加によりHCO₃⁻が消費をされているため，AG開大性アシドーシスだけの場合は，AGの開大量を消費されたHCO₃⁻の値に等しい．AG非開大性アシドーシスはHCO₃⁻の減少量をCl⁻の増大で補っているため，AGは開大しない．つまり，AGの開大量と消費されたHCO₃⁻量は等しくならない

急性：$\Delta HCO_3 = 0.2 \times \Delta PaCO_2$

慢性：$\Delta HCO_3 = 0.4 \times \Delta PaCO_2 \pm 3$

4 Step4：Anion Gap（AG）を計算する

代謝性アシドーシスでは，HCO_3^-が酸による消費のため減少している．代謝性アシドーシスはAGが開大（増加）するアシドーシスと，AGが開大しないアシドーシスに分けられ，AG開大性アシドーシスは不揮発酸の増加が原因である．不揮発酸は血液ガス分析で計測できない酸を意味し，具体的には乳酸やケトン酸などをさす．大切なことは乳酸やケトン酸は循環不全・DKA（糖尿病性ケトアシドーシス）などの重症病態で増加するため，AGが開大しているときは，重症病態の可能性を考える．したがって，血液ガス分析では必ずAGを計算する習慣をつける（図4）．ただし，AGの基準値は血清アルブミンに左右されることに注意．**血清アルブミンが4 g/dLを下回るとき，1 g/dLの低下ごとに正常AGが2.5ずつ減少する**[2]．**したがって，血清アルブミンが4 g/dL未満のとき，正常AG値は下記の式で計算する必要がある．**

正常AG ＝ 12 － 2.5 ×（4 －実測アルブミン値）

この式で考えると，血清アルブミン値が3 g/dLのときは，正常AG値は9.5となるため，例えば実測AGが12であった場合はAG開大と判断する．

5 Step5：ΔAG（ΔΔ，Gap-gapともいう）の計算

ΔAGとは実測AGから正常AGを引いたものである．ここでいう，正常AGは血清アルブミンで補正したAGのことである．ΔAGを実測HCO_3^-に足したものを補正HCO_3^-といわれ，AG開大がないと仮定したときのHCO_3^-の値である．解釈は下記のように行う．

ΔAG ＝実測AG －正常AG ＝実測AG －｛12 － 2.5 ×（4 －アルブミン値）｝

補正HCO_3^- ＝ ΔAG ＋ HCO_3^-

補正HCO$_3^-$はAGの影響を除いた場合のHCO$_3^-$を示しており，AG開大以外にも何らかの異常所見の発見に役立つ．

補正HCO$_3^-$＞26：代謝性アルカローシスの併存
補正HCO$_3^-$＝22〜26：AG開大性アシドーシスのみ
補正HCO$_3^-$＜22：AG非開大性代謝性アシドーシスの併存

6 Step6：患者の病態を把握する

上記分析を行ったら，下記に従って病態を把握する．

- AG開大性アシドーシス
  乳酸貯留（敗血症など），ケトアシドーシス（DKA，アルコール性），腎不全，サリチル酸などの薬剤による中毒など
- AG非開大性アシドーシス
  下痢，尿細管アシドーシス，生理食塩水輸液のしすぎ
- 代謝性アルカローシス
  尿中Cl濃度（UCl）＜20 meq/Lであれば，嘔吐や利尿薬使用
  UCl＞20 meq/Lであれば，アルドステロン症，Batter's，Gitelman's症候群
- 呼吸性アシドーシス
  換気不全
- 呼吸性アルカローシス
  過換気 → 過換気の原因を必ず考える

3 実際の見方

❶ 何を知りたいのかを知っておくこと

酸素化の状態？ 換気の状態？ 酸塩基平衡の状態（≒全身状態）？

❷ 何をみればよいのかを知っておくこと

①酸素化，肺胞における酸素拡散能の状態　→　PaO$_2$，SaO$_2$，A-aDO$_2$
②換気の状態　→　PaCO$_2$
③酸塩基平衡の状態　→　pH，PaCO$_2$，HCO$_3^-$，AG

❸ 大体の正常値を知っておく

PaO$_2$	80〜100 Torr
SaO$_2$	95〜98％
A-aDO$_2$	15 Torr以下
PaCO$_2$	36〜44 Torr
pH	7.38〜7.42
HCO$_3^-$	22〜26 mEq/L

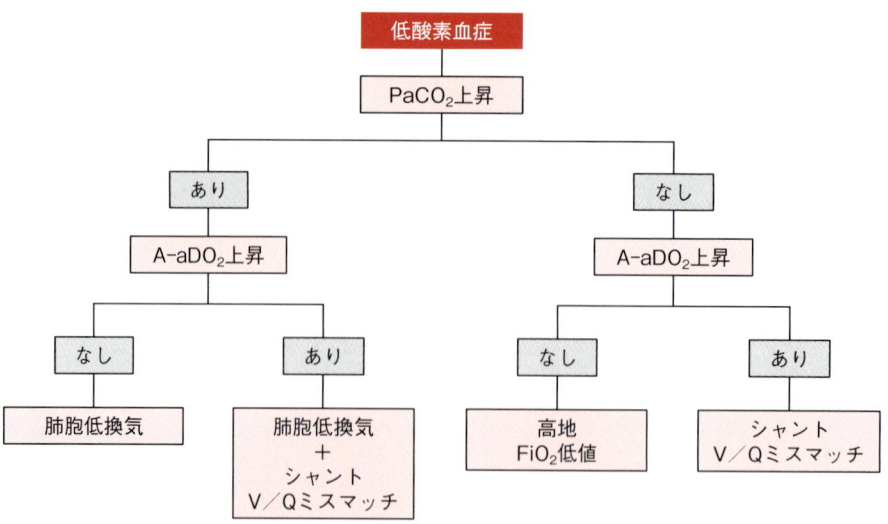

図5 ● 低酸素血症鑑別のフローチャート
まずは換気不全があるかどうかを確認するために，$PaCO_2$の値に注目する．その次に，A-aDO_2を計測し，拡散障害を併せて鑑別をしていく
高地：大気圧が下がる，FiO_2低値：地下室や井戸の中など

❹ 血液ガス分析を行う

① 酸素化，換気の状態を把握する場合は，A-aDO_2を計算したうえで，図5のフローチャートで鑑別をする[3]．

② 酸塩基平衡の状態を把握する場合は，上記で示したStepに従って病態を把握する．

Step1：pHの評価（アシデミアorアルカレミア）
Step2：アシドーシスかアルカローシスをみる
Step3：代償の評価
Step4：Anion Gap（AG）を計算する
Step5：ΔAG（ΔΔ，Gap-gapともいう）の計算
Step6：患者の病態を把握する

＜文献＞

1) 八重樫牧人：血液ガス・酸塩基平衡障害．「総合診療・感染症科マニュアル」（八重樫牧人，他／編），医学書院，p149，2011
2) Figge J, et al：Anion gap and hypoalbuminemia. Crit Care Med, 26：1807-1810, 1998
3) 田中竜馬：血液ガスで考える低酸素血症の鑑別．「人工呼吸に活かす 呼吸整理がわかる，好きになる」，p147，羊土社，2013

カンファレンスでよくある質問

Q：経鼻カニューレやマスクで一定流量の酸素を吸入しているとき，FiO₂は正確ではないと言われました．でも，本によっては1 L/分の酸素流量を増やすとFiO₂は4％ずつ増えるとも書いていますが，実際は違うのですか？

A： その通りです．FiO₂が4％ずつ増えるのはあくまで参考値です．人間の呼吸状態によってFiO₂は変わります．分時換気量が多ければFiO₂の上がりは相対的に減少し，分時換気量が少ないとFiO₂の上がりは相対的に増えます．実際に計算をするとよくわかります．

● 呼吸回数15回，1回換気量500 mL，吸気時間1秒のとき

1分間の換気量は500 mL×15回÷1,000＝7.5 Lになります．この1分間のうちの吸気時間は15秒になりますので，酸素は15秒間吸っていることになります．この100％酸素は1 L/minで流れていますので，15秒間吸うと，0.25 Lの100％酸素を吸っていることになります．でも，1分間に7.5 L/minの換気量があるため，0.25 Lの100％酸素と7.25 Lの21％酸素（空気）を混合して吸っています．このときのFiO₂は（100％×0.25 L＋21％×7.25 L）÷7.5 L＝23.6％になります．

● 呼吸回数15回，1回換気量300 mL，吸気時間1秒のとき

同様に計算をします．1分間の換気量は4.5 Lになります．やはり吸気時間は15秒なので，100％酸素は0.25 L，21％酸素は4.25 L吸っています．このときのFiO₂は（100％×0.25 L＋21％×4.25 L）÷4.5＝25.4％になります．

このように，一定流量の酸素を吸っているときは，FiO₂は呼吸状態によって変わりますので，A-aDO₂やP/F ratioの正確な計算は困難になります．

第1章 総論

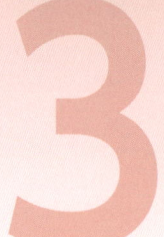

呼吸機能検査の読み方

中島 啓

> **診療のコツ**
>
> ▶ 病歴，身体所見，画像などから診断がつかず，呼吸機能検査で突然診断がつくようなことはあり得ないことを理解したうえで検査をオーダーする
>
> ▶ 鑑別診断を考えたうえで，拘束性換気障害なのか，閉塞性換気障害なのかをあらかじめ予測してから検査をオーダーする
>
> ▶ 閉塞性換気障害を想定した場合にはスパイロメトリーを行い，フローボリューム曲線の形状で閉塞部位を，また気道可逆性検査で気道閉塞の可逆性を判定する
>
> ▶ 拘束性換気障害を想定した場合にはスパイロメトリーだけでなく拡散能を測定する．％DLcoと％DLco/VAを評価する

1 呼吸機能検査の目的・適応

呼吸機能検査では，閉塞性換気障害や拘束性換気障害を同定することができる．ただし，**呼吸機能検査のみで診断がつくことはなく，病歴，身体所見，検査所見，画像と組合わせて，患者の病態を評価する必要がある**．間質性肺炎などのモニタリングや手術前のルーチン検査としても用いられる．図1に呼吸機能検査の読み方を示す．また，表1に呼吸機能検査の代表的な目的についてまとめた．

呼吸機能測定では，検査を受ける患者の十分な理解と協力，さらに患者の努力を必要とする．**老年者では認知障害や難聴などの要因により検査協力が困難となり，正確な検査結果を得ることが難しいことを理解しておく**．

2 各種検査

❶ スパイロメトリー

スパイロメトリーとは，**肺気量（肺内のガスの量）をさまざまな吸い方と吐き方で測定することである**．呼吸機能検査の最も基本的な検査法で，X軸に時間，Y軸に被験者の肺気量の変化を記録する．この記録曲線をスパイログラム（図2）という．

スパイロメトリーでは残気量ないし機能的残気量が求められないので，全肺気量も測定できない（図2　斜線部分）ことに注意．

診療のフローチャート

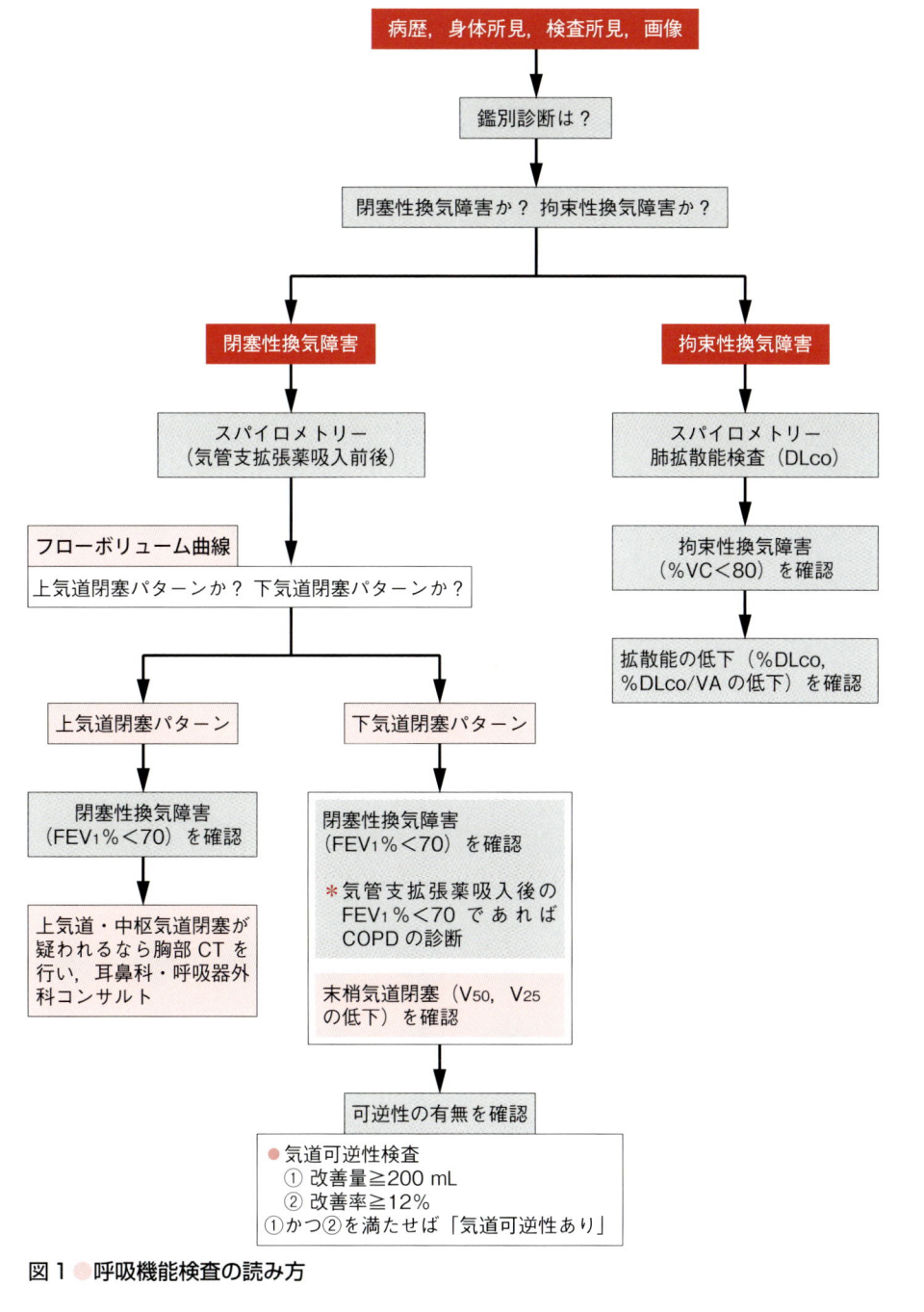

図1 ● 呼吸機能検査の読み方

❷ 努力呼気曲線

最大吸気位からできるだけ早く最大努力呼気をさせて得られるスパイログラムを，**努力呼気曲線**と呼ぶ（図3）．1秒量（FEV₁）や1秒率（FEV₁%）が得られ閉塞性換気障害の診断に

表1 ● 呼吸機能検査の目的

目的	疾患	検査	重要項目
診断	COPD	スパイロメトリー（気管支拡張薬吸入前後）	FEV_1%（気管支拡張薬吸入後）
	喘息	スパイロメトリー（気管支拡張薬吸入前後）	FEV_1%（気管支拡張薬吸入前）改善量，改善率
	上気道・中枢気道閉塞	スパイロメトリー	フローボリューム曲線の形状 FEV_1%
モニタリング	間質性肺炎	スパイロメトリー 拡散能検査	%VC %DLco, %DLco/VA
術前評価	肺癌	スパイロメトリー	FEV_1

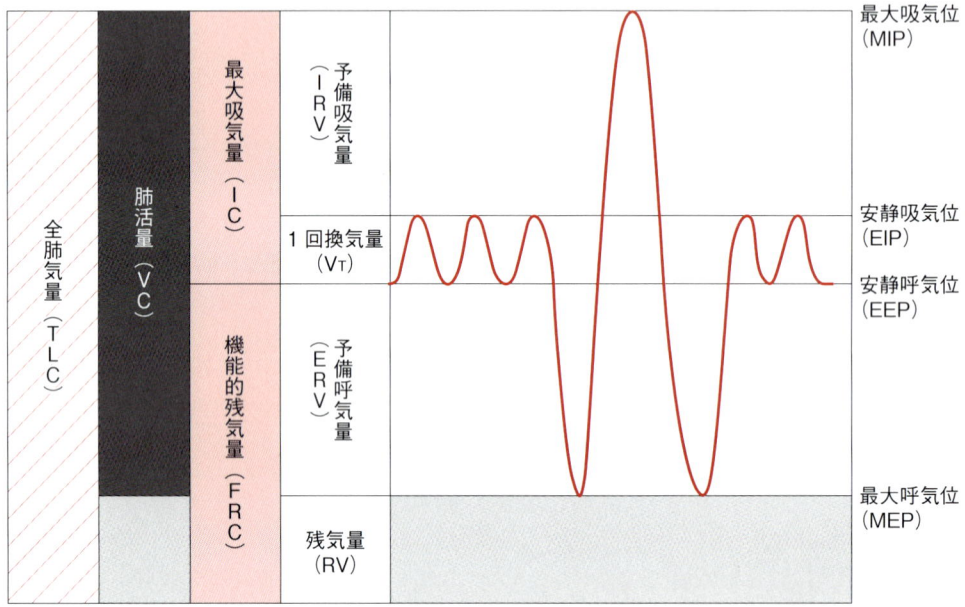

図2 ● スパイログラム
文献1より引用

用いる．スパイログラムから得られるデータのうち，臨床的に重要なものを表2に示すので理解しておく．

❸ フローボリューム曲線

スパイロメーターで努力性呼出を行い，横軸に肺気量，縦軸を気流速度（呼気の速さ）とした曲線（図4）．呼出初期（高肺気量位）で流速はピークに達し，その後減少する．呼出の初期（高肺気量位）の流速は呼出努力に依存するが，後半（低肺気量位）では呼出努力に無関係に流速が決定される．

$\dot{V}_{50}$と$\dot{V}_{25}$は末梢気道閉塞を鋭敏に反映して低下する（表3）．閉塞性換気障害の判定の基本はFEV_1%の低下であるが，$\dot{V}_{25}$と$\dot{V}_{50}$の方が鋭敏で，早期の病変を捉えることができる．$\dot{V}_{50}/$

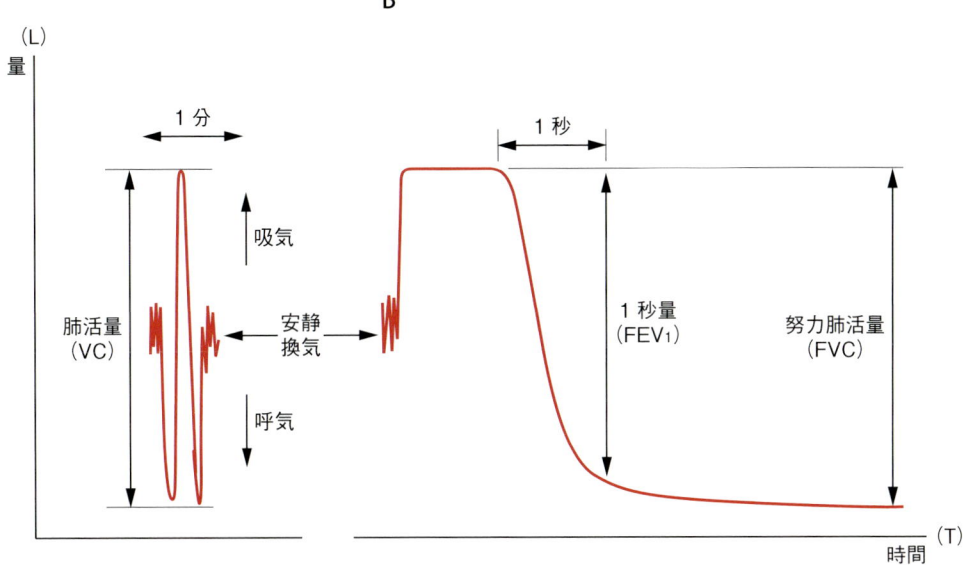

図3 ●努力呼気曲線
VC（A）とFVC（B）の記録
文献1を引用

表2 ●スパイログラムから得られるデータ

名　称	略　語	意　義
肺活量 （vital capacity）	VC	ゆっくりと呼吸した際に測定される最大呼気位と最大吸気位の間の肺容量変化
対標準肺活量	%VC	性，年齢，身長から求めた標準値に対するVCの割合．%VC＜80で拘束性換気障害と診断する
努力肺活量 （forced vital capacity）	FVC	最大努力呼気で測定した肺活量．COPDでは努力呼気によるエアトラッピングが生じるので，FVC＜VCになる
1秒量	FEV_1	努力呼気開始から1秒間の呼出肺気量
対標準1秒量	$\%FEV_1$	性，年齢，身長から求めた標準値に対するFEV_1の割合
1秒率	$FEV_1\%$ （FEV_1/FVC）	1秒量（FEV_1）の努力性肺活量（FVC）に対する割合．1秒率（$FEV_1\%$）＜70であれば閉塞性換気障害の診断となる

$\dot{V}_{25}$比の上昇も末梢気道閉塞の良い指標でありである．**$\dot{V}_{50}/\dot{V}_{25}$＞3であれば末梢気道抵抗の上昇が存在する**．ただし，閉塞性換気障害が進行すると$\dot{V}_{50}$も大きく低下し，$\dot{V}_{50}/\dot{V}_{25}$は＜3になってくる場合があるので注意．

■ フローボリューム曲線の形状からの解析（図5）

閉塞性換気障害において，フローボリューム曲線の形状から上気道・中枢気道閉塞か下気道閉塞かを判断できる．

● 下気道閉塞パターン

末梢気道抵抗の増大により，後半が下に凸になる．

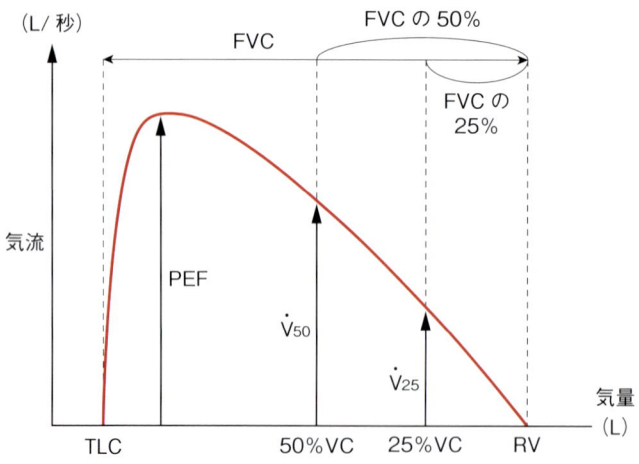

図4● フローボリューム曲線
文献1を参考に作成

表3● フローボリューム曲線から得られるデータ

名　称	略　語	内　容
最大呼気流量 （Peak Expiratory Flow）	PEF	フローボリューム曲線において初期に出現する呼気流量（Y値）の値
	$\dot{V}_{50}$	FVCの最大吸気位を100％（TLC），最大呼気位を0％（RV）としたときの50％肺気量位の呼気流量．末梢気道閉塞を反映して低下する
	$\dot{V}_{25}$	FVCの最大吸気位を100％（TLC），最大呼気位を0％（RV）としたときの25％肺気量位の呼気流量．末梢気道閉塞を反映して低下する
	$\dot{V}_{50}/\dot{V}_{25}$	$\dot{V}_{50}$と$\dot{V}_{25}$の比．$\dot{V}_{50}/\dot{V}_{25}>3$であれば末梢気道抵抗の上昇が存在

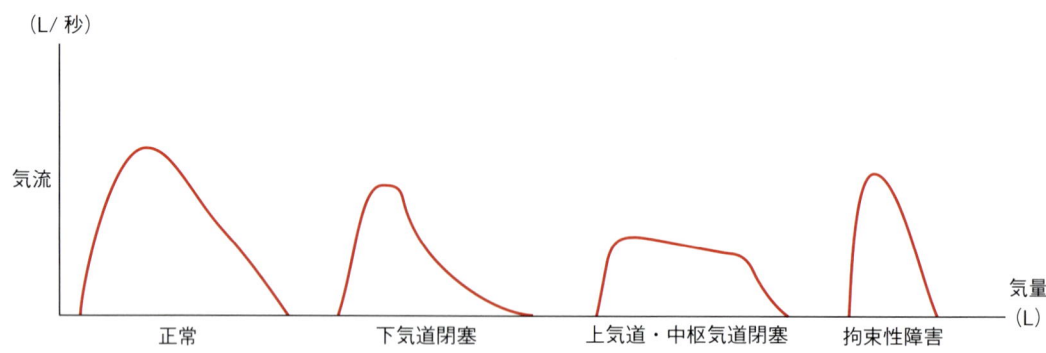

図5● フローボリューム曲線の形状からの解析

● 上気道・中枢気道閉塞パターン

　口から出せる呼気のスピードに限界があり，山の頂上が削られ，ピークが消失する．下気道でも気管や主気管支など中枢の太い気管支が狭窄すると同様の所見となる．

$$改善率 = \frac{吸入後のFEV_1 - 吸入前のFEV_1}{吸入前のFEV_1} \times 100 \,(\%)$$

改善量 ＝ 吸入後の FEV_1 － 吸入前の FEV_1（mL）

気道可逆性の判定基準：改善量≧200 mL かつ 改善率≧12%
＝「気道可逆性あり」

図6 ● 気道可逆性試験の評価

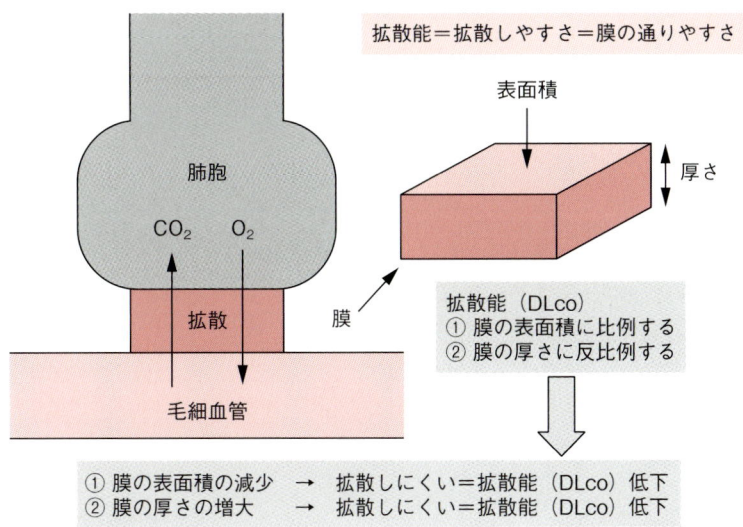

図7 ● 肺拡散能のイメージ

● 拘束性障害パターン

気流の低下はなく，努力性肺活量が低下するために，上に凸となり山の底辺が狭くなる．

❹ 気道可逆性検査

気管支拡張薬吸入前後でスパイロメトリーを行い，FEV_1 の改善の割合を計算することで，気道可逆性の程度を判定する．気管支拡張薬には一般に短時間作用性 β_2 刺激薬を用いる．

図6のように改善量≧200 mL，かつ改善率≧12%を満たしたときに「気道可逆性あり」と判断する（SABA吸入後，15〜30分で測定）．

❺ 肺拡散能検査

肺胞から肺毛細血管への酸素の移動は拡散によって行われる．拡散のしやすさを拡散能（diffusing capacity）と呼ぶ．**肺胞と肺毛細血管が接する部分を全部合わせた膜をイメージして，膜の表面積の減少（拡散面積の減少）や，膜の厚さの増大（拡散距離の増大）がないかを評価できる**[2]．拡散能＝「拡散のしやすさ」＝「膜の通りやすさ」と考えると分かりやすい（図7）．

拡散能の測定は一酸化炭素を用いて行われ，この値を**DLco（carbon monoxide diffusing capacity：一酸化炭素肺拡散能力）**という．肺容量が減少する病態でDLcoは低下するため，純粋に「膜の厚さの増大」（拡散距離の増大）だけを評価したいときは，肺容量減少の影響を除外するためにDLcoを肺容量（VA）で割った値DLco/VAに注目する．肺拡散能が低下する代表的な病態と，DLcoとDLco/VAの低下の度合いを表4に示す．

表4 ● 肺拡散能が低下する病態

名　称	病　態	DLco	DLco /VA
肺気腫	膜の厚さ→ 膜の表面積↓	軽度減少する 肺容量が増大するためDLcoの低下がマスクされることがある	著明に減少する． 肺胞の破壊のためにガス交換面積が減少し，DLcoの減少よりもDLco/VAの低下が著しい
間質性肺炎	膜の厚さ↑ 膜の表面積↓	著明に減少する 肺容量の減少	やや減少する． 肺容量の減少が除外されるため，あまり低下しない．ただし，肺高血圧を合併すると減少してくる
肺高血圧症	膜の厚さ→ 膜の表面積↓	減少する	減少する
肺血栓塞栓症	膜の厚さ→ 膜の表面積↓ （肺毛細血管血流減少）	減少する	減少する
広範な無気肺	膜の厚さ→ 膜の表面積↓	減少する	保たれる
肺切除後	膜の厚さ→ 膜の表面積↓	減少する	保たれる

＊膜＝肺胞と肺毛細血管が接する部分を全部あわせた膜

　拡散能は肺胞と血管の関係を評価するので，気道の疾患だけでは変化しない．そのため，気管支喘息では通常DLcoは正常となり，肺気腫との鑑別に役に立つ[2]．

3 呼吸機能検査の読み方

　実臨床で呼吸機能検査の読み方のフローチャートを図1に示した．
　まずは，病歴・検査所見・画像所見より，鑑別診断を考える．想定した鑑別疾患が，**閉塞性換気障害**か，**拘束性換気障害**かで，オーダーする検査が決まる．

❶ 閉塞性換気障害を考える場合

　喫煙歴や強制呼気時のwheezeを認め，COPDなどの閉塞性換気障害を考えるのであれば，スパイロメトリー（気管支拡張薬吸入前後）をオーダーする．**最初にフローボリューム曲線の形状を見て，上気道閉塞パターンか，下気道閉塞パターンかを評価する**．
　上気道・中枢気道閉塞が疑われた場合は，緊急事態であり，胸部CTで原因を追求したうえで，耳鼻科・呼吸器外科とも相談し，対処を考える．
　下気道閉塞パターンなら，**気管支拡張薬吸入後のFEV$_1$％＜70かどうかを確認して，COPDの診断を行う**．$\dot{V}_{50}$や$\dot{V}_{25}$を見て，末梢気道閉塞も把握する．さらに，気道可逆性検査で可逆性の有無を確認すれば，気管支喘息の診断も可能．

❷ 拘束性換気障害を考える場合

　聴診でfine cracklesを聴取し，胸部画像検査で間質性陰影を認め，間質性肺炎などによる拘束性換気障害を考える場合は，スパイロメトリーに加え，肺拡散能検査（DLco）もオーダー

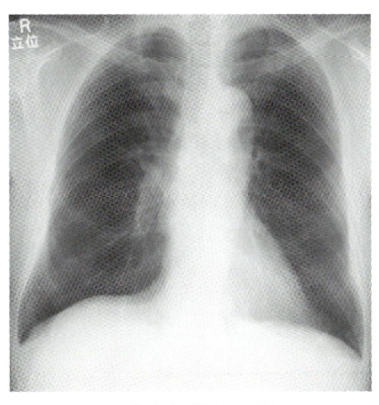
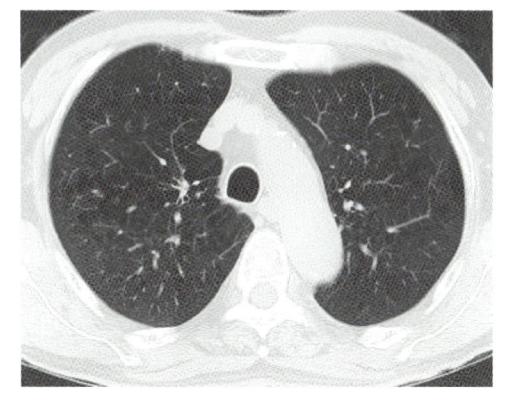

図8 ● 来院時胸部単純X線　　図9 ● 来院時胸部単純CT

する．%VC＜80かどうかを確認して，拘束性換気障害の診断を行う．さらに%DLco，%DLco/VAを見て，拡散能の低下を判断する．

4 症例を通して学ぼう

　症例を通して実際の呼吸機能検査の評価のしかたを理解してほしい．問題形式になっているので，呼吸機能検査の読み方のフローチャート（図1）に沿って，自分で解答を考えながら読み進めよう．

❶ 閉塞性換気障害

- ・症例：　　　70歳男性．
- ・現病歴：　　1年前より労作時の呼吸困難が出現し，咳や痰も自覚したため呼吸器内科外来を受診．喫煙歴：20本/日（20歳〜現在）．
- ・現症：　　　呼吸回数18回/分，SpO_2 97%（室内気）．
　　　　　　　呼吸音は両肺で減弱，強制呼気でwheezeは聴取される．
- ・画像所見：胸部単純X線（図8）：肺野の透過性が亢進，右横隔膜位は第11後肋骨．
　　　　　　胸部単純CT（図9）：肺野に気腫性変化を認める．

STEP1：鑑別診断は？

　　　20年以上の喫煙歴を認め，慢性進行性の労作時呼吸困難と喀痰，咳嗽が存在する．胸部画像検査では肺の過膨張や気腫性変化が疑われ，COPDが疑われる．

　　　解答：COPD

STEP2：閉塞性換気障害か？ 拘束性換気障害か？

　　　鑑別診断としてCOPDがあがるため，閉塞性換気障害を疑う．

　　　解答：閉塞性換気障害

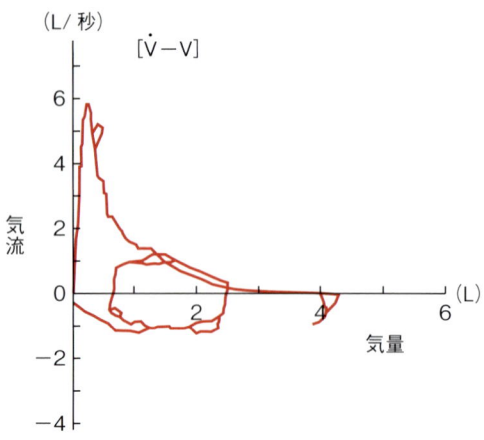

図10 ● フローボリューム曲線

STEP3：オーダーする検査は？

　　　閉塞性換気障害（COPD）を想定しているので，気管支拡張薬吸入前後のスパイロメトリーを確認する．

　　　解答：スパイロメトリー（気管支拡張薬吸入前後）

● スパイロメトリーの結果：
　　・フローボリューム曲線（図10）
　　・気管支拡張薬吸入前
　　　VC 4.58 L，％VC 139.2 L，FVC 4.38 L，FEV_1 1.84 L，FEV_1％ 42.0
　　　対標準FEV_1 2.40，％FEV_1 76.7
　　・気管支拡張薬吸入後
　　　FVC 4.45 L，FEV_1 1.94 L，FEV_1％ 43.59，FEV_1 1.94 L

STEP4：フローボリューム曲線（図10）の形状は上気道閉塞パターンか？
　　　　下気道閉塞パターンか？

　　　フローボリューム曲線は後半が下に凸になっており，下気道閉塞パターンと考える．

　　　解答：下気道閉塞パターン

STEP5：閉塞性換気障害を認めるか？

　　　気管支拡張薬吸入前のFEV_1％ 42.0＜70で閉塞性換気障害．

　　　解答：閉塞性換気障害

STEP6：COPDか？ COPDなら病期は？
　　　①COPDの診断
　　　　気管支拡張薬吸入後のFEV_1％ 43.59＜70であり，COPDの確定診断．

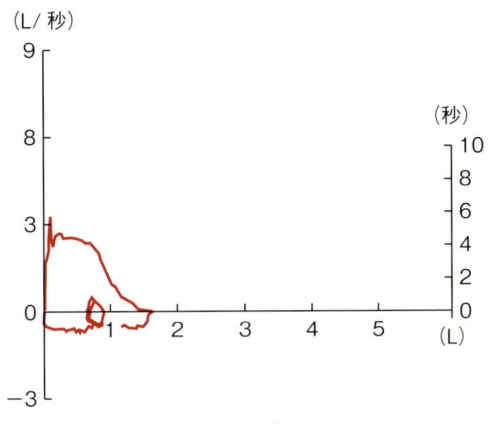

図11 ● フローボリューム曲線

②COPDの病期分類

COPDの病期は，

%FEV₁＝気管支拡張薬吸入後のFEV₁/対標準FEV₁
　　　＝1.94 L/2.40 L＝80.8％＞80

以上より，COPD stage Iの診断．

（病期分類については**第4章1 COPD**の項参照）

解答：COPD stage I

STEP7：可逆性の有無は？

可逆性は，

改善率＝（気管支拡張薬吸入後のFEV₁－気管支拡張薬吸入前の
FEV₁％）/気管支拡張薬吸入後のFEV₁＝（1.94 L－1.84 L）/1.94 L＝5.2％

改善量＝気管支拡張薬吸入後のFEV₁－気管支拡張薬吸入前のFEV₁％
　　　＝1.94 L－1.84 L＝0.10 L＝100 mL

以上より改善率5.2％＜12％，改善量100 mL＜200 mLより可逆性なし．

解答：可逆性なし

■ フローボリューム曲線の形状を評価する意義

STEP4でフローボリューム曲線の形状を確認をしているが，ほとんどの場合は，下気道閉塞パターンである．しかし，**稀に上気道・中枢気道閉塞パターンも存在する**．例えば次の症例を見てほしい．

● 症例：呼吸困難で受診した70歳女性（図11〜13）

フローボリューム曲線（図11）はピークを認めず，上気道閉塞パターンである．
CT（図12）と気管支鏡検査（図13）では気管内に腫瘍が判明．
上気道・中枢気道閉塞は緊急性が高いが，**FEV₁％の値だけでは判断ができず，フローボリューム曲線の形状で判断する必要がある**．フローボリューム曲線の形状を見る癖をつけておくことが大事．

3. 呼吸機能検査の読み方　37

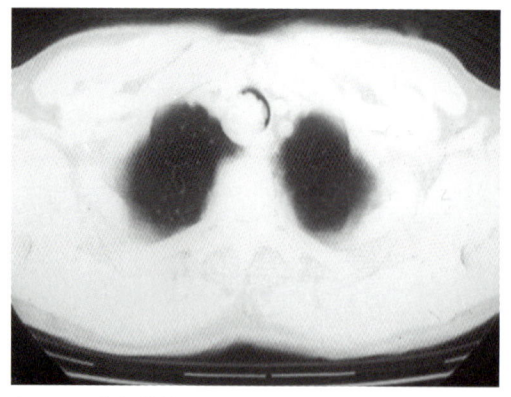

図12 ● 胸部単純CT

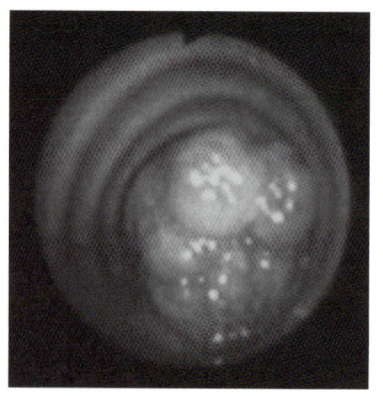

図13 ● 気管支鏡検査の内腔所見
巻頭 Color Atlas ❶ 参照

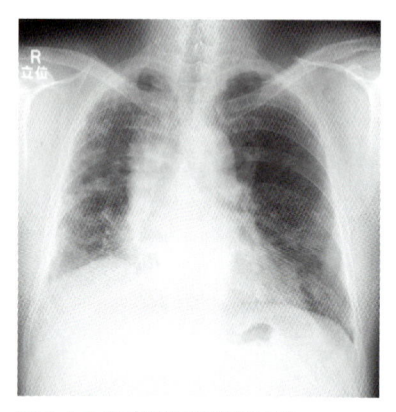

図14 ● 来院時胸部単純X線

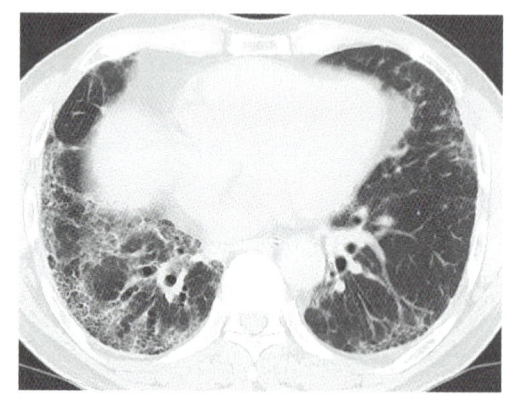

図15 ● 来院時胸部単純CT

❷ 拘束性換気障害

- 症例： 61歳男性．
- 現病歴： 2年前より労作時の呼吸困難が出現．半年前から乾性咳嗽を認める．膠原病を示唆する症状なし．
- 喫煙歴： 20本／日（20歳〜45歳）．
- 職業： 電気関係の営業．
- 現症： 呼吸回数 16回／分，SpO$_2$ 96％（室内気）．
  呼吸音は下肺背側で fine crackles を聴取．
- 画像所見：胸部単純X線（図14）：両下肺野に網状陰影．
  胸部単純CT（図15）：両肺底部を主体にすりガラス陰影，網状陰影，牽引性気管支拡張を認める．

STEP1：鑑別診断は？

慢性進行性の呼吸困難と乾性咳嗽．聴診で fine crackles を聴取し，胸部画像検査では両肺底部を主体にすりガラス陰影，網状陰影，牽引性気管支拡張を認め，間質性肺炎を疑う．

解答：間質性肺炎

STEP2：閉塞性換気障害か？ 拘束性換気障害か？

鑑別診断として間質性肺炎があがるため，拘束性換気障害を疑う．

解答：拘束性換気障害

STEP3：オーダーする検査は？

拘束性換気障害を呈する間質性肺炎を想定しているので，通常のスパイロメトリーに加え，肺拡散能検査もオーダー．

解答：スパイロメトリー，肺拡散能検査

● スパイロメトリー：

VC 2.42 L，%VC 72.6，FVC 2.45 L，FEV_1 2.07 L，FEV_1% 84.48
対標準FEV_1 2.49 L，%FEV_1 83.1

● 肺拡散能検査：

DL_{CO} 9.48 mL/分/Torr，%DL_{CO} 51.4，
DL_{CO}/VA 3.70 mL/分/Torr/L，%DL_{CO}/VA 79.2
RV 0.84 L，%RV 56.0，TLC 3.29 L，%TLC 63.1，%RV/TLC 74.5

STEP4：%VCで拘束性換気障害を確認

%VC 72.6＜80であり，拘束性換気障害あり

解答：拘束性換気障害あり

STEP5：%DL_{CO}，%DL_{CO}/VAを確認

%DL_{CO} 51.4＜80であり，低下している．%DL_{CO}/VA 79.2であり，さほど低下していないが，間質性肺炎の場合，肺容量の減少が除外されるため，あまり低下しない．

解答：拡散能低下

＜文献＞

1) 「呼吸機能検査ガイドライン－スパイロメトリー，フローボリューム曲線，肺拡散能力－」（日本呼吸器学会肺生理専門委員会／編）メディカルレビュー社，2004
2) 「人工呼吸に活かす！ 呼吸生理がわかる，好きになる」（田中竜馬／著），羊土社，2013
3) Beckles MA, et al：The physiologic evaluation of patients with lung cancer being considered for resectional surgery. Chest, 123：105S-114S, 2003
4) British Thoracic Society：BTS guidelines：guidelines on the selection of patients with lung cancer for surgery. Thorax, 56：89-108, 2001
5) McAlister FA, et al：Accuracy of the preoperative assessment in predicting pulmonary risk after nonthoracic surgery. Am J Respir Crit Care Med, 167：741-744, 2003
6) Brooks-Brunn JA：Predictors of postoperative pulmonary complications following abdominal surgery. Chest, 111：564-571, 1997

7) Qaseem A, et al：Risk assessment for and strategies to reduce perioperative pulmonary complications for patients undergoing noncardiothoracic surgery：a guideline from the American College of Physicians. Ann Intern Med, 144：575-580, 2006

カンファレンスでよくある質問

Q： 外科系の先生から呼吸機能検査値が異常なので全身麻酔下の手術が可能か質問されるのですが，どのように考えたらよいでしょうか？

A： 手術が肺切除術か，肺切除術以外かに分けて考えましょう．

肺切除術に関しては，呼吸機能検査上の手術適応基準[3]として，**肺全摘の場合はFEV₁ 2 L以上，肺葉切除の場合はFEV₁ 1.5 L以上あれば**，さらなる呼吸機能検査の必要性は少ないと記載されています[4]．しかし，**肺切除術以外の手術（腹部や頭頸部の手術）に関しては，呼吸機能検査値の異常のみで手術の可否は判断できないと考えられます．**

周術期および術後の肺合併症の危険因子としては①慢性肺疾患，②気管支喘息，③喫煙，④全身状態，⑤肥満，⑥年齢，⑦上気道感染，⑧代謝性因子などがあげられ，ある報告[5]では術後合併症のリスクはオッズ比で肺気腫を有する場合4.2，65歳以上で1.8，喫煙（喫煙指数800以上）で1.9とされています．かつてはFEV₁.₀が1L未満を手術不能と考える時代がありましたが，この基準に該当する患者の術後合併症の率は低く，現在では呼吸機能検査の数字のみでは手術不能と判断する基準とはならないと考えられています．**むしろ術前の呼吸機能検査は，術前のリスク評価の1つの手段と考えるべきです．**

かつての文献では①FEV₁が対標準値の70％未満，②FVCが対標準値の70％未満，③FEV₁/FVCが65％未満は術後合併症のリスクが増えるとされていましたが，近年では術前呼吸機能は肺合併症のリスクの予測に役には立たないが，手術時間の長さ，手術操作などがリスクと関連すると報告[6]されるに至っています．

2006年にAmerican College of Physiciansから出されたガイドラインでも，**呼吸機能検査は手術を回避する主要な原因にすべきではないと推奨しています**[7]．

第1章 総論

4 気管支鏡検査

三沢昌史

診療のコツ

- Guided BronchoscopyやEBUS-TBNA（endobronchial ultrasound-guided transbronchial needle aspiration）などの新しい気管支鏡検査の習得は従来からの気管支鏡検査ができることが前提となる
- あらかじめHRCT等を用いて，病変の大きさ，性状，気管支ルートを評価し，使用する検査モダリティやデバイスを選択する
- Oncogenic Driver Mutationを検索するために，十分量の組織サンプルを採取することを心がける
- 原発性肺癌の病理学的N因子診断にはEBUS-TBNAが不可欠だがCTやFDG-PET等を用い，あらかじめ穿刺するリンパ節を予想しておく

この稿においてはX線透視のみを併用した経気管支肺生検（TBLB）や気管支肺胞洗浄（BAL）など従来から行われている気管支鏡手技については触れず，最新の手技にのみ限定して述べる．従来法の気管支鏡については，レジデントノート別冊 各科研修シリーズ「呼吸器内科必修マニュアル改訂版」（羊土社）を参照されたい．

1 末梢肺野小型病変に対する新たな診断アプローチ "Guided Bronchoscopy"

❶ Guided Bronchoscopyとは？

・**末梢肺野小型病変に対しさまざまなGuideを用いてアプローチする手法**である．Meta-analysisにおいても従来の透視のみを用いた経気管支肺生検に比し診断率向上に寄与することが報告されている[1]．そのなかでVirtual Bronchoscopic Navigation（VBN）は中心的役割をもつGuideである（図1）．
・実際には，病変到達までの仮想気管支内腔画像や仮想気管支ナビゲーションルートなどの仮想情報をもとに，使用する気管支ファイバーを選択し，さらに，それに適合するGuideを組合わせ，選択する．つまり，VBNを軸にシミュレーションし，可能な限り複数のGuideを組合わせる手法が最も診断率向上に寄与する．

❷ Guided BronchoscopyにおけるGuideとは？

本邦において主に使用されるGuideには以下の4種類があげられ，これらのすべてを使用している．

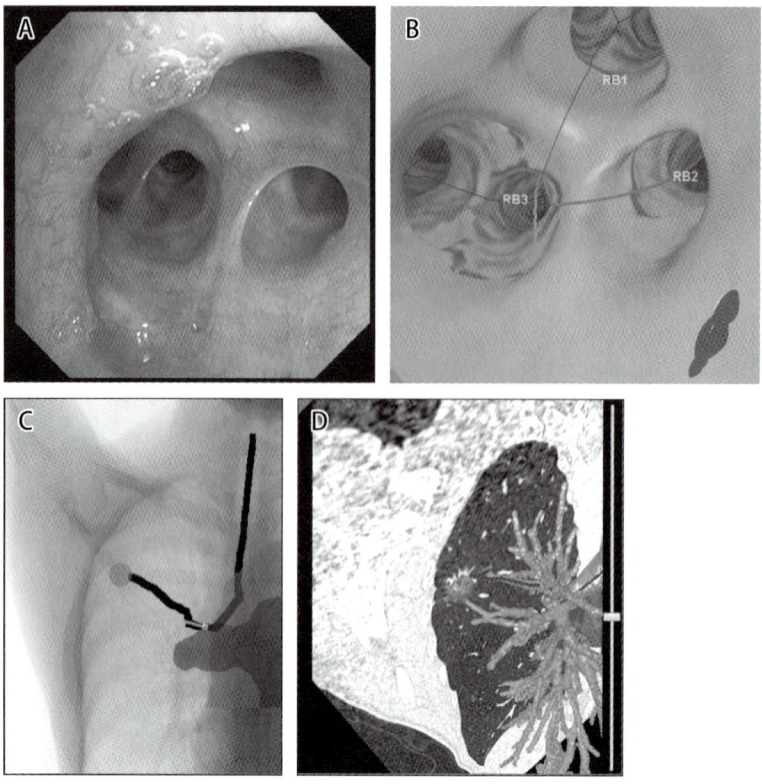

図1 ● Virtual Bronchoscopic Navigationの例（Lung Point®）
A）気管支腔内実画像，B）仮想気管支腔内画像，C）仮想透視画像，D）仮想気管支樹と仮想気管支ナビゲーションルート
巻頭Color Atlas ❷参照

① X線透視装置（Cアーム型）
② 気管支ビデオスコープ
③ Virtual Bronchoscopic Navigation（VBN）
④ ガイドシース併用気管支腔内超音波断層法（EBUS-GS法）

1 X線透視装置

- 従来法においてもX線透視で可視化可能病変においては有用なGuideであった．X線透視装置の進化により画質は向上し，以前に比し被曝が低減されている．
- 特にCアーム型は有用であり，あらゆる角度からの病変位置把握を可能にするGuideである．
- しかし，可視化困難な小型GGO（Ground-Glass Opacity：すりガラス状陰影）病変においてX線透視は十分なGuideにはなり得ず，単独で病変の位置を把握するには限界がある．
- 4 で後述するが，気管支腔内超音波断層法（Radial-Type Probe EBUS）により小型GGO病変の正確な位置確認が可能になってきており，X線透視装置自体はそれを補完するGuideとしての位置づけになっている．

2 気管支ビデオスコープ

- 近年，気管支ビデオスコープにはさまざまな外径とチャンネル径を組合わせた豊富なラインナップがある．病変に合わせ幅広い使用選択が可能．
- 操作性は以前よりも格段に進歩し，スコープ先端のアングルが向上し，左右回転操作が可能なものも登場してきた．
- Hi-Vision対応のものも登場し鮮明で瑞々しい気管支内腔画像が得られる．

3 Virtual Bronchoscopic Navigation（VBN）

- VBNは末梢病変までの気管支ルートの仮想気管支画像を使用し気管支鏡を誘導する方法[2]．
- 従来法に比し術者ごとの手技レベルによらず病変まで短時間かつピンポイントでの誘導が可能である．本邦ではBf-NAVI®（OLYMPUS, Japan），LungPoint®（Broncus, USA）（図1），Synapse Vincent® 気管支鏡シミュレータ（FUJIFILM Medical, Japan）などが使用されている．
- VBNはCアーム型X線透視装置および 4 で後述するガイドシース併用気管支腔内超音波断層法（EBUS-GS法）との併用によりさらに有用なGuideの役割を果たす．

4 ガイドシース併用気管支腔内超音波断層法（EBUS-GS法）

- Guide Sheath（GS）とRadial-Type Probe Endbronchial Ultrasound（R-EBUS）を併用した診断手技がEBUS-GS法（図2）であり，この2種類のGuideを使用することで診断率は向上する[3]．
- R-EBUSとはRadial-Typeの細径超音波プローブのことであり，外径2.0 mmと1.7 mmの2種類がある．通常はGSと併用使用する．
- GSには外径2.6 mmと2.0 mmの2種類がある．病変位置，性状およびスコープ外径・チャンネル径に応じて使い分けることが重要である．
- 原発性肺癌診療ではバイオマーカーを指標とした個別化治療が指向されており，バイオマーカー検索のため十分量の組織サンプル採取が必要である．
- GS使用により，生検手技における固定性および再現性が高まり，また合併症の1つである重篤な気道出血も回避することができる．つまり再現性の高い生検手技回数を増やすことができ，安全に良質で十分量の肺組織サンプルを確保できるメリットがある．
- またR-EBUSによる病変の超音波画像所見は生検処置具の選択性にも影響を与える．Radial型超音波画像に基づく病変到達所見として**Within, Adjacent to, Blizzard**などの所見分類（図2）がある．
- Withinに比しAdjacent toの病変診断率が22％低下すること[4]が報告されており，実際にわれわれの施設でも診断率に約20％の開きがあることを確認している．われわれはAdjacent to病変に対しては太径GSを用いた針生検（GS-TBNA）[5]（図3）を施行している．
- さらにHRCTにおけるpure GGO病変に特徴的な超音波画像所見であるBlizzardはさらに診断率が低いことが報告されている．Blizzard病変に対しては，可能な限り太径スコープに太径GSを使用することで，より大きな検体採取を試みている．

❸ 診断成績における従来法との比較

- 肺癌が疑われる末梢肺野病変に対して従来法の経気管支肺生検（TBLB）の診断感度に関しては10のstudyがまとめられ，2 cm未満の診断感度は34％と非常に低いことが報告[6]され

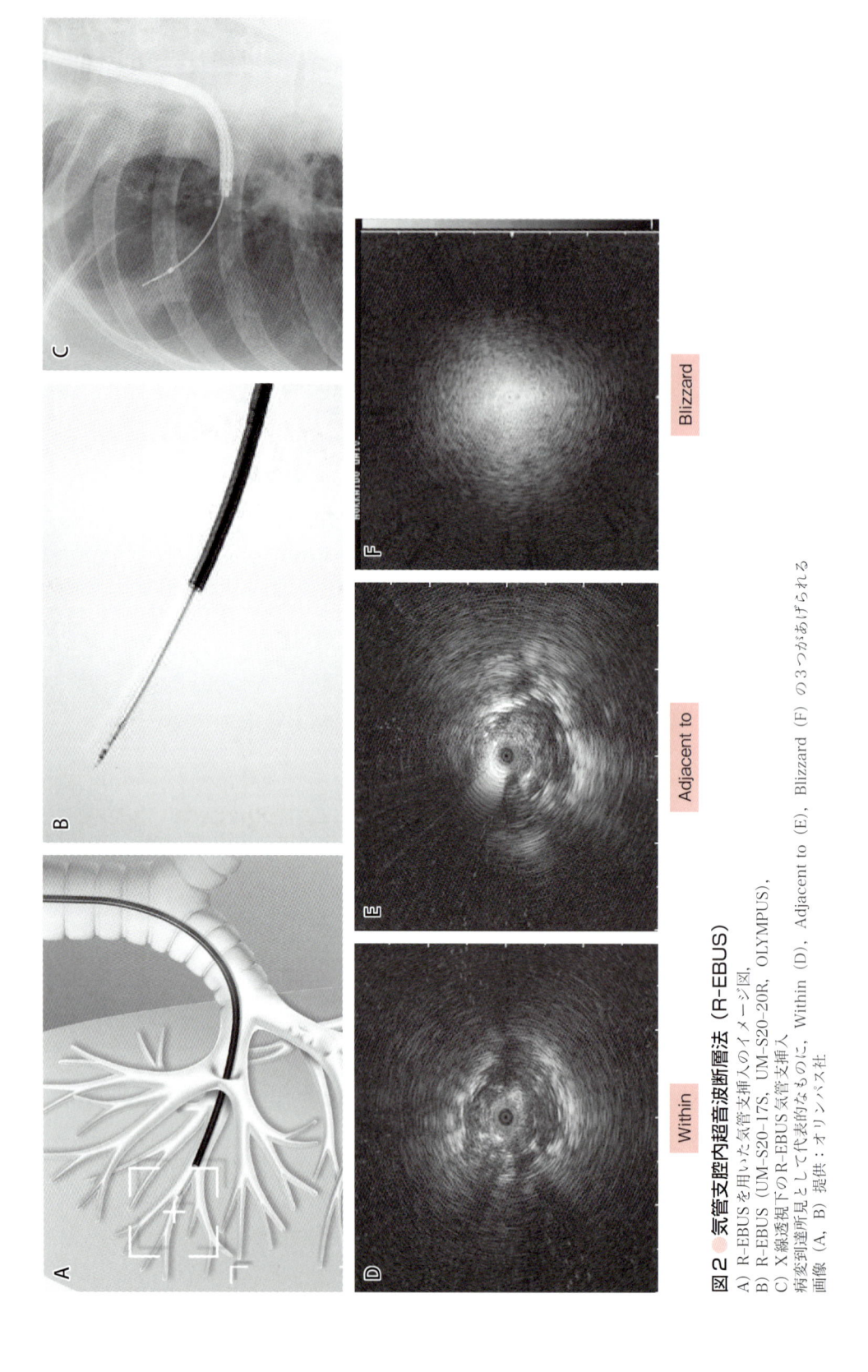

図2 ● 気管支腔内超音波断層法（R-EBUS）
A) R-EBUSを用いた気管支挿入のイメージ図．
B) R-EBUS（UM-S20-17S，UM-S20-20R，OLYMPUS）．
C) X線透視下でのR-EBUS気管支挿入．
病変到達所見として代表的なものに，Within（D），Adjacent to（E），Blizzard（F）の3つがあげられる
画像（A，B）提供：オリンパス社

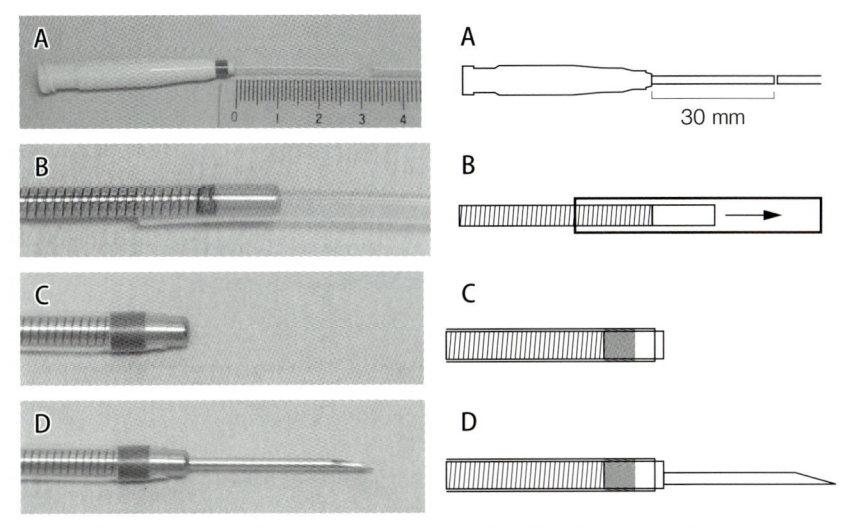

図3 ● Guide Sheath Guided-Transbronchial Needle Aspiration （GS-TBNA）
A）Guide Sheath（GS）の根元を30 mmだけカットする
B〜D）コイルシースに21G針をセットしたものをGSのカット部分より挿入し充填する
文献5より転載

・ている．
・一方で，さまざまなGuideを用いたGuided Bronchoscopyによる診断成績に関しては20のstudyがまとめられ，診断率に幅はあるものの44.4〜80.8％と従来法を上回る成績が報告されている[1]．
・3 cm以下の病変に対しては本邦における多施設randomized studyにてR-EBUSにVBN併用群と非併用群における診断率の比較が報告されており，非併用群60.7％に対し併用群

コラム

1 Interventional Pulmonary Suite

われわれは2014年に内視鏡的診断のみならず治療まであらゆる内視鏡手技を同一検査室内で完結できることをコンセプトに，呼吸器内視鏡専用検査室（Interventional Pulmonary Suite，図4）を創設した．Guided BronchoscopyにおいてはさまざまなGuideを併用することから，それらの画像を複数モニターに同時に映し同一視野内で手技が行えるよう各医療機器の配置にも工夫を施した．

2 術前細径気管支鏡下マーキング法

近年，胸部CT検診やCT画像の発達により小型でGGOを呈する肺癌が偶然発見される機会が増えている．だが，低肺機能や多発同時・異時性肺癌などを理由に肺縮小手術を余儀なくされる症例が増加している．しかし，胸膜面から離れた小型GGO肺癌は術者の視覚的同定が容易ではなくマーキングによる位置把握の必要性が生じる．そのような問題点を解消するために，われわれはGuided Bronchoscopyによる診断アプローチを応用した術前気管支鏡下マーキングを行い，外科医のVATS（video-assisted thoracoscopic surgery）部分切除術や肺区域切除術など肺縮小手術をサポートする取り組みも行っている[8]．

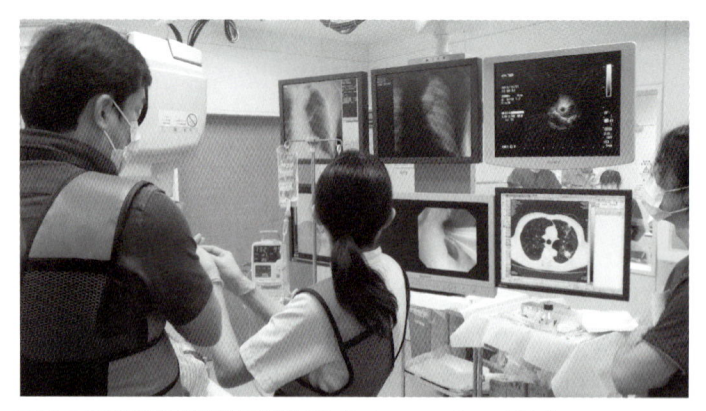

図4●呼吸器内視鏡専用検査室（Interventional Pulmonary Suite）

Cアーム型のX線透視装置を検査室中央に配置し，術者の右サイドには可動式天井吊り6面液晶画面を一視野で視認できるよう配置した．各々の画面で異なる画像情報（カルテ画像，気管支内視鏡実画像，仮想気管支内腔画像，超音波気管支画像，X透視静止画像，リアルタイムX線透視画像）を同時に確認できるようにした．左サイドにも内視鏡画像と超音波画像を同時に確認できるよう配置した

80.4％と統計学的に有意に良好であることが示された．また2 cm未満の診断率においては非併用群59.3％に対し併用群75.9％と統計学的に有意ではないもののVBN併用群で良好な診断率が示されている[7]．

- われわれは，X線透視下で可視化できずVBNで気管支樹構成が不良で仮想気管支ナビゲーションルートが病変に到達しない末梢肺野病変に対しては**CTガイド下肺生検**を行っている．

2 超音波気管支鏡ガイド下針生検（EBUS-TBNA）

❶ EBUS-TBNAの有効性

コンベックス走査式超音波気管支鏡（Convex probe endobronchial ultrasound：CP-EBUS）は2002年に本邦で開発され，呼吸器内科医にとって標準的な内視鏡手技になりつつある．肺癌診療における治療方針決定のうえでもはや欠かすことのできないデバイスである．Oncogenic Driver Mutationの検索にも耐え得る十分量の組織サンプルが得られ，特に肺癌リンパ節転移診断における累積感度は88〜93％，累積特異度は100％と良好な成績が報告されている[9,10]．肺癌手術症例における縦隔リンパ節転移診断においても縦隔鏡と比較した前向き比較試験が行われ，同等の診断率を示し縦隔鏡が省略できる可能性が示唆されている[11]．

❷ 適応症例

- 進行肺癌が疑われ，原発巣サイズが小さいため同部位からの生検診断は困難であるが，縦隔・肺門リンパ節が腫大し転移が疑われる症例．
- 肺門・縦隔リンパ節腫大型の肺サルコイドーシスが疑われる症例．基本的に同一手技においてBALも併用して行う．肺野病変が認められる場合にはTBLBも同時に行う場合もある．
- 縦隔腫瘍（特に気管・気管支周囲の病変）．
- 悪性リンパ腫などのリンパ増殖性疾患の病理診断（通常は22G針を用いるが場合により21G

針を用いる).
- 感染性疾患(肺結核,結核性リンパ節炎など).
- CTおよびFDG-PET画像上,原発性肺癌の縦隔・肺門リンパ節転移が疑われ,N因子ステージングが治療方針の決定にかかわる例.穿刺可能であれば可能な限り病理組織学的検索を行う.大まかな目安としては,短径1 cm以上あるいはFDG-PET SUV 2.0以上のリンパ節を基本的に穿刺の対象にしている.

❸ N因子ステージングの実際

- CT画像,FDG-PET画像,原発巣部位からリンパ節転移形式をある程度類推し,転移が疑われる縦隔・肺門リンパ節は穿刺が可能であればN3→N2→N1の順に同一針で穿刺する.
- N2症例においてもsingle-station(転移が単一)あるいはmulti-station(転移が複数)なのか検索する場合には穿刺針を換えて行う.

<文献>

1) Wang Memoli JS, et al：Meta-analysis of guided bronchoscopy for the evaluation of the pulmonary nodule. Chest, 142(2)：385-393, 2012
2) Asano F, et al：Transbronchial diagnosis of a pulmonary peripheral small lesion using an ultrathin bronchoscope with virtual bronchoscopic navigation. J Bronchol, 9：108-111, 2002
3) Kurimoto N, et al：Endobronchial ultrasonography using a guide sheath increases the ability to diagnose peripheral pulmonary lesions endoscopically. Chest, 126(3)：959-965, 2004
4) Yamada N, et al：Factors related to diagnostic yield of transbronchial biopsy using endobronchial ultrasonography with a guide sheath in small peripheral pulmonary lesions. Chest, 132(2)：603-608, 2007
5) Takai M, et al：Transbronchial needle aspiration through a guide sheath with endobronchial ultrasonography (GS-TBNA) for peripheral pulmonary lesions. Ann Thorac Cardiovasc Surg, 20(1)：19-25, 2014
6) Rivera MP, et al：Establishing the diagnosis of lung cancer：Diagnosis and management of lung cancer, 3rd ed：American College of Chest Physicians evidence-based clinical practice guidelines. Chest, 143(5 Suppl)：e142S-65S, 2013
7) Ishida T, et al：Virtual Navigation in Japan Trial Group. Virtual bronchoscopic navigation combined with endobronchial ultrasound to diagnose small peripheral pulmonary lesions：a randomised trial. Thorax, 66(12)：1072-1077, 2011
8) Fukasawa M, et al：Intraoperative Marking Using Endobonchial Ultrasonography with a Guide Sheath and a Bronchoscopic Navigation System for Difficult-to-detect Small Pulmonary Ground-glass Opacities. JJSRE, 36(1)：7-11, 2014
9) Gu P, et al：Endobronchial ultrasound-guided transbronchial needle aspiration for staging of lung cancer：a systematic review and meta-analysis. Eur J Cancer, 45(8)：1389-1396, 2009
10) Adams K, et al：Test performance of endobronchial ultrasound and transbronchial needle aspiration biopsy for mediastinal staging in patients with lung cancer：systematic review and meta-analysis. Thorax, 64(9)：757-62, 2009
11) Yasufuku K, et al：A prospective controlled trial of endobronchial ultrasound-guided transbronchial needle aspiration compared with mediastinoscopy for mediastinal lymphnode staging of lung cancer. J Thorac Cardiovasc Surg, 142(6)：1393-1400, 2011

第1章 総論

5 人工呼吸管理

中島 啓

診療のコツ

- 人工呼吸そのものは治療ではなく，呼吸不全の原因を治療する間の生命維持の手段であることを認識しておく
- まずNPPVを考慮する．NPPVの適応がなければ，挿管人工呼吸管理を行う
- 挿管人工呼吸器のモードの基本はA/CとCPAP（＋PS）である．気道抵抗とコンプライアンス，プラトー圧の意義を理解し，モニタリングする
- 重症肺炎・ARDSではA/C PCを選択し，閉塞性肺疾患ではA/C VCを選択する
- 人工呼吸器離脱が可能かは自発呼吸トライアル（SBT）で判断する．「抜管＝人工呼吸器離脱」ではなく，抜管には気道確保ができること（喀痰が少ない，咳嗽ができる）が必要である

1 はじめに

　人工呼吸管理を必要とする重症呼吸不全の原因疾患としては，**重症肺炎・敗血症性ショック，急性の間質性肺疾患，びまん性肺胞出血，喘息重責発作・COPD増悪などがある**．原疾患として，**感染性病態と非感染性病態の両方が鑑別にあがることも多く**，呼吸器内科による専門的診断・治療を要する．

　人工呼吸そのものは治療ではなく，**呼吸不全の原因を治療する間の生命維持の手段**である．原疾患が何であるか，そして治療可能かも含めて，その適応を判断する必要がある．

2 人工呼吸の適応・目的（図1）

❶ 人工呼吸の適応

- リザーバー10 L/分でもSpO$_2$ 90％以上を保てないときに，まず非侵襲的陽圧換気法（NPPV：non-invasive positive pressure ventilation）を考慮.
- 痰が多く気道確保が困難であるなど，NPPVの適応がなければ，挿管人工呼吸管理を考慮（表1）．

● ハイフローセラピー（鼻腔高流量酸素療法）
- 鼻カニューラからから30〜50 L/分といった高流量の酸素を投与する酸素療法．
- QOLを保ちながら，精度の高いFiO$_2$を実現でき，気道内圧を陽圧に維持できる．
- エビデンスが蓄積されつつあり，本邦でも導入する施設が増えてきている．

診療のフローチャート

```
重症呼吸不全
  リザーバーマスク10 L/分でもSpO₂ 90%以上を保てない
        ↓
NPPVを考慮
  NPPVの適応はあるか？           → [NPPV適応あり] → NPPV
  原疾患におけるNPPVのエビデンスレベルは？
        ↓
   [NPPV適応なし]
        ↓
  挿管人工呼吸管理
```

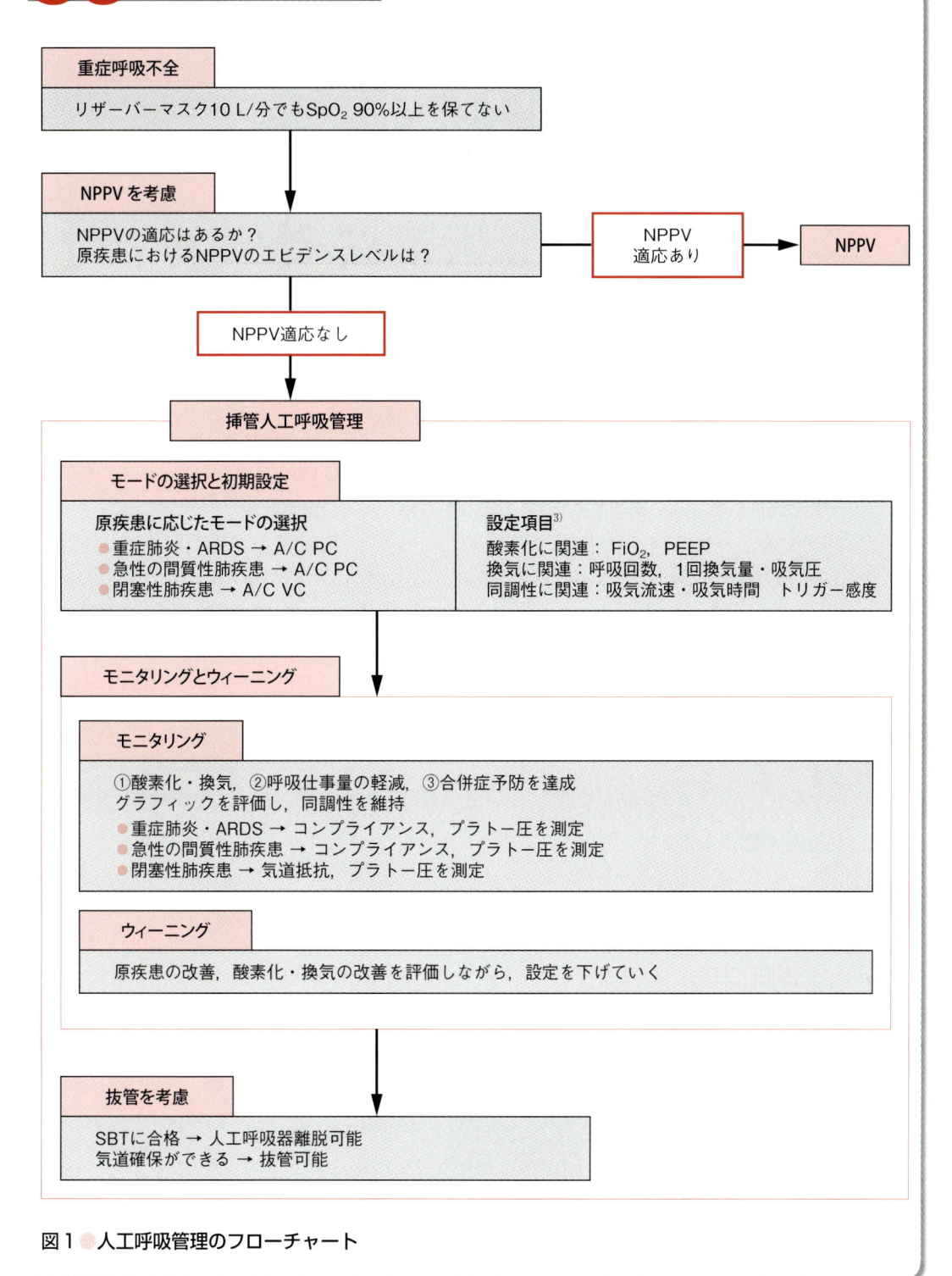

モードの選択と初期設定

原疾患に応じたモードの選択
- 重症肺炎・ARDS → A/C PC
- 急性の間質性肺疾患 → A/C PC
- 閉塞性肺疾患 → A/C VC

設定項目[3)]
酸素化に関連：FiO₂, PEEP
換気に関連：呼吸回数，1回換気量・吸気圧
同調性に関連：吸気流速・吸気時間　トリガー感度

モニタリングとウィーニング

モニタリング
①酸素化・換気，②呼吸仕事量の軽減，③合併症予防を達成
グラフィックを評価し，同調性を維持
- 重症肺炎・ARDS → コンプライアンス，プラトー圧を測定
- 急性の間質性肺疾患 → コンプライアンス，プラトー圧を測定
- 閉塞性肺疾患 → 気道抵抗，プラトー圧を測定

ウィーニング
原疾患の改善，酸素化・換気の改善を評価しながら，設定を下げていく

抜管を考慮
SBTに合格 → 人工呼吸器離脱可能
気道確保ができる → 抜管可能

図1 ● 人工呼吸管理のフローチャート

表1 ● 挿管人工呼吸管理の適応

① NPPVの治療失敗例，除外基準該当例
② 換気が不十分
③ 酸素化が不十分
④ 著明な呼吸筋疲労
⑤ 気道確保（GCS8点以下の持続的意識障害，口腔内出血や吐血など）

❷ 人工呼吸の目的[2, 3]

1 ガス交換

● 酸素化
- PaO_2 60 Torr 以上が必要．
- リザーバーマスクで酸素を投与した場合，最大酸素流量（10 L/分〜15 L/分）でも，現実的には FiO_2 60％程度にしか上昇しない[4]．人工呼吸管理を行えば，FiO_2 60％〜100％を達成することが可能で，呼気終末陽圧（positive end-expiratory pressure：PEEP）を用いて酸素化を改善することも可能．

● 換気
- CO_2 が呼吸によって体の外に出されること．
- 高 CO_2 血症による呼吸性アシドーシスの進行は呼吸不全患者にとって致命的．**臓器機能を保つには，pH 7.2〜7.25以上が必要である．**

2 呼吸仕事量の軽減
- 呼吸不全患者では，呼吸筋の酸素消費量が増加し，呼吸筋疲労が出現する．肺炎やARDSではコンプライアンスの低下，喘息やCOPD増悪では気道抵抗の上昇により，呼吸仕事量が増大する．**疾患に応じた適切な人工呼吸器設定を行うことで，呼吸仕事量を軽減する．**

3 合併症を防ぐ
- 人工呼吸器の設定が不適切だと，人工呼吸器関連肺障害など合併症を起こす．**人工呼吸管理そのものによる合併症を防ぐことは，人工呼吸管理の目標の1つ．**

3 人工呼吸の基本的考え方

❶ 陽圧人工呼吸
- 吸気時に気道内に陽圧をかけて酸素との混合ガスを送る方法．**現在の人工呼吸器はすべて陽圧人工呼吸である．**陽圧をかけて吸気のみを補助し，呼気は肺自体の縮もうとする力（弾性）で行われる．

❷ 陽圧人工呼吸管理の原理
- 陽圧人工呼吸管理の原理は，「管（気道）」と「風船（肺胞）」で考える[3]（図2）．
- 管（気道）をガスが通るときの抵抗を気道抵抗，風船（肺胞）の膨らみやすさをコンプライアンスと呼ぶ．コンプライアンスが低いほど，肺胞は膨らみにくく，コンプライアンスが

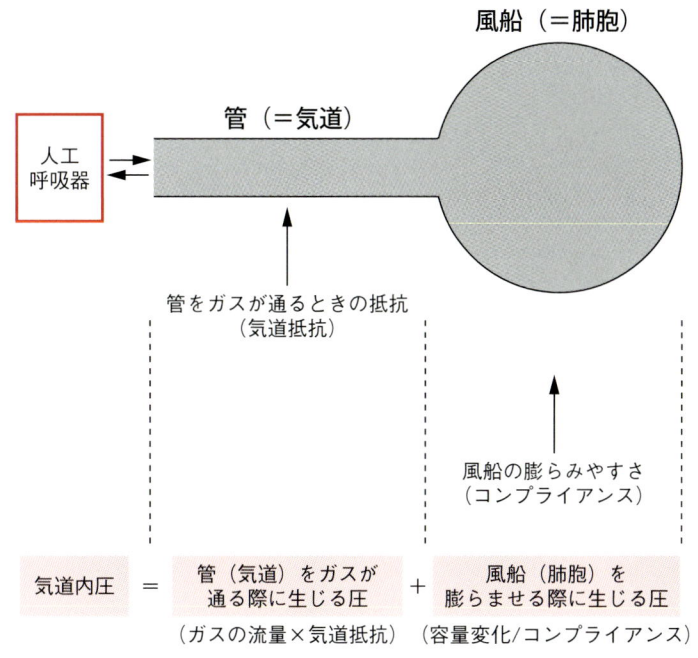

図2 ● 陽圧人工呼吸管理の原理

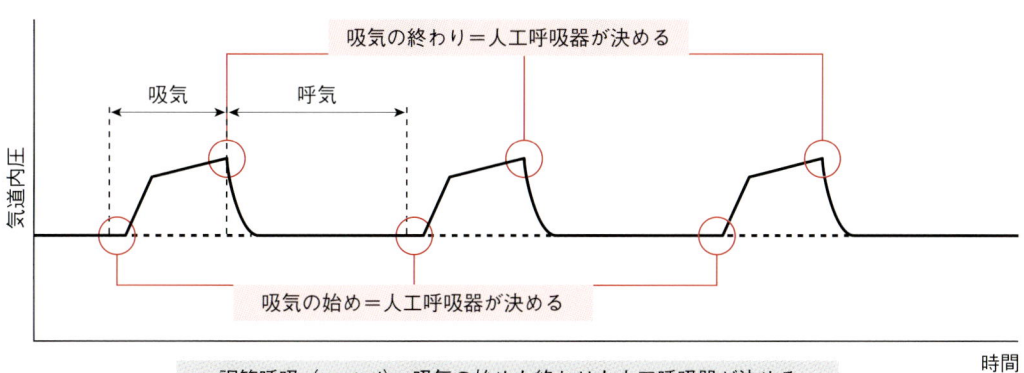

気道内圧 ＝ 管（気道）をガスが通る際に生じる圧（ガスの流量×気道抵抗） ＋ 風船（肺胞）を膨らませる際に生じる圧（容量変化/コンプライアンス）

図3 ● 調節呼吸

調節呼吸（control）：吸気の始めも終わりも人工呼吸器が決める

高いと，肺胞は膨らみやすい．

❸ 気道内圧を構成する要素

- **人工呼吸器がガスを送る時にかかる圧を気道内圧と呼ぶ．** 人工呼吸中の気道内圧は図3に示したような経過を示す．
- 気道内圧を規定するものは図2に示す気道抵抗・コンプライアンスおよび流量である．

❹ 気道抵抗（正常値5 cmH$_2$O/L/秒）

気管支喘息発作やCOPD増悪では，気管支攣縮や気道分泌物の増加で上昇．

5. 人工呼吸管理 51

図4 ● 補助呼吸

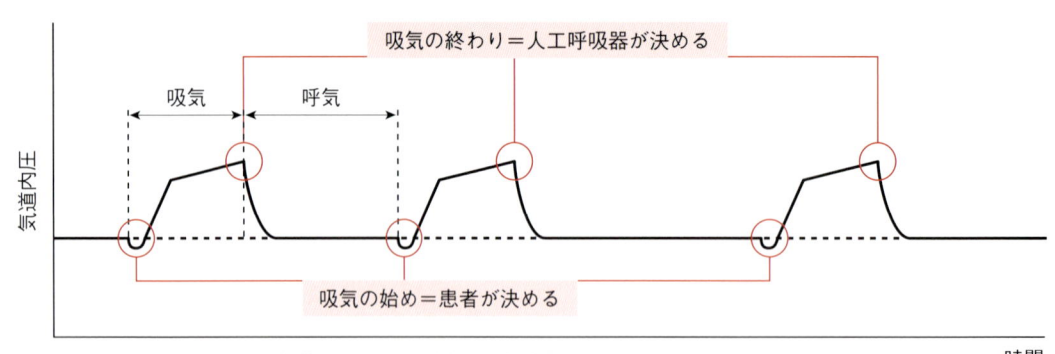

補助呼吸（assist）：吸気の始めは患者が決めて，吸気の終わりは人工呼吸器が決める

❺ コンプライアンス（正常値70〜100 mL/cmH₂O）

病的な肺は固くなり，コンプライアンスが低下．肺炎，肺水腫，ARDS，肺線維症などさまざまな呼吸器疾患で低下．

❻ PEEP（positive end-expiratory pressure）

持続的に気道内に陽圧をかける方法．低レベル（5 cmH₂O）のPEEPはすべての人工呼吸中に用いられる．肺胞虚脱を防ぎ，低酸素化を予防する効果がある．

4 人工呼吸のモード

- 理解しておくべき人工呼吸器のモードは，①A/C（assist control），②CPAP＋PSの2つ．
- SIMVモードは，本邦で広く使われているが，**実際は原理を十分に理解しておかないと呼吸仕事量が増加し使いにくい**．当科ではほとんど使用しない．

❶ 自発呼吸と強制呼吸

吸気の始めと終わりの両方を患者が決めれば自発呼吸，片方でも人工呼吸が決めれば**強制呼吸（強制換気）**という[5]．吸気の始めも終わりも患者が決めるが，圧をかけて支えることを支持呼吸（pressure support ventilation）と呼ぶ．強制呼吸のなかに**調節呼吸（controlled ventilation）**と**補助呼吸（assisted ventilation）**がある．

1 調節呼吸（control ventilation）（図3）

吸気の始めも終わりも人工呼吸器が決める．

2 補助呼吸（assist ventilation）（図4）

吸気の始めは患者が決めて，終わりは人工呼吸器が決める．

❷ A/C（assist/control）（図5）

- 患者の自発呼吸に合わせて補助呼吸をするが，設定回数以上の自発呼吸があった場合も，補助呼吸を行う．自発呼吸が設定回数より少ない場合は，不足分の回数だけ調節呼吸を行う．
- 最も患者の呼吸仕事量が少なくなるモードであり，急性期に用いる．

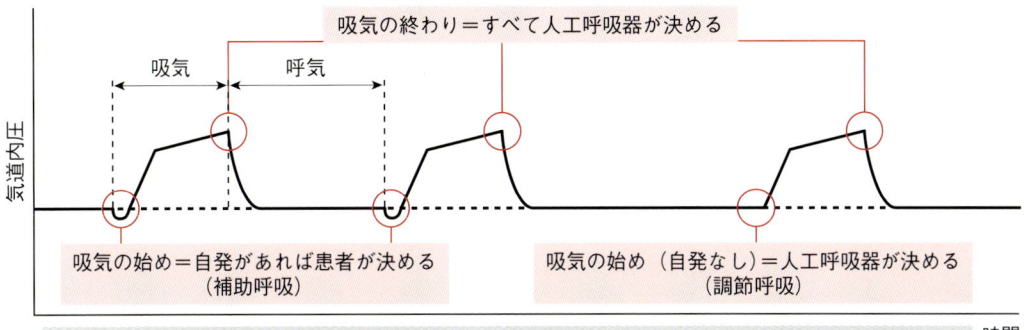

図5 ● A/C（assist/control）

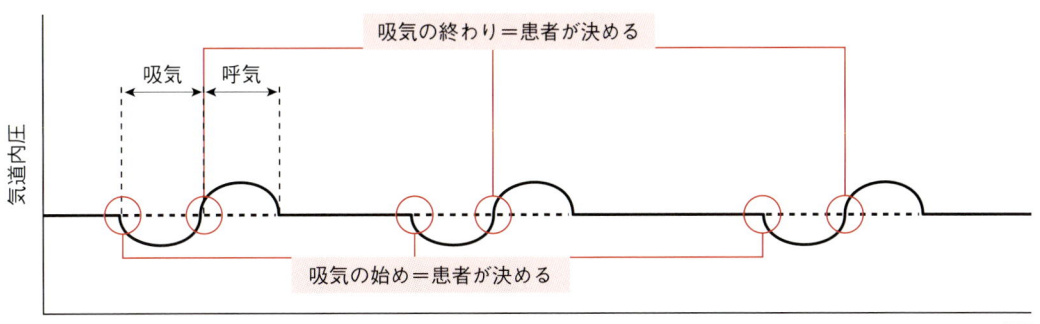

図6 ● CPAP

1 VC（volume control）

1回換気量と吸気流速を設定して吸気を決めるモード．肺の状態により気道内圧が変化していくため，**気道内圧やプラトー圧**をモニターする．

2 PC（pressure control）

気道内圧と吸気時間を設定して吸気を決めるモード．肺の状態により1回換気量が変化していくため，**1回換気量**をモニターする．

❸ CPAP（continuous positive airway pressure）

- 吸気の始まりも終わりも患者によって行われるモード，つまり自発呼吸モードを意味する（図6）[5]．圧補助（pressure support：PS）をかけることはでき，PSを強調するときはPSVという（図7）．**CPAPは通常最低5 cmH₂OのPEEPと最低5 cmH₂OのPSをかけてから用いる**．A/Cと違い，吸気時間と1回換気量は一定しない．
- 急性期病態を過ぎて原疾患が改善に向かい，人工呼吸器離脱がみえてきたら用いる．原疾患が改善して呼吸状態が安定していれば，患者自身は自由に吸気の始まりと終わりを決められるので，呼吸が楽に感じる．**A/Cでは同調性が悪い場合にも用いる**．

❹ SIMV（同期型間欠的強制換気）

- 設定した回数だけ補助呼吸または調節呼吸が行われるが，設定回数以上の吸気は患者自身

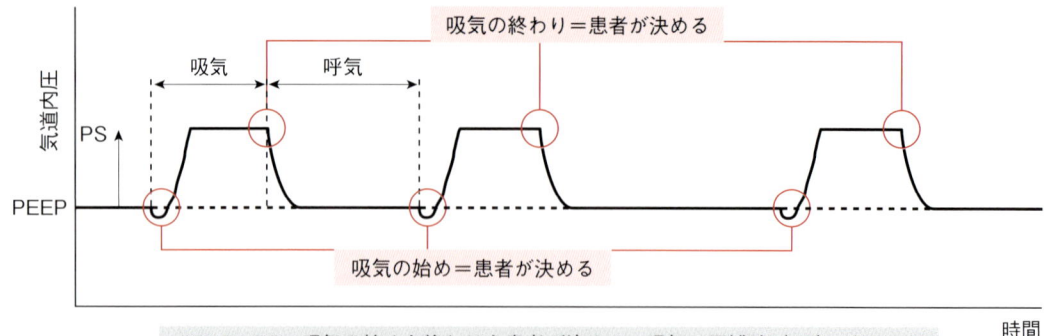

図7 ● CPAP＋PS

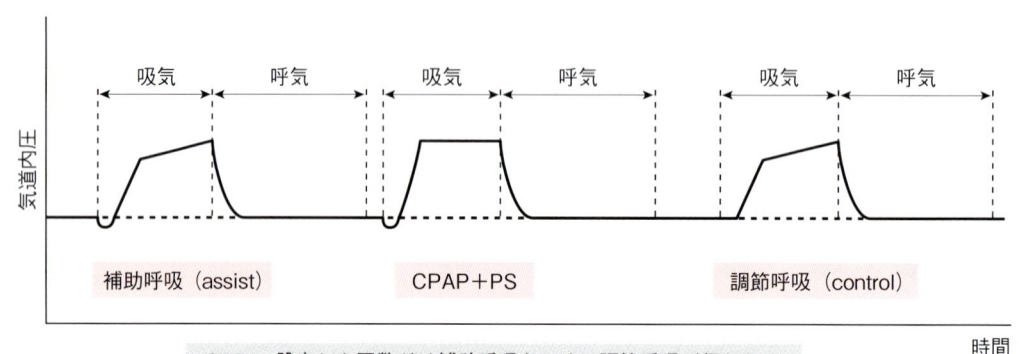

図8 ● SIMV

によって行われる（図8）．設定回数以上の自発吸気に対してPSをかけることができる．設定呼吸回数次第で患者の呼吸仕事量が決まる．
・設定呼吸回数が少ないと自発呼吸が占める割合が増すため，特に急性期病態では患者の呼吸仕事量が増える．当科ではほとんど用いない．

5 人工呼吸器の初期設定

呼吸不全の急性期で用いるA/Cに関して説明する．

❶ assist/control（VC：volume control）の設定

1回換気量を直接設定できるため，volume controlの方が呼吸器の原理を理解しやすい．設定項目は目的ごとに分類して理解する[2]（表2）．

1 酸素化に関係する設定

● FiO_2の設定
　・$PaO_2 > 60$ Torr　$SaO_2 > 90$％が目標
　・まずは100％とし，その後PaO_2を見ながら，適宜減量していき，FiO_2 0.5〜0.6以下に早めに減らす．
　＊低酸素血症がないとき（低換気が主体）は，最初からFiO_2は低めの設定でよい．

表2 ● A/C VCの設定項目

目 的	設定する項目
酸素化	FiO_2, PEEP
換気	呼吸回数, 一回換気量
同調性	吸気流速, トリガー感度

文献2を改変して転載

表3 ● FiO_2とPEEPの設定例

FiO_2	0.3	0.4	0.4	0.5	0.5	0.6	0.7	0.7	0.8	0.9	0.9	0.9	1.0	1.0	1.0
PEEP	5	5	8	8	10	10	10	12	14	14	16	18	20	22	24

文献6を参考に作成

表4 ● 呼吸回数と1回換気量の設定

病態・疾患	1回換気量（mL/kg）	呼吸回数（回/分）
気道確保, 神経筋疾患	6〜8	10〜16
喘息・COPD増悪		8〜12
肺炎・肺水腫		16〜24
ALI, ARDS	6	〜35

ALI：Acute lung injury（急性肺障害）
文献2より引用

＊**高濃度酸素の有害事象**
- 酸素毒性：FiO_2 0.5以上では酸素による肺障害の危険性がある．FiO_2 0.6では約48時間で酸素による肺障害が起こる．
- 吸収性無気肺の発生．

● PEEPの設定
- 最低5 cmH_2Oかける．
- 特にFiO_2 0.5以上のときは，積極的にPEEPを上げることで酸素化を改善させ，FiO_2 0.5以下にもっていける状況をつくる．
- PEEPの決め方には議論が分かれており，統一した見解はない（表3）．ARDSネットワーク[6]のプロトコールがあり参考になる．
- 肺水腫では6〜10 cmH_2Oにすることが多い．ARDSでは，14〜16 cmH_2Oまで上げる場合がある．
- ＊PEEPでは低血圧に注意
  PEEPで胸腔内圧が上昇し，静脈還流量が減少し，心拍出量が減少して生じる．
  →対応：輸液で循環血液量を保つと血圧が上昇する．

2 換気に関係する項目

呼吸回数と1回換気量を設定する．表4を参考に病態に応じて決定する．

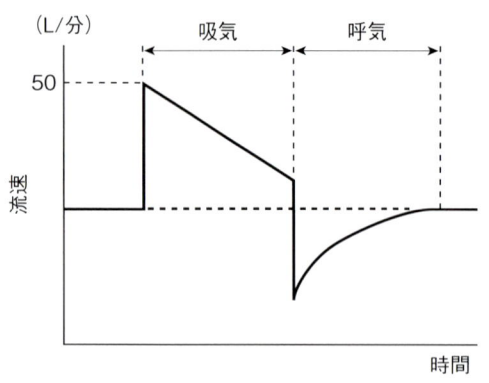

最初だけ50 L/分で以後漸減！→自然な呼吸に近い

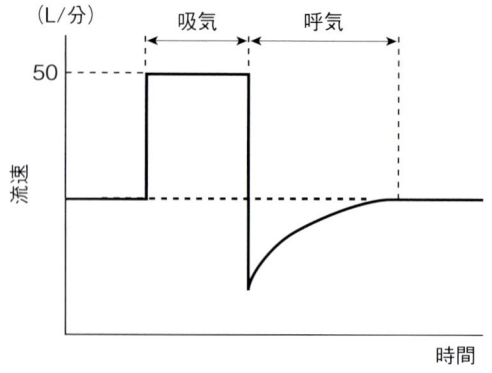

常に50 L/分！→吸気圧が高くなり，吸気時間が短くなる

漸減波：流速が漸減する
（通常はこちらを使用）

矩形波：流速が一定
（気道抵抗測定時に使用）

図9 ● 吸気波形

3 患者・呼吸器同調性に関係する項目

● 吸気流速の設定
- 通常は45～60 L/分程度．
- 閉塞性肺疾患（気管支喘息発作，COPD増悪）では，70～80 L/分に早めることで吸気時間を短くし，呼気時間を確保する．

＊**吸気波形** → 通常は漸減波を用いる（図9）．
- 漸減波：肺が膨らむにつれ，吸気流量を減らすパターン．
- 矩形波：吸気期間中吸気量が一定．吸気時間はより短くなる．最大吸気圧も上がる．閉塞性肺疾患で，**吸気時間を短くしたい場合や，気道抵抗を測定するときに用いる**．

● トリガー感度の設定

圧トリガー（吸気陰圧を感知する），フロートリガー（吸気流を感知する）の2種類．
圧トリガーは－2 cmH$_2$O程度，フロートリガーは2 L/分程度に設定．

❷ A/C PC（pressure control）の設定

● A/C VCとの違い（表5）
① 一回換気量の代わりに吸気圧を設定する．
② 吸気流速の代わりに吸気時間を設定する．

1 酸素化に関係する設定：VCVと同じ

2 換気に関係する項目
① **吸気圧の設定**：病態に応じた1回換気量（表4）を目標に設定する．
② 呼吸回数：VCVと同じ．

3 同調性に関係する項目
① **吸気時間**：フロー時間曲線（図10）でフローが0 L/分になるところで吸気が終わるようにする[2]．
- 吸気時間が短いと，吸気の途中で呼気へ移行してしまう．吸気時間が長いと吸気が終わっ

表5 ● A/C PCの設定項目

目 的	設定する項目
酸素化	FiO$_2$, PEEP
換気	呼吸回数, **吸気圧**
同調性	**吸気時間**, トリガー感度

*太字はVCと異なる部分
文献2より改変して転載

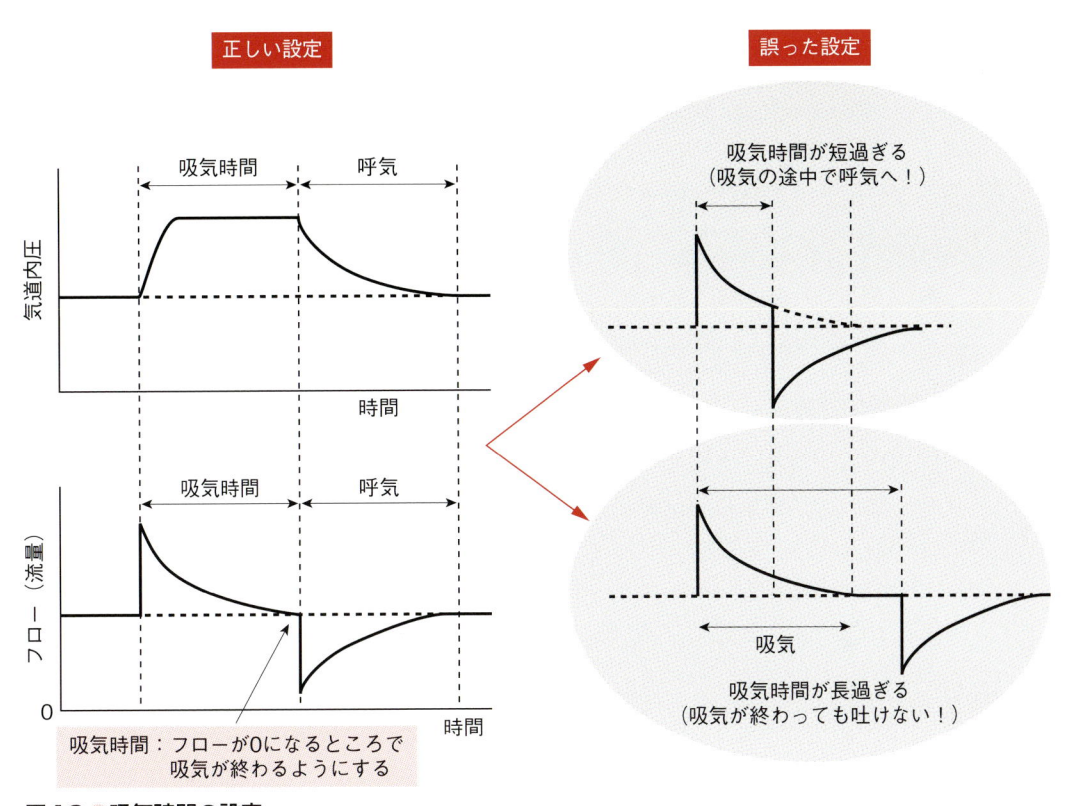

図10 ● 吸気時間の設定

て患者は吐きたいのに，吐けずにファイティングが起こる．
②**トリガー**：VCVと同じ．

❸ 気道抵抗と肺コンプライアンスの測定のしかた

多くの人工呼吸器では**A/C VCの矩形波にして吸気ポーズを押す**ことで，プラトー圧を測定し，気道抵抗とコンプライアンスを測定できる．

1 プラトー圧

・吸気ポーズにより**吸気終末に気流を一時休止した時の気道内圧をプラトー圧**という．「風船を膨らませた状態を維持するのに必要な圧」でイメージするとわかりやすい．
・プラトー圧は肺障害に関連する重要な概念であり，**プラトー圧30 mmH$_2$O以下**を目標とする．

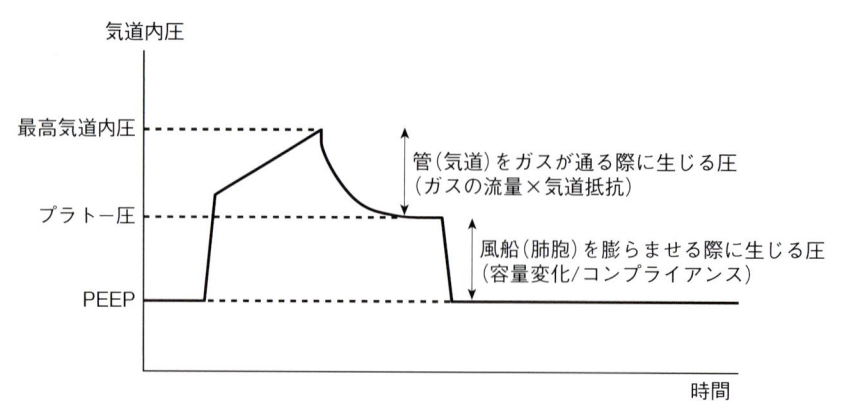

図11 ● 圧時間曲線における気道内圧の要素

2 コンプライアンスの計算式

コンプライアンス＝換気量／（プラトー圧－PEEP）

例）1回換気量500 mL，プラトー圧15 cmH$_2$O，PEEP 5 cmH$_2$Oであれば，コンプライアンスは，500／（15－5）＝50 mL/cmH$_2$Oになる．

3 気道抵抗の計算式

気道抵抗＝（最高気道内圧－プラトー圧）／矩形波の流量

例）最高気道内圧が35 cmH$_2$O，プラトー圧15 cmH$_2$O，矩形波の流量（流速）60 L／分の場合は，まず矩形波の流量の単位をL／秒にする必要があり，60 L／分＝1 L／秒となる．すると気道抵抗＝（35－15）／1＝20 cmH$_2$O/L／秒となる．

・気道内圧を構成する要素の圧時間曲線における関係（図11）を理解する．

6 鎮静・鎮痛とリハビリテーション

❶ 人工呼吸管理の鎮静・鎮痛

人工呼吸管理中は鎮痛と鎮静を分けて考える．当科では，日中患者の覚醒を促し，家族との筆談や，人工呼吸装着下のリハビリテーションを行うべく，十分に鎮痛薬を用いたうえで，必要に応じて鎮静薬を用いるようにしている．

①まず鎮痛を十分に行う．鎮痛が不十分だと疼痛により呼吸回数が増えたり，同調性に問題が生じる．また疼痛はせん妄のリスクにもなる．当科では，鎮痛薬にフェンタニルを用いている．

処方

フェンタニル注 0.5 mg＋生理食塩水　50 mL　→　2 mL/時で開始

②次に必要があれば，鎮静薬を用いる．当科ではミダゾラムもしくはプロポフォールを用いる．鎮痛薬のみで本人の苦痛や不安をとることができ，危険体動がなければ，鎮静は不要な場合も多い．

表6 ● Richmond Agitation-Sedationスコア（RASS）

ステップ1：30秒間，患者を観察する．これ（視診のみ）によりスコア0〜＋4を判定する．
ステップ2：
1) 大声で名前を呼ぶか，開眼するように言う．
2) 10秒以上アイ・コンタクトができなければ繰り返す．以上2項目（呼びかけ刺激）によりスコア－1〜－3を判定する．
3) 動きが見られなければ，肩を揺するか，胸骨を摩擦する．これ（身体刺激）によりスコア－4，－5を判定する．

スコア	用語	説明
＋4	好戦的な	明らかに好戦的な，暴力的な，スタッフに対する差し迫った危険
＋3	非常に興奮した	チューブ類またはカテーテル類を自己抜去；攻撃的
＋2	興奮した	頻繁な非意図的な運動，人工呼吸器ファイティング
＋1	落ち着きのない	不安で絶えずそわそわしている，しかし動きは攻撃的でも活発でもない
0	意識清明な落ち着いている	
－1	傾眠状態	完全に清明ではないが，呼びかけに10秒以上の開眼及びアイ・コンタクトで応答する
－2	軽い鎮静状態	呼びかけに10秒未満のアイ・コンタクトで応答
－3	中等度鎮静	状態呼びかけに動きまたは開眼で応答するがアイ・コンタクトなし
－4	深い鎮静状態	呼びかけに無反応，しかし，身体刺激で動きまたは開眼
－5	昏睡	呼びかけにも身体刺激にも無反応

文献7より引用

処方

ミダゾラム注 50 mg（10 mL）＋生理食塩水　40 mL　→　2 mL/時で開始
プロポフォール注 500 mg（50 mL）　→　2 mL/時で開始

❷ 鎮静の評価

当科では鎮静の評価にはRichmond Agitation-Sedationスコア（RASS）（表6）[7]を用いている．**鎮静を行う場合は，通常RASS -1〜-2を目標とするのが一般的である**[7]．

❸ 早期リハビリテーション

・人工呼吸管理中は，早期から理学療法士による四肢の受動運動，能動運動，座位の促進を行う[8]．
・鎮痛を主体とした管理をすることで，患者は日中覚醒できるため，CPAPによる自発呼吸下でのリハビリテーションを行うことができる．急性期を過ぎれば，人工呼吸器を装着した状態での歩行も可能である．

7 グラフィックの読み方

・近年の人工呼吸器では気道内圧や流量がグラフィックで表示される．**グラフィックから患者の呼吸生理学的状態を理解し，呼吸器設定を調整することが重要**．
・**圧時間曲線，フロー時間曲線，容量時間曲線**の3つのグラフィック（図12）を理解する．
・グラフィックの評価では，**吸気開始時，吸気中，吸気終了時，呼気の4つのphase**に分け

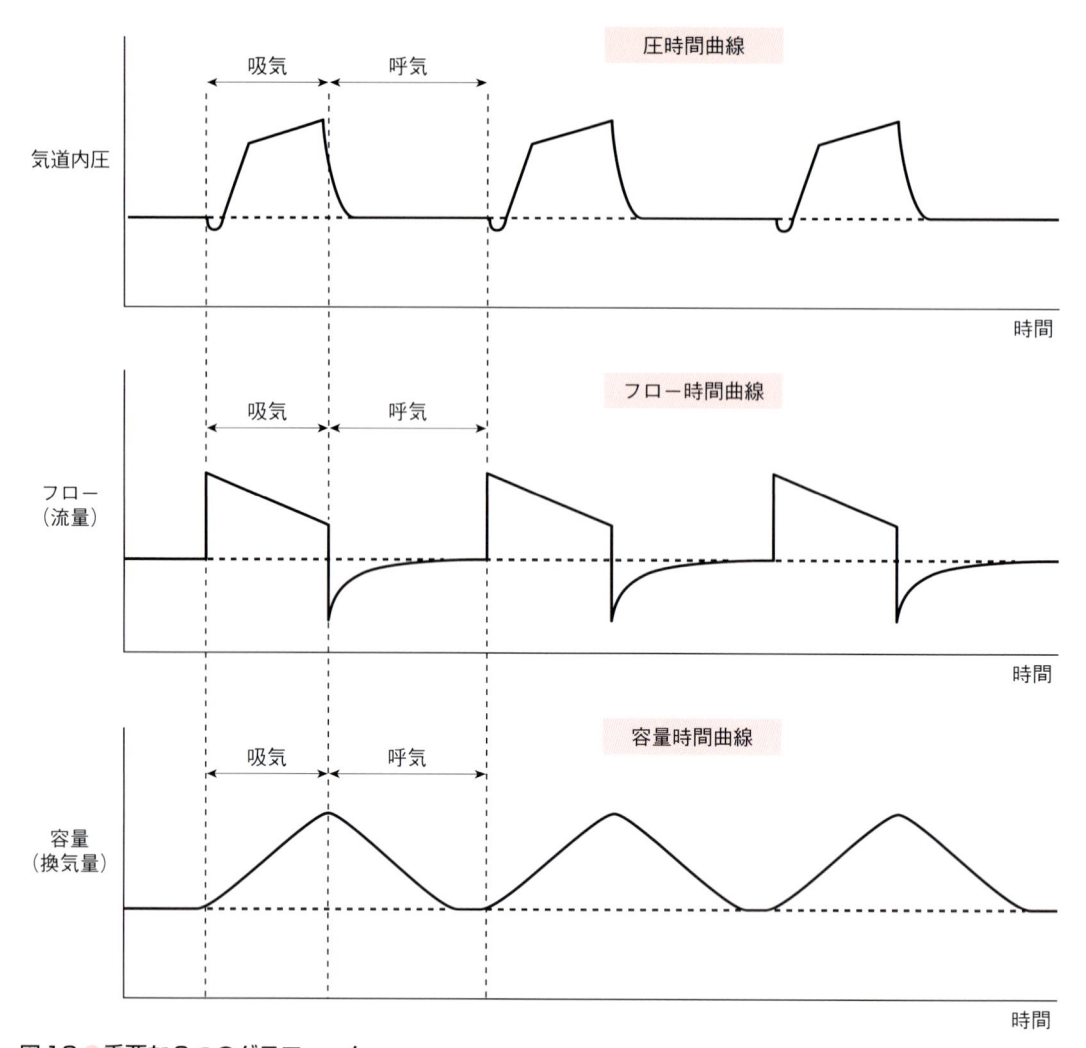

図12 ● 重要な3つのグラフィック

て考える[9]．まず正常の波形を理解し，次に代表的な異常波形と対処法を覚える．

❶ 圧時間曲線（pressure versus time curve）

・正常波形：A/C PCではピークで一定の圧に保たれる．

1 吸気開始時の異常波形

● ミストリガー（図13）

　吸気が開始されているのに圧の上昇を認めない．→ トリガー感度を調整する

2 吸気中の異常波形

● 吸気初期のオーバーシュート（図14）

　PCやPSで吸気流速が速すぎるとオーバーシュートを生じる．

　→ 吸気流速を遅くするためにrise timeを調整する．

● 吸気中の下への凹み（図15）

　VCで吸気流速や1回換気量が不足すると，下に凹んで，2つの山ができる．

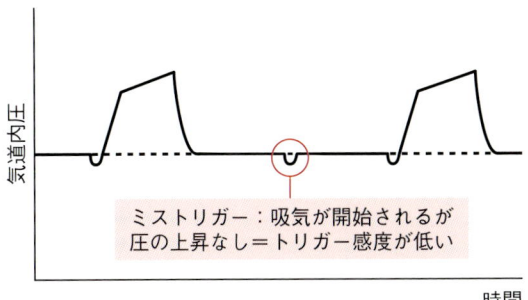

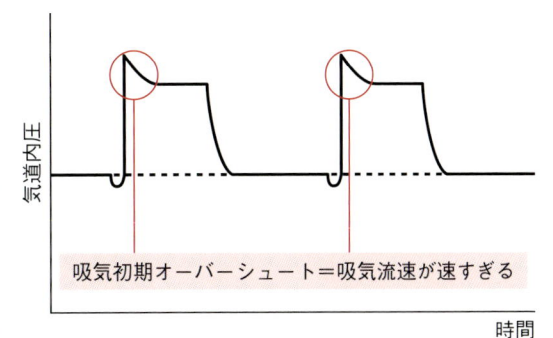

図13 ● ミストリガー

ミストリガー：吸気が開始されるが圧の上昇なし＝トリガー感度が低い

図14 ● 吸気初期のオーバーシュート

吸気初期オーバーシュート＝吸気流速が速すぎる

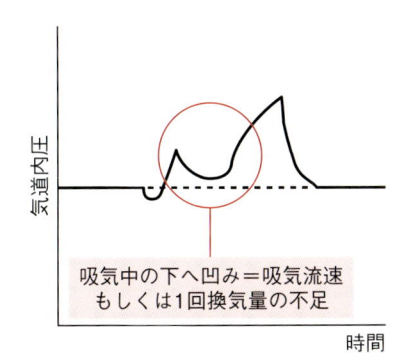

図15 ● 吸気中に下に凹む

吸気中の下へ凹み＝吸気流速もしくは1回換気量の不足

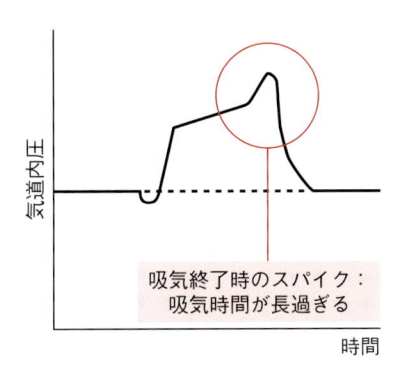

図16 ● 吸気終了時のスパイク

吸気終了時のスパイク：吸気時間が長過ぎる

→ 吸気流速もしくは1回換気量を大きくする

③ 吸気終了時の異常波形

● 吸気終了時のスパイク（図16）

　吸気時間が長過ぎるため，患者が吐きたいのに吐けず，患者呼気と人工呼吸器がファイティングを起こしている．→ 吸気時間を短くする

❷ フロー時間曲線（flow versus time curve）

・正常波形：呼気の最終ラインは基線まで戻る．

① 吸気終了時の異常波形

● 吸気終了時のフローの急峻な低下（図17）

　吸気時間が短すぎるため，吸気の途中で人工呼吸器のサポートが終わってしまう．

→ 吸気時間を長くする．フローが0になるところに合わせる

② 呼気の異常波形

● 呼気のフローが基線に戻らない（図18）

　閉塞性換気障害の存在を示唆する．呼気時間が十分にとれず，auto PEEPが発生している．

→ 吸気時間を短くしたり，呼吸回数を減らして，呼気時間を十分にとれるようにする

❸ 容量時間曲線（volume versus time curve）

・正常波形：容量（1回換気量）を示すため，リークがなければ，吸気終末に1回換気量まで

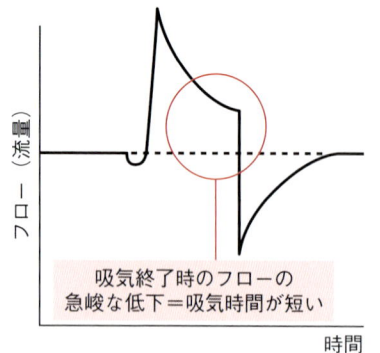

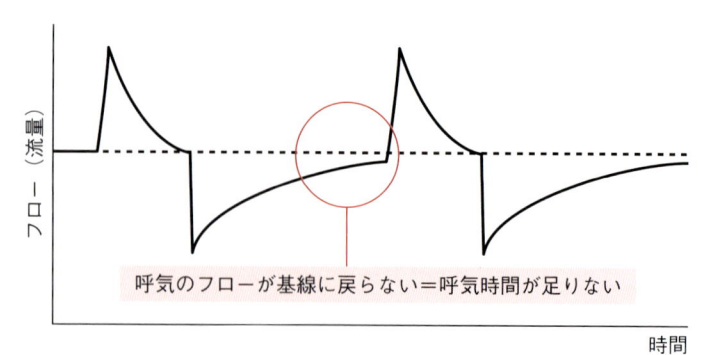

図17 ● 吸気終了時のフローの急峻な低下

図18 ● 呼気のフローが基線に戻らない

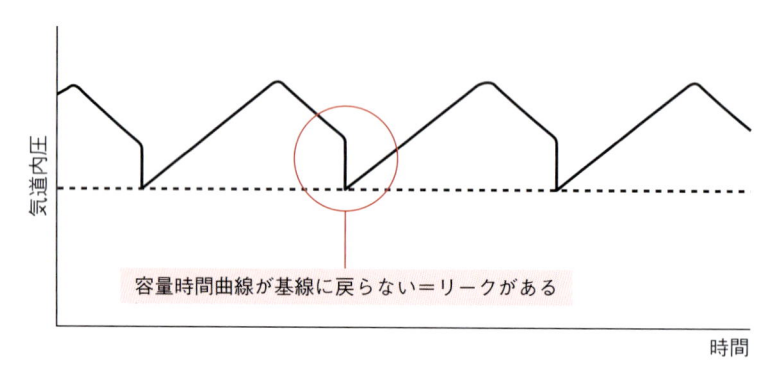

図19 ● 容量曲線が呼気で基線に戻らない

上昇した後に，呼気で基線まで戻る．

■ 呼気の異常波形
● 容量曲線が呼気で基線に戻らない（図19）
　　リークがあることを意味する．
　　→ リークの原因（気胸，カフ漏れ，回路リーク）を探して対処する．気胸はX線，カフ漏れはカフ圧の確認や，手袋を外してカフ漏れの風を感じることでわかる．回路のリークはMEにも相談．いずれも問題がなければ機械トラブルの可能性を考える

8 ウィーニングと人工呼吸器離脱・抜管

1 ウィーニング（weaning）
・ウィーニングも，初期設定と同様に酸素化と換気に分けて考える．
・酸素化が改善しているなら，FiO_2とPEEPを下げていく．まずはFiO_2を0.5以下に下げるのが目標．その後，PEEPを緩徐に下げて5 cmH_2Oまでもっていく．

2 人工呼吸器離脱
・人工呼吸器のウィーニングが進んできたら，人工呼吸器離脱が可能かを考える．
・人工呼吸器離脱のための指標としてはrapid shallow breathing index（RSBI）が有名であ

表7 ● SBTを開始する前の指標

指標の種類	内　容
客観的指標	酸素化が保たれている （FiO$_2$≦0.4，PEEP≦5〜10でPaO$_2$ 60 Torr以上） （PaO$_2$/FiO$_2$≧150〜300）
	循環動態の安定 〔脈拍140以下，血圧の安定，昇圧剤使用なし（もしくは最小限）〕
	発熱なし（体温＜38℃）
	重度の呼吸性アシドーシスなし
	十分なHemoglobin値（Hb≧8〜10 g/dL）
	意識レベルが保たれている （覚醒している，GCS≧13，持続性の鎮静薬なし）
	安定した代謝状態（電解質正常）
主観的指標	原疾患が急性期を過ぎて改善に向かっている 担当医が人工呼吸器離脱可能と考えている 十分な咳嗽力

Hb = Hemoglobin，GCS = Glasgow coma scale
文献11より引用

る[10]．呼吸回数（回/分）を1回換気量（L）で割って得られる値であるが，この値が**105未満であれば呼吸器を離脱できる可能性が高い**．

・自発呼吸トライアル（SBT）で，人工呼吸器離脱が可能かを最終判断する．SBTを開始する前の指標として**表7**を参考にする[11]．

●SBTのやり方

①モードをCPAP（＋PS）にする．
②最小限の呼吸器設定にする：PS≦7 cmH$_2$O，CPAP≦5 cmH$_2$O
③患者の呼吸状態を30〜120分間観察する．
④呼吸状態，循環動態が悪化しないなら合格．
　悪化したらすぐにSBTを中止する．
　＜SBTの中止基準[3]＞
　・呼吸回数＞35/分
　・SpO$_2$＜90％
　・脈拍数＞140/分，または脈拍数が20％増加し継続
　・収縮期血圧＞180 Torr，または90 Torr＞拡張期血圧
　・不穏・発汗不安
⑤SBTに失敗したら，次のSBTまで最低24時間は待つ．

＊「人工呼吸器離脱」と「抜管」の違い
　「人工呼吸器離脱＝抜管」ではない．**人工呼吸器が離脱できても，気道の確保ができなければ抜管はできない**．

❸ 抜管

- SBTに合格し，人工呼吸離脱可能と判断したら，抜管が可能かを考える．
- 抜管の適応は気道確保ができることである．つまり，喀痰量が減り，十分な咳嗽ができるかどうかであり，看護師や理学療法士からの情報も参考にする．

●抜管のやり方
① 当日は経管栄養を止めておく．
② 鎮静薬を1〜3時間前に切る．鎮痛薬も1時間前に切る．
③ 抜管1時間前よりCPAP（＋PS）として最終の血液ガスを確認．
④ 抜管．
⑤ 抜管後は，呼吸状態の観察をしながら，血液ガスを適宜確認し，酸素化や換気の悪化がないかをみる．

＊NPPVを用いた人工呼吸器離脱

酸素化障害が改善し，換気不全のみの症例（COPD，結核後遺症が基礎にある患者など）で考慮．換気不全（$PaCO_2 > 45$ Torr）のある症例に対して，抜管後すぐにNPPVを施行した研究では，抜管後の呼吸不全の予防，予後改善効果が示されている[13]．

9 各疾患の管理方針

❶ ARDS，重症肺炎

1 使用するモード：A/C PC

- 1回換気量6 mL/kg（理想体重）の低容量換気とし，呼吸回数を増やして換気を維持．
- pH 7.25〜7.3以上が保たれれば，$PaCO_2$高値を許容（permissive hypercapnia）．
- PEEPを酸素化に応じて上げる．最適なPEEPについては，前述したARDS networkのプロトコール（表3）が1つの参考[6]．PEEP 16〜18 cmH_2O以上で，FiO_2 0.6〜1.0を必要とする場合は，当科ではairway release pressure ventilation（APRV：気道圧開放換気）を考慮する．

2 モニタリング

- コンプライアンス（正常値70〜100 mL/cmH_2O）とプラトー圧を1日1〜2回測定．
- 肺炎が改善してくると，コンプライアンスが上昇．プラトー圧は少なくとも30 cmH_2O以下，できれば25 cmH_2O以下が目標．

3 ウィーニング

- A/C PCで管理していれば，目標とする1回換気量が維持できるように吸気圧を下げる．
- **酸素化が改善すればFiO_2とPEEPを下げていくが，PEEPは原則的に1日に1〜2 cmH_2Oずつ下げる**．PEEPを下げたことによる酸素化悪化は，数時間以上経過してから生じる場合もあるためである．
- 重症肺炎・敗血症性ショックでは人工呼吸器装着から抜管まで，経過が良くても数日〜1週間を要する．数日経過した頃に，感染症，肺炎がコントロールされたら，患者の呼吸状態に応じてCPAP（PS 8〜10 cmH_2O）も考慮．A/Cのまま継続し，SBTに入ってもよい．

❷ 閉塞性肺疾患

1 使用するモード：A/C VC
- 気管支喘息発作やCOPD増悪では1回換気量を確実に確保するためにA/C VCを用いる.
- グラフィックモニター上で，フロー時間曲線の呼気が基線に戻るのを目安に，呼吸回数10〜12回/分，吸気流速は70〜80 L/分（漸減波）とする.
- 最高気道内圧は30〜50 cmH$_2$Oと高くなる場合があるが，肺障害に関連する**プラトー圧は15〜20 cmH$_2$Oに保たれていることが多い**.
- 治療開始の24〜48時間は数時間に1回のタイミングで呼吸状態，グラフィック（フロー時間曲線の基線の戻りが得られているか）を確認する．特に**気管支喘息重責発作では，気道抵抗は数時間単位で変化し，初期の設定では同調しなくなる場合がある**.

2 SABAの使用
- 当科では，人工呼吸管理中のSABA（短時間作用性β$_2$刺激薬）はサルブタモールを用いている.

処方：サルブタモール（サルタノール®インヘラー）1回6吸入　1日4回

3 モニタリング
- 気道抵抗（正常値 5 cmH$_2$O/L/秒）は1日1〜2回モニタリングする．経過が良ければ半日単位で気道抵抗が下がる.

4 ウィーニング
- 気道抵抗が下がるのに合わせて吸気流速を下げる.
- pH 7.35以上に安定し，PaCO$_2$も患者のベースラインに近づいたらSBTを考慮する.

10 非侵襲的陽圧換気法 (non-invasive positive pressure ventilation : NPPV)

❶ 概念
- 挿管を行わず，マスクを用いた陽圧換気法.
- 呼吸管理の考え方は，前述してきた挿管人工呼吸管理の理論が基礎となる．挿管人工呼吸管理との大きな違いは，①**挿管しないこと**，②**常に自発呼吸で管理すること**.
- 気管挿管しないので，挿管に伴う合併症（気道粘膜障害，人工呼吸器関連肺炎など）を回避することができる.
- NPPVの適応を考えるうえで最も重要なのは，**気道確保ができること**．喀痰が多い場合は，気道確保が困難なため，NPPVよりも挿管人工呼吸管理が好ましい（表8, 9）.

❷ NPPVの設定項目
当科で使用しているRespironics V60の設定に基づいて解説する.

1 酸素化に関連する項目
- FiO$_2$：吸入気酸素濃度であり，SpO$_2$ 90％以上，PaO$_2$ 60 Torr以上を目標とする.
- 呼気圧（expiratory positive airway pressure：EPAP）
  - 呼気時の持続陽圧を呼気圧といい，EPAPと呼ぶ.

表8 ● NPPVの適応

NPPVの適応
選択基準（2項目以上）
● 補助呼吸筋の使用や奇異性呼吸を認める中等度から重症の呼吸不全
● 呼吸性アシドーシスまたは高CO_2血症（pH＜7.35またはPaCO_2＞45 Torr）
● 頻呼吸＞25回/分
除外基準
● 呼吸停止，極端に呼吸循環状態が不安定な患者ら
● 何らかの気道確保が必要な場合
● 頭部・顔面もしくは胃・食道の手術の実施
● 頭蓋顔面に外傷あるいは火傷がある場合

文献13より引用

表9 ● NPPVの適応疾患とエビデンスレベル

COPD急性増悪：A
喘息：C
肺結核後遺症の急性増悪：A
間質性肺炎：C
心原性肺水腫：A
胸郭損傷：C
人工呼吸離脱に際しての支援方法：B
免疫不全に伴う呼吸不全：A
ALI/ARDS・重症肺炎：C

A：行うことが強く推奨される，B：行うことが推奨される，C：推奨するエビデンスがはっきりしない
文献13より引用

・EPAPは，挿管人工呼吸管理におけるPEEPに相当し，酸素化を改善する効果がある．

2 換気に関連する項目

● 吸気圧（inspiratory positive airway pressure：IPAP）
・吸気時の補助圧を吸気圧といい，**IPAP**と呼ぶ．IPAPとEPAPの差は，PSを意味する．
・IPAPとEPAPの差圧を広げ，PS（＝IPAP－EPAP）を上げることで，換気をサポートできる．

● 呼吸回数（respiratory rate）
・NPPVは基本的に自発呼吸で行われるため，呼吸回数の設定は分時の保障回数となる．通常10〜15回で設定することが多い．閉塞性肺疾患では6〜10回と少なめにする．

3 同調性に関連する項目

● rise time（立ち上がり時間）
・EPAPからIPAPへの立ち上がりにかかる時間のことであり，吸気流速が反映される．
・患者の呼吸が苦しくならない程度の速さにすることが望ましいが，換気量にも影響する．

❸ NPPVの装着，初期設定（Respironics V60）

● NPPVの装着・初期設定の実際

① EPAP 4 cmH_2O，IPAP 6〜8 cmH_2Oにまず設定
PS（IPAP－EPAP）を最初から高くすると，患者が苦しくて同調が困難となる

② マスクの装着
患者にマスクを当てる．できれば患者自身にマスクを持たせて自分の顔に当てさせる．患者の呼吸が同調してきたらストラップで固定する．すべてのマスクでリークは起こるものなので，ストラップはきつく締めすぎないこと

③ 呼吸状態に合わせた調整
・FiO_2：SpO_2 90％以上，PaO_2 60 Torr以上を目標とする．
・IPAP：患者が慣れてきたら，IPAPを1〜2 cmH_2Oずつ上げる．IPAPを上げた後は，患者に「苦しくないか？呼吸が楽か？」を尋ねる．換気が十分補助できるPSに

設定する．
- EPAP：酸素化の改善を図りたい場合は，EPAPを5〜8 cmH$_2$Oに上げる．
- rise time：患者と同調が良好な値に設定する

④リーク：30〜60 mLになるようにストラップを調整する．

❹ NPPVのウィーニング

- 24時間継続のNPPVは通常数日間が限界である．患者に限界がきた時点で，原疾患が改善に向かっていなければ，挿管人工呼吸管理を考慮．
- 急性期を過ぎて換気が改善したら，徐々にPSを下げる（IPAPを下げる）．酸素化が改善したらFiO$_2$，EPAPを下げる．rise timeも適宜調整する．NPPV設定の最低レベル（EPAP 4，IPAP 6〜8）まで減ったら，NPPV離脱を考える．
- もともと換気不全（PaCO$_2$上昇）がある患者では，日中だけオフとして，夜間は装着する．完全離脱を目指さないことも治療戦略の1つ．

＜文献＞

1) Brown CA, et al：The decision to intubate UpToDate last update 2 September 2014
2) 「人工呼吸に活かす！呼吸生理がわかる，好きになる」（田中竜馬/著），羊土社，2013
3) 「人工呼吸の考えかた〜いつ・どうして・どのように〜」（丸山一男/著），南江堂，2009
4) 宮本顕二：第6回呼吸器ケアカンファレンス酸素療法．第49回日本呼吸器学会学術集会，2009
5) 岡元和文．「はじめての人工呼吸管理〜基本がわかると先が見える〜」（岡元和文/著），中外医学社，2012
6) The Acute Respiratory Distress Syndrome Network：Ventilation with lower tidal volumes as compared with traditional tidal volurnes for acute lung injury and the acute respiratoiry distress syndrome. N Engl J Med, 342：1301-1308, 2000
7) Sessler CN, et al：The Richmond Agitation-Sedation Scale：validity and reliability in adult intensive care unit patients. Am J Respir Crit Care Med, 166：1338-1344, 2002
8) Schweickert WD, et al：Early physical and occupational therapy in mechanically ventilated, critically ill patients：a randomised controlled trial. Lancet, 373, 1874-1882, 2009
9) Nilsestuen JO & Hargett KD：Using ventilator graphics to identify patient-ventilator asynchrony. Respir Care, 50：202-234, 2005
10) Yang KL & Tobin MJ：A prospective study of indexes predicting the outcome of trials of weaning from mechanical ventilation. N Engl J Med, 324：1445-1450, 1991
11) MacIntyre NR, et al：Evidence-based guidelines for weaning and discontinuing ventilatory support：a collective task force facilitated by the American College of Chest Physicians；the American Association for Respiratory Care；and the American College of Critical Care Medicine. Chest, 120：375S-395S, 2001
12) Ferrer M, et al：Non-invasive ventilation after extubation in hypercapnic patients with chronic respiratory disorders：randomised controlled trial. Lancet, 374：1082-1088, 2009
13) 「NPPV（非侵襲的陽圧換気療法）ガイドライン」（日本呼吸器学会NPPVガイドライン作成委員会/編），南江堂，2006

第 2 章　感染症

1 かぜとインフルエンザ

渡邊純子

診療のコツ

かぜ
▶ ウイルスによるかぜは抗菌薬の適応でないが，A群β溶連菌，マイコプラズマやハイリスク群では抗菌薬治療を考慮する．かぜは抗菌薬の適応ではないと決めてかからない

▶ かぜと初発症状が類似している疾患（肺炎，肺結核，肺癌など）を見落とさない

インフルエンザ
▶ インフルエンザでは流行期にあっては，ウイルス抗原の検査を行わなくても（あるいは結果が陰性であっても），臨床所見が合致すれば，インフルエンザと診断する

▶ 患者の重症度に応じて抗インフルエンザ薬を選択する

かぜ症候群

1 概念

　かぜ症候群とは，鼻腔から咽頭・喉頭までの上気道に起きた非特異的カタル性炎症である．**原因の約80％はウイルス**，残りはマイコプラズマ，クラミドフィラ，一般細菌により起こる．原因ウイルスで最も多いのはライノウイルスで，コロナウイルス，RS（respiratory syncytial）ウイルス，インフルエンザウイルスが次ぐ．ライノウイルスは春秋に，コロナウイルス，RSウイルス，インフルエンザウイルスは冬に多い．

2 症状

　かぜは，微熱，倦怠感，鼻汁，咽頭痛などさまざまな症状を呈する．健常人では，ほとんどの場合，軽症で自然治癒する．38℃を超えるような高熱を呈することは少なく，発熱が3日以上持続することも少ない．咳嗽を伴うことが多いが通常は7〜10日で鎮静化する．

3 診断（図1）

・病歴と臨床症状により診断する．
・3日以上発熱が持続する場合や，7日以上かぜ症状の改善がなく持続する場合には，ほかの

診療のフローチャート

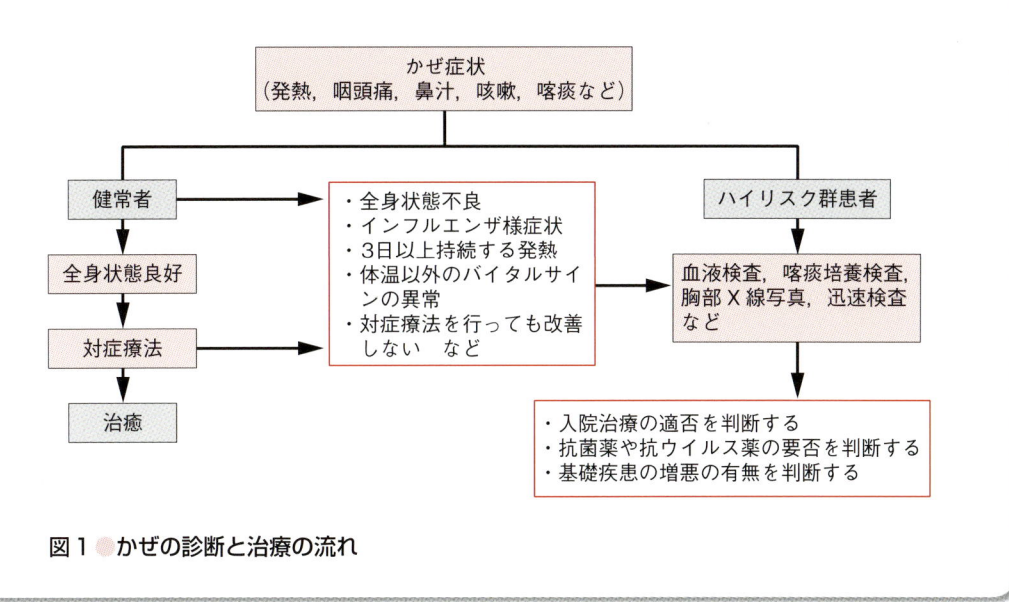

図1 ● かぜの診断と治療の流れ

フローチャート:
- かぜ症状（発熱，咽頭痛，鼻汁，咳嗽，喀痰など）
  - 健常者 → 全身状態良好 → 対症療法 → 治癒
  - ・全身状態不良
    ・インフルエンザ様症状
    ・3日以上持続する発熱
    ・体温以外のバイタルサインの異常
    ・対症療法を行っても改善しない　など
  - ハイリスク群患者 → 血液検査，喀痰培養検査，胸部X線写真，迅速検査など
    - ・入院治療の適否を判断する
      ・抗菌薬や抗ウイルス薬の要否を判断する
      ・基礎疾患の増悪の有無を判断する

疾患（肺炎や肺結核，肺癌など）の可能性も考慮し，血液検査や胸部単純X線写真を施行する．
・後述するようなハイリスク群患者においては，症状が軽微であっても治療の遅れにより重症化する危険性が高いため，初診時から，抗菌薬を必要とする疾患を見逃さないことが重要である．

4 治療

- **ウイルスによるかぜは本来抗菌薬の適応はなく，健常人では軽症で自然治癒することが多い**．むやみに抗菌薬を処方してしまうと，自然経過で治癒するような場合でも，「かぜは抗菌薬で治る」という誤った考えを患者に植え付けかねない．
- 治療の基本は**対症療法**．**発熱や咳嗽はウイルス感染に対する生体防御反応**であり，解熱薬や鎮咳薬の使用はウイルスの排除を阻害し，治癒を遷延させる場合もある．**安易な解熱薬，鎮咳薬の使用は避けて**，症状が強いときに，短期間使用する．
- **総合感冒薬**にはアセトアミノフェンや非ステロイド性抗炎症薬，抗ヒスタミン薬などが含まれている．薬剤の配合量が少ないため効果不十分となる可能性や，配合薬であるため不要な薬剤も投与してしまうこと，それにより起こり得る副作用などを考慮すると，**使用するメリットは少ない**．
- **一般細菌やマイコプラズマによるかぜは抗菌薬の適応**である．また，ウイルスによるかぜでも，**ハイリスク群患者**など，二次的に細菌感染を合併し重症化しやすいケースでは抗菌薬を考慮する．抗菌薬の適応は，かぜの原因がウイルス以外の細菌やマイコプラズマであるかの判断と，患者の有するリスク因子の評価を行い決定する．
  かぜは抗菌薬の適応ではないと決めてかからず，患者状況や病態に応じて抗菌薬の要否を

表1 ● Centor の診断基準

- 38℃以上の発熱
- 咳がない
- 白苔を伴う扁桃腫大
- 圧痛を伴う前頸部リンパ節腫脹

0〜1項目：溶連菌感染症の可能性は低い＝対症療法のみ
2〜3項目：溶連菌迅速抗原検査を行い判断する
　　　4項目：溶連菌感染症の可能性が高い＝抗菌薬治療を行う
文献2を参考に作成

検討することが大切である．**抗菌薬使用前には培養検査**を行い，病原体の同定に努めることは言うまでもない．

5 抗菌薬が適応となるかぜ

❶ 急性細菌性鼻副鼻腔炎

- 急性鼻副鼻腔炎の原因の多くはウイルスによるもので，7〜10日の経過で自然治癒する．膿性鼻汁の有無だけで，ウイルス性と細菌性を鑑別することはできないが，鼻以外に咽頭痛や咳嗽など複数の部位に症状がある場合にはウイルス性であることが多い．
- 細菌性の場合には，起炎菌としては，主に肺炎球菌，インフルエンザ菌などがあげられ，先行する上気道炎症状の後に症状が出現する二峰性の経過をたどることが多く，鼻汁・鼻閉のほかに，局所の熱感や腫脹，疼痛を伴うことが多い．細菌性鼻副鼻腔炎でも軽症例では自然治癒するため，抗菌薬なしでの経過観察が奨められている[1]．
- アメリカ感染症学会（IDSA）のガイドラインでは，
  ①症状・所見が持続的で10日間症状の改善がない
  ②39℃以上の高熱と膿性鼻汁，顔面痛が3〜4日持続
  ③ウイルス性上気道炎感染後の発熱・頭痛・鼻汁増加が5〜6日持続
  　などで抗菌薬投与を考慮するとしている．

処方例
　　アモキシシリン（サワシリン®）250 mg錠　1回2錠　1日3回

❷ A群β溶連菌による咽頭炎

- 小児に多く，成人では咽頭炎患者の10％を占める．症状は発熱，咽頭痛で，高熱を伴うことも少なくない．鼻汁や咳嗽などの気道症状は乏しい．白苔を伴う口蓋扁桃腫大はよく知られているが，約半数では認めない．
- 診断に，Centorの診断基準[2]（表1）が用いられるが，感度・特異度ともに高くなく，4項目すべてに当てはまっても溶連菌感染症である可能性は40％程度といわれている．
- 咽頭ぬぐい液による迅速診断は感度60〜95％，特異度90％以上と有用性は高く，救急外来でも施行可能．
- 扁桃に膿性分泌物（膿栓，白苔）を認め，直接病巣から検体が採取できる場合にはグラム染色により原因微生物を推定できることがある．

表2● A群β溶連菌，アデノウイルス，EBウイルスによる咽頭炎の鑑別

	A群β溶連菌	アデノウイルス	EBウイルス
好発年齢	3歳以上の小児	乳幼児	未婚の若年成人
季節性	通年（夏はやや少ない）	夏に多い（プール熱）	通年
有症期間	3日以内	平均5日	2～4週間
Forchheimer spots（口蓋の点状出血）	しばしば	稀	稀
前頸部リンパ節腫脹，圧痛	ほぼ常に	しばしば	前・後頸部とも著明
その他の特徴	時にサンドペーパー様の皮疹，いちご舌	3割に結膜炎（咽頭結膜熱）	時に上眼瞼浮腫や脾腫
検査	咽頭ぬぐい液の迅速診断（イムノクロマトグラフィー法）	咽頭ぬぐい液の迅速診断（イムノクロマトグラフィー法）	● VCA IgG陽性でEBNA抗体が陰性 ● 末梢血への異型リンパ球出現 ● 血清AST, ALT上昇

文献3より引用

処方例

アモキシシリン（サワシリン®）250 mg錠　1回2錠　1日3回

・鑑別を要するものに，アデノウイルス感染およびEB（Epstein-Barr）ウイルス初感染があり，類似の症状・咽頭所見を呈する．アデノウイルス感染はA群β溶連菌感染と同様に小児に多く，EBウイルス感染は若年成人に多い．**表2**に症状の特徴と検査法を示す[3]．
・**EBウイルス感染**ではA群β溶連菌感染に対して使用されるβ-ラクタム薬（特にペニシリン系抗菌薬）が投与された場合には皮疹が出現しやすいため投与は禁忌である．

❸ 肺炎マイコプラズマ

・頑固な乾性咳嗽が主症状で，膿性痰を認めることは稀．**膿性痰を伴う場合には細菌感染の合併や，細気管支炎の併発を考える**．高熱の割に重症感が乏しいのも特徴の1つ．
・末梢血白血球増多はないか，あっても軽度で，CRP上昇も高度ではない．しばしば血清トランスアミナーゼ上昇を認める．血清寒冷凝集素価上昇と特異的抗体価の上昇を認める．
・診断には，いくつかの方法がある．
　①血清学的診断の精度は高いが，時間がかかるため初期治療での有用性は低い．血清抗体価〔**PA**（passive agglutination）**法**または**CF**（complement fixation）**法**〕が**急性期と回復期のペア血清で4倍以上の上昇，あるいは単独血清では，PA法で320倍以上，CF法で64倍以上のときに感染疑いと判断する**．
　②迅速診断には，イムノクロマトグラフィーを用いたIgM抗体検出法があるが，既感染者や関節リウマチ患者で偽陽性や，発症初期に偽陰性となることがある．
　③当科では，肺炎マイコプラズマの特異的遺伝子を検出するLAMP法（loop-mediated isothermal amplification method）を用いることが多い．

処方例

アジスロマイシン（ジスロマック®）500 mg錠　1回1錠　1日1回　3日間

❹ ハイリスク群

ウイルスによるかぜ症候群でも，二次的に細菌感染を合併しやすいケースでは抗菌薬の適応と考えられ，これらをハイリスク群と呼び，以下が該当する[4]．
① 65歳以上の高齢者
② 老人ホームや長期療養施設入所者で慢性疾患を有する者
③ 心肺に慢性疾患を有する成人や小児
④ 糖尿病，腎疾患，免疫不全を有する者
⑤ インフルエンザ流行期に妊娠中期〜後期にかかる予定の妊婦

❺ 抗菌薬処方の注意点

- 治療開始前には培養検査を行い原因微生物の特定に努める．
- 経口抗菌薬は，注射薬に比べて血中濃度や組織移行濃度は低い．経口 β-ラクタム系抗菌薬の投与ではBLNAR（β-lactamase negative ampicillin resistant H. influenzae）やペニシリン耐性肺炎球菌に対しては**本邦では認可されている経口ペニシリン系薬の投与量が少ないことにより十分な効果が期待できない可能性**があり，逆に高用量では消化管の副作用が出る危険性がある．
- 外来治療の場合には副作用の有無や治療効果判定のため，再診日をあらかじめ決めておくことも大切．

6 かぜ診療における見落としを防ぐ－初期症状がかぜに類似する疾患－

❶ 肺炎

市中肺炎では初発症状が"かぜ"症状から始まることが多い．市中肺炎の原因となる肺炎マイコプラズマは肺胞領域よりも繊毛を有する気道上皮に親和性が強いため，それ自体が"かぜ"の原因ともなる．

❷ 肺結核

- 症状は細菌性肺炎と異なり，慢性の経過をたどる．微熱や寝汗，湿性咳嗽を主症状とし，体重減少を示すこともあり，患者は「"かぜ"にしては長引く」という感覚で受診することが多い．白血球増多やCRP上昇など炎症所見は認めないか，あっても軽微．
- 喀痰・胃液の塗沫抗酸菌染色や培養・PCR，IGRA，胸部画像診断などが診断のための検査の中心となる．
- キノロン系抗菌薬により，一時的に症状が改善し，喀痰中の結核菌は陰性化する．診断・治療の遅れや耐性化へとつながるため，キノロン系抗菌薬の**安易な投与は避ける**．

❸ 肺癌

中枢気道に病変を有する扁平上皮癌や小細胞癌では長く続く咳を自覚しやすいが，末梢に発生する初期の腺癌では咳症状をきたすことは稀である．胸部画像診断は必須の検査であるが，**肺門型の肺癌は画像診断でも見落とされやすい**（図2）．

❹ 百日咳

- 小児の疾患という印象が強いが，近年，成人の慢性咳嗽の原因として注目されている．

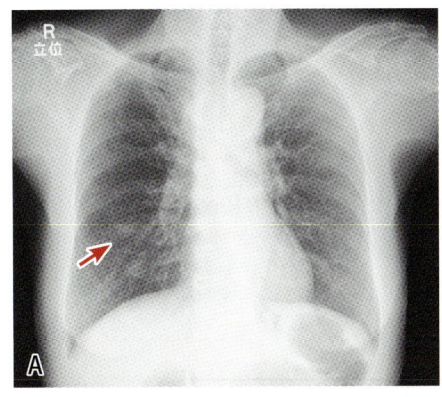

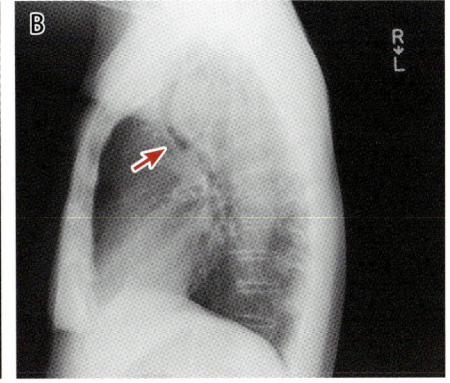

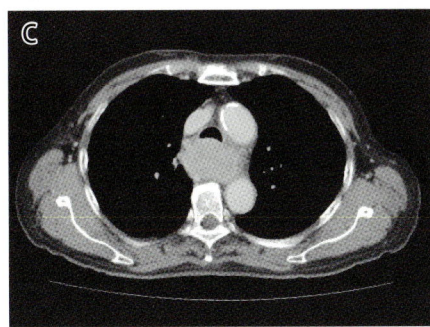

図2 ● 肺癌の画像所見
A) 胸部単純X線正面像
B) 胸部単純X線側面像
C) 胸部単純CT像

66歳女性．喫煙歴あり．1カ月前から喀痰，咳嗽，喘鳴が出現．近医で気管支炎，気管支喘息として治療を受けていたが，改善なく当科外来を受診．Aでは右下肺野に結節影を認める（→）．縦隔には一見異常がなさそうであるが，Bでは気管を背側から圧排する腫瘤影を認めており（→），Cでは縦隔リンパ節の腫大と気管の圧排を認めた．

- 成人では小児でみられる痙咳期の咳発作後の嘔吐を欠くことが多い．痰の有無や性状はさまざま．
- 診断のための検査として咳症状出現から3週間以内なら喀痰の培養あるいはPCR，3〜4週目では喀痰PCRあるいは血清抗体価測定，4週間以降ならば抗体価測定単独が推奨されている[5]．
- 治療は発症から約2週間以内であればマクロライド系抗菌薬を，それ以降は対症療法が主体．

インフルエンザ

1 概念

- インフルエンザウイルスAおよびBによる上気道感染症．しかし，通常「インフルエンザ」と言う場合には，**流行期に典型的な症状を示し，インフルエンザウイルス感染の証拠がない「インフルエンザ様疾患」を含める**．
- インフルエンザウイルスはオルトミクソウイルス科の1本鎖RNAウイルスで，A，B，Cの3血清型に分類されるが，流行するのはA型とB型．
- A型とB型はウイルスの表面に**ヘマグルチニン（HA）とノイラミニダーゼ（NA）**という2種類の糖タンパク質を有する．ヘマグルチニンは16種類あり，気道上皮細胞への結合に関与し，ノイラミニダーゼは9種類あり，細胞からのウイルス遊離に関与する．
- ヒトに感染するのはH1，2，3，5，N1，2である．このほかにウイルス粒子にはイオンチャ

ネルである**M2タンパク**が存在する．ノイラミニダーゼとM2タンパクは抗インフルエンザウイルス薬の作用点でもある．

2 症状と診断

- 突然の発熱（38～39℃），咽頭痛，咳などの**上気道炎症状に加えて頭痛，関節痛，筋肉痛などの全身症状が顕著**．潜伏期間は1～2日である．
- 咽頭痛の割に咽頭所見は軽く，発赤も軽度で，肺炎を合併しない限りは胸部聴診所見も異常は認めない．
- 流行期であれば，通常上記の臨床所見のみでインフルエンザと診断する．
- ウイルス抗原迅速検査は診断を確定させるものではないが，**患者・家族への説明などには有用**．非流行期では，臨床所見のみで他疾患と区別することは困難であり，ウイルス抗原迅速検査などが必須となる．

◆ 検査

1 インフルエンザウイルス抗原迅速診断キット

- イムノクロマトグラフィー法による迅速診断キットを用いる．
- 30分以内に結果が判明するが，**検体採取の施行時期と部位で感度が異なる**ことに注意．
- インフルエンザウイルスの増殖・排出は発症時点から**24～48時間**であり，その後は急速に減少するために，抗原検査はこの時期に行わないと感度が低くなる．
- 咽頭ぬぐい液よりも鼻腔ぬぐい液や鼻洗浄液で感度は高くなる．

2 ウイルス培養・PCR

- 診断のゴールドスタンダードであるが，時間と手間がかかるため，日常診療には有用ではない．
- ウイルスの追跡・疫学調査などの目的で行われる．

3 インフルエンザに関連する肺炎

インフルエンザにおいて最も多い合併症は肺炎である．高齢者や，心肺疾患，糖尿病，腎疾患，免疫不全者などでよくみられるが，2009年のパンデミックでは基礎疾患のない健常人でも経過中に肺炎を合併し重症化するケースもあった．

インフルエンザに合併する肺炎は以下の3つに分類される．

❶ 原発性インフルエンザ肺炎

- インフルエンザの合併症として頻度は高くないが，重症化しやすい．
- インフルエンザの急性期の症状が改善せず，悪化し，高熱，呼吸困難などが進行する．膿性痰は認めず，非定型肺炎の形をとる．重症化すると急性呼吸促迫症候群（acute respiratory distress syndrome：ARDS）となる．
- 胸部X線/CT画像では，**びまん性すりガラス陰影**を呈し，浸潤影に乏しい（図3）．
- 確定診断は一般に困難だが，インフルエンザウイルス抗原の検出やBALF（broncho alveolar lavage fluid：気管支肺胞洗浄液）からのウイルスの分離，血清抗体価の上昇などから総合的に判断する．

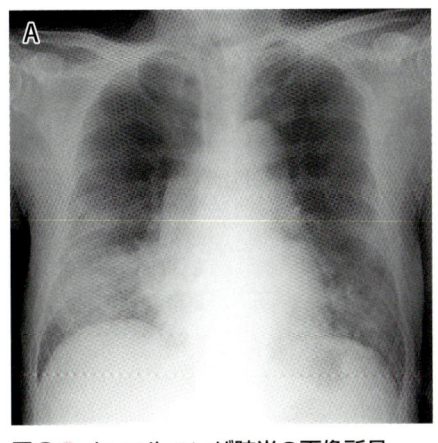

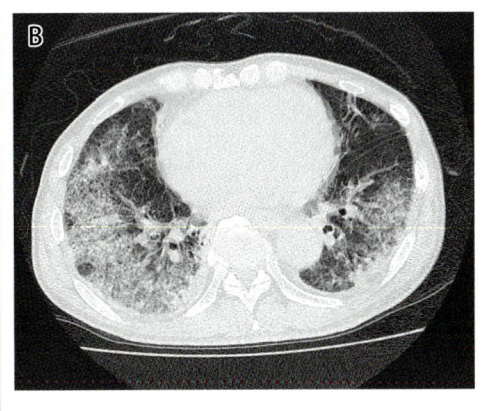

図3 ● インフルエンザ肺炎の画像所見
A) 胸部単純X線, B) 胸部単純CT.
65歳男性．既往歴は高血圧．インフルエンザウイルス迅速抗原検査でA型陽性．A, Bで，両肺にびまん性に広がるすりガラス陰影を認めた．喫煙歴があり，背景肺には気腫を認めている

❷ 二次性細菌性肺炎

- インフルエンザ罹患後の細菌感染の合併による．起炎菌は，肺炎球菌，黄色ブドウ球菌，インフルエンザ菌の頻度が高い[5]．**市中感染型MRSA (community-acquired Methicillin-resistant Staphylococcus aureus) は既往のない若年者に重症肺炎を引き起こし，死亡率も高い**[6]．
- インフルエンザの発症後3日程度で急性期の発熱が軽減した後で，再び発熱，咳，膿性痰が出現し，画像上新たに浸潤影を認める．基礎疾患のある患者や高齢者で認められることが多い．

❸ インフルエンザと細菌の混合性肺炎

- 慢性心疾患や肺疾患の既往をもつ患者に多い．
- 経過としては，インフルエンザ罹患後，徐々に悪化する場合と，一時的に状態が改善するがその後すぐに悪化する場合がある．インフルエンザ症状に加えて，膿性痰，画像所見で浸潤影を認め，喀痰塗抹で細菌を認めた場合は，混合性肺炎として，抗インフルエンザ薬，抗菌薬で治療する．

4 治療

- インフルエンザ患者に対する抗ウイルス薬の効果は，発症48時間以内に投与された場合に最大となる．重症例では発症から48時間を過ぎていても抗ウイルス薬の投与が推奨されている．
- **抗ウイルス薬は合併症のないインフルエンザでは有症状期間を半日〜3日程短縮するという程度のものに過ぎない**[7]．
- 基礎疾患がなく，全身状態良好の場合には抗ウイルス薬を処方しないという選択肢もある．一方で，2009年の新型インフルエンザ流行時には，基礎疾患のない健常人でもウイルス性肺炎やARDSを合併し重症化して，死亡例もあった．

表3 ● 抗インフルエンザ薬の使用指針

A群：入院管理が必要とされる患者
A-1群：重症で生命の危険がある （人工呼吸器管理・昇圧剤など全身管理が必要な例，意識障害を含む重大な臓器障害例など） 　オセルタミビル（タミフル®），ペラミビル（ラピアクタ®）
A-2群：生命に危険は迫っていないが入院が必要 （基礎疾患や合併症等により重症化するおそれがある）
A-2-1群：肺炎を合併している 　オセルタミビル（タミフル®），ペラミビル（ラピアクタ®）
A-2-2群：肺炎は合併していない 　上記2剤に加えて， 　吸入薬投与可能な例ではザナミビル（リレンザ®），ラニナミビル（イナビル®）も考慮
B群：外来治療が可能な患者　（上記A群に該当しないインフルエンザ患者）
オセルタミビル（タミフル®），ザナミビル（リレンザ®），ラニナミビル（イナビル®）を考慮

文献8を参考に作成

・日本感染症学会の「抗インフルエンザ薬の使用適応について」の提言[8]では，**治療の場の選択や抗ウイルス薬の選択においては，基礎疾患の有無やその程度にかかわらず，患者の重症度そのものを重視すべき**としている．また，抗インフルエンザ薬の使用指針として**表3**のように，重症度別に推奨薬剤を示している[8]．重症例では，投与が確実な経口薬や注射薬が推奨される．

❶ ノイラミニダーゼ阻害薬

インフルエンザAおよびBの両方に有効で，鳥インフルエンザにも有効性が期待されている．現在，経口薬，吸入薬，注射薬の3つの製剤がある．

・オセルタミビル（タミフル®）

投与経路：経口
用法用量：1回75 mg，1日2回内服，5日間

インフルエンザBに対してはAよりも効果が劣るという本邦の報告がある[9]．

消化管からの吸収は良好でバイオアベイラビリティも高い．副作用は悪心，嘔吐，下痢などの消化器症状．服用を中止すれば改善する．小児に対してのタミフル®投与の副作用として異常行動が指摘されており，厚生労働省からは「**10歳代の患者へのタミフル投与は控えること**」と通達されている．パンデミック前のH1N1Aソ連型では，大部分がオセルタミビル耐性であった．

・ザナミビル（リレンザ®）

投与経路：吸入
用法用量：1回10 mg（5 mgブリスターを2ブリスター）を，1日2回吸入，5日間

オセルタミビルよりもB型で効果が高いとされる．ザナミビルは高い濃度のまま感染部位に到達し，ウイルスが低濃度の薬剤にさらされることがないため，オセルタミビルよりも耐性化が起こりにくいと言われている．

副作用：**気管支喘息患者や慢性肺疾患者において，気道攣縮や肺機能低下をもたらす危**

険性がある．

- **ラニナミビル（イナビル®）**

 投与経路：吸入

 用法用量：1回40 mg（2キット）単回吸入

 オセルタミビル耐性株にも有効．

 副作用：吸入薬であるザナミビルで気管支喘息患者において気管支攣縮の報告があり，本薬剤使用時には留意する．単回吸入のため医療機関で服用することで，より確実なコンプライアンスが得られる．小児や高齢者では実薬吸入前に吸入練習を行う．

- **ペラミビル（ラピアクタ®）**

 投与経路：経静脈

 用法用量：1回300 mgを15分以上かけて単回点滴静注．重症化するおそれのある場合には1回600 mgを単回点滴静注．症状に応じて連日反復投与できる．

 治療開始24時間後の平熱への回復率は，オセルタミビルより有意に優れている[8]．

❷ M2タンパク阻害薬

- **アマンタジン（シンメトレル®）**

 投与経路：経口

 用法用量：1回50 mg，1日2回内服

 インフルエンザAのみに有効である．投薬により**2，3日で約20〜30％と高頻度に耐性ウイルスが出現**し[10]，周囲への感染拡大が起こり得る．米国CDC（疾病管理予防センター）では使用すべきでないと勧告している．

❸ RNAポリメラーゼ阻害薬

- **ファビピラビル（アビガン®）**

 投与経路：経口

 用法用量：1日目は1回1,600 mgを1日2回，2日目から5日目は1回600 mgを1日2回内服．総投与期間は5日間までとする

 2014年3月に本邦で製造販売承認された新薬である．

 適応はノイラミニダーゼ阻害薬等のほかの抗インフルエンザ薬が無効な新型または再興型インフルエンザ．

 新型または再興型インフルエンザウイルス感染症が発生した際，**本剤を当該インフルエンザウイルスへの対策に使用すると国が判断した場合**に，患者への投与が検討される．

5 予防

流行期の予防（長期予防）と接触後の予防（短期予防）に分けて考える．

抗インフルエンザウイルス薬を用いた予防はウイルスの耐性化につながる危険性を認識したうえで使用すべきである．

表4 ●インフルエンザワクチン接種が推奨される対象者

1. ハイリスク群※
2. ハイリスク群との接触者
① 病院の医師，看護師，その他の医療関係者 ② 養護老人ホームや長期療養施設で働く者 ③ 訪問看護やボランティアでハイリスクの人々に接触する者 ④ ハイリスク群患者が家にいる家族（子供を含む）
3. その他
① HIV感染者 ② 乳幼児の母親および家族 ③ 海外旅行者 ④ 地域に必須の活動をしている者 ⑤ 寮生活などの学生，一般の接種希望者

※① 65歳以上の高齢者
　② 老人ホームや長期療養施設入所者で慢性疾患を有する者
　③ 心肺に慢性疾患を有する成人や小児
　④ 糖尿病，腎疾患，免疫不全を有する者
　⑤ インフルエンザ流行期に妊娠中期〜後期にかかる予定の妊婦
文献4より引用

❶ 長期予防

1 インフルエンザワクチン

　長期予防の基本はインフルエンザワクチン接種である．主な目的は発症予防ではなく，発症後の重症化を予防するためである．成人では1回接種で効果は十分である．

　ワクチン接種が推奨されるのは表4に示すような集団である[4]．

　高齢者での検討では発病のリスクを34〜55％低下させ，死亡のリスクを82％低下させたとする報告がある[11]．**医療従事者であれば流行期以前に自らワクチン接種しておくことが義務と言える．**

2 ノイラミニダーゼ阻害薬

・対象：流行期に入ってもワクチン免疫が獲得できないハイリスク群患者，免疫不全患者，ワクチン接種が禁忌の患者など．
・オセルタミビル（タミフル®）：1回75 mg，1日1回内服（欧米での報告では6週間）
・ザナミビル（リレンザ®）：吸入薬で1回10 mg（2ブリスター）を1日1回吸入（欧米での報告では4週間）
　・予防効果は80％前後．

❷ 短期予防

ノイラミニダーゼ阻害薬

・対象：インフルエンザウイルス感染症を発症している患者の同居家族または共同生活者で下記の者を対象とする．

① 65歳以上
② 慢性呼吸器疾患または心疾患を有する
③ 糖尿病などの代謝性疾患
④ 腎機能障害患者

- オセルタミビル（タミフル®）：1回75 mg，1日1回内服，7日間
- ザナミビル（リレンザ®）：1回10 mg（2ブリスター）を1日1回吸入，10日間
- ラニナミビル（イナビル®）：1回20 mgを1日1回吸入，2日間
- 予防効果は60〜80％程度

新型インフルエンザ

1 概念

インフルエンザウイルスのなかでもA型は**ヘマグルチニン（HA）**と**ノイラミニダーゼ（NA）**の組合わせにより多数の亜型がある．HAにより宿主細胞の表面にある受容体に接着し感染する．特異性が高く宿主により異なるため，鳥の流行株がヒトに感染するにはHAの変異が必要となる．また，ヒトの体内で効率良く増殖するためには，RNAポリメラーゼの変異も必要となる．

鳥やほかの動物を感染宿主とするA型インフルエンザウイルスが遺伝子変異を起こし，**新たにヒトへの感染性を有するようになったウイルスを病原体とするインフルエンザを，新型インフルエンザと呼ぶ**．ヒトは新型インフルエンザに対する免疫を獲得していないため，**重症化しやすく，パンデミック（世界的大流行）を起こしやすい**．

2 インフルエンザA（H1N1）2009[12]

2009年4月にメキシコで確認された，ブタ由来の新型インフルエンザA（H1N1）である．現在は，季節性インフルエンザとして扱われている．

新型インフルエンザは，基礎疾患のある患者や妊娠中の患者で重症化した点は季節性インフルエンザと同じであったが，海外では，基礎疾患のない健常者でも重症化する例がみられた．発症時は軽症であっても，第5〜6病日にウイルス性肺炎を合併し急激に悪化する例もあった．メキシコでの流行時，致死率が高く，特に基礎疾患のない青壮年での死亡が目立った．感染が確認された18例の肺炎症例は，全例でオセルタミビルの投与を入院時まで受けておらず，治療開始されたのは発病から8日目であった[13]．

一方，本邦では若年者の感染が多かったものの，ほとんどは入院治療を要さずにノイラミニダーゼ阻害薬を用いて外来治療が行われた．これは，**迅速診断を実施し早期に治療介入でき重症化を予防できた**ためと推察される．新型インフルエンザでは，重症化や死亡を防ぐために，基礎疾患の有無にかかわらず，全例でノイラミニダーゼ阻害薬の治療が推奨されており，肺炎などの重症患者ではこのうち**オセルタミビル（タミフル®）またはペラミビル（ラピアクタ®）**での治療が推奨されている．

鳥インフルエンザ

1 高病原性鳥インフルエンザA（H5N1）

- 1997年に香港で初めてヒトへの感染が確認され，アジアを中心に家禽類の間で流行しており，散発的にヒトでも感染例が報告されている．2003年から2015年1月23日まで，WHOの確認している鳥インフルエンザ（H5N1）発症者数は718人で，うち413人が死亡している（2015年1月26日現在)[17]．
- 感染経路の多くはトリ－ヒト感染であるが，ヒト－ヒト感染[14]や，環境からヒトへの感染（肥料として用いられた鶏糞からの感染など）も報告されている[15]．
- H5N1に感染した鳥はほぼ100％発症するため，病鳥の周囲の鳥をすべて屠畜することで感染拡大を防ぐことができる．
- 高病原性鳥インフルエンザは，インフルエンザ様症状だけでなく，**嘔吐や下痢などの消化器症状**を引き起こす．**高率にウイルス性肺炎を合併し，ARDSや多臓器不全となることも多い**．

2 鳥インフルエンザA（H7N9)[16]

- 2013年3月に中国でヒトへの感染が確認され，死亡率は20％前後で推移している．
- 家族内で複数発症した事例は数件あるが，持続的なヒト－ヒト感染の報告はない．
- H7N9の鳥に対する病原性はH5N1よりも低いため，不顕性感染していた場合に駆除が遅れて感染拡大することが懸念される．
- ヒトでの感染例では，呼吸不全や多臓器不全など重篤な経過をたどる．

3 診断

- H5N1とH7N9はともにA型インフルエンザに属し，インフルエンザの迅速診断キットで理論的には検出可能．ただしH5N1の感染部位は下気道がメインのため，通常の**鼻咽頭ぬぐい液では検出感度が低く，臨床診断が重要**．
- 世界保健機関（WHO）では，「**トリあるいはヒトでH5N1感染が報告されている地域へ旅行して10日以内に症状が出現かつ画像診断で肺炎像を認め，急性の呼吸障害があり，他の原因が否定される**」場合に鳥インフルエンザのウイルス検査を推奨している．

4 治療

- **抗インフルエンザ薬の早期投与が基本**．
- 吸入薬でのエビデンスがないため，**オセルタミビル（タミフル®）が第一選択薬**．
- 経口摂取困難例では**ペラミビル（ラピアクタ®）の使用も推奨される**．

<文献>

1) Falagas ME, et al：Comparison of antibiotics with placebo for treatment of acute sinusitis：a meta-analysis of randomised controlled trials. Lancet Infect Dis, 8：543-552, 2008
2) Centor RM, et al：The diagnosis of strep throat in adults in the emergency room. Med Decis Making, 1：239-246, 1981
3) 生坂政臣：「見逃し症例から学ぶ日常診療のピットフォール」，医学書院，pp. 52，2003
4) 成人気道感染症診療の基本的考え方，「呼吸器感染症に関するガイドライン」（日本呼吸器学会呼吸器感染症に関するガイドライン作成委員会／編），日本呼吸器学会，pp. 31，2003
5) Hewlett EL & Edwards KM：Clinical practice. Pertussis-not just for kids. N Engl J Med, 352：1215-1222, 2005
6) Schwarzmann SW, et al：Bacterial pneumonia during the Hong Kong influenza epidemic of 1968-1969. Arch Intern Med, 127：1037-1041, 1971
7) Nicholson KG, et al：Efficacy and safety of oseltamivir in treatment of acute influenza：a randomised controlled trial. Neuraminidase Inhibitor Flu Treatment Investigator Group. Lancet, 355：1845-1850, 2000
8) 日本感染症学会提言「抗インフルエンザ薬の使用適応について（改訂版）」（日本感染症学会・新型インフルエンザ対策委員会／編），日本感染症学会，2011
9) Kawai N, et al：A comparison of the effectiveness of oseltamivir for the treatment of influenza A and influenza B：a Japanese multicenter study of the 2003-2004 and 2004-2005 influenza seasons. Clin Infect Dis, 43：439-444, 2006
10) Shiraishi K, et al：High frequency of resistant viruses harboring different mutation in amantadine-treated children with influenza. J Infect Dis, 188：57-61, 2001
11) 神谷 斎，他：インフルエンザワクチンの効果に関する研究．厚生省科学研究費補助金（新興・再興感染症研究事業）総合研究報告書（平成9-11年度），pp. 1，2001
12) 「新型インフルエンザ診療ガイドライン（第1版）」（日本感染症学会・新型インフルエンザ対策委員会／編），日本感染症学会，2009
13) Perez-Padilla R, et al. Pneumonia and Respiratory Failure from Swine-Origin Influenza A（H1N1）in Mexico. N Engl J Med, 361：680-689, 2009
14) Ungchusak K, et al：Probable person-to-person transmission of avian influenza A（H5N1）. N Engl J Med, 352：333-340, 2005
15) Beigel J H, et al：Avian influenza A（H5N1）infection in humans. N Engl J Med, 353：1374-1385, 20
16) 日本感染症学会提言「鳥インフルエンザA（H7N9）への対応」【暫定】
17) http://www.who.int/influenza/human_animal_interface/Influenza_Summary_IRA_HA_interface_26January2015.pdf.pdf

---

カンファレンスでよくある質問

Q：担当患者さんと同室の患者さんが入院後にインフルエンザを発症しました．どのように対応したらよいでしょうか？

A： 院内でインフルエンザを発症した患者に対しては，直ちにノイラミニダーゼ阻害薬の投与を行います．薬剤は患者の状態に応じて選択します．また，インフルエンザ発症後は個室隔離としますが，多数の患者が発症した場合には，大部屋を使用することも検討します．

インフルエンザ患者に接触した入院患者には，事情を説明し承諾を得たうえで，予防投与を行います．ワクチン接種の有無にかかわらず，予防投与は必要です．タミフル®，リレンザ®，イナビル®から，患者の状態に合わせて選択します．予防内服中にインフルエンザを発症してしまった場合には，治療量に切り替えて治療を行います．

インフルエンザ流行期には院内感染対策も重要です．手洗いうがい，マスクの着用はもちろんですが，職員のワクチン接種の徹底，面会や外出の制限などの対策をとります．

〈文献〉日本感染症学会提言2012「インフルエンザ病院内感染対策の考え方について（高齢者施設を含めて）」（日本感染症学会・インフルエンザ委員会／編），日本感染症学会，2012

第2章 感染症

2 市中肺炎

青島正大

診療のコツ

- ほかの感染症診療と同様にはじめに肺炎であることを診断する．新たに出現した肺野の陰影，急性の発熱，咳嗽や痰，呼吸困難をきたす感染症以外の肺の急性炎症と鑑別する
- 重症度の判定により治療場所を決め，原因微生物を推定して抗菌薬を選択する
- 治療はとにかく最初が肝心で，抗菌薬はpathogen specificに，ローカルな耐性率なども考慮に入れて選択し，受診後4時間以内に開始する
- 肺炎球菌は市中肺炎の最も重要な原因微生物であり，かつ重症化しやすいので細菌性肺炎としてエンピリックに抗菌薬を選択する場合には肺炎球菌をカバーする抗菌薬を選択する
- 抗菌薬は投与を開始しても直ちに臨床的改善が得られるわけではない．治療効果の判定は72時間程度で行い，それまでは抗菌薬の変更はしない
- 抗菌薬に反応しない肺炎の場合，使用薬剤の抗菌スペクトルがカバーしていない可能性のほかに，感染によらない肺炎の可能性を常に考慮する

1 市中肺炎の定義と概念

　市中肺炎は入院していない人に発生した肺炎を意味するが，**入院後48時間以内に発症した肺炎**も含む．多くは発熱，咳，痰，呼吸困難，胸痛などの症状を呈し，末梢血白血球増加，CRP陽性，赤沈亢進などの検査所見を呈し，炎症の場が肺にある証拠として胸部画像検査で異常陰影を呈する．

　患者が健常者の場合も，また高齢者や基礎疾患をもつ場合もある．米国胸部学会/感染症学会のガイドラインでは，ナーシングホームに入所している人に起きた肺炎は入院患者ではないがHCAP（healthcare-associated pneumonia）として市中肺炎ではなく，院内肺炎と同じグループに属するものとしての位置づけがなされている．本邦でもこれに倣い医療介護関連肺炎（NHCAP；nursing and healthcare-associated pneumonia）という分類が2011年に提唱された（第2章4参照）．

　原因微生物により細菌性肺炎と非定型肺炎に分類され，非定型肺炎はβ-ラクタム薬が無効の肺炎の総称であり，マイコプラズマ肺炎，クラミドフィラ肺炎，Q熱，ウイルス性肺炎がこれに該当する．

　本邦における肺炎の受療率は人口10万対30，死亡率は人口10万対70で，死因順位は第3

診療のフローチャート

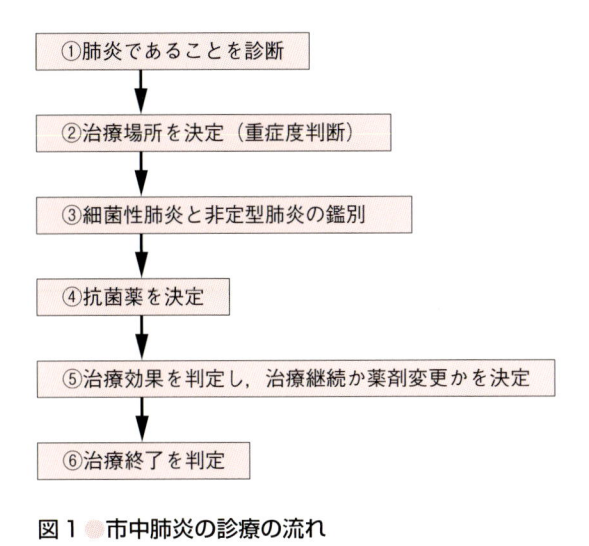

```
①肺炎であることを診断
       ↓
②治療場所を決定（重症度判断）
       ↓
③細菌性肺炎と非定型肺炎の鑑別
       ↓
④抗菌薬を決定
       ↓
⑤治療効果を判定し，治療継続か薬剤変更かを決定
       ↓
⑥治療終了を判定
```

図1 ● 市中肺炎の診療の流れ

位．受療率，罹患率ともに高齢になるに従い急激に増加し，85歳以上の男性では死因第2位，90歳以上の男性では死因第1位を占める．すなわち抗菌薬治療が発達した現代でも，死に至る疾患である．

図1に市中肺炎の診療の流れを示す．

2 原因となる微生物

市中肺炎の原因となる微生物は上位を肺炎球菌，インフルエンザ菌，肺炎マイコプラズマ，肺炎クラミドフィラが占める．このうち前二者は細菌性肺炎の原因微生物であり，後二者は非定型肺炎の原因となる．このほかに黄色ブドウ球菌，クレブシエラ属が細菌性肺炎の，オウム病クラミドフィラが非定型肺炎の原因微生物として重要である．レジオネラはβ-ラクタム薬が無効の肺炎の原因微生物であり，非定型病原体に分類されるが，その臨床像は重症の細菌性肺炎に類似しており，特異な位置づけがされている．

マイコプラズマ肺炎とクラミドフィラ肺炎は飛沫感染によるヒト-ヒト感染と考えられているが，**オウム病は鳥から，レジオネラは土壌，再循環浴槽や給湯系などの環境から**の経気道感染とされている．細菌性肺炎の多くは感染経路を特定できないことが多く，一般に宿主が元来もっている微生物による内因性感染と考えられているが，その最初は飛沫の吸入により経気道的に定着したものと想定されている．図2に市中肺炎の原因微生物の分布を示す．

3 症状

肺炎は肺に起こった急性の炎症であるので，炎症の症状と呼吸器の症状の両方を示すと考えると理解しやすい．また合併症による症状を伴うこともある．

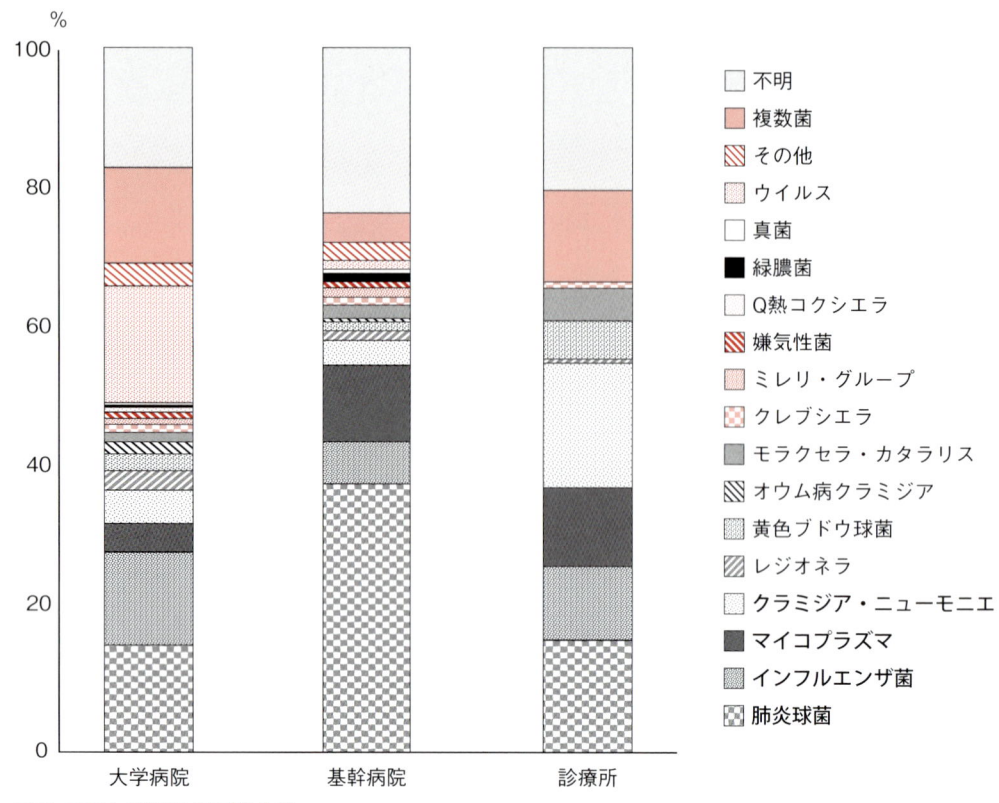

図2 ● 市中肺炎の起因微生物

凡例：肺炎球菌，インフルエンザ菌，マイコプラズマ，クラミジア・ニューモニエ，レジオネラ，黄色ブドウ球菌，オウム病クラミジア，モラクセラ・カタラリス，クレブシエラ，ミレリ・グループ，嫌気性菌，Q熱コクシエラ，緑膿菌，真菌，ウイルス，その他，複数菌，不明

❶ "肺という臓器"に由来する症状

→咳や喀痰，呼吸困難，胸痛

原因微生物の種類により症状は異なり，細菌性肺炎では膿性の喀痰を伴うことが多く，肺炎球菌肺炎では鉄さび色の痰が典型的症状とされる．**非定型肺炎，特にマイコプラズマ肺炎では痰を伴わない頑固な咳が特徴的**．

❷ 急性炎症の存在

→発熱

発熱は細菌性肺炎で高熱をきたし，非定型肺炎では微熱に留まると記載した成書も多いが，非定型肺炎でも高熱をきたす例は少なくなく，ことに**マイコプラズマ肺炎では，高熱の割には重症感が乏しい**のが特徴．

❸ 合併症

菌血症の頻度は入院を要する細菌性肺炎の5〜8％程度とされているが，肺炎球菌肺炎ではその頻度が高い．肺炎球菌肺炎では菌血症を併発すると，ショックをきたすほか，髄膜炎，心内膜炎，心囊炎，関節炎，骨髄炎など多彩な全身性の臓器症状を呈する（侵襲性肺炎球菌感染症）．

マイコプラズマ肺炎では多彩な肺外合併症を伴い，神経症状（Guillain-Barré症候群，髄膜炎），皮膚症状（多形滲出性紅斑，Stevens-Johnson症候群），心筋炎，溶血性貧血（寒冷凝集

診療のフローチャート

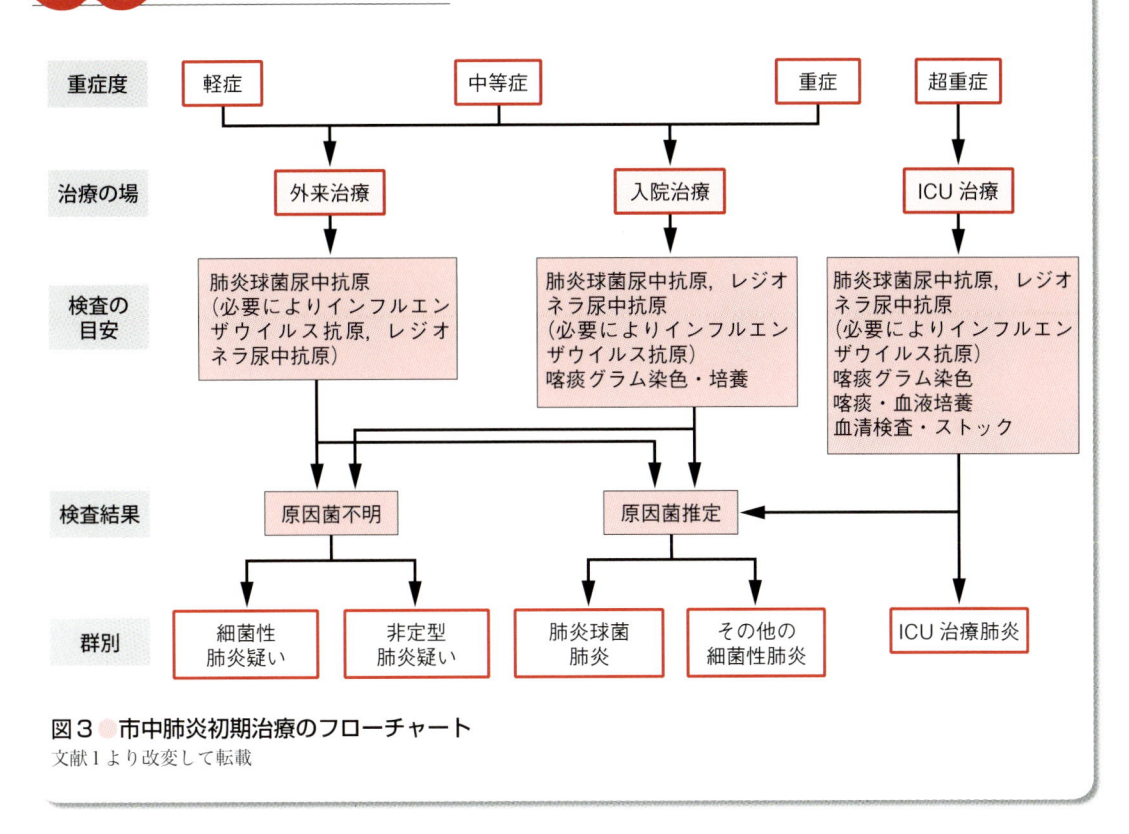

図3 ● 市中肺炎初期治療のフローチャート
文献1より改変して転載

素症）などが知られている．

レジオネラ肺炎では意識障害を高頻度に伴い，その他，横紋筋融解による筋痛，血清CK〔creatine kinase（クレアチンキナーゼ）〕上昇やミオグロビン塞栓による腎機能障害，下痢や低Na血症などが知られている．

4 診療戦略

市中肺炎は以下のような手順で診療を行う．以下に示す内容は日本呼吸器学会の「成人市中肺炎診療ガイドライン」[1]のフローチャート（図3）にその概念がよくまとまっている．

❶ 診断

発熱，咳，痰，呼吸困難，胸痛などの症状，末梢血白血球増加，CRP陽性，赤沈亢進などの検査所見，炎症の場が肺にある証拠として，胸部単純X線写真上，異常陰影を呈することを以って臨床的には肺炎と診断する．しかしながらこれらの所見を呈するものはほかにもあり，鑑別が必要になる．

＜肺炎との鑑別を要する疾患＞
①心不全・肺水腫（上気道感染による発熱を伴う心不全が肺炎と診断されているケースをしばしば経験する）
②肺癌（特に細気管支肺胞上皮癌，なお新しいWHO分類ではadenocarcinoma in

situ：AIS という用語が用いられている）
③びまん性肺疾患（COP：特発性器質化肺炎，薬剤性肺炎，好酸球性肺炎，過敏性肺炎など）
④肺梗塞
⑤肺胞タンパク症
⑥肺胞出血
⑦放射線肺炎
⑧ALI-ARDS（acute lung injury-acute respiratory distress syndrome：急性肺損傷-急性呼吸促迫症候群．ALI という名称は廃止され mild ARDS にとなった[2]．日本呼吸器学会のガイドライン[1] では ALI-ARDS という名称が用いられていることに注意）
⑨肺結核（肺炎としてフルオロキノロン系抗菌薬が投与されて改善するケースのなかに肺結核が含まれている）

❷ 治療場所を決める

治療場所は重症度をもとに決定する．重症度の判定法にはいくつかの方法がある．米国感染症学会（IDSA）のガイドライン[3] に記された pneumonia severity index（PSI）は判定に用いる項目数が18項目と多く[4]，臨床現場で用いるには多少煩雑である．後述の A-DROP システムは日本呼吸器学会の新しいガイドラインで記されたものである[1]．英国で提唱された CURB65 システムを本邦の実状に合うように一部修飾したもので，重症度を判定するための項目数が5項目と簡便な判定法で，かつ多くの検証において臨床のアウトカムをよく反映すると評価されており，診療の現場での使用に十分に耐え得る．

＜A-DROPシステム＞
①使用する項目
 ・男性70歳以上，女性75歳以上（A：age）
 ・BUN 21 mg/dL 以上または脱水あり（D：dehydration）
 ・SpO$_2$ 90％以下（PaO$_2$ 60 Torr 以下）（R：respiration）
 ・意識障害あり（O：orientation）
 ・血圧（収縮期）90 Torr 以下（P：pressure）
②重症度分類と治療場所
 ・軽　症：上記5つの指標のいずれも満足しないもの　　→外来
 ・中等症：上記指標の1つまたは2つを有するもの　　　→外来 or 入院
 ・重　症：上記指標の3つを有するもの　　　　　　　　→入院
 ・超重症：上記指標の4つまたは5つを有するもの　　　→ICU 入院
 ※ただし意識障害，ショックがあれば1項目のみでも超重症とする

A-DROP スコア0点は外来での治療が原則で，1点あるいは2点は状態により外来での治療か入院治療を選択する．3点以上は入院治療の適応である．

ただし，A-DROP スコア1点でも血液ガス所見がきわめて重篤で，人工呼吸管理を必要とする患者も存在する．**この基準はあくまでも目安**であり，これにとらわれるべきではない．

❸ 細菌性肺炎と非定型肺炎を鑑別する（原因微生物を推定する）

　非定型肺炎の原因となる肺炎マイコプラズマ，肺炎クラミドフィラ，オウム病クラミドフィラやレジオネラはβ-ラクタム薬が無効であり，**初期治療薬を選択するうえで細菌性肺炎か非定型肺炎かを鑑別することは重要**である．また鑑別を試みることが本邦での市中肺炎診療での大きな特色となっている．

　日本呼吸器学会のガイドライン[1]に示された細菌性肺炎と非定型肺炎の鑑別基準を以下に示す．

＜鑑別に用いる項目＞
　①年齢60歳未満
　②基礎疾患がない，あるいは軽微
　③頑固な咳がある
　④胸部聴診上所見が乏しい
　⑤痰がない，あるいは，迅速診断法で原因菌が証明されない
　⑥末梢血白血球数が10,000/μL未満

＜鑑別基準＞
❶ 上記6項目を使用した場合
　・6項目中4項目以上合致した場合 → 非定型肺炎疑い
　・6項目中3項目以下の合致 → 細菌性肺炎疑い
　・非定型肺炎の感度は77.9％，特異度は93.0％
❷ 上記①から⑤までの5項目を使用した場合
　・5項目中3項目以上合致した場合 → 非定型肺炎疑い
　・5項目中2項目以下の合致 → 細菌性肺炎疑い
　・非定型肺炎の感度は83.9％，特異度は87.0％

　6項目のうち4項目，または①〜⑤の5項目中の3項目を満たす場合には非定型肺炎を考える．ただし，この場合の非定型肺炎とはマイコプラズマ肺炎と同意語と考えるべきであって，**すべての非定型肺炎に該当するものではない**．

　特に高齢者ではこの鑑別基準を用いると判断を誤る場合があり留意する[5]．

● 迅速診断

　肺炎球菌およびレジオネラの尿中抗原の迅速診断「Binax NOW® 肺炎球菌」，「Binax NOW® レジオネラ」に加えて喀痰中の肺炎球菌抗原を検出する「ラピラン® 肺炎球菌」，咽頭ぬぐい液を用いて肺炎マイコプラズマ抗原（リボソームタンパク）を検出する「リボテスト® マイコプラズマ」が近年臨床の場で使用可能となった．これらはいずれもイムノクロマトグラフィー法を用いた検査法である．

　「Binax NOW® 肺炎球菌」は**治癒後でも数カ月尿中で陽性**になる例があること，「Binax NOW® レジオネラ」は *Legionella pneumophila* **血清群1しか検出できない**ことを理解したうえで，その結果を解釈する．「ラピラン® 肺炎球菌」は既感染による偽陽性が少なく，治療により数日で喀痰より検出されなくなることが報告されており，治療効果の判定にも役立つことが期待されている．

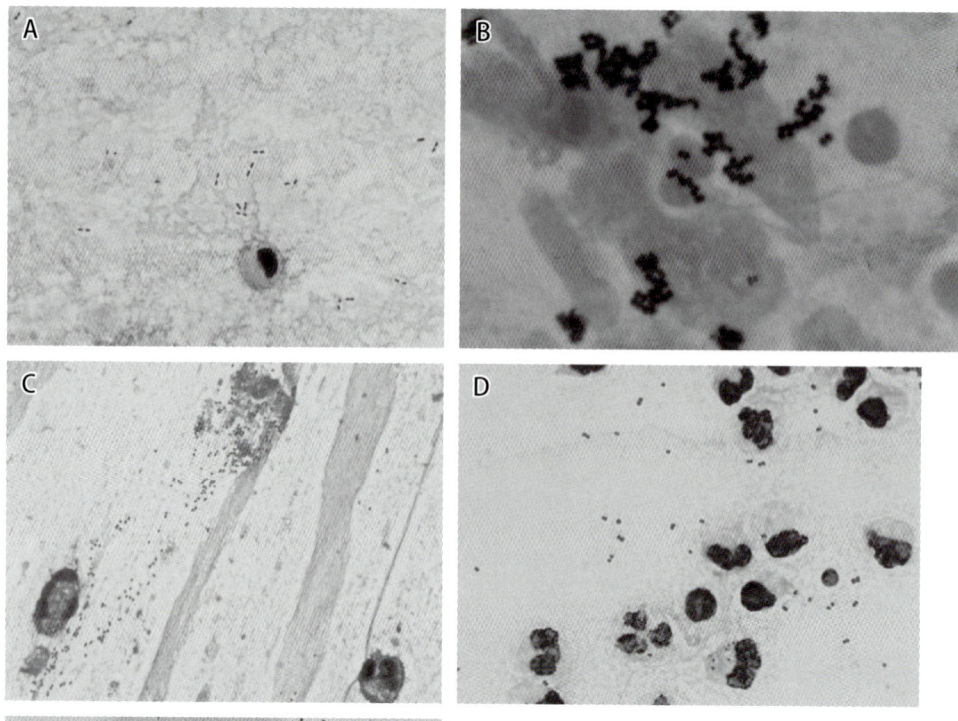

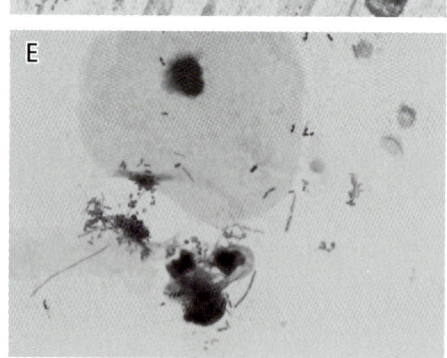

図4● 主な市中肺炎原因菌および誤嚥性肺炎患者の痰のグラム染色所見

A) 肺炎球菌のグラム染色所見：莢膜（周囲が白く抜ける）をもつグラム陽性双球菌
B) 黄色ブドウ球菌のグラム染色所見：大小不同でぶどうの房状のグラム陽性球菌
C) インフルエンザ菌のグラム染色所見：グラム陰性の短い桿菌（一見，球菌のように見える）
D) モラクセラ・カタラリスのグラム染色所見：グラム陰性の双球菌（ソラマメ型をしている）
E) 誤嚥性肺炎のグラム染色所見：陰性桿菌，陽性球菌など複数の菌を認め，上皮細胞が混入

巻頭 Color Atlas ❸ 参照

　従来用いられてきた血清マイコプラズマ IgM 抗体の迅速診断「イムノカード® マイコプラズマ」は，リウマトイド因子との交差反応や既感染による偽陽性が多いことが知られている．
　喀痰のグラム染色は，よくトレーニングされた医師が行えば感度，特異度，正診率ともに70％前後であり，原因微生物推定のためのツールとなり得る[6]．**グラム染色で形態から推定できる市中肺炎の原因菌は肺炎球菌，黄色ブドウ球菌，モラクセラ・カタラリス，インフルエンザ菌**などがあり，また**誤嚥性肺炎では複数細菌と口腔粘膜上皮の混在**を認めるなどの特徴的所見を示すので，抗菌薬の選択に役立つ（図4）．
　ここに示した，日本呼吸器学会の鑑別基準，抗原検査，喀痰グラム染色などを駆使して，細菌性肺炎，非定型肺炎を鑑別し，さらに細菌性肺炎である場合の原因菌の推定を行う．
　細菌性肺炎と非定型肺炎の鑑別は，日本の薬剤耐性化の状況が欧米と異なることと関係している．市中肺炎で最も頻度が高い原因菌である肺炎球菌は時に重症化し致死的となり得る．**日本では肺炎球菌のマクロライド系薬への耐性率は約80％にも達し，高度耐性菌の頻度も高い**．そのため肺炎球菌が原因であった場合にはマクロライド系薬を用いると初期治療に失敗

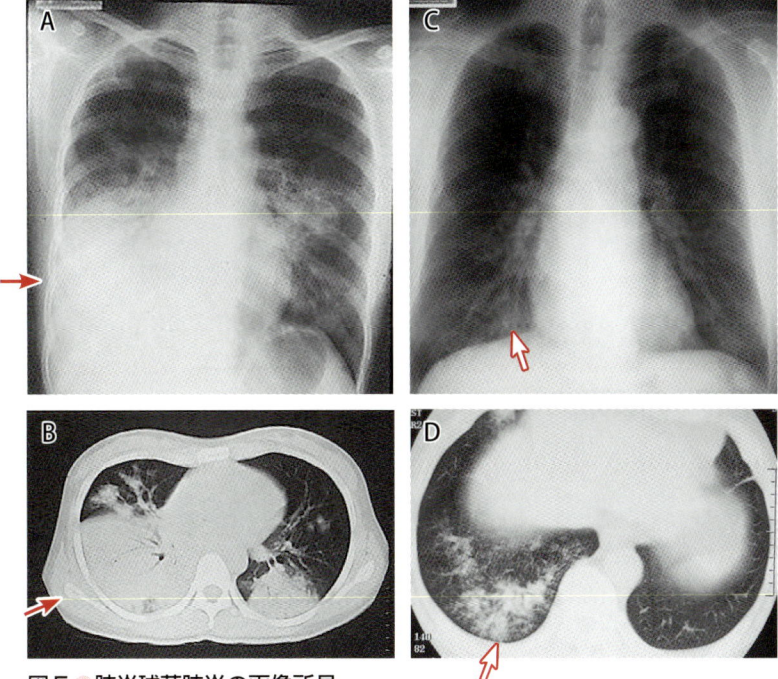

図5 ● 肺炎球菌肺炎の画像所見
A) 単純X線写真，B) 単純CT：大葉性肺炎の像（→），
C) 単純X線写真，D) 単純CT：癒合傾向のある粒状影（⇨）

する可能性が高い．このことから細菌性肺炎と非定型肺炎を鑑別するという日本独自の診療戦略がガイドラインに取り入れられている．

非定型肺炎を疑った場合には医療面接で以下のような事項についても聴いておく．

- 肺炎が家族内，集団内で流行している：マイコプラズマ，肺炎クラミドフィラ
- 温泉旅行，再循環式浴槽：レジオネラ属菌
- 鳥類との接触：オウム病クラミドフィラ
- 家畜や妊娠している猫との接触：Q熱コクシエラ

喀痰培養は結果が判明するまでに時間がかかり，初期治療薬剤の選択には有用ではない．また，培養で検出された菌が原因菌とは限らないことから，**培養結果の解釈には配慮が必要**．

本来無菌的な部位から採取された検体（血液や胸水）の培養で検出された菌は，それ自体が病的であり，原因菌と考えてよい．ただし，その結果を解釈する際には採取手技による汚染（コンタミネーション）の可能性をいつも念頭に置く必要がある．**血液培養で汚染菌混入を除外するためには採血部位を変えて2セットの採血**を行う．

● **画像診断**

画像から原因微生物を推定することは難しい．

- 細菌性肺炎の典型的画像はair bronchogramを伴う肺胞性の陰影（**air space consolidation**）であり，それが葉全体の広がりを示す大葉性肺炎は肺炎球菌肺炎の典型的画像であるとされたが，肺炎球菌肺炎でも経気道性の散布を示し，癒合傾向のある粒状影を呈するケースもある（図5）．
- 逆にマイコプラズマ肺炎でも学生時代にみた教科書に書かれているようなすりガラス陰影

2. 市中肺炎

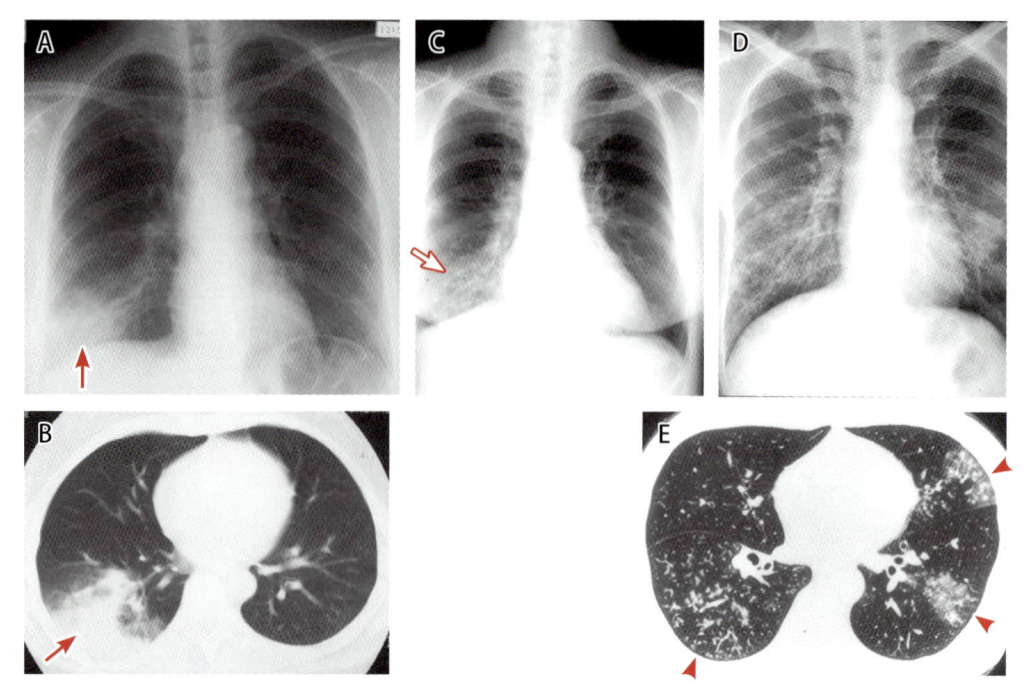

図6 ● マイコプラズマ肺炎の画像所見
A) 単純X線, B) 単純CT：肺胞性陰影（気管支肺炎）（→）
C) 単純X線：すりガラス陰影（⇨）
D), E) 単純CT：粒状影（細気管支炎）（▶）

は意外と多くなく，air space consolidaion や細気管支に病変の首座を置く小葉中心性の粒状影など非常に多彩である（図6）．

❹ 治療薬の選択

抗菌薬投与はなるべく早期に開始されるべきで，受診から4時間以内に抗菌薬治療が開始されることが望ましい．

治療を開始する時点で得られている情報は
① 重症度
② 細菌性肺炎か非定型肺炎かの鑑別基準
の結果である．施設によっては
③ 肺炎球菌やレジオネラ，マイコプラズマの抗原迅速検査の結果
④ 喀痰グラム染色所見
が得られ，より確かな原因微生物をターゲットとした治療薬の選択が可能かもしれない．

・①，②の情報しか得られない，あるいは③の情報が得られる場合においても確実に原因菌が特定されているわけではないので，患者のバックグランドなどを参考に抗菌薬を選択する．この場合の治療は**エンピリック治療**であり，抗菌薬選択の例を**表1**に示す．
・誤嚥性肺炎では嫌気性菌の関与が想定されているが，喀痰培養で嫌気性菌を検出することは困難である．よって**誤嚥性肺炎を病像より疑った場合には，嫌気性菌に対する抗菌活性の強い薬剤のエンピリック治療に終始**する場合が多い．
・④のグラム染色で原因菌と想定されるような有意菌や貪食像を認めた場合には，そこから

推定される原因菌をターゲットとした治療を行う．最終的に原因菌と感受性が同定された場合には，標的となる菌に対して抗菌スペクトルを狭めた薬剤へのde-escalationを考慮する．この場合の抗菌薬選択の例を**表2**に示す．

・現在，本邦で使用可能な**フルオロキノロン系の注射薬**で肺炎球菌に強力な抗菌活性を有するのはレボフロキサシンのみである．

・ペニシリン耐性肺炎球菌は2000年代初頭まで増加の一途をたどったが，2000年代に入り減少に転じ，また2008年に**米国CLSI（Clinicals Laboratory Standard and Institute）**の薬剤感受性の判定基準が髄液と髄液以外の検体で区別されるようになった．肺炎の臨床分離株の肺炎球菌ではPcGのMICが4μg/mL以上の株をペニシリン耐性肺炎球菌と判定するように変更され，この結果肺炎の原因菌としてのペニシリン耐性肺炎球菌は稀な状況となった．今日では**髄膜炎や骨髄炎など薬剤が移行しにくい場所に感染病巣を合併していない限り，肺炎球菌肺炎では十分量のペニシリン系抗菌薬で十分に治療が可能**である．

・インフルエンザ菌は，本邦では約40％程度がペニシリン（アンピシリン）耐性である．10％程度がβ-ラクタマーゼ陽性（BLPAR），30％程度がβ-ラクタマーゼ陰性（BLNAR）であり，抗菌薬の選択には配慮が必要．

・クレブシエラ属およびモラクセラ・カタラリスはペニシリナーゼを有しているため，グラム染色所見から疑われる場合にはβ-ラクタマーゼ阻害薬との合剤でない単剤のペニシリン系を選択すべきではない．

・**細菌性肺炎，非定型肺炎の両者に有効なフルオロキノロン（いわゆるレスピラトリーキノロン）を初期治療に選択することは，キノロン耐性菌の増加を引き起こす危険性が懸念されるために，日本のガイドラインではエンピリック治療に選択することを戒めている**．これはキノロンという抗菌スペクトルが広くかつ抗菌力が強い薬を医療資源として，今後も活用していけるようにするためのポリシーである．

A-DROPスコアが4点以上あるいはショックを伴うような超重症の肺炎では，治療の目標が救命であり，初期治療の失敗は死につながる恐れが大きい．このため，原因菌がある程度推定可能であってもなくても，細菌性肺炎と非定型肺炎の双方を広くカバーし得る抗菌薬を選択する．肺炎球菌とレジオネラに対する抗菌スペクトルと抗菌力の優れた薬剤を組合わせて選択することが現実的である．重症肺炎に対してはβ-ラクタム系薬とマクロライド系薬の併用がβ-ラクタム系薬とキノロン系薬の併用よりもアウトカムが良好であったとする報告がなされ，**マクロライド系薬の抗炎症作用**が想定されている[7]．実際の機序は明らかではないが併用療法は試みる価値がありそうである．

❺ 治療効果を判定する

初期治療の効果判定は治療開始3日後に行い，改善がみられない場合には喀痰や血液培養の分離菌の感受性をもとに抗菌薬を変更する．あるいは感染によらない病態の可能性を再度検討する→発熱，自覚症状や全身状態の改善の有無，末梢血白血球数，CRPの改善傾向（陰影は改善が遅れる）が得られていれば治療は有効と判断する．

抗菌薬は投与を開始しても直ちに臨床的改善が得られるわけではない．治療効果の判定は72時間程度で行い，**それまでは抗菌薬の変更はしない**（臨床の現場では直ちに臨床的改善が

表1 ●市中肺炎のエンピリック治療

A-1．肺炎球菌抗原（喀痰中ないし尿中）が陽性の場合の入院治療

①中等症まで
　ⅰ）SBT/ABPC（スルバクタム/アンピシリン）1回3g 1日4回　または
　ⅱ）CTRX（セフトリアキソン）1回2g 1日1回

②重症
　　TAZ/PIPC（タゾバクタム/ピペラシリン）1回4.5g 1日4回＋AZM（アジスロマイシン）注射薬1回500 mg 1日1回

A-2．肺炎球菌抗原（喀痰中ないし尿中）が陽性の場合の軽症肺炎の外来治療（できれば入院が望ましい）

①肺炎球菌の単独感染の可能性が高く，肺以外に感染病巣がない場合
　　AMPC（アモキシシリン）1回500 mg 1日3〜4回

②肺炎球菌以外の菌の関与も考えられ，肺以外に感染病巣がない場合
　ⅰ）LVFX（レボフロキサシン）1回500 mg 1日1回　または
　ⅱ）GRNX（ガレノキサシン）1回400 mg 1日1回

B-1．肺炎球菌抗原陰性の細菌性肺炎の入院治療

①すべての年齢，基礎疾患の有無に関係なく（DMを有する場合はCTRXを優先⇒クレブシエラをカバーするため）
　ⅰ）SBT/ABPC 1回3g 1日4回　または
　ⅱ）CTRX 1回2g 1日1回

②慢性呼吸器疾患（COPD，気管支拡張症）を有するか，過去に喀痰から緑膿菌の検出歴がある場合（緑膿菌，インフルエンザ菌をカバーするため）
　ⅰ）TAZ/PIPC 1回4.5g 1日4回
　ⅱ）LVFX注射薬1回500 mg 1日1回（β-ラクタム薬アレルギーありの場合）

③高CPK血症，低Na血症，意識障害を有する場合（レジオネラを想定）
　　LVFX注射薬1回500 mg 1日1回＋AZM注射薬1回500 mg 1日1回（併用ないし，単剤ではLVFX注射薬を推奨）

④超重症肺炎の場合
　　TAZ/PIPC 1回4.5g 1日4回＋AZM注射薬1回500 mg 1日1回（抗菌薬治療以外の全身管理がカギ！）

B-2．肺炎球菌抗原陰性の軽症の細菌性肺炎の外来治療

①肺以外の感染病巣や慢性呼吸器疾患などの危険因子をもたない場合
　ⅰ）CVA/AMPC（クラブラン酸/アモキシシリン）1回375g 1日4回　または
　ⅱ）CDTR-PI（セフジトレン・ピボキシル）1回200 mg 1日3回

②慢性呼吸器疾患をもつかβ-ラクタム薬アレルギーを有する場合
　ⅰ）LVFX 1回500 mg 1日1回　または
　ⅱ）GRNX 1回400 mg 1日1回

C．非定型肺炎（入院・外来共通）

①若年者，特別な基礎疾患や危険因子がない場合
　ⅰ）CAM（クラリスロマイシン）1回200 mg 1日1回　または
　ⅱ）AZM（アジスロマイシンSR製剤）1回2g 1日1回1週ごと2回　または
　ⅲ）AZM注射薬1回500 mg 1日1回　5〜7日間（入院例のみ）

②高齢者，糖尿病，慢性肝疾患・腎疾患・心疾患などの基礎疾患を有する場合
　ⅰ）LVFX 1回500 mg 1日1回　または
　ⅱ）GRNX 1回400 mg 1日1回

③入院患者で重症の場合
　　LVFX注射薬1回500 mg 1日1回＋AZM注射薬1回500 mg 1日1回（併用ないし，単剤の場合はLVFX注射薬を推奨）

（次ページへ続く）

(表1の続き)

D. 高齢者で細菌性肺炎との鑑別が困難な場合の外来治療

ⅰ) CTRX 1回2 g 1日1回＋AZM 単回投与製剤 1回2 g 1日1回　または
ⅱ) LVFX 1回500 mg 1日1回

E. 誤嚥の関与が疑われる例

SBT/ABPC 1回3 g 1日4回

表2　原因菌と感受性が同定された後の標的治療

肺炎球菌肺炎

A. 外来治療

①ペニシリン感受性肺炎球菌
　AMPC 1回500 mg 1日3回
②ペニシリン耐性肺炎球菌
　LVFX 1回500 mg 1日1回　または　MFLX（モキシフロキサシン）1回400 mg 1日1回

B. 入院治療

①中等症まで
　ⅰ) PcG（ペニシリンG）1回200万単位 1日4回
　ⅱ) SBT/ABPC 1回3 g 1日4回
②重症例
　TAZ/PIPC 1回4.5 g 1日4回＋AZM 注射薬 1回500 mg 1日1回
③ペニシリン耐性菌で上記①②が無効，ないし髄膜炎や骨髄炎などを併発している場合
　ⅰ) VCM 注射薬（バンコマイシン塩酸塩）TDMを行い投与設計を行う
　ⅱ) LZD 注射薬（リネゾリド）1回600 mg 1日2回

インフルエンザ菌肺炎

A. 外来治療

①ペニシリン感受性菌
　AMPC 1回500 mg 1日3～4回
②ペニシリン耐性菌（BLPARよりもBLNARの頻度が高い）
　LVFX 1回500 mg 1日1回　または　MFLX 1回400 mg 1日1回

B. 入院治療

①ペニシリン感受性菌
　ABPC（アンピシリン）1回1 g 1日4回
②ペニシリン耐性菌
　ⅰ) SBT/ABPC 1回3 g 1日4回　または
　ⅱ) LVFX 注射薬 1回500 mg 1日1回　または
　ⅲ) CPFX 注射薬（シプロフロキサシン）1回300 mg 1日2回

クレブシエラ肺炎

A. 外来治療

ⅰ) CVA/AMPC 1回375 mg 1日4回
ⅱ) LVFX 1回500 mg 1日1回　または
ⅲ) MFLX（モキシフロキサシン）1回400 mg 1日1回

B. 入院治療

ⅰ) CTRX 1回2 g 1日1回
ⅱ) TAZ/PIPC 1回4.5 g 1日4回
ⅲ) MEPM（メロペネム）1回0.5 g 1日3回（ESBL産生菌の場合）

ESBL：基質特異性拡張型βラクタマーゼ　　　　　　　　　　　　　　　　　　　（次ページへ続く）

(表2の続き)

モラクセラ・カタラリス肺炎

A. 外来治療

ⅰ) AZM SR製剤 1回2 g 1日1回　または
ⅱ) CAM 1回200 mg 1日2回
ⅲ) CDTR-PI 1回200 mg 1日3回

B. 入院治療

ⅰ) SBT/ABPC 1回3 g 1日4回
ⅱ) CTRX 1回2 g 1日1回
ⅲ) AZM注射薬 1回500 mg 1日1回（β-ラクタム薬アレルギーを有する場合）

レジオネラ肺炎

A. 入院治療（全例入院治療が望ましい）

LVFX 1回500 mg 1日1回＋AZM注射薬1回500 mg 1日1回（併用ないし，単剤ではLVFXを推奨）

得られていないと1，2日で抗菌薬を逐次変更するような光景をみることがあるが，治療効果が判定できず，抗菌薬変更への有用な情報も得られずかえって有害であるのでやめよう！）．

72時間まで待つことが不安であるのならば抗菌薬の有効性をみるうえで最も早く変化が現れるのは喀痰の所見である．治療開始前に喀痰のグラム染色を行っていて有意菌が認められた例では，治療開始後12〜24時間で再度喀痰のグラム染色を行ってみよう．抗菌薬が有効であれば，好中球は多数いても治療前に認められた有意菌の菌量が激減しているはず．

原因菌と薬剤感受性が判明したら抗菌薬は，**より特異的な狭域のスペクトルをもつものに変更**する．de-escalationに躊躇うことなかれ！

❻ 治療終了を判定する（退院時期を判定する）

治療終了の判定時期の目安は7日と10日である．

治療終了の明確な基準はないが，日本呼吸器学会の「成人市中肺炎ガイドライン」には，日常の臨床では以下を目安とすると書かれている．あくまでも経験則であるが，

- **明らかな基礎疾患がない場合**：下記効果判定基準4項目中3項目以上を満たした場合
- **感染防御機能が障害されるような基礎疾患がある場合**：下記判定基準4項目中3項目以上を満たした4日後

　①37℃以下への解熱
　②白血球増加の正常化
　③CRPの最高値の30％以下への低下
　④胸部X線陰影の明らかな改善

経験的には，**通常の市中肺炎では抗菌薬治療期間は7〜10日で十分**であり，CRP陰性化や画像上の陰影消失まで治療を続ける必要はない．ただし市中肺炎では稀であるが，緑膿菌による肺炎では治療期間を長めにした方が治療終了後の再燃が少ないとされており，3週間程度を目安とすることがある．

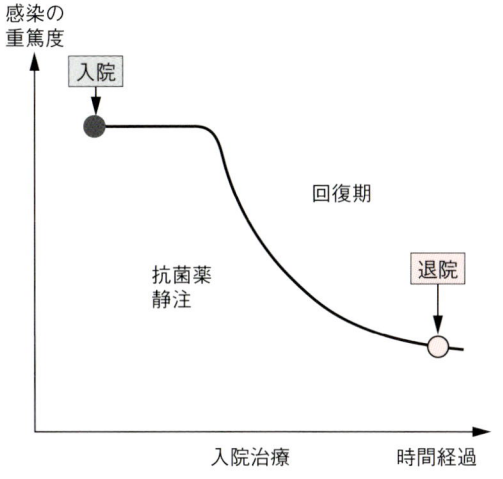

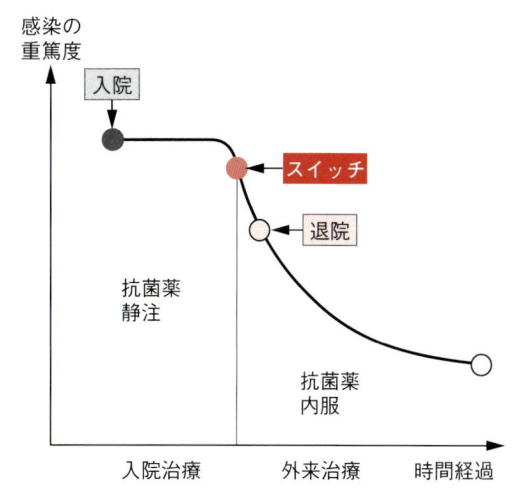

図7 ● **従来の治療とスイッチ療法**
文献4より引用

5 抗菌薬の静注薬から経口薬への切り替え（スイッチ療法）について

市中肺炎で入院した患者に対して，
①咳や呼吸困難の改善
②少なくとも8時間以上の無熱
③末梢血白血球数が正常化へ向かう
④消化管の吸収障害を示す所見がないこと

の4項目を目安として抗菌薬を静注から内服へ変更することが可能と報告されている[8]．

図7にスイッチ療法の概念を示す．抗菌薬治療を開始すると，肺炎の病勢の悪化が止まり，臨床的に安定した時期に入り，さらに改善の初期に至る．スイッチ療法は，この改善早期を捉えて抗菌薬を変更する．従来の治療では，ほぼ治癒といえる時期まで入院し，抗菌薬の静注を続けたが，スイッチ療法では回復期早期に抗菌薬を静注から内服へ切り替え（スイッチし），退院し外来治療へ移行する．

スイッチ療法の利点として医療費の削減，早期の静注の中止，静脈ライン抜去により蜂窩織炎，膿瘍形成，感染性血栓性静脈炎，ライン敗血症，心内膜炎のリスクが減少し，早期の退院により，尿路または呼吸器系の院内感染のリスクが減少することが期待されている．

本邦での検討では適切な例に対して適切な抗菌薬が選択されれば解熱までの平均日数は約3日で，静注投与は3〜4日で十分であり，臨床所見・身体所見あるいは検査所見による支持を得たうえで経口薬に変更しても増悪はなく，抗菌薬の静注期間・入院期間の短縮，診療費の削減が可能であったと報告されている[9]．

6 抗菌薬以外の治療および市中肺炎の予防

❶ 免疫グロブリン

免疫グロブリンの役割として，
①免疫グロブリン低下による液性免疫不全の改善

②ウイルス中和作用

③オプソニン作用による好中球の貪食能亢進

などが期待されている．

ただし細菌性肺炎への免疫グロブリンの効果について，サイトメガロウイルス肺炎以外では今のところ確立されたエビデンスはない．

静注用ヒト免疫グロブリン　1回5g 1日1回，3日間まで

❷ 副腎皮質ステロイド

　重症の細菌性肺炎において副腎皮質ステロイドの併用は合併症と生存率の改善に有用であるとのランダム化試験での報告があるが，ステロイドのアウトカムへの影響に関しての一定の見解はない[10]．その理由は複数のトライアルで対象患者の重症度やステロイドの投与法や投与量，エンドポイントの設定がまちまちであることが関係している．ただし，すべてのトライアルで酸素化障害の改善，解熱をはじめとする症状改善までの期間の短縮，CRPの早期の低下が得られるという点は一致している．海外での複数のガイドラインでも推奨するもの，しないものと一定しておらずcontrovertialであるといえる．一般的には重症の細菌性肺炎ではステロイドパルス療法などの高用量は推奨されず，潜在性副腎不全の存在を想定しての副腎不全回避のための低用量での使用が推奨されている[11]．このほか経験的な使用の域を出ないが，免疫発症である劇症型マイコプラズマ肺炎でもしばしば使用されている[12]．

　HIV患者の**ニューモシスチス肺炎での有効性は立証**されており，ニューモシスチス肺炎に対する使用は以下のように推奨されている．

　　Day1〜5　　：プレドニゾロン（プレドニン®）1回40 mg　1日2回
　　Day6〜10　：プレドニゾロン（プレドニン®）1回20 mg　1日2回
　　Day11〜21：プレドニゾロン（プレドニン®）1回10 mg　1日2回

　一方で非HIV患者では有用性は確立していないが[13]，実臨床ではHIV患者と同様に多くの場合に使用されている．

❸ 肺炎球菌ワクチン

　23価の莢膜多糖体ワクチンで，基礎疾患を有する患者などに推奨される．1回の接種で70％以上に2倍以上の抗体価の上昇が得られ，5年程度持続する．本邦では高齢者やハイリスク患者においては2回までの接種が認められおり，2014年に定期接種化された．

　65歳以上の高齢者，慢性心疾患・呼吸器疾患・糖尿病・アルコール依存・慢性肝疾患・髄液瘻を有する・摘脾後などの患者に推奨される．

　肺炎球菌ワクチンは**敗血症など侵襲性肺炎球菌感染症のリスクを低減させる**効果が示されているが[14]，一般の肺炎球菌肺炎に対する予防効果に関しても報告がある[15]．

❹ インフルエンザワクチン

　65歳以上の高齢者，老人保健施設入所者，呼吸器疾患・糖尿病・腎不全・免疫不全を有する，妊娠中にインフルエンザシーズンを迎える妊婦に推奨．

＜文献＞

1) 「成人市中肺炎診療ガイドライン」（日本呼吸器学会　呼吸器感染症に関するガイドライン作成委員会／編），日本呼吸器学会，2005

2) ARDS Definition Task Force：Acute respiratory distress syndrome：the Berlin Definition. JAMA, 307：2526-2533, 2012
3) Mandell LA, et al：Update of Practice Guidelines for the Management of Community-Acquired Pneumonia in Immunocompetent Adults. Clin Infect Dis, 37：1405-1433, 2003
4) Fine MJ, et al：A prediction rule to identify low-risk patients with community-acquired pneumonia. N Engl J Med, 336：243-250, 1997
5) 石田 直，他：日本呼吸器学会市中肺炎ガイドラインの検討：細菌性肺炎と非定型肺炎の鑑別について．日呼吸会誌, 40：929-935, 2002
6) 佐藤 匡，他：市中肺炎診療における喀痰グラム染色の有用性．日呼吸会誌, 40：558-563, 2002
7) Martin-Loeches I, et al：Combination antibiotic therapy with macrolides improves survival in intubated patients with community-acquired pneumonia. Intensive Care Med, 36：612-620, 2010
8) Ramirez JA：Switch therapy in community-acquired pneumonia. Diagn. Microbiol Infect Dis, 22：219-223, 1995
9) 内山 伸，他：本邦における市中肺炎入院例でのSwitch Therapyの有効性．日呼吸会誌, 41：261-267, 2003
10) Rano A, et al：Associated inflammatory response in pneumonia：role of adjunctive therapy with glucocorticoids. Curr Opin Infect Dis, 19：179-184, 2006
11) 「ALI/ARDS診療のためのガイドライン 第2版」（日本呼吸器学会ARDSガイドライン作成委員会／編）学研メディカル秀潤社, 2010
12) 沖本二郎，他：ステロイド投与が奏効したマイコプラズマ肺炎の1例．呼吸, 12：1302-1305, 1993
13) Moon SM, et al：Outcomes of moderate-to-severe Pneumocystis pneumonia treated with adjunctive steroid in non-HIV-infected patients. Antimicrob Agents Chemother, 55：4613-4618, 2011
14) Jackson LA, et al：Effectiveness of pneumococcal polysaccharide vaccine in older adults. Engl J Med, 348：1747-1755, 2003
15) Kawakami K, et al：Effectiveness of pneumococcal polysaccharide vaccine against pneumonia and cost analysis for the elderly who receive seasonal influenza vaccine in Japan.Vaccine, 28：7063-7069, 2010

カンファレンスでよくある質問

Q： ガイドラインなどに示されている推奨薬を選択し，エンピリック治療を行えば喀痰のグラム染色は行わなくてもよいのではないかという意見もありますが，どうでしょうか？

A： 確かにガイドラインはよくできているし，患者さんのバックグランドなどを参考にエンピリック治療を行えば，喀痰のグラム染色を行って抗菌薬を決定した場合と治療の成功率に有意差はないという報告があります．旧版のIDSAのガイドラインでは推奨されていましたが現在は必要なしとなっています．これは，染色手技そのものや結果の解釈が習熟とクオリティコントロールを必要とし，場合により誤った原因菌の推定と治療の失敗につながる可能性があるためです．たしかに染色するときのクリスタルバイオレットの脱色が悪いと，グラム陰性菌が陽性菌にみえてしまいます．このためモラクセラ・カタラリスを肺炎球菌と勘違いしたという失敗談もあります．しかし，私たちにも，グラム染色を用いたターゲット治療をエンピリック治療と比較すると，治療成功率には差はなかったが，有意に複数薬剤の併用が減少し，入院日数が短縮し，診療費が削減されたという経験があり，グラム染色に基づき抗菌薬を選択することで，より効率のよい治療が行えるという感触を得ています．治療効果の一番早い判定にも利用できます．

グラム染色により原因菌を推定し，より狭域の抗菌薬を選択することは感染症診療のまたとないトレーニングになります．大事なのはグラム染色所見を抗菌薬の選択に反映するという姿勢です．肺炎の患者さんにグラム染色を行って，莢膜を有する青紫色の双球菌がみえても，それをターゲットとした抗菌薬を選択せず，タゾバクタム／ピペラシリンをワンパターンで処方するのではグラム染色をする意味はありません．皆さんには自分の修練のためばかりでなく，診療に生かすツールであり，そのためには精度を高める努力を怠らないという姿勢でやってほしいと思います．

第2章 感染症

3 院内肺炎

青島正大

診療のコツ

- ▶ 院内肺炎は基礎疾患の症状が前面に出て，肺炎症状をマスクするために，とにかく疑うことが大切
- ▶ 肺の浸潤影が新たに出現または拡大し，発熱・白血球増多または減少・膿性気道分泌物のうち2項目以上あれば院内肺炎を疑う
- ▶ 院内肺炎を疑ったならば直ちにエンピリックに抗菌薬投与を開始する
- ▶ 抗菌薬を選択する際には，下気道検体のグラム染色所見を参考に，患者の重症度，耐性菌のリスクと患者の有する病態（免疫不全，誤嚥，人工呼吸管理中など）を考慮する
- ▶ 免疫不全を有する患者では一般細菌以外に抗酸菌，真菌，ウイルスなど原因微生物の想定範囲を広げる
- ▶ 抗菌薬は投与を開始しても直ちに臨床的改善が得られるわけではない．治療効果の判定は48〜72時間程度で行い，それまでは抗菌薬の変更はしない

1 院内肺炎の定義と概念

- 院内肺炎（hospital-acquired pneumonia：HAP）は入院後48時間以上を経て発症した肺炎．
- 原因菌は市中肺炎と異なる．
  ① 腸内細菌科のグラム陰性桿菌（クレブシエラ，エンテロバクター，セラチア）．
  ② 多剤耐性菌として緑膿菌，基質拡大型β-ラクタマーゼ（extended-spectrum β-lactamase：ESBL）をもつクレブシエラやアシネトバクター，MRSA（methicillin-resistant *Staphylococcus aureus*：メチシリン耐性黄色ブドウ球菌）など．
  ③ 細胞性免疫不全例では抗酸菌，サイトメガロウイルス，アスペルギルス属，クリプトコックス，ニューモシスチス・イロベチ．
  ④ 好中球減少例ではアスペルギルス属，接合菌などの真菌も原因となる．
- 人工呼吸器関連肺炎（ventilator-associated pneumonia：VAP）[1]
  ① 人工呼吸管理例では院内肺炎の発生率は非人工呼吸管理例の6〜20倍にも上る．
  ② 挿管前には肺炎が存在せず，人工呼吸管理開始後48時間以降に発症したものをVAPと呼ぶ．
  ③ 早期VAP → 気管挿管後2日以降，4日以内の発症で，挿管の過程で起こり，肺炎球菌

診療のフローチャート

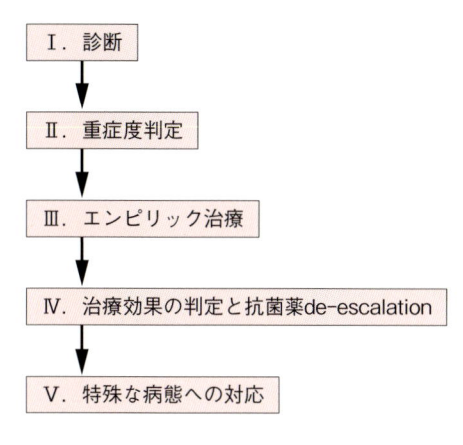

```
Ⅰ. 診断                              臨床診断と病原診断
   ↓
Ⅱ. 重症度判定                         IROAD, CRP, 画像所見, MRSAのリスク
   ↓
Ⅲ. エンピリック治療                    A, B, Cの3群に分けた抗菌薬選択
   ↓
Ⅳ. 治療効果の判定と抗菌薬de-escalation  細菌学的所見による治療修飾
   ↓
Ⅴ. 特殊な病態への対応                  免疫不全, VAP, 誤嚥
```

図1 ● 院内肺炎の診療の流れ

やインフルエンザ菌などが原因となる.
④晩期VAP → 気管挿管後5日以降の発症で, 口腔内や胃内定着菌の微小吸引により起こり緑膿菌やMRSAなど多剤耐性菌による頻度が高い.
⑤VAP発症前の細菌性気管支炎の状態 (ventilator-associated tracheobronchitis: VAT) の存在が想定されており, VATの状態での先制攻撃的な抗菌薬療法 (pre-emptive therapy) がVAP発症を予防できる可能性が想定されている[2]が, 実際にはVAP発症前のVATの状態で発見することは難しい.

- 米国では肺炎は院内感染の第2位の頻度を占めているが, 死因では第1位, ひとたび発症すると平均7〜9日間入院が延長する. 粗死亡率は70％程度で, 院内肺炎を発症した死亡例の1/2〜1/3は肺炎による一次死亡である[3]. 院内肺炎の診療の流れを図1に示す.

2 診断

- 院内肺炎は基礎疾患の症状が前面に出て肺炎の症状をマスクするため, 一般に診断が困難で, 原因微生物も同定しにくい.
- 入院しているということは何か病気をもっているわけなので, 治療の遅れが死亡率の増加につながりかねず, 日本呼吸器学会の「成人院内肺炎診療ガイドライン」では, 発症早期の臨床診断を目的とし, 特異度は低くても高い感度を得る目的で診断基準が示されている[4]. 図2にこのガイドラインで示される院内肺炎診療の流れを示す[4].

❶ 診断基準の基本コンセプトは「疑うことが大切!」

胸部異常陰影の出現（増悪）に加え
① 38℃以上の発熱
② 白血球数異常（増加ないし低下） ⎫ 2項目を満たす
③ 膿性分泌物   ⎭

3. 院内肺炎　99

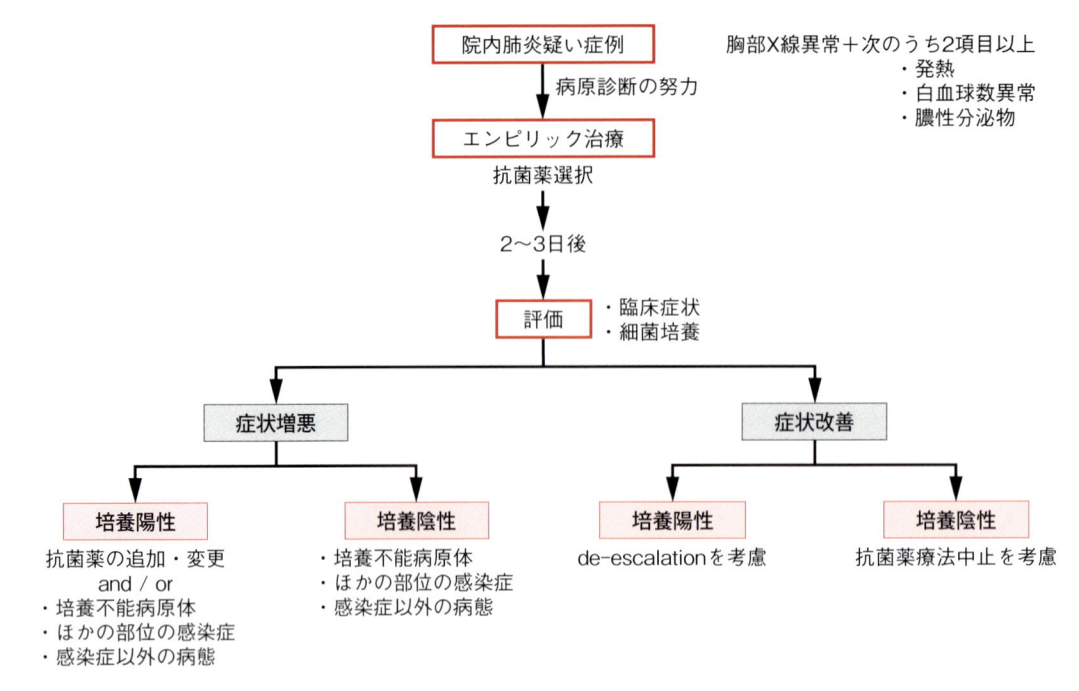

```
院内肺炎疑い症例 ──→ 胸部X線異常＋次のうち2項目以上
        │ 病原診断の努力              ・発熱
        ↓                              ・白血球数異常
   エンピリック治療                      ・膿性分泌物
      抗菌薬選択
        │
      2〜3日後
        ↓
       評価 ・臨床症状
            ・細菌培養
    ┌───┴───┐
  症状増悪      症状改善
  ┌─┴─┐      ┌─┴─┐
培養陽性 培養陰性  培養陽性 培養陰性
```

抗菌薬の追加・変更　　・培養不能病原体　　de-escalation を考慮　　抗菌薬療法中止を考慮
and / or　　　　　・ほかの部位の感染症
・培養不能病原体　　・感染症以外の病態
・ほかの部位の感染症
・感染症以外の病態

図2　院内肺炎の診療のフローチャート
文献4より改変して転載

・患者のバックグランドの情報収集を行う（入院してから何日目の発症か，基礎疾患，抗菌薬前投与の有無，人工呼吸管理の有無，コミュニティあるいは院内の耐性菌の状況など）．

❷ 病原診断

病原診断のポイント

① 侵襲的検査法は適切な気道分泌物が得られない症例や，耐性菌や抗酸菌・真菌の関与が疑われる症例，非感染性疾患を否定できない場合などが適応となる．
② 気管吸引痰で10^6 cfu/mL，BALで10^4〜10^5 cfu/mL，PSBで10^3 cfu/mL以上の菌が分離された場合には原因菌である可能性が高い．
③ 侵襲的検査法や定量培養が可能な施設は限られているので，一般の施設では良質な喀痰の採取をまず試みる．

※病原診断が重要であるのは市中肺炎やそのほかの感染症全般に共通することであり，エンピリック治療を開始するにあたっての抗菌薬選択の根拠となる可能性や，治療開始後のde-escalationを含めた治療の変更の根拠ともなり得るため．

3 重症度判定

◆ IROADシステム

・日本呼吸器学会の「成人院内肺炎ガイドライン」では患者の生命予後の予測因子を指標とした重症度分類が提唱されている．その目標は同学会の「成人市中肺炎診療ガイドライン」のA-DROPシステム[5]と共通し，図3の「1．生命予後予測因子」に示すような5項目を用

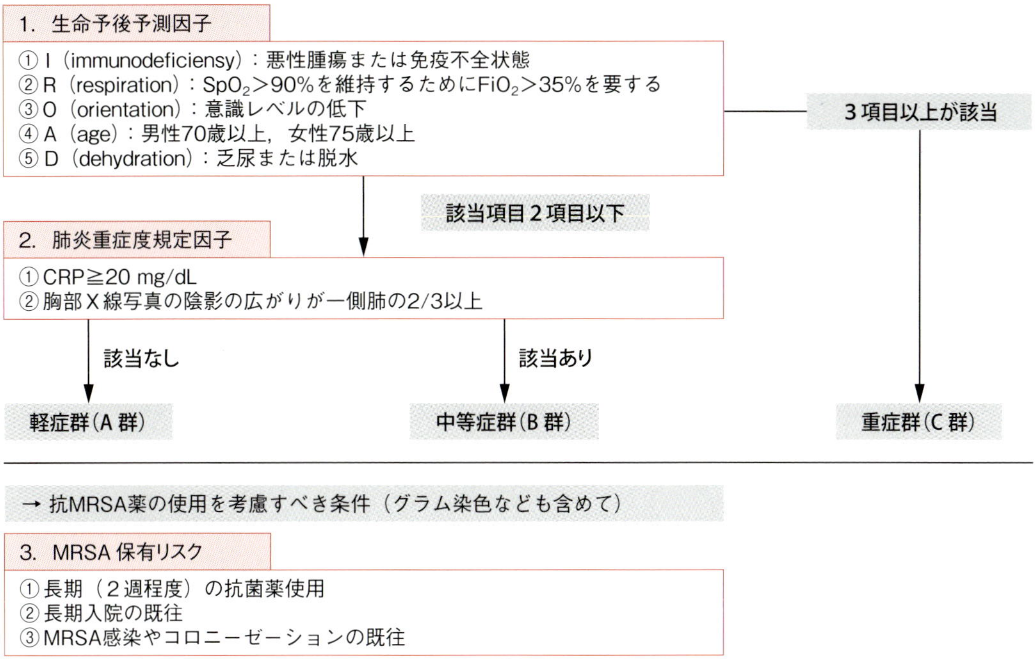

1. 生命予後予測因子
① I（immunodeficiensy）：悪性腫瘍または免疫不全状態
② R（respiration）：SpO$_2$＞90%を維持するためにFiO$_2$＞35%を要する
③ O（orientation）：意識レベルの低下
④ A（age）：男性70歳以上，女性75歳以上
⑤ D（dehydration）：乏尿または脱水

→ 3項目以上が該当：**重症群（C群）**
↓ 該当項目2項目以下

2. 肺炎重症度規定因子
① CRP≧20 mg/dL
② 胸部X線写真の陰影の広がりが一側肺の2/3以上

- 該当なし → **軽症群（A群）**
- 該当あり → **中等症群（B群）**

→ 抗MRSA薬の使用を考慮すべき条件（グラム染色なども含めて）

3. MRSA保有リスク
① 長期（2週程度）の抗菌薬使用
② 長期入院の既往
③ MRSA感染やコロニーゼーションの既往

図3　IROADシステム
文献4より引用

いている[4]．

- この院内肺炎の重症度分類はIROADシステムと呼ばれており，市中肺炎のA-DROPと4項目が共通している．違うのは市中肺炎に入っている「血圧」の項目の代わりに「免疫不全」が入っていること．
- 重症度の分類にはこのIROADに加えて，肺炎そのものの重症度規定因子として「CRP≧20 mg/dL」，「胸部X線写真陰影の広がりが一側肺の2/3以上」の2項目を設定し，軽症群，中等症群，重症群の3群に分類し，さらに抗MRSA薬の使用を考慮するためのMRSA保有リスクを独立した因子として設定している．

※米国ATSとIDSAがコラボで2005年に発表した院内肺炎ガイドラインでは，重症度を分類し，それに応じた抗菌薬選択を行うのではなく，多剤耐性菌のリスクの有無のみを抗菌薬選択の基準にしていることが特徴である[3]．ここで多剤耐性菌のリスク因子とされているのは
① 最近90日以内の抗菌薬投与
② 現在5日以上入院中である
③ コミュニティあるいは特定の院内のユニットで抗菌薬耐性率が高い
④ 最近の90日以内に2日以上入院歴がある
⑤ ナーシングホーム入所者
⑥ 在宅静注療法を受けている
⑦ 30日以内の維持透析
⑧ 在宅の創傷ケア
⑨ 家族に多剤耐性菌感染患者が存在
⑩ 免疫不全の存在または免疫抑制薬投与中

の10項目である．①は本邦の医療・介護関連肺炎（nursing and healthcare associated pneumonia：NHCAP）[6]にも採用されている多剤耐性菌のリスク因子だが陽性的中率が低いことが多くの検証で判明しており，また④〜⑦はNHCAPの定義そのものである．当初想定されたよりもNHCAPにおける多剤耐性菌の分離が少ない本邦の状況からは，ATS/IDSAのガイドラインを用いると本邦では多剤耐性菌のリスクを過大評価してしまうことが危惧される．

4 治療戦略

- 肺の浸潤影が新たに出現または拡大し，発熱・白血球増多または減少・膿性気道分泌物のうち2項目以上の所見を認める場合に**直ちにエンピリックに抗菌薬投与を開始する**．
- 細菌学的検索などで原因微生物と感受性が判明すれば，原因菌を標的とした特異的な治療薬へと変更する．本邦の「成人院内肺炎診療ガイドライン」では表に示すように治療開始時点での抗菌薬の選択は，重症度分類に基づき行い，MRSAのリスクがあるケースには培養結果が出る前から抗MRSA薬を併用することが推奨されている[4]．

❶ A群

- 耐性菌のリスクを有しない群，おそらく入院早期のケースや抗菌薬の前投与歴がないケースを想定し，市中肺炎の原因菌として頻度が高い肺炎球菌，インフルエンザ菌，クレブシエラ属などを標的とした抗菌薬選択を推奨．
- 腎機能低下患者に対してはCTRX（セフトリアキソン）を推奨．
- 誤嚥の関与が疑われればSBT/ABPC（スルバクタム/アンピシリン）が推奨され，最近の抗菌薬投与歴を有していても，誤嚥の反復に伴う肺炎では経験的にSBT/ABPCの再投与で軽快することが多い．
- ※ ATS/IDSAガイドラインで取り上げられているertapenem（エルタペネム）の読み替えとして，A群への推奨薬のなかにPAPM/BP（パニペネム/ベタミプロン）が入っている．ertapenemは本邦では市販されていないカルバペネム系薬で緑膿菌に対する抗菌力をもたない．一方PAPM/BPはほかのカルバペネム系薬に比べて緑膿菌に対する抗菌力は劣るものの抗菌活性を有する．もし緑膿菌による肺炎であった場合には十分な効果が得られないだけでなく，頻用されればほかのカルバペネムに対する交叉耐性が危惧されるため，**A群でPAPM/BPは推奨されない**．

❷ B群

- 主に緑膿菌のリスクが考えられるケースを想定．
- A群より全身状態が不良な場合には，緑膿菌をはじめとする薬剤耐性を有する菌が原因となった場合に予後の悪化が予想されるため，耐性菌を広くカバーする抗菌薬としてカルバペネム系薬やTAZ/PIPC（タゾバクタム/ピペラシリン）を推奨．
- ※ MRSAについては独立したリスク因子として評価し抗MRSA薬の使用を考慮する．

❸ C群

- 緑膿菌をはじめとする多剤耐性菌やレジオネラ肺炎の可能性を想定しての抗菌薬選択で，B

表 群別の抗菌薬選択の例

A群の抗菌薬選択

- CTRX　　　：1回2g　1日1〜2回点滴静注（極量1日4g）
- SBT/ABPC：1回3g　1日4回点滴静注

B群の抗菌薬選択

①単剤投与

- TAZ/PIPC：1回4.5g　1日4回点滴静注
- MEPM　　：1回0.5〜1g　1日3〜4回点滴静注（極量1日2g）

②誤嚥か嫌気性菌の関与が疑われる場合

- CFPM：1回1〜2g　1日3〜4回点滴静注（極量1日4g）※透析患者では脳症に注意
  ±
- CLDM：1回600mg　1日3〜4回点滴静注（極量1日2,400mg）

③原則併用投与

- CAZ　：1回1〜2g　1日3〜4回点滴静注（極量1日4g）
  ＋
- CLDM：1回600mg　1日3〜4回点滴静注（極量1日2,400mg）

C群の抗菌薬選択

B群の抗菌薬に以下を併用

- AMK　：15mg/kg を1日1回（TDMを実施しピーク値を56〜64μg/mL，トラフ値≦1μg/mLになるように調節）
- CPFX：1回300mg　1日2回点滴静注

MRSAの関与を疑う群

- VCM：1回500mg〜1g　1日2〜4回点滴静注（1日2g）
  （TDMを実施しピーク値を20〜40μg/mL，トラフ値を5〜10μg/mL，重症例で10〜15μg/mLになるように調節，可能ならばAUCを算出しAUC/MIC＞200を目標にする）
- TEIC：初日1回400mg，12時間おきに2回投与，3日目から同量を24時間ごと
  （TDMを実施しトラフ値を10〜20μg/mLになるように調節，TDMは開始3日前後前後で）
- LZD　：1回600mg　1日2回点滴静注あるいは内服
- ABK　：1回150〜200mg　1日1回点滴静注
  （TDMを実施しトラフ値を2μg/mL以下，ピーク値9〜20μg/mLになるように調節）

　　群で推奨されている抗菌薬にアミノ配糖体ないしはフルオロキノロン系の注射薬の併用を推奨.
- 具体的には，過去に耐性緑膿菌が分離された例や長期入院例，過去にキノロン系薬やカルバペネム系薬の長期使用歴を有する例でまた院内肺炎が起きた場合を想定.
- 併用療法の目的は耐性誘導抑止ではなく，不十分な治療，無効治療を極力減らしたいというところにある.
- ただし，本邦で認可されているアミノ配糖体の使用量はPK/PD理論に基づく推奨使用量に比べて一般に少ない．濃度依存性の薬剤であるから1日1回投与を推奨．副作用も1日1回投与の方が軽減され，TDM（therapeutic drug monitoring：治療薬物モニタリング）を行いながらの使用が望ましい.
- キノロン系薬はレジオネラ肺炎への効果を狙ったもの．尿中抗原陽性以外に，進行する重

3. 院内肺炎

症肺炎，複数の葉にわたる陰影，病院・病棟内での肺炎の集団発生，意識障害や低ナトリウム血症，高CPK血症の存在などを認める場合にレジオネラ肺炎を疑うが，このような所見がない場合にはC群であってもキノロン系薬は必要なさそう．

※MRSAのリスクを有する例では，当初から抗MRSA薬の併用を考慮する．VCM（バンコマイシン塩酸塩），TEIC（テイコプラニン），LZD（リネゾリド），ABK（アルベカシン）がこれに相当するが，LZD以外はTDMが必要[7]．

※近年VCMのMICが増加するMIC creep現象が報告されている[8]．MICが2の場合には血中濃度が中毒域に達するほど投与量を増やさない限り，臨床的な有効性が期待できないので，VCMのMICが$2\mu g/mL$のMRSA株に対してVCMは選択すべきではない．LZDは腎機能障害がある場合でも用量の調節が不要で，かつ注射薬と経口薬の2つの剤形があり，経口でも点滴と同等の組織濃度が得られるといった利点があるが，長期投与する場合には血小板減少などの副作用はほぼ必発．便利だからといってむやみにLZDを使用すると耐性化の可能性も危惧される．

※新規の抗MRSA薬である**DAP（ダプトマイシン）は肺胞のサーファクタントで分解されるため，肺炎には使用できない**ことに注意[7]．

5 治療開始後のフォロー

- 治療を開始したら3日目までに再度下気道分泌物の培養を行い，治療効果を評価する．
- **臨床的改善は48〜72時間を要するので，この期間内では急速な臨床的悪化がなければ抗菌薬の変更はすべきではない**．緑膿菌が検出されず，治療に対しての反応が良好な場合には抗菌薬は7日程度で終了可能である[9]．
- 初期治療開始後，反応が良好な場合に抗菌スペクトルをより狭域のものへ変更したり，あるいは抗菌薬のクラスを下げる（例えばカルバペネム系薬→第3世代セフェム系薬など）といったde-escalationが推奨されているが，その意義に関してはまだ十分なエビデンスは存在していない[10]．
- 一般的にはMRSA，緑膿菌が治療開始前の気道検体から検出されない場合には，これらの菌の関与はおおむね除外できるので狭域スペクトルの抗菌薬への変更を試みる．
- 使用抗菌薬を一定の期間ごとに周期的に変更するサイクリング療法を含めて抗菌薬の選択に多様性をもたせることは薬剤耐性の減少につながるかもしれないが，複数の検討では異なる結論が示され，controversialである[11〜13]．

6 特殊な病態への対応

❶ 免疫不全

- 免疫不全患者の肺炎は診断および原因微生物の同定が難しいことが多く，患者背景をもとに次の3つに大別し原因微生物を想定し検査，治療を行うのが実際的．
- A〜C群の重症度による各群にエンピリックに推奨されている薬剤はあくまでも一般細菌を対象にしたものである．免疫不全患者では一般細菌のほかに抗酸菌，真菌，ウイルスなど幅を広げて原因微生物を想定する．

- **好中球減少（500/μL 以下）**

　MRSA，クレブシエラ，緑膿菌などのほか，抗菌薬治療に反応が乏しい場合にはアスペルギルスの可能性も考慮．中心ラインが入っているケースではカンジダ血症から肺に播種性病変をつくる場合がある．

- **液性免疫不全（γ-グロブリン500 mg/dL 以下）**

　液性免疫の破綻は肺炎球菌，インフルエンザ菌，クレブシエラなどの感染のリスク因子になる．摘脾は重症肺炎球菌感染のリスク因子であることは認識しておくべき．

- **細胞性免疫不全（HIV患者でCD4数200個/μL以下，免疫抑制薬使用，生物学的製剤使用など）**

　ニューモシスチス・イロベチ，サイトメガロウイルス，クリプトコックス，アスペルギルス，結核，レジオネラなど．複数の病原微生物が関与することもしばしばあるので，病原を1つ診断しただけで安心しないことが大切．

❷ 人工呼吸器関連肺炎（VAP）

- VAPは治療よりも予防に重点を置く姿勢が重要で，医療スタッフによる標準予防策の遵守の徹底，日常的な口腔内ケアが重要．
- 不必要な挿管・人工呼吸管理は避け，呼吸管理は可能な限り非侵襲的呼吸管理法を選択し[14]，人工呼吸管理施行期間を短縮する．
- VAPの原因の多くは口腔咽頭に定着する病原細菌の気管チューブのカフ周囲からの気管内への落下と考えられている．カフ周囲から下気道への細菌の落下を防ぐために気管挿管チューブのカフ圧は20 cmH$_2$O以上に保ち，気管チューブはカフ上部に吸引ポートのあるものを使用する．
- 人工呼吸管理中は上体を挙上し，2週間以上の人工呼吸管理の長期化が予想される場合には気管切開を推奨．
- 人工呼吸管理中の胃出血の予防には酸度の低下による胃液中のコロニゼーションを避けるため，H$_2$ブロッカー使用を避け，スクラルファート（アルサルミン®）の使用を考慮する．ただし，スクラルファート使用時にはH$_2$ブロッカーよりもVAPのリスクは減少するが，胃出血のリスクは増大する[15]．
- VAP発症前の人工呼吸患者に対する抗菌薬の予防投与は耐性菌増加の問題もあり，推奨されない．

❸ 誤嚥

- 誤炎性肺炎は，食物嚥下時の誤嚥（顕性誤嚥）よりも，夜間を中心に気づかれないうちに起きる鼻腔，咽喉頭，歯周囲の分泌物の誤嚥（不顕性誤嚥）によることが多い．
- 口腔ケア，歯科治療，嚥下リハビリテーション，胃食道逆流（GER）の予防としての体位の工夫やmosapride（モサプリド）などの薬物療法，ACE阻害薬などの咳反射誘発物質の投与などによる予防が重要で，高齢者の肺炎では早期から言語療法士（speech therapist：ST）に介入してもらい嚥下評価と，嚥下訓練を行う．

＜文献＞
1) Chastre J & Fagon JY：Ventilator-associated pneumonia. Am J Respir Crit Care Med, 165：867-903, 2002

2) Agrafiotis M, et al：Frequency, prevention, outcome and treatment of ventilator-associated tracheobronchitis：systematic review and meta-analysis. Respir Med, 104：325-336, 2010
3) American thoracic society & Infectious Diseases Society of America：Guidelines for the Management of Adults with Hospital-acquired, Ventilator-associated, and Healthcare-associated pneumonia. Am J Respir Crit Care Med, 171：388-416, 2005
4) 「成人院内肺炎診療ガイドライン」（日本呼吸器学会　呼吸器感染症に関するガイドライン作成委員会／編），日本呼吸器学会，2008
5) 「成人市中肺炎診療ガイドライン」（日本呼吸器学会　呼吸器感染症に関するガイドライン作成委員会／編），日本呼吸器学会，2005
6) 「医療・介護関連肺炎診療ガイドライン」〔医療・介護関連肺炎（NHCAP）診療ガイドライン作成委員会／編〕，日本呼吸器学会，2011
7) 「MRSA感染症の治療ガイドライン2014年改訂版」（MRSA感染症の治療ガイドライン作成委員会／編），日本化学療法学会・日本感染症学会，2014
8) Steinkraus G, et al：Vancomycin MIC creep in non-vancomycin-intermediate Staphylococcus aureus（VISA），vancomycin-susceptible clinical methicillin-resistant S. aureus（MRSA）blood isolates from 2001-05. J Antimicrob Chemother, 60：788-794, 2007
9) Chastre J, et al：Comparison of 8 vs 15 days of antibiotic therapy for ventilator-associated pneumonia in adults：a randomized trial. JAMA, 290：2588-2598, 2003
10) Ibrahim EH, et al：Experience with a clinical guideline for the treatment of ventilator-associated pneumonia. Crit Care Med, 29：1109-1115, 2001
11) Raymond DP, et al：Impact of a rotating empiric antibiotic schedule on infectious mortality in an intensive care unit. Crit Care Med, 29：1101-1108, 2001
12) Warren DK, et al：Cycling empirical antimicrobial agents to prevent emergence of antimicrobial-resistant Gram-negative bacteria among intensive care unit patients. Crit Care Med, 32：2450-2456, 2004
13) van Loon HJ, et al：Antibiotic rotation and development of Gram-negative anitibiotic resistance. Am J Respir Crit Care Med, 171：480-487, 2005
14) Brochard L, et al：Noninvasive ventilation for acute exacerbations of chronic obstructive pulmonary disease. N Engl J Med, 333：817-822, 1995
15) Niederman MS, et al：Devising strategies for preventing nosocomial pneumonia：should we ignore the stomach？ Clin Infect Dis, 24：320-323, 1997

カンファレンスでよくある質問

Q：日本のガイドラインでは院内肺炎の重症度の規定がありますが，ATS/IDSAのガイドラインにないのはなぜでしょうか？

A：ATS/IDSAガイドラインは2005年に改訂されたもので，その後何度かの小規模なupdateが加えられていますが，2008年の日本の成人院内肺炎診療ガイドラインの改訂においても参考としました．何といっても，その特徴は院内肺炎の重症度を規定せず，抗菌薬の選択を多剤耐性菌のリスクの有無で規定している点です．一方，本邦のガイドラインはIROADという簡便な判定法による重症度分類と，日常の診療を意識して基礎にある病態により抗菌薬の選択を推奨しており，使いやすいものです．何よりも画像所見が重症度の判定基準に含まれていて，私たち呼吸器内科医には親しみやすいものです．もともとATS/IDSAのガイドラインは免疫能が保たれている患者群を主な対象としており，またVAPのデータをもとにして作成されたという経緯があるので，軽症者が多く含まれる本邦のガイドラインとはおのずと対象が異なり，市販されている抗菌薬の違いや耐性状況の差から欧米のガイドラインとは差はありますが，なぜか最終的には抗菌薬の選択はほぼ同等のものとなっています．ただし，ATS/IDSAガイドラインで耐性菌のリスクなし群で取り上げられているertapenemの読み替えとして，A群への推奨薬のなかにPAPM/BPが取り上げられているのは，先に述べた理由でいただけないですね．ですから本書では抗菌薬の選択例の表からはA群でPAPM/BPはあえてはずしています．

第2章 感染症

4 医療・介護関連肺炎

桂田直子

診療のコツ

- 患者背景は多様であるが，多くが誤嚥のリスクのある高齢者の肺炎であることを認識しておく
- 耐性菌のリスク因子を有していても，耐性菌が検出される例は必ずしも多くはない
- 耐性菌のリスク因子を有する全例で耐性菌を意識した広域抗菌薬は必要ではなく，NHCAP症例においてもできるだけ原因菌の検索をし，それに応じた治療薬の選択をする
- 治療方針は患者背景にも留意し，患者および家族とよく話し合う
- 抗菌薬治療のみならず，ワクチン接種をはじめとする発症予防策が重要である

1 定義と概念

2005年に米国で提唱された医療ケア関連肺炎（healthcare-associated pneumonia：HCAP）[1]は，市中肺炎（community-acquired pneumonia：CAP）と院内肺炎（hospital-acquired pneumonia：HAP）の中間に位置する肺炎の概念であるが，日本のHCAPは，介護を受ける高齢者肺炎の要素が強く，わが国独自の定義が必要であり，2011年「医療・介護関連肺炎（NHCAP：nursing and healthcare-associated pneumonia）ガイドライン」が発表された[2]．その定義を表1に示す．NHCAPはCAPとHAPの中間ではなく，**介護を必要とする高齢者の肺炎を中心とした概念**である．そこに90日以内の退院歴，血管内治療中という項目が加わっていることもあり，患者背景は多様である．

2 発生機序

表2にNHCAPの主な発生機序を示す．

NHCAPの病態，基礎疾患，合併症は多彩であるが，多くは高齢者の肺炎であり，**誤嚥の関与が大きい**．

3 治療区分

NHCAPは多彩な患者群で，患者背景など社会的な要素もあるため，重症度で一律に分けることは難しく，どのような治療が必要か（もしくは行うか）という観点で「治療区分」が提唱された（図1）．

表1 ● NHCAPの定義

1.	長期療養型病床群もしくは介護施設に入所している
2.	90日以内に病院を退院した
3.	介護を必要とする高齢者，身障者
4.	通院にて継続的に血管内治療（透析，抗菌薬，化学療法，免疫抑制薬などによる治療）を受けている

介護の基準 PS3：限られた自分の身の回りのことしかできない，日中の50％以上をベッドか椅子で過ごす，以上を目安とする
1には精神病床も含む
文献2より引用

表2 ● NHCAPの主な発生機序

1.	誤嚥性肺炎
2.	インフルエンザ後の二次性細菌性肺炎
3.	透析などの血管内治療による耐性菌肺炎（MRSA肺炎など）
4.	免疫抑制薬や抗癌剤による治療中に発症した日和見感染症としての肺炎

文献2より引用

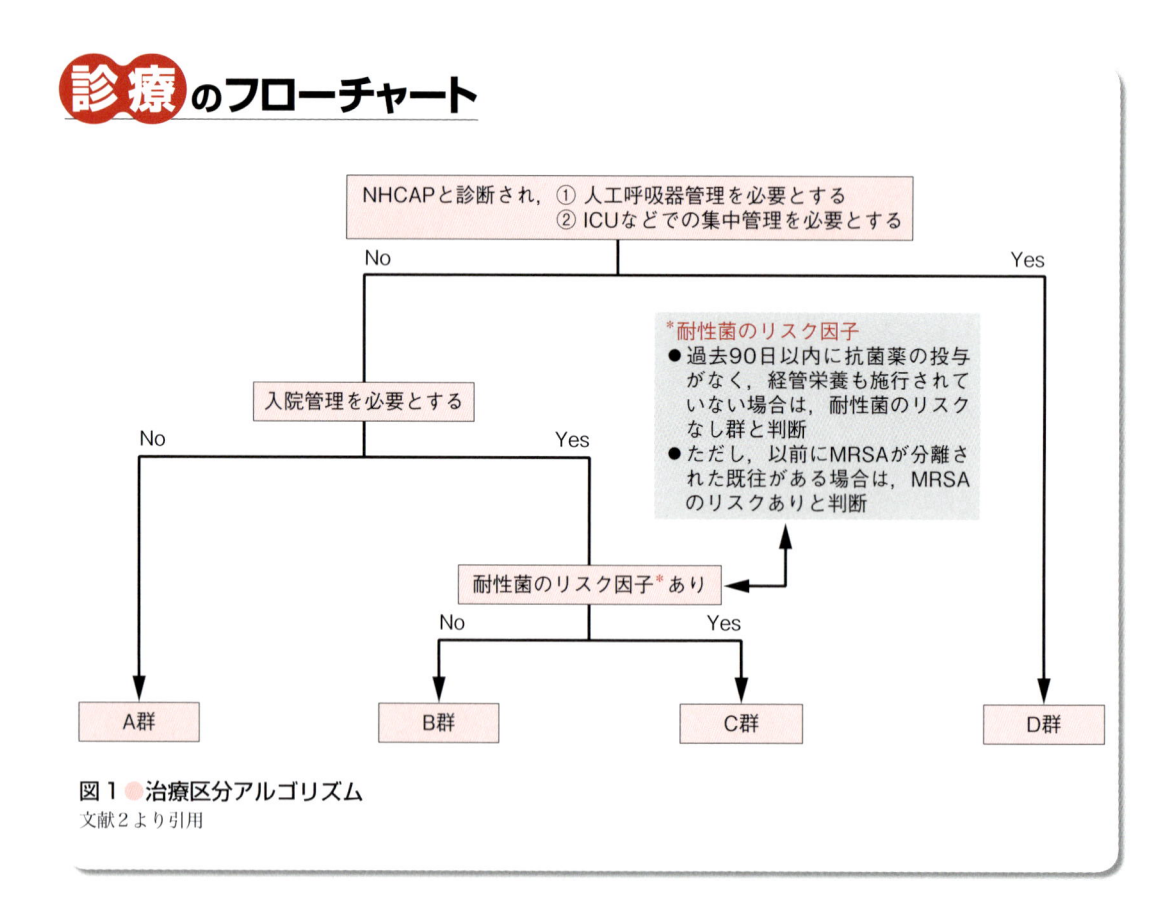

診療のフローチャート

NHCAPと診断され，① 人工呼吸器管理を必要とする
② ICUなどでの集中管理を必要とする

- No → 入院管理を必要とする
  - No → A群
  - Yes → 耐性菌のリスク因子*あり
    - No → B群
    - Yes → C群
- Yes → D群

*耐性菌のリスク因子
- 過去90日以内に抗菌薬の投与がなく，経管栄養も施行されていない場合は，耐性菌のリスクなし群と判断
- ただし，以前にMRSAが分離された既往がある場合は，MRSAのリスクありと判断

図1 ● 治療区分アルゴリズム
文献2より引用

担当医師が，外来治療が適応されると判断した場合は「A群」，入院治療が必要で薬剤耐性菌関与のリスクがないものを「B群」，あるものを「C群」，ICUでの集中治療あるいは人工

表3 ● NHCAPにおける主な原因（分離）菌

耐性菌のリスクがない場合
● 肺炎球菌
● MSSA
● グラム陰性腸内細菌（クレブシエラ属，大腸菌など）
● インフルエンザ菌
● 口腔内連鎖球菌
● 非定型病原体（特にクラミドフィラ属）

耐性菌のリスクがある場合 （上記の菌種に加え，下記の菌を考慮する）
● 緑膿菌
● MRSA
● アシネトバクター属
● ESBL産生腸内細菌

文献2より引用

呼吸器管理が必要と判断した場合を「D群」とする．

　薬剤耐性菌とは，緑膿菌，アシネトバクター属，ESBL産生腸内細菌，メチシリン耐性黄色ブドウ球菌（Methicillin-resistant Staphylococcus aureus：MRSA），ステノトロフォモナス・マルトフィリアなどの菌群である．

　薬剤耐性菌のリスク因子として，「過去90日以内の2日以上の抗菌薬使用歴」，「経管栄養」があげられている．抗菌薬とは，広域抗菌薬である，抗緑膿菌ペニシリン系薬，第3または第4世代セファロスポリン注射，カルバペネム系薬，キノロン系薬である．

4 原因微生物

・NHCAPは多様な集団であり患者背景が異なるため，分離菌は地域や施設によって異なるが，表3に示されるような菌種があげられる．
・最も多く分離される菌はCAPと同様に**肺炎球菌**である[3)4)]．ほかには，インフルエンザ菌などCAPと同様の菌も検出されるが，緑膿菌やMRSAなどの耐性菌や腸内細菌（クレブシエラ属，大腸菌）は，CAPより分離頻度が高い．
・誤嚥が関与している場合，口腔内の連鎖球菌や複数菌感染もより多く認める．
・非定型病原体は，特にクラミドフィラ属が多く認められたとの報告もある[5)]が，CAPより少ないとの報告[3)]もある．クラミドフィラ属の施設内流行の報告もあるが，一般的にはNHCAPにおける非定型病原体の関与は少ないと考える．
・耐性菌のリスク因子は，陰性的中率は高いが，陽性的中率は低い．つまり，耐性菌のリスク因子がある場合に耐性菌が検出されるのではなく，**リスク因子がない場合に耐性菌が検出される確率が低い**ということである．また，**喀痰から分離された菌はあくまで分離されただけで，起因菌とは限らない**ことに注意が必要である．
・喀痰グラム染色や尿中肺炎球菌抗原，喀痰肺炎球菌抗原，肺炎球菌細胞壁抗原検査，尿中レジオネラ抗原や喀痰マイコプラズマLAMP法などを行い，CAPと同様に起因菌の把握に努める．

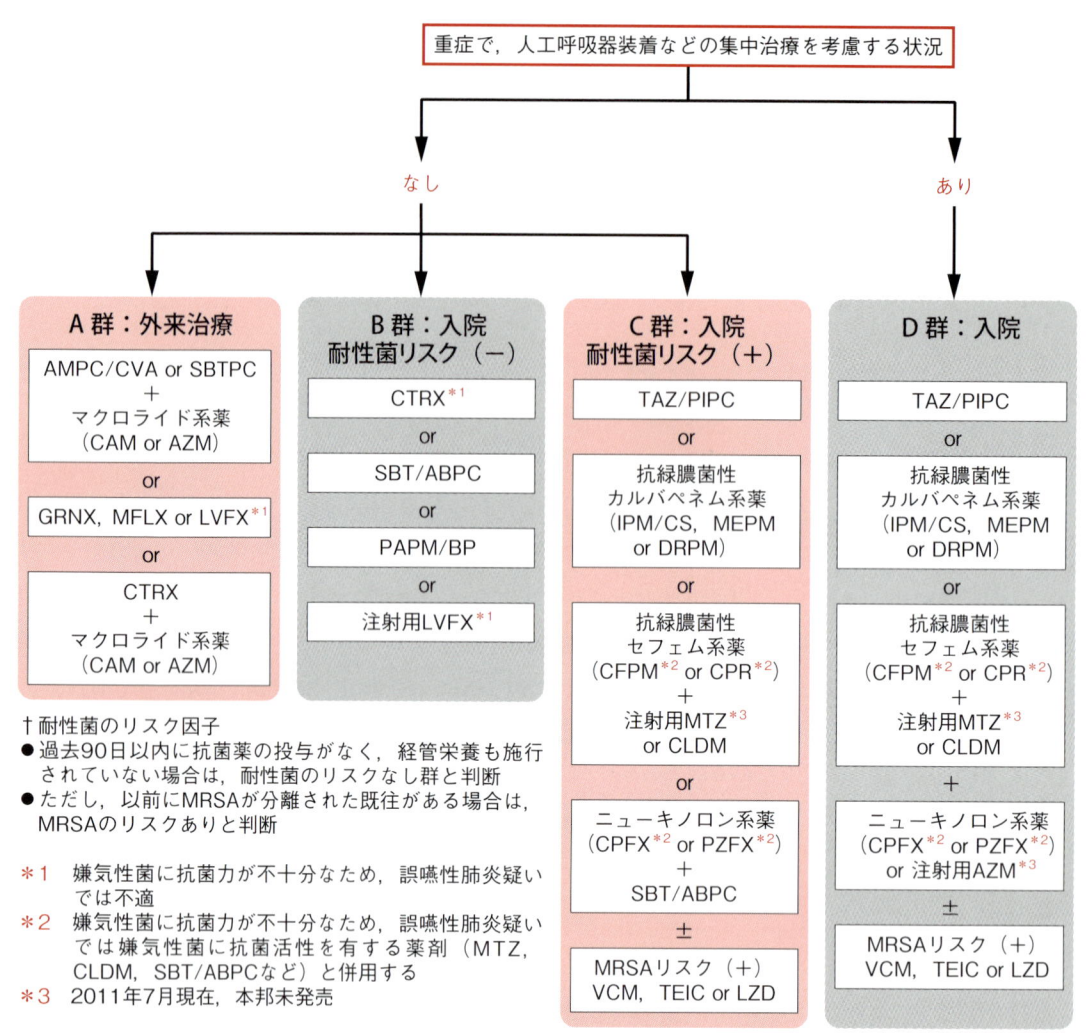

```
                    ┌─────────────────────────────────────┐
                    │ 重症で，人工呼吸器装着などの集中治療を考慮する状況 │
                    └─────────────────────────────────────┘
                                       │
                    ┌──────────────┬───┴────┬──────────────┐
                   なし                              あり
```

A群：外来治療	B群：入院 耐性菌リスク（−）	C群：入院 耐性菌リスク（＋）	D群：入院
AMPC/CVA or SBTPC ＋ マクロライド系薬 （CAM or AZM） or GRNX, MFLX or LVFX*1 or CTRX ＋ マクロライド系薬 （CAM or AZM）	CTRX*1 or SBT/ABPC or PAPM/BP or 注射用LVFX*1	TAZ/PIPC or 抗緑膿菌性 カルバペネム系薬 （IPM/CS, MEPM or DRPM） or 抗緑膿菌性 セフェム系薬 （CFPM*2 or CPR*2） ＋ 注射用MTZ*3 or CLDM or ニューキノロン系薬 （CPFX*2 or PZFX*2） ＋ SBT/ABPC ± MRSAリスク（＋） VCM, TEIC or LZD	TAZ/PIPC or 抗緑膿菌性 カルバペネム系薬 （IPM/CS, MEPM or DRPM） or 抗緑膿菌性 セフェム系薬 （CFPM*2 or CPR*2） ＋ 注射用MTZ*3 or CLDM ＋ ニューキノロン系薬 （CPFX*2 or PZFX*2） or 注射用AZM*3 ± MRSAリスク（＋） VCM, TEIC or LZD

† 耐性菌のリスク因子
● 過去90日以内に抗菌薬の投与がなく，経管栄養も施行されていない場合は，耐性菌のリスクなし群と判断
● ただし，以前にMRSAが分離された既往がある場合は，MRSAのリスクありと判断

*1 嫌気性菌に抗菌力が不十分なため，誤嚥性肺炎疑いでは不適
*2 嫌気性菌に抗菌力が不十分なため，誤嚥性肺炎疑いでは嫌気性菌に抗菌活性を有する薬剤（MTZ，CLDM，SBT/ABPCなど）と併用する
*3 2011年7月現在，本邦未発売

図2● 抗菌薬選択

AMPC/CVA：アモキシシリン／クラブラン酸，SBTPC：スルタミシリン，CAM：クラリスロマイシン，AZM：アジスロマイシン，GRNX：ガレノキサシン，MFLX：モキシフロキサシン，LVFX：レボフロキサシン，CTRX：セフトリアキソン，SBT/ABPC：スルバクタム／アンピシリン，PAPM/BP：パニペネム／ベタミプロン，TAZ/PIPC：タゾバクタム／ピペラシリン，IPM/CS：イミペネム／シラスタチン，MEPM：メロペネム，DRPM：ドリペネム，CFPM：セフェピム，CPR：セフピロム，MTZ：メトロニダゾール，CLDM：クリンダマイシン，CPFX：シプロフロキサシン，PZFX：パズフロキサシン，VCM：バンコマイシン，TEIC：テイコプラニン，LZD：リネゾリド
文献2より引用

5 治療

- NHCAPでは，高齢者や基礎疾患をもつ者が多く，生存期間の延長が必ずしも最優先されるわけではないため，治療の場やどこまで積極的に治療するかについては患者やその家族の希望，主治医の判断が優先される[2]．人生の終末期としての肺炎という側面もあるため，積極的な人工呼吸器管理を行わない選択肢もある．
- ガイドラインでは，図2のような抗菌薬選択が勧められている．推定される起因菌および処方例を表4に示す．

表4　推定される起因菌および処方例

A群	起因菌
	肺炎球菌，インフルエンザ菌，メチシリン感受性黄色ブドウ球菌（MSSA），クレブシエラ属，肺炎クラミドフィラ
	処方例
	● AMPC/CVA（アモキシシリン/クラブラン酸）1回250 mg 1日3回＋AMPC（アモキシシリン）1回250 mg 1日3回±AZM（アジスロマイシン）1回500 mg 1日3回を3日間 or AZM-SR 1回2 g 1日1回を1日間＊ ● LVFX（レボフロキサシン）1回500 mg 1日1回 or MFLX（モキシフロキサシン）1回400 mg 1日1回 or GRNX（ガレノキサシン）1回200 mg 1日2回 ● CTRX（セフトリアキソン）1回2 g　24時間ごと±AZM 1回500 mg 1日1回を3日間＊ or AZM-SR 1回2 g 1日1回を1日間＊
B群	起因菌
	A群と同様の菌
	処方例
	● CTRX 1回2 g　24時間ごと ● SBT/ABPC（スルバクタム/アンピシリン）1回3 g　6時間ごと ● 注射用LVFX 1回500 mg　24時間ごと
C群	起因菌
	A，B群に加え，緑膿菌，MRSA，アシネトバクター
	処方例（グラム染色などから耐性菌を考えない場合，B群の処方を参考にしてもよい）
	● TAZ/PIPC（タゾバクタム/ピペラシリン）1回4.5 g　6時間ごと ● MEPM（メロペネム）1回0.5 g　8時間ごと ● 注射用LVFX 1回500 mg　24時間ごと MRSAリスクがあれば下記併用考慮 ● VCM（バンコマイシン）1回15〜20 mg/kg　12時間ごと，TDMを参考に 　or LZD（リネゾリド）1回600 mg　12時間ごと
D群	起因菌
	C群の菌に加え，レジオネラ属や非定型病原体のカバーが必要
	処方例
	● TAZ/PIPC 1回4.5 g　6時間ごと ● MEPM 1回0.5 g　8時間ごと 上記に加えて下記併用する ● 注射用LVFX 1回500 mg　24時間ごと or 注射用AZM 1回500 mg　24時間ごと MRSAリスクがあれば下記併用考慮 ● VCM（バンコマイシン）or LZD（リネゾリド）

＊非定型病原体の関与が疑われるときは，マクロライド系薬を併用する
TDM：therapeutic drug monitoring（薬物治療モニタリング）

- C群では，抗緑膿菌活性を有する抗菌薬が推奨されるが，耐性菌リスク因子は陽性的中率が低く，リスク因子をもつ全例に広域抗菌薬が必要というわけではない．耐性菌が検出されても，それをカバーしない抗菌薬投与でも治療失敗につながらないとの報告もあり[4]，耐性菌が検出されても必ずしもカバーが必要ではない．
- 喀痰グラム染色などを参考にして起因菌の把握に努め，狭域の抗菌薬を初期治療薬として

選択する．各施設で耐性菌の頻度は異なるので，自施設における細菌の分離状況を把握しておくことも重要．

6 誤嚥性肺炎

- 正確に誤嚥を評価することは難しいため，明確な定義は存在しないが，嚥下障害や誤嚥が証明もしくは強く疑われる患者に生じた肺炎である．
- 誤嚥をきたしやすい病態として，脳血管障害などの神経疾患，長期臥床，義歯不適合などの口腔の異常，胃切除後などの胃食道疾患，経管栄養，鎮静薬の使用などがあげられる．
- 高齢者では加齢や中枢神経疾患に伴い嚥下反射や咳反射が抑制され，誤嚥が生じやすくなる．特に夜間に不顕性誤嚥を生じ，微量誤嚥に含まれる細菌が肺炎発症の原因となる．
- 誤嚥性肺炎は高頻度であり，NHCAPのうち63.5%で，誤嚥は予後不良と関係するとの報告もある[3]．
- 誤嚥リスクのない患者群よりも口腔内常在菌，嫌気性菌の関与が強いため，これらに有効な薬剤を選択する．

処方例：
　①耐性菌の関与を疑わない場合
　　SBT/ABPC 3 g 6時間ごと
　②緑膿菌など耐性菌が疑われる場合
　　TAZ/PIPC 4.5 g 6時間ごと
　　MEPM 0.5 g 6時間ごと

- 誤嚥のリスクのある患者では肺炎をくり返すことが多いため，誤嚥を疑う場合には，**嚥下機能の評価を行い，適切な食事形態の選択，必要に応じて嚥下リハビリテーションを行う**．
- 誤嚥の予防として，常在細菌量の減少を期待した口腔ケアや食後の坐位保持，上気道定着菌として重要な肺炎球菌による肺炎を予防するため肺炎球菌ワクチン接種が勧められる．また，嚥下機能の低下をもたらす抗精神病薬の使用にも注意する．脳血管障害を有する患者に対する，アンジオテンシン変換酵素（ACE）阻害薬，シロスタゾールなどによる肺炎発症抑制効果も報告されている．
- 嚥下機能が低下し，安全な経口摂取が困難な症例では経管栄養にするのか，誤嚥を承知のうえで経口摂取を続けるのか，本人・家族とよく相談することが大切．胃瘻を造設しても肺炎のリスクは減らず，経鼻胃管と同程度の肺炎発症頻度である．

7 予防

- NHCAPの予防には**ワクチン接種**および**誤嚥の予防**があげられる．
- 23価肺炎球菌ワクチン（23-valent pneumococcal polysaccharide vaccine：PPV23）は，高齢者施設入所者の肺炎球菌性肺炎および肺炎全体の発症を抑制し，死亡率を下げること[6]，医療費削減効果があることも報告されている[7]．
- インフルエンザワクチンとの併用による予防効果も大規模観察研究で示されており[8]，NHCAPに多い高齢者肺炎を予防するためには**両ワクチンを接種することが重要**である．

<文献>

1) American Thoracic Society & Infectious Disease Society of America：Guideline for the management of adults with hospital-acquired, ventilator-associated, and healthcare-associated pneumonia. Am J Respir Crit Care Med, 171：388-416, 2005
2) 「医療・介護関連肺炎診療ガイドライン」（日本呼吸器学会　医療・介護関連肺炎（NHCAP）診療ガイドライン作成委員会／編），メディカルレビュー，2011
3) Fukuyama H, et al：A prospective comparison of nursing-and healthcare-associated pnuemonia （NHCAP） with community-aacquired pneumonia （CAP）. J Infect Chemother, 19：719-726, 2013
4) Oshitani Y, et al：Reevaluation of the Japanese guideline for healthcare-associated pneumonia in a medium-sized community hospital in Japan. J Infect Chemother, 19：579-587, 2013
5) Maruyama T, et al：A prospective comparison of nursing home-acquired pneumonia with hospital-acquired pneumonia in non-intubated elderly. Respir Med, 102：1287-1295, 2008
6) Maruyama T, et al：Efficacy of 23-valent pneumococcal vaccine in preventing pneumonia and improving survival in nursing home residents：double blind, rondomised and placebo controlled trial. BMJ, 340：c1004, 2010
7) Kawakami K, et al：Effectiveness of pneumococal polysaccharide vaccine against pneumonia and cost analysis for the elderly who recieive seasonal influenza vaccine in Japan. Vaccine, 28：7063-7069, 2010
8) Christeson B, et al：Additive preventive effect of influenza and pneumococcal vaccines in elderly persons.Eur Respir J, 23：363-368, 2004

カンファレンスでよくある質問

Q：実際には耐性菌のカバーはどのような症例に行いますか？

A：初期治療薬を選択するには，**まずはグラム染色**を参考にして決定します．耐性菌で問題となるのは多くは緑膿菌とMRSAです．C群であっても，Geckler 4あるいは5の良質な喀痰が得られた場合にグラム染色で緑膿菌やMRSAを認めなければ，それらのカバーは不要と考えます．特にMRSAは，喀痰で確認されなければカバーは不要です．NHCAPは大部分の症例で誤嚥が関与しているとされているので，Geckler 3の喀痰でも参考になるかもしれません．NHCAPでは，実際には良質な喀痰を得ることが難しいことも多く，そのような場合には，過去の喀痰培養の検出菌も参考にしています．過去の肺炎で緑膿菌が起因菌であると推測される場合は，緑膿菌のカバーをしています．

治療中に培養結果が判明しますが，耐性菌が検出された場合，実際に起因菌であるかの判断は難しいですね．菌量も参考にして，喀痰の半定量培養で1＋あるいは少数という場合は，基本的にはカバーは不要です．耐性菌をカバーする初期治療薬で開始して，耐性菌でなかった場合には，de-escalationを検討します．耐性菌をカバーしない初期治療薬が投与されていても，臨床的に有効であれば，耐性菌をカバーする治療薬への変更は不要です．耐性菌が検出されたから，「重症／死亡率が高い」のではなく，耐性菌が検出されるような症例ではもともと基礎疾患などで全身状態が悪く，耐性菌が関与していなくても肺炎がきっかけで死亡につながりやすいと考えるべきでしょう．

第2章 感染症

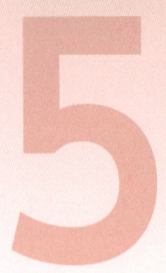

5 肺抗酸菌感染症
（肺結核症，非結核性抗酸菌症）

青島正大

診療のコツ

- ▶ 結核は決して過去の病気ではないことを認識する
- ▶ 結核はヒト-ヒト感染をするので，診療にあたるものは自分の身を守ることを常に心がけ，感染を拡大させないよう努力する
- ▶ 怪しきは必ず抗酸菌の塗抹，培養，PCRへ提出する．ニューキノロンで改善する呼吸器感染症の症例には特に注意
- ▶ IGRA（interferon gamma release assay）の解釈には注意が必要．発症者と考えられる胸部画像で異常陰影を示すケースと潜在性結核感染症（LTBI）が疑われるケースではIGRAが陽性であった場合の対応が異なることを知っておく
- ▶ 不十分な治療は治療の失敗，耐性菌誘導のもととなる．治療を行う場合には標準的治療を行い，治療完遂をめざす．入院患者は服薬を直接確認しよう
- ▶ 肺MAC症は，治療に長期間を要する．生涯にわたり，3剤以上による治療を継続する例も珍しくない．治療開始にあたっては必要性を十二分に検討すること

肺結核症

1 概念

結核菌（*Mycobacterium tuberculosis*）による慢性感染性疾患．
感染の伝播は活動性肺結核患者の咳，くしゃみに含まれる結核菌の吸入により起こり，飛沫の直接吸入（飛沫感染）または，飛沫核の吸入（空気感染）による．**空気感染は発端者から離れた場所でも起こる．**
結核は感染症法により2類感染症に規定されており，医師は，結核患者であると診断した場合，直ちに保健所へ届出なければならない．薬剤耐性は不適切な薬剤選択あるいは不十分な治療により誘導され，菌量が多い空洞内などで起こりやすい[1]．
図1に肺抗酸菌感染症の診療の流れを示す．

2 疫学

・感染者のなかで発病するのは約10％．

診療のフローチャート

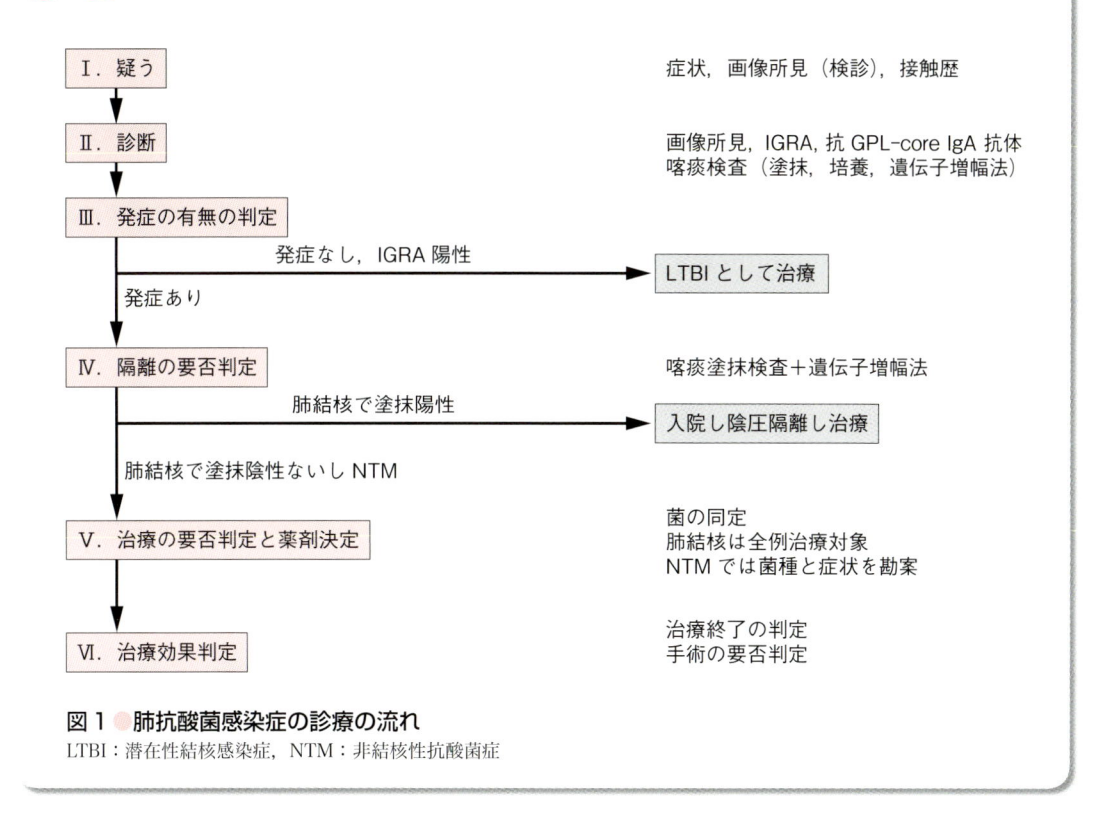

```
Ⅰ. 疑う                    症状，画像所見（検診），接触歴
 ↓
Ⅱ. 診断                    画像所見，IGRA，抗 GPL-core IgA 抗体
 ↓                          喀痰検査（塗抹，培養，遺伝子増幅法）
Ⅲ. 発症の有無の判定
 │  ─発症なし，IGRA 陽性→  LTBI として治療
 │発症あり
 ↓
Ⅳ. 隔離の要否判定          喀痰塗抹検査＋遺伝子増幅法
 │  ─肺結核で塗抹陽性→    入院し陰圧隔離し治療
 │肺結核で塗抹陰性ないし NTM
 ↓
Ⅴ. 治療の要否判定と薬剤決定   菌の同定
 │                           肺結核は全例治療対象
 │                           NTM では菌種と症状を勘案
 ↓
Ⅵ. 治療効果判定            治療終了の判定
                            手術の要否判定
```

図1 ● 肺抗酸菌感染症の診療の流れ
LTBI：潜在性結核感染症，NTM：非結核性抗酸菌症

- 約5％が感染後1～2年以内に発病（初感染結核）．
- 残り5％が初感染後に平均罹患期間10年以上経って，宿主の抵抗力低下とともに発病（二次結核）．平均発症年齢63歳．
- 本邦は結核の中等度蔓延国と位置付けられ，罹患率は人口10万対20をやや下回る程度で，欧米の先進諸国の約4倍程度と高い．
- 初回治療者の結核菌のINH（イソニアジド）耐性率は3％前後だが，INHとRFP（リファンピシン）の両者に耐性を有する多剤耐性結核菌（MDR-TB）や，さらに少なくとも1つの注射薬（kanamycin：KM, capreomycin：CPM, amikacin sulfate：AMKのいずれか）とキノロン系薬に対しての耐性も有する超多剤耐性結核菌（XDR-TB）に関しては，持続排菌している患者の74％がMDR-TB，56％がXDR-TBである．
- 喀痰塗抹陽性例を治療せずに観察すると，5年後には半数は死亡．20％は菌陽性のまま．30％は治癒．
- **危険因子：糖尿病，珪肺，胃切除術後，慢性腎不全，血液疾患，AIDS，ステロイド・免疫抑制剤服用中，結核高度蔓延国からの入国者など．**

3 臨床症状

- 80％が何らかの呼吸器症状を訴えて受診．
- 慢性の経過をたどる微熱や寝汗，湿性咳嗽を主症状とし，体重減少を示すこともある．

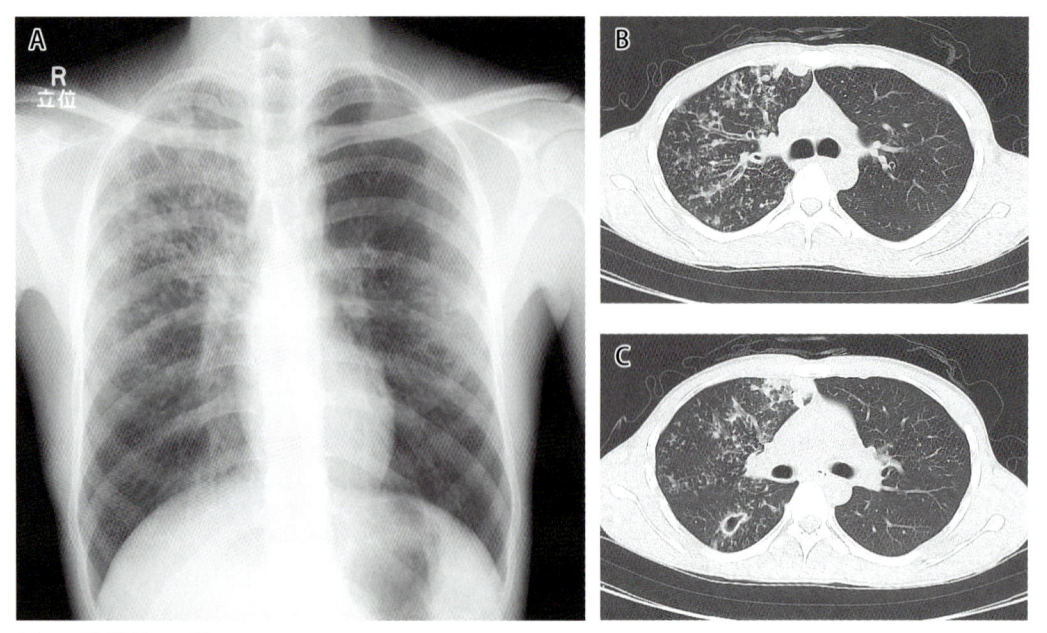

図2 ● 肺結核の画像
23歳の男性，インド国籍，7年前に来日し，その後数回帰国をくり返している．喀痰塗抹でGuffky 10号，培養で結核菌を検出．学会分類はbⅡ2．結核の高度蔓延国からの入国者は耐性結核の可能性も考慮する必要があったが，本例は感受性菌であった

- 「風邪にしては長引く」程度の自覚のことが多い．3週間以上続く咳には注意を！
- 高齢者では全身倦怠や食思不振など呼吸器外症状多し．
- 医療面接では必ず，**BCG接種歴，過去のツベルクリンテスト歴**を聴くこと．
- 肺炎として診断され**ニューキノロン系抗菌薬で症状が改善した例**には肺結核が隠れている可能性があるので注意！

4 身体所見

特異的なものはない．聴診にてもcrackleを聴取する頻度は低い印象．

5 検査所見

❶ 画像所見

- 分布はS1，2，6に好発する．**空洞や結節陰影とその周囲の経気道性の散布状を示す粒状影**が典型的な像．時に乾酪性肺炎を呈する場合には濃厚なconsolidationをきたしairbronchogramを伴う．
- 画像は基礎疾患や併存疾患により，修飾を受けさまざまなバリエーションを示し，細菌性肺炎や非定型肺炎との鑑別診断に迷う場合も多い[2]．典型的な画像を図2に示す．

❷ 血液検査

- 白血球増多やCRP上昇，赤沈亢進など炎症所見は認めないか，あっても軽微である．
- 特異的所見はない．

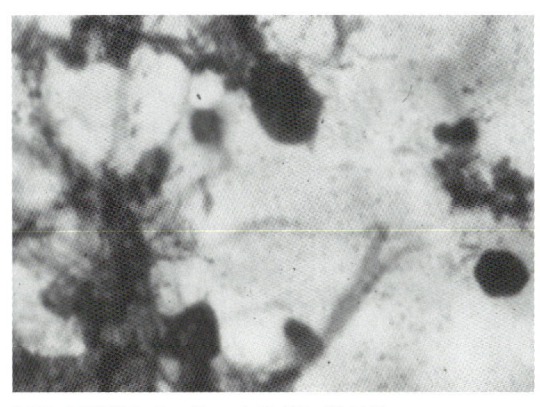

図3 ● 喀痰のチール・ネルゼン染色像
赤紫色に染まる長い桿菌を認める
巻頭Color Atlas ❹参照

❸ 細菌学的検査

- 喀痰塗抹検査：チール・ネルゼン法（図3）あるいは**蛍光法**（オーラミン・ローダミン法）による染色．蛍光法は鏡検に要する時間が短くて済み，かつ**感度が高い**[3]．
- 培養：小川培地を用いた方法，あるいはMGIT（mycobacteria growth indicator tube）が用いられる．**MGITは感受性が高く2週間程度で培養が陽性**になる例もある．
- 同定：培養による同定（耐性検査もできる利点）．PCR → 速い（菌種が限られる）．
- 核酸を用いる方法：PCR〔結核菌と*M. avium*-intracellulare complex（MAC）が検出可能〕や定量性のあるリアルタイムPCR，あるいはLAMP法も今日では利用が可能．拡散増幅法を用いる場合の注意点として，
  ① 必ず塗抹および培養検査と平行して行う
  ② 細菌検査が陰性で核酸増幅法のみ陽性の場合には，臨床所見や画像所見と併せ総合的に判定
  ③ 治療中の効果判定に用いない
  ④ 検査器具（気管支鏡など）の以前の検査による汚染の可能性を除外する
  ⑤ 検査精度の定期的な見直しを行う
  ことが必要．抗酸菌塗抹が陽性の場合には，結核菌か否かを迅速に判定できるので，隔離の要否判定に有用．
- 喀痰を検査へ提出する回数は一般に3日連続して提出すべきとされてきたが，2回以内で80％以上が陽性となる報告もある[4]．3回の塗抹が陰性の場合には日を変えて気管支鏡検査での検体採取を考慮する．
- **喀痰がとれない場合には胃液を用いる**．

❹ ツベルクリンテストの位置づけ

- BCG接種が行われている本邦では**ツベルクリン反応による診断や結核の否定は困難**．
- 新鮮な活動性結核患者でも20〜30％は陰性であると報告されている[1]．

❺ インターフェロンγ遊離試験（interferon gamma release assay；IGRA）[5]

- 結核菌に感作された個体のTリンパ球を結核菌由来の抗原で刺激したときに，大量のインターフェロンγを産生する原理に基づく検査．
- IFNγ量を測定するクォンティフェロン®TBゴールド（QFT-G）とIFNγを産生するTリンパ球数を算定するT-SPOT®TBの2種類がある．ともに血液を体外へ取り出して結核菌抗原で刺激をするために，検査のくり返しによる感作がない．
- QFT-Gで用いられる抗原はESAT-6，CFP-10，TB-7.7の3種類で，これらはBCG株には含まれず，**BCG接種ではIFNγは上昇しない**．また非結核性抗酸菌症で最も多い*M. avium*, *M.intracellulare*には存在していないが，*M.kansasii*, *M.marinum*そのほかの複数菌種から分泌されるため，結核菌感染以外でも陽性となる．
- 感度は98％，特異度は90％．
- **既感染でも陽性となり，治療によって陰性となる例もあり，陰性であることで過去の感染を否定することもできない．**
- LTBIの診断に積極的に用いられているが，①乳幼児・学童ではツベルクリンテストを優先し，②中学生以上でQFT-Gを優先することが推奨されている[6]．
- QFT-Gの判定は「陽性」，「判定保留」，「陰性」の3段階で示される．本来「判定保留」は陰性に分類される値であり，結核感染の可能性が高いと判断される事実がない場合には「陰性」として取り扱う．陽性コントロール（マイトジェンに対するIFNγの反応）が低い場合には，結核菌抗原に対する反応が低くても「判定保留」や「陰性」とは判断できず「判定不可」という結果になる．

6 治療

❶ 入院治療すべき患者とは
① 塗抹陽性の活動性結核．
② 喀痰塗抹は陰性だが胃液ないし気管支鏡検体の塗抹が陽性，ないし喀痰の培養やPCRが陽性で以下に該当する場合．
　ⅰ) 激しい咳など呼吸器症状が強く，感染のおそれがある．
　ⅱ) 服薬コンプライアンス不良による大量排菌やMDR-TBに至るおそれが大きい．

❷ 退院させることができる基準（以下のすべてを満たすこと）
① 2週間以上の標準的化学療法が実施され，症状が消失．
② 異なった日の喀痰塗抹が3回連続で陰性．
③ 患者の治療への理解が得られていて，退院後の治療の継続・他者への感染防止が可能．

❸ 薬物療法
初回治療例では8.5％が，**再治療例では20.5％が何らかの抗結核薬に耐性**[7]．

1 初回治療の原則[8]
- 感受性を有する**抗結核薬を複数併用**する．

表1 ●抗結核薬の成人の標準投与量と最大投与量

薬剤名	略号	標準量 (mg/kg/day)	最大量 (mg/body/day)
rifampicin	RFP	10	600
isoniazid	INH	5	300
pyirazinamide	PZA	25	1,500
streptomycin	SM	15	750 (1,000)
ethambutol	EB	15 (25)	750 (1,000)
kanamycin	KM	15	750 (1,000)
ethionamide	TH	10	600
enviomycin	EVM	20	1,000
para-amino-salicylic acid	PAS	200	12 g/day
cycloserine	CS	10	500
levofloxacin	LVFX	8	600

文献9より引用

・適切な量の抗結核薬を投与する．投与は1日1回とし，PZAのみ2回を許可．
・抗結核薬は定期的にきちんと服用する．
・治療は十分な期間継続する．

2 抗結核薬の分類[9]（表1）

①first line drugs（a）：最も強力な殺菌作用を有し，菌の撲滅に必須
　→ INH，RFP，PZA
②first line drugs（b）：主に静菌作用を有し（a）と併用される
　→ SM，EB
③second line drugs：①，②と比べて抗菌力は劣るが多剤併用で効果
　→ KM，TH，EVMなど

❹ 初回治療：4剤併用．耐性検査結果で変更

①2HRZS（E）その後4HR（＋E）：2カ月間INH，RFP，PZAにSMあるいはEBを加えた4剤併用を行い，その後4カ月間INH，RFPの2剤またはEBを加えた3剤併用を行う．
②6HRS（E）その後3HR（＋E）：6カ月間INH，RFPにSMあるいはEBを加えた3剤併用を行い，その後3カ月間INH，RFPの2剤またはEBを加えた3剤併用を行う．
※薬剤耐性薬剤アレルギー・肝障害・高尿酸血症などによりPZAの服用が不可能な場合を除き①を選択する．投与量を表1に示す．

●RFP，INHが使用できない場合のレジメン[8]
ニューキノロン薬を含めた感受性のある他の抗結核薬を4剤以上併用．

ただし，ニューキノロン薬は抗結核薬としては本邦では未承認．

①Rが使用できない場合：HZSE＋（排菌量が多い場合にLVFX あるいはsecond line drugs）を6カ月，その後，HE（＋LVFX or second line drugs）を菌陰性化後18カ月まで使用，SMの投与は最大で6カ月．

②RとZが使用できない場合：HSEL（L：LVFX）で菌陰性化後6カ月，その後HELを菌陰性化後18〜24カ月，SMの投与は最大で6カ月．

③Hが使用できない場合：RZSE＋（LVFX or second line drugs）を6カ月，その後，REを全治療期間は9カ月，または菌陰性化後6カ月のいずれか長い方まで使用，SMの投与は最大で6カ月．

④HとZが使用できない場合：RSE＋（LVFX or）で菌陰性化後6カ月 → REを全治療期間12カ月，または菌陰性化後9カ月のいずれか長い方まで使用，SMの投与は最大で6カ月．

⑤RとHの両者が使用できない場合：多剤耐性結核（multidrug resistant TB：MDR-TB）として対応．EZ＋SM＋LVFX＋second line drugsで菌陰性化後18〜24カ月使用する．SMの投与は最大で6カ月．病巣が限局していれば外科的切除を考慮．MDRTBに関しては専門家に相談すべき．

❺ 耐性菌の治療

1 治療の原則

- 多剤耐性結核患者用の病室を備えて，DOTS〔directly observed therapy, short-course（直接監視下短期治療）〕を実施し，かつ外科手術も可能な専門施設での治療が望ましい．
- 感受性のある抗結核薬3剤以上を菌陰性化後6カ月投与し，その後，長期投与が困難な薬剤を除いてさらに菌陰性化後24カ月治療を継続．
- 治療薬は感受性のある薬剤1剤のみの変更は耐性化を招くので禁忌！ **治療薬を変更する場合には一挙に変更する．**

2 薬剤の選択

　表1の記載順に薬剤を選択する[9]．ニューキノロン同士は併用不可．LVFX，MFLX（モキシフロキサシン），STFX（シタフロキサシン），SPFX（スパルフロキサシン）が結核菌に対して有効．CPFX（シプロフロキサシン）は今日推奨されていない．アミノ配糖体同士の併用も不可．AMKとKMは交叉耐性がある[10]．SM → KM → EVMの順に選択．

❻ 再治療

- 以前の治療内容を把握すること．
- 表1の順で**未使用の抗結核薬を選び併用療法を行う．**
- **INHとRFPが感受性の場合には初回治療（前述の④）に準ずる．**
- 耐性結核菌の場合には前述の耐性菌の治療に準ずる．

❼ 化学療法の副作用への対策

- 肝機能は治療開始2週後にチェック，その後はおおむね1カ月ごと．
- AST/ALTが正常上限の5倍以上（有症状の場合は3倍以上）で休薬し，肝機能正常化後に

表2　INH，RFPに対する減感作療法の試案

速やかに被疑薬を中止し，DLSTなどにより可能な限り原因薬剤を同定し，副作用が改善した後以下のように薬剤を再開，増量する．両剤での副作用の場合には1剤ずつ行う

	INH (mg)	RFP (mg)
第1日	25	25
2	25	25
3	25	25
4	50	50
5	50	50
6	50	50
7	100	100
8	100	100
9	100	100
10	200	200
11	200	200
12	200	200
13	300	300
14	300	300
15	300	300
16	400	400

文献11より引用

　再開．再開後は1週間後に再検し，異常がなければ1カ月ごとのチェックへ．
・PZAを併用すると，しない場合よりも早期に肝機能障害が出現．
・**発熱や皮疹などアレルギー症状の場合は，すべて休薬し，1剤ずつ極少量から再開する減感作療法を行う**（表2）．

❽ DOTS

・医療関係者が患者へ直接治療薬剤を提供し，**患者が薬剤を飲み込むのを確認する**．
・DOTSにより欧米では自然耐性率の低下，獲得耐性率の低下，再発率の低下，耐性菌による再発の抑制が得られた[12]．
・**本邦では**塗抹陽性の結核患者は入院治療が原則であるので，特に**最初の2カ月は院内DOTを施行し**，退院後は保健所が核となってDOTSが行われている．
・LTBI患者もDOTSの対象である．

❾ 外科療法

・以下の場合に手術を考慮．結核手術に長けた専門的呼吸器外科に相談のこと．
　①多剤耐性結核で，主病巣が限局していて切除可能な場合．
　②大量喀血の反復，コントロール困難な気胸など症状が強い場合．

7 潜在性結核感染症（latent tuberculosis infection：LTBI）治療

- かつては感染後の発病予防という観点から「化学予防」と呼ばれたが，今日では「潜在的な病気である結核感染状態を治療する」という積極的な姿勢へと変化し，LTBI治療と呼ばれる．
- 従来の化学予防にあった年齢制限がLTBI治療では撤廃され，またLTBIでは届出が必要となった．
- INH 6カ月間の投与で約50〜70％の発病阻止効果があり，投与終了後10年以上効果が持続する[13]．

❶ 対象

①喀痰結核菌塗抹陽性患者と最近6カ月以内に密に接触した者．
②胸部画像上陳旧性結核の所見があり，ツベルクリンテストが強陽性で，結核治療を受けたことがない者．
③HIV感染者やほかの著しい免疫抑制状態にある者で，胸部画像上（陳旧性も含め）結核の所見がある者，感染性結核患者との接触歴がある者．
④免疫抑制療法を受け，ツベルクリンテストが陽性の者，胸部画像上（陳旧性も含め）結核の所見がある者，感染性結核患者との接触歴がある者．
※ステロイドはプレドニゾロン1日10 mg以上を1カ月以上が該当．
※TNFαモノクロナール抗体（インフリキシマブ）治療を受ける予定の例ではINH3週間投与ののち開始する[14]．
⑤著しい免疫抑制状態にはないが，ツベルクリンテストが強陽性で胸部画像上（陳旧性を除く）結核の所見がある者．

❷ LTBIの診断と治療法

- 上記対象者に対して画像検査を行い，発病が否定されればLTBIとして治療．なお画像検査におけるCTの必要性については，一定の見解がない．

1 INH 1回300 mg 1日1回　6カ月間連日服用が標準的

- 6カ月と12カ月では予防効果には差はなく，6カ月投与が費用対効果に優れる[15]．
- 予防投与を中断し，発病した場合には4剤による標準的治療（RFP + INH + EB + PZA）を行う．

2 感染源がINH耐性の場合の予防：RFP 300 mg分1×4カ月間連日服用

- HIV陰性，陽性両者に推奨．
- INHに比べて肝機能障害の頻度が高い．

8 自分を守る，自分の結核発病を見落とさない，感染を拡大させない

- 医療従事者は排菌している結核患者と知らずに接する危険性に常に直面している．外来などで咳をしている患者を診察する場合には，咳エチケット（サージカルマスクの着用）を患者にお願いする．
- 医療従事者が結核を発病し，知らずに勤務を続けていたような事例にならないために咳を

しているときに，患者と接しなければならない場合はマスクを着用する．
- まず喀痰検査を心がける．
- **エンピリックにニューキノロン薬を服用することを慎む**．症状がみかけ上改善することがあり，適切な診断・治療の遅れの原因となる．
- **排菌患者の部屋に入るときにはN95マスクを着用．**

非結核性抗酸菌症

1 概念

- 非結核性抗酸菌症（nontuberculous mycobacteriosis：NTM症）は結核菌群以外の抗酸菌による感染症．非結核性抗酸菌は約130種以上と言われているが，そのなかで重要なものは ***M.avium***，***M.intracellulare***，***M.kansasii***，***M.abscessus*** があげられる．
- *M.avium*，*M.intracellulare* の頻度が最も多く，両者を併せて ***M.avium complex***（MAC）と呼ぶ．MACが引き起こす肺の疾患を肺MAC症と呼び，全NTM症の約70％を占め，女性に多い．
- 次いで *M.kansasii* 症が約20％程度で，こちらは男性に多い．
- 多くのNTMの感染源は土壌あるいは水と考えられている．すなわち環境からの感染によるとされ，ヒト−ヒト感染や動物−ヒト感染はない．
- 検出されたことが直ちに起炎菌であることを示すものではない．
- 結核症よりも進行はゆっくりであるが，MACは通常の抗結核剤に対する反応が乏しく，徐々に肺の破壊が進行する．
- 罹病率はNTM症全体で人口10万人対7程度とされており，近年認識の高まりから増加傾向にあるが，診断されていない例（気管支拡張症や肺結核疑いなどの診断名）は少なくなく，**実際には結核よりも多いかも知れないと指摘されている**．

2 非結核性抗酸菌症の診断

❶ 画像所見

1 肺結核類似型（fibrocavitary type）
- 肺結核後遺症，間質性肺炎，塵肺など既存の肺病変に併発し，既存の空洞や嚢胞壁が次第に肥厚し空洞が形成されて行く形．
- 上肺野優位の分布．
- 診断時点ではかなり呼吸機能が低下していることが多く[16]，大量の菌が存在することが多い．

2 小結節・気管支拡張型（nodular bronchiectatic type）
- 気道進展を主体とするものは50歳以上の女性に多く，既存の肺病変をもたず，中葉舌区に散布性結節性病変にはじまり気管支拡張所見を呈してくる[17, 18]（図4）．

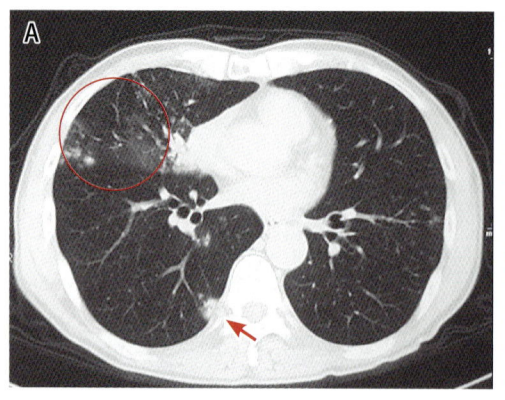

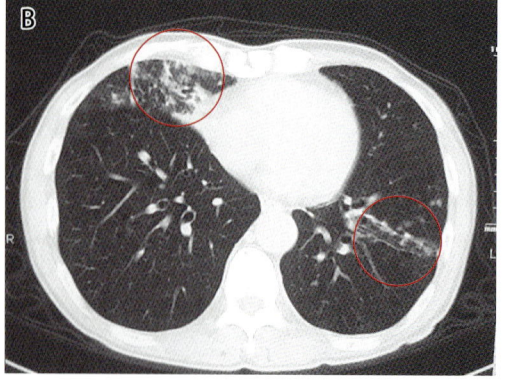

図4● 肺MAC症（nodular bronchiectatic type）の単純CT画像
63歳男性．しばしば血痰を喀出．右中葉および左B8，B9の気管支拡張とその末梢に粒状影（○）を認め，右S10にも結節影（→）を認める．喀痰の塗抹検査では陰性であったが，PCR検査および培養で*M.avium*が陽性

- 基礎疾患のない肺MAC症に多くみられる．

3 ホットタブ肺（hot tub lung）

- MACを抗原とする過敏性肺炎で浴槽使用者にみられる[19]．ほかの過敏性肺炎に類似した小葉中心性の淡い粒状影が特徴的〔第6章 2．過敏性肺炎の項も参照〕．

4 そのほかに肺癌と鑑別を要する孤立結節を呈するケースもある

※2008年の本邦の肺非結核性抗酸菌症診断に関する指針では，臨床的基準として以下の2項目を満たすとしている．細菌学的基準と合わせてNTM症と診断する[20]．

① 胸部画像所見（HRCT含む）で，結節上陰影，小結節状陰影や分枝状陰影の散布，均等陰影，空洞性陰影，気管支または細気管支拡張所見のいずれか（複数可）を示す．ただし先行肺疾患による陰影がすでにある場合は，この限りではない．
② 他の疾患を除外できる．

※画像で肺結核と鑑別することは容易ではないが，一般に結核は上葉S1，S2，S1+2と下葉S6に好発し，中葉・舌区に気管支拡張所見があれば肺MAC症をより疑う．

❷ 細菌学的診断基準（菌種に関係なく，以下いずれか1項目を満たす）[20]

① 2回以上の異なった喀痰検体での培養陽性．
② 1回以上の気管支洗浄液での培養陽性．
③ 経気管支肺生検または肺生検組織の場合は，抗酸菌症に合致する組織学的所見と同時に組織または気管支洗浄液，または喀痰での1回以上の培養陽性．
④ 稀な菌種や環境から高頻度に分離される菌種の場合は，検体種類を問わず2回以上の培養陽性と菌種同定検査を原則とし，専門家の見解を必要とする．

※*M.avium*，*M.intracellulare*の2菌種はPCRによる同定が可能である．ただしMACのPCRが陽性でも常在菌や環境からの混入の可能性があり培養検査の代用とはならない．

その他のNTMに関して，同定にはDNA-DNAハイブリダイゼーション（DDH）法が用いられる．

❸ その他の診断法（血清学的診断）

MACに対しては抗原としてglycopeptidolipid（GPL）-coreを用い，血清抗GPL-core IgA抗体を測定することが可能（キャピリア®MAC抗体ELISA）

- 肺MAC症診断の感度84％，特異度100％で肺結核やほかの呼吸器疾患との鑑別に有用．
- 抗体価はfibrocavitary typeよりもnodular bronchiectatic typeで高い陽性率[21]．

3 肺MAC症の治療

❶ 薬物治療

①処方：CAM（クラリスロマイシン）600〜800 mg／日＋RFP 300〜600 mg／日＋EB 500〜750 mg／日の3剤が基本で，必要に応じてSM 0.5〜0.75 g×2〜3回／週の筋注を併用．EBは最初の2カ月は25 mg/kgで，それ以降は15 mg/kgへ減量．菌陰性化後12カ月を目標に投与[22]．SMは最低2カ月，可能であればなるべく長期間投与する．

②CAM耐性MACでは，SMないしAMKの投与＋病巣切除を推奨する記載[22]があるが，CAM耐性であるかは感受性検査法によっても結果が異なるため，測定方法が適切かを確認する必要がある．検査としてはMIC測定法（ブロスミックNTMなど）が標準．

③フルオロキノロンに関しては代替薬として使用される場合がある．MICはSTFX，MFLX，LVFXの順に低いが，有効といえるエビデンスはない．

④薬物治療を開始したら1カ月ごとに喀痰検査で治療効果の評価を行う．投与6カ月で菌が陰性化しない場合には外科治療も考慮．

⑤薬物治療は肺結核の標準的治療よりも投与量が多く，かつ治療期間も長い．生涯にわたる服薬も珍しくはない．この間，抗結核薬の種々の副作用とも戦いながら，患者は服薬を続けていかなければならない．肺MAC症自体が緩徐に進行するものであるので，**患者の症状と年齢とを考慮して治療を行うべきかを十分に検討してから治療に踏み切るべき**．

❷ 外科治療

1 対象[23]

- 薬物治療を6カ月継続しても排菌が持続する．
- 病巣が限局（特に上葉の空洞）していて，残存肺に病巣がない．
- 肺機能が保たれていて，全身状態がよい．
- マクロライド耐性のMAC症．
- アスペルギルス症の合併．

2 限局した病変では葉切除が原則

※MAC症における外科治療はあくまでも病状コントロール，菌量の減少を目的としたものであり根治的治療ではないことを認識しておく．

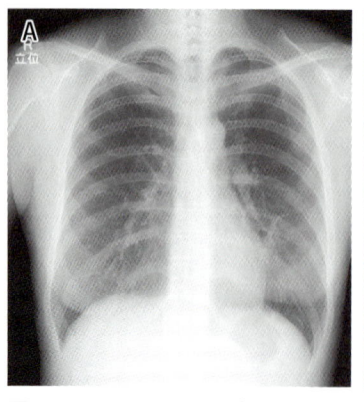

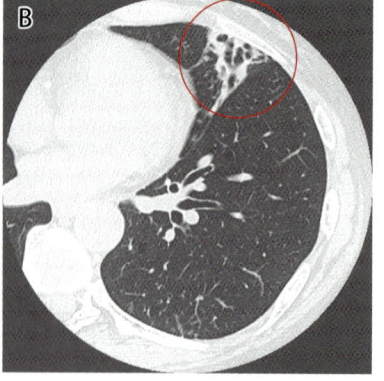

図5 ● M.abscessus 症の画像所見
50歳の女性，基礎疾患なし．左舌区に気管支拡張と周囲のconsolidationを認め（○），MAC症と類似の画像所見を呈する．喀痰培養でM.abscessusと同定され，CAM＋IPM/CS＋AMKを入院で1カ月投与した後，CAM＋FRPM＋KMを外来通院で継続投与し，菌陰性を維持している

4 *M. kansasii* 症の診断と治療

① 臨床所見

- 先行病変のない若年〜中年男性に多い．
- 金属粉塵曝露者に多い傾向．
- 肺結核と類似した臨床症状だが，発熱は少ない[18]．
- 画像所見は薄壁空洞を90％程度に認め，右に多いが，散布巣は少なく，腫瘤状陰影を呈する場合もある．
- IGRAに用いる抗原を有するために陽性となることがある．

② 治療

- **結核と同じくRFP＋INH＋EBが基本**．投与量も肺結核に準ずる．治療期間は12〜18カ月．
- 一般に反応は良く，きちんと服薬すれば薬剤で治癒可能．
- ほかにニューキノロン（LVFX，SPFX，MFLX）やCAMも有効．
- PZAは無効．

5 迅速発育菌感染症の診断と治療

① 臨床所見

- 呼吸器感染をするものでは*M.abscessus*が最も多い．気管支拡張症などの基礎疾患を有する場合が多く，画像所見は肺MAC症に類似し（図5），また，しばしばMACとの重複感染がみられる[24]．
- 症状は咳や喀痰，全身倦怠感，発熱など非特異的．

② 治療

- AMK，CAM，IPM/CS（imipenem/cilastatin sodium：イミペネム/シラスタチンナトリウム），セフォキシチン（CFX）に感受性を有する．

- われわれはCAM（600〜1,000 mg/日）＋AMK（7.5 mg/kgを1日2回静注）＋IPM/CS（1gを1日4回）を4週間投与した後に外来でCAM＋KM（15 mg/kg以下を週2回筋注）＋FRPM（faropenem：ファロペネム）を可能な限り継続投与を行っている．
- KMの筋注が筋肉の硬結や疼痛で継続できなくなったらAMKの静注へ変更し，末梢血管の使用が困難になったら，MINO（minocycline：ミノサイクリン）へ変更し，筋注ないし静注が再開できるまでの時間稼ぎをし，多剤併用を継続している．
- 薬物治療で臨床的治癒まで至る例は稀とされ，薬物治療の終了時期の適切な指標はない．
- 病変が限局していれば，外科的切除も積極的に考える．

＜文献＞

1) Espinal MA, et al：Global trends in resistance to antituberculosis drugs. World Health Organization-International Union against Tuberculosis and Lung Disease Working Group on Anti-Tuberculosis Drug Resistance Surveillance. N Engl J Med, 344：1294-1303, 2001
2) Al Zahrani K, et al：Accuracy and utility of commercially available amplification and serologic tests for the diagnosis of minimal pulmonary tuberculosis. Am J Respir Crit Care Med, 162：1323-1329, 2000
3) Steingart KR, et al：Fluorescence versus conventional sputum smear microscopy for tuberculosis：a systematic review. Lancet Infect Dis, 6：570-581, 2006
4) Craft DW, et al：Value of examining three acid-fast bacillus sputum smears for removal of patients suspected of having tuberculosis from the "airborne precautions" category. J Clin Microbiol, 38：4285-4287, 2000
5) 日本結核病学会予防委員会：クォンティフェロン® TBゴールドの使用指針．結核，86：839-844，2011
6) 阿部忠之，他／編：感染症法に基づく 結核の接触者健康診断の手引き（改訂第5版）．平成26年改訂版，公益財団法人結核予防会，2014
7) 結核療法研究協議会細菌科会：結核菌の薬剤感受性状況に関する研究．結核療法研究協議会平成22年度報告書．2011
8) Blumberg, et al：American Thoracic Society/Centers for Disease Control and Prevention/Infectious Diseases Society of America：treatment of tuberculosis. Am J Respir Crit Care Med, 167：603-662, 2003
9) 日本結核病学会治療委員会：「結核医療の基準」の見直し-第2報．結核，78：497-499，2003
10) Goble M, et al：Treatment of 171 patients with pulmonary tuberculosis resistant to isoniazid and rifampin. N Engl J Med, 328：527-532, 1993
11) 日本結核病学会治療委員会：抗結核薬の減感作療法に関する提言．結核，72：697-700，1997
12) Weis SE, et al：The effect of directly observed therapy on the rates of drug resistance and relapse in tuberculosis. N Engl J Med, 330：1179-1184, 1994
13) Ferebee H：Controlled chemopprophylaxis trial in tuberculosis. A general review. Bibl Tuberc, 26：28-106, 1970
14) 日本結核病学会予防委員会，有限責任中間法人日本リウマチ学会：さらに積極的な化学予防の実施について．結核，79：747-748，2004
15) Snider DE Jr, et al：Preventive therapy with isoniazid. Cost-effectiveness of different durations of therapy. JAMA, 255：1579-1583, 1986
16) Teirstein AS, et al：Pulmonary infection with Mycobacterium avium-intracellulare：diagosis, clinical patterns, treatment. Mt. Sinai J Med, 57：209-215, 1990
17) Prince DS, et al：Infection with Mycobacterium avium complex in patients without predisposing conditions. N Engl J Med, 321：863-868, 1989
18) Reich JM & Johnson RE：Mycobacterium avium complex pulmonary disease presenting as an isolated lingular or middle lobe pattern. The Lady Wndermere syndrome Chest, 101：1605-1609, 1992
19) Khoor A, et al：Diffuse pulmonary disease caused by nontuberculous mycobacteria in immunocompetent people（hot tub lung）. Am J Clin Pathol, 115：755-762, 2001
20) 日本結核病学会非結核性抗酸菌症対策委員会 日本呼吸器学会感染症・結核学術部会：肺非結核性抗酸菌症診断に関する指針-2008年．結核，83：525-526，2008

21) 北田清悟,前倉亮治：MAC症診断における血清診断法（妥当性と臨床データ）. 結核, 87：439-441, 2012
22) Griffith DE, et al：An Official ATS/IDSA Statement：Diagnosis, Treatment, and Prevention of Nontuberculous mycobacterial Diseases. Am J Respir Crit Care Med, 175：367-416, 2007
23) Shiraishi Y, et al：Surgery for Mycobacterium avium complex lung disease in the clarithromycin era. Eur J Cardiothorac Surg, 21：314-318, 2002
24) Griffith DE, et al：Clinical features of pulmonary disease caused by rapidly growing mycobacteria. Am Rev Respir Dis, 147：1271-1278, 1993

コラム

結核病学会病型分類

ⓐ病巣の性状
　Ⅰ：広範空洞型（空洞面積の合計が「ⓑ広がり-1」を超える）
　Ⅱ：非広範空洞型（空洞があるがⅠに該当せず）
　Ⅲ：不安定非空洞型
　Ⅳ：安定非空洞型
　Ⅴ：治癒型
Ⅰ～Ⅴのほか，次の所見があるとき記載
　H：肺門リンパ節腫脹
　Pl：滲出性胸膜炎
　Op：手術の後

ⓑ広がり
　1：第2肋骨前端上縁を通る水平線以上の肺野の面積を超えない
　2：1と3の間
　3：一側肺野面積を超える

ⓒ病側
　r：右側一側
　l：左側一側
　b：両側

ⓓ記載と判定の原則
・病側-病型-広がりの順に記載.
・病型に迷う場合は少ない方の数字.
・Ⅴ型は病側，広がりは記載しない.

第2章 感染症

6 膿胸

大槻 歩

診療のコツ

▶ 滲出性か漏出性かの鑑別が胸水の原因診断のはじめの一歩となる

▶ 膿胸を疑った場合は胸水を採取し，培養を提出し原因菌を特定する

▶ 胸腔ドレナージや外科的処置を含めた積極的な排膿が必要である

1 概念

- 胸腔には生理的に胸水が存在するが，その量は正常では10 mL以下とされ，胸部X線上は存在を確認し得ない．
- **胸膜炎**は「肺内に発生した種々の炎症や悪性腫瘍の胸膜への波及による胸膜毛細血管隔壁の透過性の亢進により，胸水が貯留した状態」と定義され，その原因としては，**肺炎随伴性胸膜炎**や**結核性胸膜炎**，**膿胸**，**膠原病に伴う胸膜炎**，**癌性胸膜炎**などが代表としてあげられる．
- 肺炎随伴性胸水は細菌感染の少なくとも40％に発症する．通常，胸水量は少なく，抗菌薬治療で治癒するが，細菌が胸腔内に侵入すると複雑性胸水や**膿胸**となる．

2 発症に関与する因子

- 口腔内の常在菌が関与することが多く，口腔内が不清潔の患者では発症率が高い．
- 原因としては肺炎随伴性胸水からの進展，術後膿胸，胸部外傷，食道穿孔などがある．
- COPD（chronic obstructive pulmonary disease：慢性閉塞性肺疾患）や喘息に対する吸入ステロイドを使用することで肺炎随伴性胸水の発症頻度が抑制される[1]．
- 臓器移植やHIV感染者などの重篤な免疫不全者が肺炎を発症した場合，膿胸を合併しやすい．

3 診断（図1）

❶ 病歴

- 発熱，咳嗽，喀痰，胸痛，呼吸困難など．

診療のフローチャート

```
発熱，咳嗽，喀痰，胸痛，呼吸困難などの症状
            ↓
  胸部X線，胸部CT画像を撮影
            ↓
  肺炎像と共に同側の胸水貯留
    や被包化した胸水所見
            ↓
      胸腔穿刺を施行
  細菌培養，生化学，細胞診の検体を提出
            ↓
  滲出性胸水，混濁・腐敗臭のある胸水
     血液検査で炎症反応高値
            ↓
     膿胸を疑い抗菌薬投与
            ↓
     胸腔内ドレーン留置スペース
       Yes ↙        ↘ No
  胸腔ドレーン留置      抗菌薬継続
                         経過良好
  ドレーン排液量100 mL/日以下              
      経過良好                     No ↙  ↘ Yes
    Yes ↙    ↘ No
ドレーン抜去   ドレーンの位置確認，閉塞確認
抗菌薬継続      抗菌薬の検討
                  経過良好
              Yes ↙    ↘ No
                      外科的処置     4〜6週継続
```

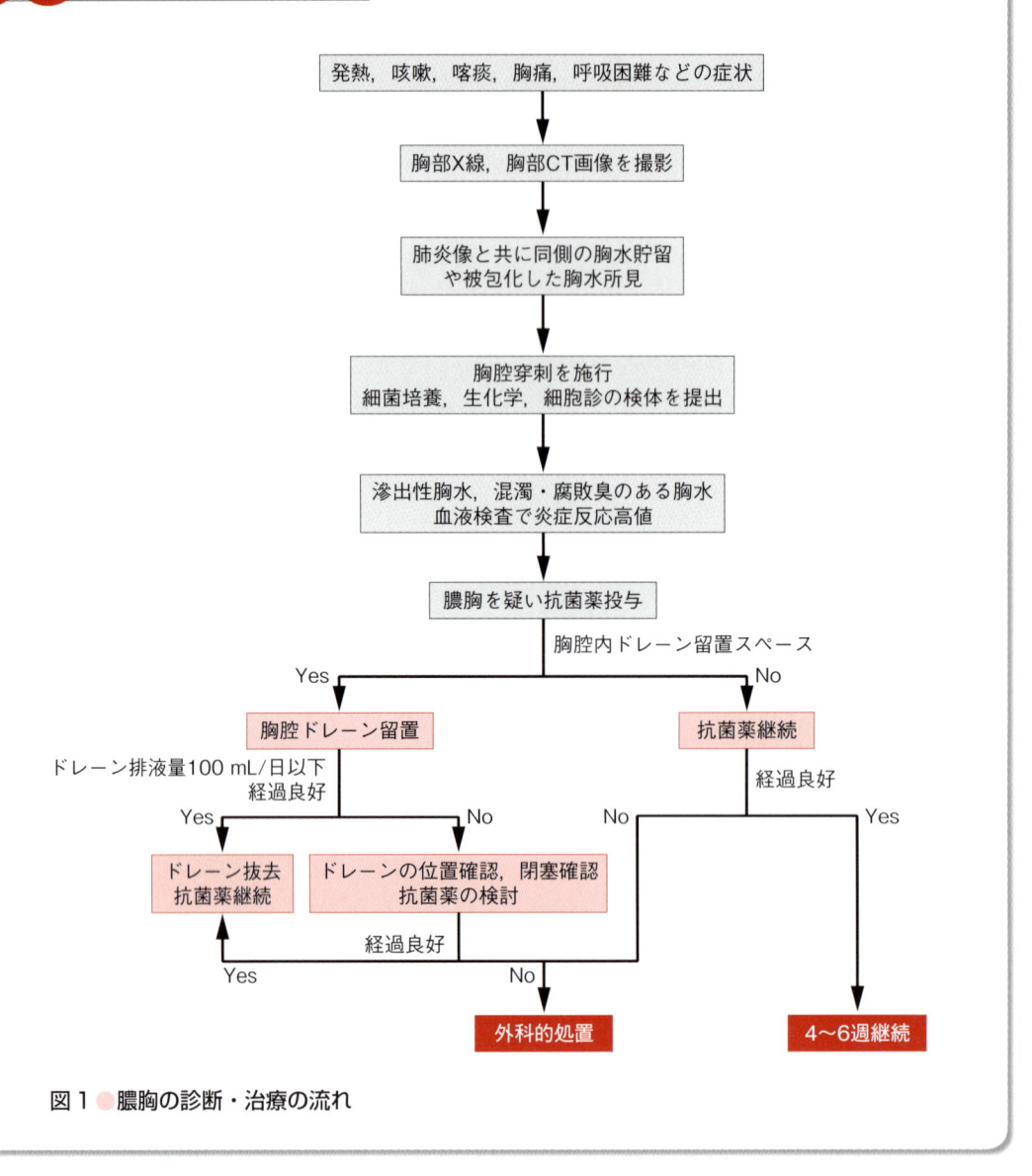

図1 ● 膿胸の診断・治療の流れ

・病歴では肺炎，複雑性胸水や膿胸の鑑別は困難であるが膿胸の場合，一般的に発熱や気分不快を認める期間が長いとされている．

❷ 身体所見
・病側の呼吸音減弱，濁音化，ラ音を聴取．

❸ 検査所見
1 胸水所見
・有核細胞数が50,000/μLを超えるのは膿胸以外まずない．
・胸水では好中球が増加し，胸水中の糖は低値．また，好中球の溶解によりLDが上昇[2]．

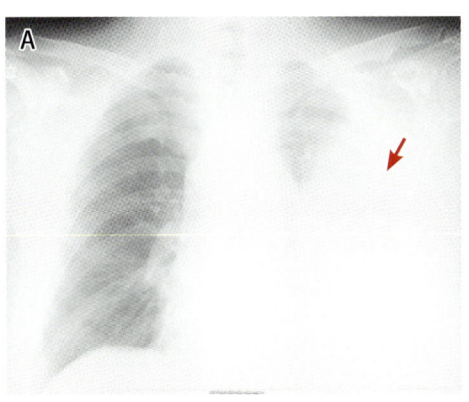

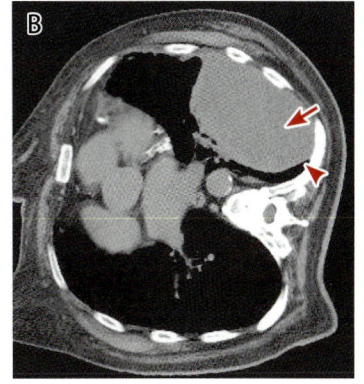

図2 ● 61歳男性の胸部X線画像（A）と胸部単純CT画像（B）（側臥位で撮影）
胸水の培養から*Fusobacterium nucleatum*が検出された.
胸水：➡，胸膜肥厚：▶

- 胸腔穿刺を施行し，胸水のpH＜7.20，糖＜60 mg/dLのときは胸腔ドレナージが必要と考える．
- **血清CRP**や**プロカルシトニン**は感染の兆候を示し，膿胸と胸水の区別に有用[3, 4]．
- 血清プロカルシトニン＞0.18 ng/mLでは感度83％，特異度81％で胸水の感染を示唆する[5]．
- 腐敗臭は嫌気性菌感染を疑わせる．

2 胸部画像所見（図2）

- 胸部X線画像や超音波画像で評価を行う．
- 胸部X線画像で胸壁に沿って透過性低下を認め，側臥位で撮影しても胸水の移動は起こらない場合には，被包化された胸水を考える．
- 超音波画像では肺実質性病変と多胞性の胸水との区別が容易．
- 胸部単純CT画像で胸水は静脈と同様のコントラストで撮影される．胸膜表面はコントラストが強調される．部分的な胸膜肥厚を認めると膿胸を示唆する．

3 培養

- 原因菌となりうる嫌気性菌や結核菌は培養で生えにくい．
- 細菌検査を行うときは**嫌気培養**と**抗酸菌培養**を合わせて行う．
- PCRやRNA増幅法を利用すると，培養同定に長時間を要する結核菌，レジオネラ，マイコプラズマなどで迅速な診断が可能だが，偽陰性・偽陽性の存在を念頭に置いておく．
- 血液培養と胸水培養は原因検索として役立つが陰性であることが多い．
- 嫌気性菌では*Fusobacterium nucleatum*，*Prevotella* sp，*Peptostreptococcus*，*Bacteroides fragilis* groupの検出頻度が高い[6, 7]．
- 一般細菌では*Streptococcus milleri*，*Staphylococcus aureus*（黄色ブドウ球菌），腸内細菌科の検出頻度が高い[8, 9]．
- 結核菌による膿胸は稀である．

4 治療（図1）

❶ 抗菌薬
- 肺炎の原因菌を推定し抗菌薬を選択．
- 嫌気性菌が原因となることが多いが，培養で検出することは難しいため，はじめから嫌気性菌に感受性を示す抗菌薬や黄色ブドウ球菌，クレブシエラ，緑膿菌などを考慮し抗菌薬の選択をする．
- 嫌気性菌に感受性をもつ抗菌薬として，クリンダマイシン，アモキシシリン／クラブラン酸，アンピシリン／スルバクタム，ピペラシリン／タゾバクタム，カルバペネム系，セフメタゾールなどを使用．
- 使用する期間はドレナージの効果や薬物の感受性などによっても異なるが4〜6週間は使用する．

❷ 胸腔ドレナージ
- 発熱や胸痛などの症状が強い急性膿胸では緊急に胸水排除が必要．
- 超音波やCTガイド下でドレーンを留置．
- 多胞性の膿胸の場合はドレーンを複数個留置することもある．
- multi-center intrapleural streptokinase trialでの後ろ向き試験では胸腔ドレーンに使用するチューブの太さで死亡率や外科的処置が必要となった症例比率に有意差は認めなかった[8, 10]．
- 特に気管支胸膜瘻を有する有瘻性膿胸では胸腔ドレーンの留置が必要．
- 膿胸でドレナージ効果が不良の場合は，**適切な位置にドレーンが留置されているか，ドレーンの閉塞はないか？**を検討する．
- ドレーン排液量が**50〜100 mL/日**以下になったとき，ドレーンを抜去．

❸ 胸腔内線維素溶解療法
- 内部でフィブリンの析出によりドレナージ効果が低下している場合は，**ウロキナーゼ**の胸腔内注入を検討する．
- ウロキナーゼを使用する場合は**ウロキナーゼ12万単位＋生理食塩水100 mL**を胸腔内に注入し，**1〜3時間クランプ**した後，排液する．これを3日以上連日施行する．80％以上の症例でドレナージ効率に有効性あり[11]．
- 多胞性の膿胸の場合は胸腔内にウロキナーゼなどを注入しドレナージの効率を上げるが，2005年に大規模二重盲検多施設の無作為化比較試験では胸腔内線維素溶解療法群と生理食塩水を用いた対象群とで，死亡率や画像所見の改善，入院期間に有意差は認めなかったとの報告がある[8]．
- 2008年のcochrane reviewでは，胸腔内線維素溶解療法は手術療法の必要性を低下させ得る治療法であることが示唆されたが，急性膿胸による死亡率の減少は証明されなかった[12, 13]．

❹ 外科的処置
- 抗菌薬や胸腔ドレナージを施行しても膿胸が改善しない場合は，video-assisted thoracoscopic surgery（VATS：ビデオ補助下胸腔鏡手術）を含めた外科的処置が必要．

- 2週間治療したが改善を認めない症例やグラム染色陰性桿菌が原因の膿胸の場合は，VATSを考慮すべき．
- 膿胸に対して外科的処置を行う場合，線維素が析出する器質化の早期に膿胸壁の洗浄・除去を行うと入院期間が短縮するが，膿胸発症から時間が経過し，胸腔内で多胞性の癒着が生じた後では外科的処置が必要．

<文献>

1) Sellares J, et al：Influence of previous use of inhaled corticoids on the development of pleural effusion in community-acquired pneumonia. Am J Respir Crit Care Med, 187：1241-1248, 2013
2) Mavroudis C, et al：Experimental aerobic-anaerobic thoracic empyema in the guinea pig. Ann Thorac Surg, 43：298-302, 1987
3) Porcel JM, et al：Biomarkers of infection for the differential diagnosis of pleural effusions. Eur Respir J, 34：1383-1389, 2009
4) Porcel JM, et al：Pleural fluid C-reactive protein contributes to the diagnosis and assessment of severity of parapneumonic effusions. Eur J Intern Med, 23：447-450, 2012
5) Lee SH, et al：Proalcitonin as a diagnostic marker in differentiating parapneumonic effusion from tuberculous pleurisy or malignant effusion. Clin Biochem, 46：1484-1488, 2013
6) Brook I & Frazier EH：Aerobic and anaerobic microbiology of empyema. A retrospective review in two military hospitals. Chest, 103：1502-1507, 1993
7) Civen R, et al：A retrospective review of cases of anaerobic empyema and update of bacteriology. Clin Infect Dis, 20 Suppl 2：S224-S229, 1995
8) Maskell NA, et al：U. K. Controlled trial of intrapleural streptokinase for pleural infection. N Engl J Med, 352：865-874, 2005
9) Grijalva CG, et al：Emergence of parapneumonic empyema in the USA. Thorax, 66：663-668, 2011
10) Rahman NM, et al：The relationship between chest tube size and clinical outcome in pleural infection. Chest, 137：536-543, 2010
11) Bouros D, et al：Intrapleural urokinase versus normal saline in the treatment of complicated parapneumonic effusions and empyema. A randomized, double-blind study. Am J Respir Crit Care Med, 159：37-42, 1999
12) Cameron R & Davies HR：Intra-pleural fibrinolytic thrapy versus conservative management in the treatment of adult parapneumonic effusions and empyema. Cochrane Database Syst Rev, CD00231, 2008
13) 太田英樹，河合秀樹：全身状態が不良な高齢者急性膿胸に対する胸腔内線維素溶解療法の効果に関する検討．日本呼吸器外科学会雑誌，27：17-22，2013

第2章 感染症

7 肺真菌症

牧野英記

診療のコツ

- 呼吸器内科領域で経験する代表的な肺真菌症は肺アスペルギルス症，肺クリプトコックス症，肺ムーコル症などがあり，それぞれの患者背景，臨床所見，画像所見，血清マーカーについて覚えておく必要がある
- 肺アスペルギルス症は，単純性肺アスペルギローマ（SPA），慢性進行性肺アスペルギルス症（CPPA），侵襲性肺アスペルギルス症（IPA），アレルギー性気管支肺アスペルギルス症（ABPA）の4つに分類される
- 肺クリプトコックス症は，基礎疾患の有無にかかわらず発症し中枢神経病変の合併が多い．血清診断が有用であり β-D-グルカンの上昇がみられないことが特徴である
- 肺ムーコル症は高度な免疫不全を背景にもつ患者に発症することが多く，生前診断が困難な疾患といわれており，β-D-グルカンの上昇がみられない
- ニューモシスチス肺炎（PCP）はHIV-PCPとnon HIV-PCPに分類され，発症様式，予後，治療が異なる

1 概念

近年の免疫抑制療法の進歩に伴い，深在性真菌症を合併する免疫不全患者の割合が増加している．なかでも呼吸器内科はコンサルテーションや呼吸器疾患患者を通して，深在性真菌症に遭遇する機会が多く，診断や治療に精通している必要がある．

呼吸器内科領域で経験する肺真菌症は肺アスペルギルス症が最も多いが，ほかに肺クリプトコックス症，肺ムーコル症などがある．ニューモシスチス肺炎も肺真菌症に含まれるが，日和見感染症の代表例でもある．それぞれの患者背景，臨床所見，画像所見，血清マーカーについて整理して覚えておく必要がある．また，**真菌は肺だけでなく副鼻腔真菌症として耳鼻科領域でも合併する**ことにも留意が必要である．

肺真菌症の診断のポイントとなる検査を表1にまとめた．また，呼吸器領域で使用される抗真菌薬のスペクトルを表2に示す．

2 肺アスペルギルス症

・最新の「深在性真菌症の診断・治療ガイドライン第3版」では肺アスペルギルス症は，**単純性肺アスペルギローマ**（SPA：simple pulmonary aspergilloma），**慢性進行性肺アスペルギ**

診療のポイント

		カンジダ症	アスペルギルス症	クリプトコックス症	ムーコル症
確定診断法	培養検査	○〜◎	△〜○	○	×
	顕微鏡検査（鏡検）	○	○	◎	○
	病理組織学的検査	○〜◎	○	◎	○〜◎
補助診断法	血清診断法（特異抗原）	△	◎	◎	—
	血清診断法（特異抗体）	—	△〜○	—	—
	β-D-グルカン	◎	△	×	×

表1 肺真菌症の診断のための検査
※◎：非常に有用，可能であれば試みるべき　○：有用，試みる価値あり　△：病態により有用な場合がある　×：通常あまり有用でない
文献1を改変して転載

表2 呼吸器領域で使用される抗真菌薬のスペクトル

	Candida sp	*Cryptococcus* sp	*Aspergillus* sp	Zygomycetes	*Trichosporon* sp
ポリエン系（AMPH-B，L-AMB）	◎	◎	◎	◎	△
トリアゾール系　FLCZ，F-FLCZ	◎	◎	×	×	○
ITCZ	◎	○	○	△	○
VRCZ	◎	◎	◎	×	○
キャンディン系（MCFG，CPFG）	◎	×	○	×	×

◎第1選択薬，○代替薬（有効とされている），△有効である可能性があるが明らかではない，×無効とされている
文献2より引用

ルス症（CPPA：chronic progressive pulmonary aspergillosis），**侵襲性肺アスペルギルス症**（IPA：invasive pulmonary aspergillosis），**アレルギー性気管支肺アスペルギルス症**（ABPA：allergic bronchopulmonary asperigillosis）の4つに分類されている．この分類はガイドライン中のフローチャートと本文をよく照らしあわすことで理解が深まるもので，「深在性真菌症の診断・治療ガイドライン2014」[1]を熟読していただきたい．

・SPA，CPPA，IPAは感染症そのものであるのに対して，**ABPAはアレルギー性疾患の側面**を併せもち，ステロイド治療が主体となり治療方針が大きく異なる．

さらにSPA，CPPA，IPAは，臨床経過により慢性肺アスペルギルス症（SPA，CPPA）と急激な経過を示すIPAに分類される．このうち，**慢性肺アスペルギルス症（SPA，CPPA）**

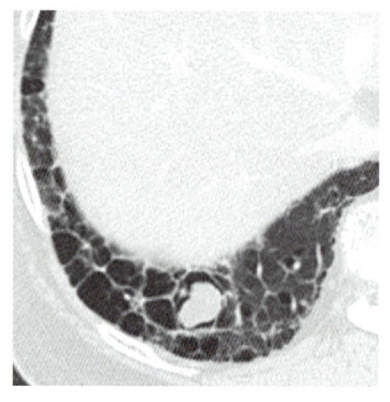

図1 ●単純性肺アスペルギローマ（SPA）の単純CT画像

は既存の肺病変（局所の免疫不全）を有する患者に発症することが多い．一方，**IPAは白血病や遷延する骨髄抑制など高度な免疫不全を有する患者に好発**するが，慢性肺アスペルギルス症で抗菌薬無効の場合に鑑別を要する疾患の1つである．
・SPA，CPPAのうち，**SPAは単一の空洞内に菌球を認めるもの**をさし，複数の空洞内に菌球形成が認められる複雑性肺アスペルギローマ（complex aspergilloma）は**CPPAに分類される．**

以下に，要点をまとめる．

❶ 単純性肺アスペルギローマ（SPA）

1 臨床所見
結核遺残空洞，気管支拡張症，肺囊胞，肺線維症，塵肺，胸部外科手術後肺などの**器質的肺病変に発症し，臨床症状に乏しいことが多い**が血痰を認めることもある．

2 画像所見（図1）
典型的な fungus ball に加えて，空洞壁の不整肥厚や胸膜肥厚を伴うこともある．

3 血清診断
抗アスペルギルス抗体（沈降抗体）が有用である．

4 治療
外科手術が第一選択とされているが，実際には高齢・低肺機能などにより手術ができない症例も多く，慢性肺アスペルギルス症のエビデンスに基づいてVRCZやITCZなどで治療を行う．

第二選択：（薬物治療）
・MCFG（ファンガード®）150〜300 mg/回　1日1回点滴静注
・VRCZ（ブイフェンド®）4 mg/kg/回（初日のみloading doseとして6 mg/kg/回）1日2回点滴静注，あるいは200 mg/回（初日のみloading doseとして300 mg/回）1日2回経口投与
・CPFG（カンサイダス®）50 mg/回（初日のみ70 mg/回）1日1回点滴静注
・ITCZ（イトリゾール®内用液あるいはカプセル剤）200 mg/回　1日1〜2回経口投与

❷ 慢性進行性肺アスペルギルス症（CPPA）

「深在性真菌症の診断・治療ガイドライン2014」[1)] では，診断・治療の具体的な方法を簡潔

に示し，これらをbundleとして実施することにより，診断率の向上，予後改善を得ることを目的として**CPPAの診断・治療のチェックリスト**が作成されているので参考にされたい．なお，CPPAはCNPA（chronic necrotizing pulmonary aspergillosis：慢性壊死性肺アスペルギルス症）とCCPA（chronic cavitary pulmonary aspergillosis：慢性空洞性肺アスペルギルス症）に分類されるが，両者を正確に鑑別することは困難である．

1 臨床所見

SPAと同様に既存の肺疾患を有する患者に合併するが，**緩徐進行（寛解と増悪をくり返す）の症状を伴うことが多い**．

2 画像所見

空洞壁や胸膜壁の肥厚，周囲への新たな浸潤影の拡大．

3 診断

抗アスペルギルス抗体（沈降抗体），病理組織学的診断，培養検査．

4 治療

抗菌薬無効の発熱と画像所見とガラクトマンナン抗原陽性の3つがそろえば，薬物治療を行う．

第一選択：
- MCFG（ファンガード®）150〜300 mg/回　1日1回点滴静注
- VRCZ（ブイフェンド®）4 mg/kg/回（初日のみloading doseとして6 mg/kg/回）1日2回点滴静注

第二選択：
- CPFG（カンサイダス®）50 mg/回（初日のみ70 mg/回）　1日1回点滴静注
- ITCZ（イトリゾール注®）200 mg/回　1日1回（はじめの2日間のみloading doseとして1日2回）点滴静注
- L-AMB（アムビゾーム®）2.5〜5 mg/kg/回　1日1回点滴静注

維持療法：
- VRCZ（ブイフェンド®）200 mg/回　1日2回経口投与
- ITCZ（イトリゾール®内用液あるいはカプセル剤）200 mg/回　1日1〜2回経口投与

❸ 侵襲性肺アスペルギルス症（IPA）

1 臨床所見

血液疾患の患者やステロイド，免疫抑制剤，生物学的製剤などの治療を受けている，いわゆる**免疫不全宿主**あるいは**CPPAを有する患者**に，**全身症状（発熱，倦怠感など）と呼吸器症状（湿性咳嗽や血痰，呼吸困難など）が急激に発症**する．

2 画像所見

既存の肺疾患を有さない肺にも発症し，単発あるいは多発性の結節影，浸潤影，空洞影が数時間から数日の経過で増悪する．典型的なCT所見としては，**halo sign**（結節影と出血性梗塞を反映した周囲のすりガラス陰影），**air-crescent sign**（三日月状の空気像）が有名である．

3 診断

喀痰，気管支鏡（気管内採痰，BALF，TBLB）などによる培養検査．

4 治療

肺ムーコル症（接合菌症）との鑑別は容易ではないため，鑑別ができない場合は，L-AMB をエンピリックに使用する．

経験的治療　第一選択

- VRCZ（ブイフェンド®）4 mg/kg/回（初日のみ loading dose として 6 mg/kg/回）1日2回点滴静注，あるいは200 mg/回（初日のみ loading dose として300 mg/回）1日2回経口投与
- L-AMB（アムビゾーム®）2.5〜5 mg/kg　1日1回点滴静注
- ITCZ（イトリゾール®注）200 mg/回　1日1回（はじめの2日間のみ loading dose として1日2回）点滴静注
- CPFG（カンサイダス®）50 mg/回（初日のみ70 mg/回）1日1回点滴静注
- MCFG（ファンガード®）150〜300 mg/回　1日1回点滴静注

標的治療　第一選択

- VRCZ（ブイフェンド®）4 mg/kg/回（初日のみ loading dose として 6 mg/kg/回）1日2回点滴静注，あるいは200 mg/回（初日のみ loading dose として300 mg/回）1日2回経口投与
- L-AMB（アムビゾーム®）2.5〜5 mg/kg/回　1日1回点滴静注

標的治療　第二選択

- ITCZ（イトリゾール注®）200 mg/回　1日1回（はじめの2日間のみ loading dose として1日2回）点滴静注
- CPFG（カンサイダス®）50 mg/回（初日のみ70 mg/回）1日1回点滴静注
- MCFG（ファンガード®）150〜300 mg/回　1日1回点滴静注

　重症例でMCFGやCPFGは他薬剤との併用で使用

❹ アレルギー性気管支肺アスペルギルス症（ABPA）

1 臨床所見

アスペルギルスに対して，Ⅰ，Ⅲ，Ⅳ型アレルギーが関与して起きる疾患で，**アレルギー性気管支肺真菌症（ABPM：allergic bronchopulmonary mycosis）の代表**である．ステロイド依存性喘息の原因疾患としても重要である．

2 画像所見（図2）

中枢性気管支拡張症を伴うタイプの典型像では，粘液栓が手袋を広げたようにみえる **grab finger sign** を示す．

3 診断

Rosenbergの診断基準（表3）が有名であるが，喘息所見を伴わない症例，末梢血好酸球増多や気管支拡張を伴わない症例などが存在することを認識しておく必要がある．

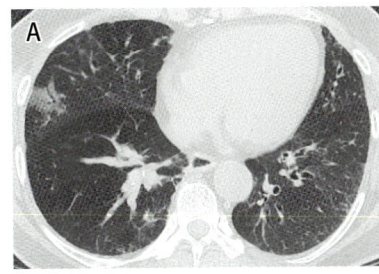

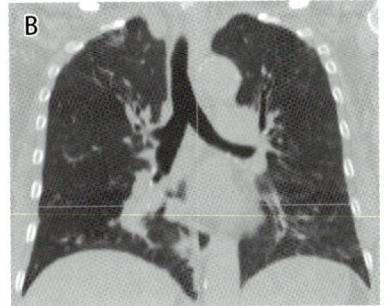

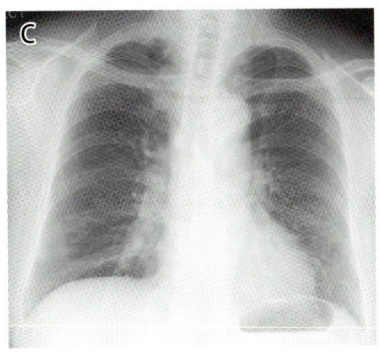

図2 ● アレルギー性気管支肺アスペルギルス症（ABPA）
A）単純CT画像横断面，B）単純CT画像冠状面，
C）単純X線画像

表3 ● RosenbergらによるABPA診断基準

一次基準
①気管支喘息
②末梢血好酸球増多
③アスペルギルスに対する即時型皮膚反応陽性
④アスペルギルスに対する沈降抗体陽性
⑤血清IgE値上昇
⑥肺浸潤影の既往
⑦中枢性気管支拡張

二次基準
①喀痰中のアスペルギルスの検出
②褐色の気管支血栓子の喀出の既往
③アスペルギルスに対するArthus型（Ⅲ型）皮内反応陽性

確実　一次基準すべて満たす場合　ほぼ確実　六項目を満たす場合．

文献3より引用

4 治療

ステロイド療法が基本であり，通常は0.5 mg/kgで開始し臨床経過に合わせて漸減する．

抗真菌薬の併用に関しては，ステロイド投与量の低減や投与間隔の拡大，好酸球性炎症パラメータ，IgE濃度，さらに運動耐容能および肺機能の改善効果が認められた[4]．しかし，抗真菌薬を開始するタイミングについては，初期から併用すべきか，再発例やステロイド治療が奏功しない症例に使用すべきかコンセンサスは得られていない．

処方例

- ITCZ（イトリゾール® 内用液あるいはカプセル剤）200 mg/回
  1日2回経口投与16週間
- VRCZ（ブイフェンド®）200 mg/回（loading dose：初日のみ300 mg/回）

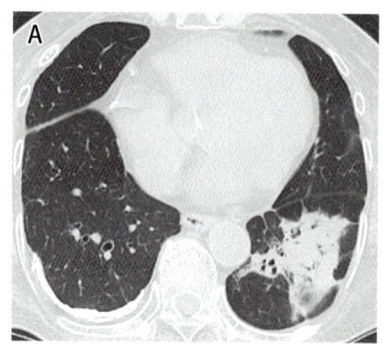

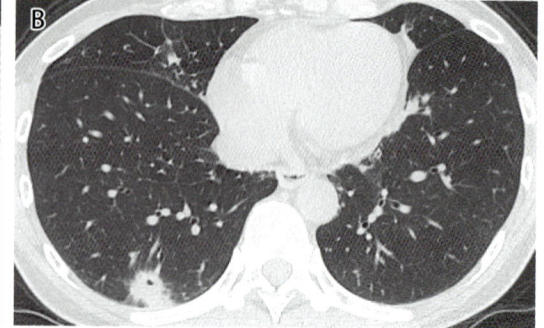

図3● 肺クリプトコックス症の単純CT画像所見
A) コンソデーション，B) 空洞を伴う結節影

1日2回経口投与

3 肺クリプトコックス症

1 臨床所見

　　肺クリプトコックス症は，**約半数は基礎疾患のない患者（原発性）に発症するが，ステロイドやHIV感染（続発性）はリスク因子**である．

　　Cryptococcus neoformans の感染により発症し，無症状で検診時に発見される症例や肺癌との鑑別を要する症例も多く，結節影の鑑別として認識しておくべき疾患である．中枢神経病変の合併が多い．

2 画像所見（図3）

　　孤立性あるいは多発性結節影が両側下肺野を中心に認められ，半数は経過中に空洞影を認める．

3 診断

- 補助診断であるが**血清診断が有用**であり，**血中および髄液中のグルクロノキシロマンナン抗原**と臨床所見で臨床診断，気道由来の検体からの培養検査で確定診断を行う．**β-D-グルカンの上昇がみられない**ことが特徴．
- 髄液検査を全例に行うかについては，議論が分かれるところ．

4 治療

処方例

- F-FLCZ（プロジフ®）400 mg/回　1日1回（はじめの2日間のみloading doseとして1日2回）静脈内投与
- FLCZ（ジフルカン®）200〜400 mg/回　1日1回経口投与
- ITCZ（イトリゾール®注）200 mg/回　1日1回（はじめの2日間のみloading doseとして1日2回）点滴静注あるいはITCZ（イトリゾール®内用液あるいはカプセル剤）200 mg/回　1日1〜2回経口投与

重症例

　上記に加えて

- 5-FC（アンコチル®）25 mg/kg/回　1日4回経口投与
- VRCZ（ブイフェンド®）200 mg/回（loading dose：初日のみ300 mg/回）　1日2回経口投与
- L-AMB（アムビゾーム®）2.5〜6 mg/kg/回　1日1回点滴静注

4 肺ムーコル症（肺接合菌症）

1 臨床所見

白血病や好中球減少症，重症糖尿病など**高度な免疫不全を背景にもつ患者に多い**が，透析患者や鉄過剰患者に投与されるキレート剤（desferoxamin）もリスク因子として知られている．

2 診断

IPAとの鑑別を要することがあるが，**β-D-グルカンの上昇がみられない**ことが特徴であり，高容量L-AMBが使用される．

3 治療

処方例

切除やデブリードマンとともに，L-AMB（アムビゾーム®）5 mg/kg/回
1日1回点滴静注

5 ニューモシスチス肺炎

ニューモシスチス肺炎（PCP）は，免疫不全患者に発症する生命にかかわる感染症であり，まず疑うことから始まる．呼吸器内科医は正確な診断方法や治療について熟知しておく必要がある．

ヒトに病原性をもつニューモシスチスがカリニ（*carinii*）ではなくイロベチ（*jirovecii*）であることが判明したため，名称がニューモシスチス・カリニ肺炎（*pneumocysis carinii* pneumonia）からニューモシスチス肺炎（*pneumocysis* pneumonia）に変更されたが，略称はPCPのまま用いられていることが多い．

HIV患者と非HIV患者に分けて考えるが，エビデンスの多くは，**主にHIV患者で得られた知見に基づいている**ことは覚えておこう．

1 臨床所見

AIDSの初発症状となる場合（HIV-PCP），免疫抑制療法を受けている**非HIV患者に急速な経過で発症**する場合（non HIV-PCP）に分けられる．細胞性免疫の低下を背景に発症するため，サイトメガロウイルス肺炎の合併も少なくない．興味深いことに，**HIV-PCPはnon HIV-PCPに比べて，菌量が多いが緩徐な経過で予後は良好（死亡率：10〜20% vs 35〜50%）**とされており，宿主の過剰な免疫応答の有無が死亡率が高くなる原因である可能性が示唆されている．

2 画像所見（図4）

両側びまん性のすりガラス陰影が特徴的であり，病変部と非病変部が明瞭に境界され，**地図上陰影**とも**モザイクパターン**とも表現される陰影を呈することが多い．

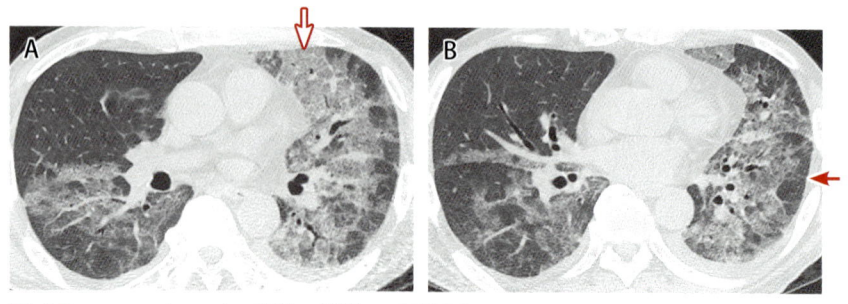

図4 ● ニューモシスチス肺炎の単純CT画像所見
⇨：すりガラス陰影，→：モザイクパターン

3 診断

- ニューモシスチスは培養ができない．したがって，薬剤感受性検査も施行できないが，現時点ではnon HIV-PCPで耐性化を過剰に恐れる必要はない．確定診断は，BALF，TBLBによる局所の病理検査でなされることが望ましいが，困難な場合には誘発喀痰で代用する．*P. jirovecii*の栄養体検出には，**Diff-Quik染色**やGiemsa染色，シストの検出には**Grocott染色**や蛍光抗体法を使用する．細胞診検査をオーダーする際には，検査技師に意図が伝わるように記載する．
- PCR検査は「コロナイゼーションの可能性」，β-D-グルカンは「PCPに特異的な検査ではなく，他の真菌症でも上昇しうる」ことを頭に入れたうえで判断すれば，有用な検査であることは間違いない．PCPに矛盾しない臨床症状と画像所見を呈する症例では，薬剤性肺障害や間質性肺炎などとの鑑別をしながら総合的に診断する．近年ではさらに簡便な遺伝子検査法であるLAMP（loop-mediated isothermal amplification）法による検出も行われている[5]．

4 治療

ST合剤が第一選択であり，第二選択としてペンタミジンの静脈内投与やアトバコンの内服がある．ST合剤の投与期間は，HIV-PCPでは3週間，non HIV-PCPでは2〜3週間を目安とする．亀田総合病院でnon HIV-PCPに対して2週間投与と3週間投与を比較したところ，両者で予後，有害事象は同等であった．non HIV-PCPに対する最適な治療について，今後のエビデンスの蓄積が待たれる．

ステロイドの併用に関しては，**HIV-PCPで得られた$PaO_2 < 70Torr$あるいは$A-aDO_2 > 35$での併用のエビデンスをnon HIV-PCPにも適用することが多い**．

治療中は，電解質異常（低Na血症，高K血症），肝腎障害，発疹などの副作用に注意し，治療中断はできるだけ避けたい．

第一選択：
　ST合剤（バクタ®，トリメトプリム換算：15〜20 mg/kg）
　　1回3〜4錠　1日3回2週間〜3週間

第二選択：
　ペンタミジン（ベナンバックス®）1回3〜4 mg/kg　1日1回点滴静注
　アトバコン（サムチレール®内用懸濁液）1回750 mg　1日2回

ステロイド併用の場合：

Day1〜5：プレドニゾロン（プレドニン®）1回40 mg　1日2回
Day6〜10：プレドニゾロン（プレドニン®）1回20 mg　1日2回
Day11〜21：プレドニゾロン（プレドニン®）1回10 mg　1日2回
予防：ST合剤（バクタ®）1回1錠　1日1回

＜文献＞

1) 「深在性真菌症の診断・治療ガイドライン2014」（深在性真菌症のガイドライン作成委員会／編），協和企画，2014
2) 高倉俊二：抗真菌薬の使い方．（日本化学療法学会抗菌化学療法認定医認定制度審議委員会／編）「抗菌薬適正使用生涯教育テキスト（改訂版）」日本化学療法学会，2013．p.200
3) 中込一之，永田　真：アレルギー性気管支肺アスペルギルス症・好酸球性肺炎アレルギー，60（2）：156-165，2011
4) Stevens, DA et al：A randomized trial of itraconazole in allergic bronchopulmonary aspergillosis. N Engl J Med, 342：756-762, 2000
5) Nakashima K, et al：Loop-mediated isothermal amplification method for diagnosing Pneumocystis pneumonia in HIV-uninfected immunocompromised patients with pulmonary infiltrates. J Infect Chemother, pii：S1341-321X（14）00288-8, 2014
6) 藤井　毅，他：ニューモシスチス肺炎．「呼吸器疾患最新の治療2010-2012」（南江堂），pp. 285-289
7) Charles F Thomas, Andrew H Limper：Treatment and prevention of Pneumocystis pneumonia in non-HIV-infected patients, Up to date
8) Green H, et al：Prophylaxis of Pneumocystis pneumonia in immunocompromised non-HIV-infected patients：systematic review and meta-analysis of randomized controlled trials. Mayo Clin Proc, 82（9）：1052-1059, 2007

カンファレンスでよくある質問

Q：非HIV患者でのニューモシスチス肺炎の予防はどのように行うのですか？

A： HIV患者においてはコンセンサスの得られた基準（CD4＜200μL）がありますが，非HIV患者では基準は確立していません．その理由の1つとして患者背景の多様性が考えられます．
　Up to dateによると，以下の推奨グレードがあります．

PCP予防投与の推奨患者
（Grade 1A）：強い推奨
①免疫不全をもちPSL20 mgを1カ月以上
②同種幹細胞移植・臓器移植あり
③急性リンパ性白血病
④特定の免疫抑制薬あり
⑤自家骨髄移植あり

（Grade 2B）：弱い推奨
⑥関節リウマチでステロイドと免疫抑制薬（特にサイクロフォスファミド）の投与あり
⑧多発血管炎性肉芽腫症

（Grade 2C）：非常に弱い推奨
⑦purineアナログの投与あり

　ほかにも，PCP発症リスクが3.5％以上を指標とする報告もありますが上記の推奨以外でも臨床的には考慮される場面もあり，最終的には，PCP発症・重症化リスクと予防投与のベネフィットを勘案するしかないようです．
　「PCPは生命にかかわる合併症ですが，ST合剤の予防投与例ではほとんど発症せず有害事象は可逆性がある」ため，筆者は可能な限り推奨する立場をとっています．

第3章 肺癌

1 原発性肺癌

三沢昌史

診療のコツ

- ▶ 治療選択のうえで病理組織型と正確な病期診断が重要
- ▶ FDG-PETは，肺病変の良・悪性鑑別，N因子診断，骨転移を含めた遠隔臓器転移診断に有用
- ▶ 化学療法は個々の患者年齢・全身状態（performance status：PS）・併存疾患，主要臓器予備能・社会的背景など総合的に十分検討し，患者への十分な情報提供と承諾のもと行う
- ▶ II期の一部およびIII期NSCLCのなかには集学的治療（化学放射線療法＋外科的切除）により良い治療成績が得られるものがある
- ▶ 分子標的療法を行うには，直接的に癌化・増殖・進展プロセスにかかわるOncogenic Driver Mutation（単一遺伝子変異）の検索が必要不可欠
- ▶ Oncogenic Driver Mutationは肺癌全体の約半数に検出され，日本人の肺腺癌に限ると実に70％以上を占める
- ▶ 緩和ケアは臨床病期や抗癌治療に関係なく，症状に応じて早い段階から積極的に行う
- ▶ 癌性疼痛に対するオピオイド投与は個々の患者で適量（必要十分量）を使用し，最も力価が高い経口投与が原則

　日本肺癌学会の以前の「肺癌診療ガイドライン」では高齢者肺癌の定義が70歳以上であったが，2012年ガイドライン改訂では75歳以上に改訂された．その背景として，日本の肺癌患者の約4割を75歳以上が占める現況が理由にあげられる．今後さらに高齢者肺癌の増加が予想される．

1 原発性肺癌の診療手順

❶ 肺癌を疑う
・症状・身体所見より
・画像所見より

❷ 診断（病理組織診断と臨床病期診断）
・腫瘍マーカー（CEA，CYFRA21-1，Pro-GRP）を測定．
・可能な限り病理組織診断と同時に複数のOncogenic Driver Mutationを検索．
・病期診断に関しては，胸・腹・骨盤造影CT，脳造影MRI，PET-CTなどを行う．

表1 ● TNM分類第7版

病期分類

潜伏癌	TX	N0	M0
0期	Tis	N0	M0
ⅠA期	T1aまたはT1b	N0	M0
ⅠB期	T2a	N0	M0
ⅡA期	T1aまたはT1b	N1	M0
	T2a	N1	M0
	T2b	N0	M0
ⅡB期	T2b	N1	M0
	T3	N0	M0
ⅢA期	T1aまたはT1b	N2	M0
	T2a	N2	M0
	T2b	N2	M0
	T3	N2	M0
	T3	N1	M0
	T4	N0	M0
	T4	N1	M0
ⅢB期	Any T	N3	M0
	T4	N2	M0
Ⅳ期	Any T	Any N	M1aまたはM1b

文献32より引用

- N因子stagingに関しては画像診断のみならず，可能な限り**超音波気管支鏡ガイド下針生検**〔EBUS-TBNA（第1章-4 気管支鏡検査を参照）〕による病理組織学的検索を行う．

❸ 治療法の選択

- **病理組織型・Oncogenic Driver Mutation・病期診断**により治療選択が行われる．
- 病期診断は**TNM分類第7版**（表1, 2）に基づく．
- 治療薬剤選択は組織型から**非小細胞肺癌（non-small cell lung cancer：NSCLC）**と**小細胞肺癌（small cell lung cancer：SCLC）**に分ける．
- NSCLCはさらに組織型において**扁平上皮癌**，**非扁平上皮癌**に分けて薬物治療を行う．
- 大細胞癌のうち**大細胞神経内分泌癌**（large cell neuroendocrine carcinoma：LCNEC）はSCLCに準じて治療．
- 外科的切除
- 定位放射線治療，粒子線治療（炭素線・陽子線治療）
- 根治的化学放射線同時併用療法
- 集学的治療（術前化学放射線同時併用療法＋外科的切除）
- 全身化学療法（術前導入・術後補助化学療法），分子標的療法
- 緩和ケア

表2 ● TNM分類第7版

要約

Tx		潜伏癌
Tis		上皮内癌（carcinoma in situ）
T1		腫瘍の最大径≦3 cm
	T1a	腫瘍の最大径≦2 cm
	T1b	腫瘍の最大径＞2 cmかつ≦3 cm
T2		腫瘍の最大径≦7 cm，気管分岐部≧2 cm，臓側胸膜浸潤，部分的無気肺
	T2a	腫瘍の最大径＞3 cmかつ≦5 mあるいは腫瘍の最大径≦3 cmで臓側胸膜浸潤
	T2b	腫瘍の最大径＞5 cmかつ≦7 cm
T3		腫瘍の最大径＞7 cm，胸壁，横隔膜，心膜，縦隔胸膜への浸潤，気管分岐部＜2 cm，一側全肺の無気肺，一側全肺の閉塞性肺炎，同一肺葉内の不連続な腫瘍結節
T4		縦隔，心臓，大血管，気管，反回神経，食道，椎体，気管分岐部，同側の異なった肺葉内の副腫瘍結節
N1		同側肺門リンパ節転移
N2		同側縦隔リンパ節転移
N3		対側肺門，対側縦隔，前斜角筋前または鎖骨上窩リンパ節転移
M1		対側肺内の副腫瘍結節，胸膜結節，悪性胸水，悪性心嚢水，遠隔転移
	M1a	対側肺内の副腫瘍結節，胸膜結節，悪性胸水（同側，対側），悪性心嚢水
	M1b	他臓器への遠隔転移

文献32より引用

❹ 治療効果判定
- 全身画像評価による治療効果判定，腫瘍マーカーによる追跡．
- **固形癌の治療効果判定ガイドラインRECIST（ver.1.1）**に準拠して効果判定を行う．
- 奏効が得られない場合は治療法（治療薬剤や治療モダリティ）を変更．

2 肺癌の組織型とその特徴

❶ 非小細胞肺癌（NSCLC）
- 原発性肺癌の**80％以上を占める**．内訳は腺癌50％，扁平上皮癌25％，大細胞癌5％．
- 扁平上皮癌は**中枢気道型**が多く，咳，血痰，喘鳴など気道症状を呈することが多い．**喫煙と強い関連**があるため男性に多く，喫煙率低下とともに減少傾向．
- **大細胞癌**は大型の細胞からなる未分化な癌で，明らかな扁平上皮癌もしくは腺癌での分化が認められないものである．いくつかの亜型に分類される．
- 腺癌は**末梢肺野型**が多くいくつかの亜型に分類される．初期は無症状のことが多い
- 治療法選択は組織型に従い，**扁平上皮癌，非扁平上皮癌**に分けて取り扱う．
- 大細胞癌のうち**大細胞神経内分泌癌（large cell neuroendocrine carcinoma：LCNEC）は生物学的特性がSCLCに類似するためSCLCに準じて治療**．

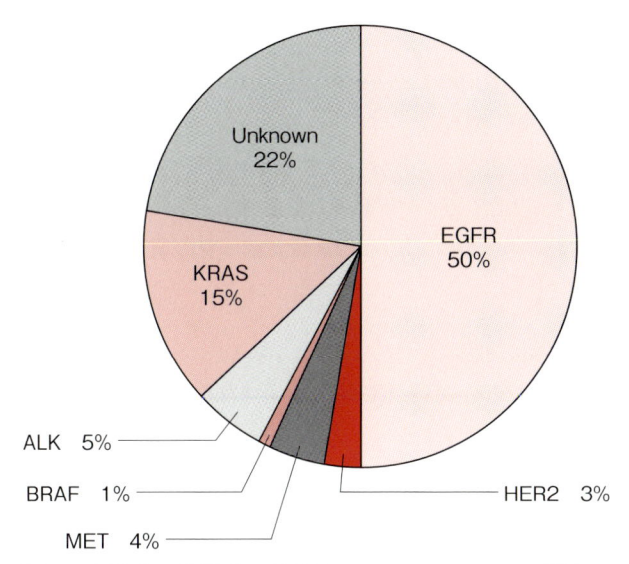

図1　日本人の肺腺癌におけるDriver Mutationの頻度
文献33より引用

- 腺癌においては数多くのOncogenic Driver Mutationが発見され，これらの割合には人種差が認められる．**日本人の肺腺癌においてはEGFR遺伝子変異が50％**，KRAS変異が15％を占め，肺腺癌全体の80％近くでOncogenic Driver Mutationが認められる（図1）．これらをターゲットにした分子標的療法が将来的には薬物治療の中心になると予想される．

❷ 小細胞肺癌（SCLC）

- 原発性肺癌全体の**10〜15％**．喫煙と関連があり**男性に多い**．喫煙率低下とともに減少傾向．
- 増殖速度が早く**早期より血行性・リンパ行性の遠隔転移**をきたす．
- **化学療法や放射線治療に高感受性**であり，これらが依然として治療の中心．
- SCLCの組織型が少量でも混在する場合には**混合型小細胞肺癌と診断し，SCLCとして治療**．
- 腫瘍マーカーは，Pro-GRP（progastrin releasing peptide）とNSE（neuron specific enolase）が特異的マーカーでPro-GRPの陽性率は60〜70％．NSEはPro-GRPと比較すると早期症例で陽性率が低い．
- 限局型（limited disease：LD）と進展型（extensive disease：ED）に分けて治療．

3 診断

❶ 肺癌を疑った場合の最初の検査（多くは外来で行われる）

- **胸部造影CT**と補助的診断として**腫瘍マーカー測定**．
- 喀痰細胞診は中枢型肺癌（肺門型肺癌）が疑われる時には行う意義がある．
- 腫瘍マーカーは**治療効果のモニタリングや再発診断**には有用だが，早期診断には有用ではなく小細胞肺癌を除き陰性であることが多い．
- **FDG-PETは肺結節の良・悪性診断，悪性病変の局在と拡がりおよびN因子評価に有用**．骨転移診断における感度は90％，特異度は98％，正診率は96％．縦隔リンパ節転移診断に関してもメタアナリシスでは感度85％，特異度90％[1]と報告されており診断能は優れている．

❷ 確定診断を得る

- 病理組織型および**複数のOncogenic Driver Mutation**の検索となるため十分な組織サンプルを安全に得ることが大切．
- 可能な限り，経胸壁的肺生検に比べ，より合併症の少ない**気管支鏡下肺生検**を行う．それでも確定診断が困難な場合には**CTガイド下経皮的肺生検**を行う．
- 気管支鏡下肺生検の詳細については**第1章-4の気管支鏡検査の項**を参照．

❸ 臨床病期を決定する

正確な病期診断は治療法の選択決定にきわめて重要． TNM分類第7版を用いる．

- 小細胞肺癌では治療法選択のために**LDとEDに大別**．LDは「病巣が根治照射可能な範囲内に限局する病変」であることを意味する．
- 1989年に世界肺癌会議（International Association for the Study of Lung Cancer：IASLC）は「同側肺門・同側および対側縦隔，同側および対側鎖骨上窩リンパ節，良・悪性にかかわらず胸水貯留を認める例」をLDと定義したが，日本肺癌学会「肺癌診療ガイドライン」は「同側胸郭内に加え，対側縦隔および対側鎖骨上窩リンパ節までに限定し悪性胸水・心嚢水を有さない症例」と定義している．
- われわれは「肺癌診療ガイドライン」に従うが，微量胸水のため胸腔穿刺が不可能な場合にはLDとして取り扱っている．

1 T因子の診断

- 胸部造影CTはT因子およびN因子評価に有用．
- 最終的には肺生検にて確定診断を行う必要がある．

2 N因子の診断

- 胸部造影CTで肺門・縦隔リンパ節の**短径が1cm以上**では転移陽性リンパ節を疑う．
- 縦隔・肺門リンパ節の命名は**IASLC-リンパ節マップ**（図2）を参照．
- **EBUS-TBNA**はN因子診断において**累積感度88〜93％，累積特異度100％**と良好な成績[2]．
- 腺癌では腫大を伴わないリンパ節転移がみられ，一方，扁平上皮癌では転移でない反応性リンパ節腫大がみられる[3]．よって穿刺可能なリンパ節はEBUS-TBNAによる病理組織学的検索が必要となる（気管・気管支周囲のリンパ節を含めた病変はすべて穿刺可能）．
- われわれは，胸部造影CTとFDG-PETの所見を総合的に判断し，治療方針決定に影響を与えるリンパ節（特にN2，N3）に関しては可能な限りEBUS-TBNAで病理組織学的確定を行っている．

3 M因子の診断

- 原発性肺癌における遠隔転移の好発臓器は肺，肝，骨，脳，副腎など．
- 肝・副腎転移の有無に関しては全腹部骨盤造影CTあるいは腹部超音波検査も併用．
- 従来，骨転移診断に骨シンチグラフィーが行われてきたが，**FDG-PETとの比較検討では，感度はともに90％程度だが正診率はFDG-PETが優れる**[4,5]．
- 脳転移診断は脳造影MRIを行うが，実施不可能な場合には脳造影CTを行う．

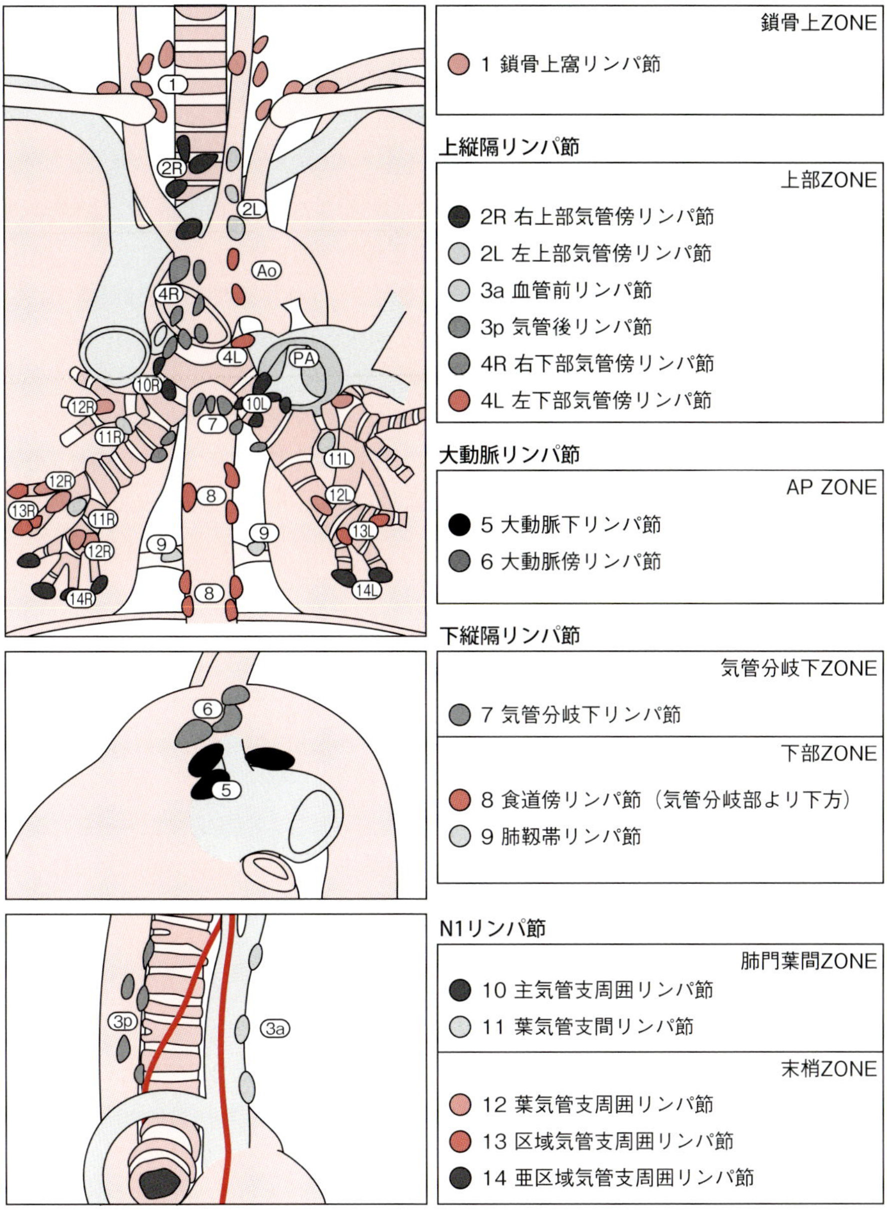

図2 ● IASLC リンパ節マップ
文献35より引用

4 治療法の選択

　治療計画は病理組織型，臨床病期に基づいて決定される．病理組織型から非扁平上皮癌であった場合には，EGFR遺伝子変異やALK融合遺伝子などを積極的に検索する．
　全身化学療法は以下の治療目的で用いられる．

- 術後補助化学療法
- 切除不能Ⅲ期に対する根治的化学放射線療法

- 切除可能Ⅲ期に対する術前導入化学放射線療法
- 延命・QOL改善を目的としたⅣ期に対する治療

❶ 非小細胞肺癌の治療

1 Ⅰ期（ⅠA-ⅠB）
- 標準治療は**肺葉切除および肺門縦隔リンパ節郭清**だが，症例によっては**肺区域切除**や**VATS（ビデオ補助下胸腔鏡手術）部分切除**など縮小手術を検討．
- 心肺機能や併存疾患等の理由で耐術不能例には，**体幹部定位放射線治療（stereotactic body radiation therapy：SBRT）や粒子線治療（炭素線・陽子線）**も代替治療となる．粒子線治療に関しては未だ保険適応ではない．
- p-stageⅠ期においてCDDP（シスプラチン）を含む術後補助化学療法の適応はない．
- p-stageⅠA期のうちT1bとⅠB期の肺腺癌完全切除例においては術後2年間のテガフールウラシル（ユーエフティ®）内服によりOS（overall survival：全生存期間）改善[6,7]が示されている．
- ⅠA期の本邦における5年生存率は83.9％，ⅠB期は66.3％．

2 Ⅱ期（ⅡA，ⅡB）
- 標準治療は**肺葉切除および肺門縦隔リンパ節郭清**．
- 本邦におけるⅡA期の5生率は60.9％，ⅡB期は51.1％（2011年時点）．
- CDDPを含む術後補助化学療法を行うことによりOS改善が示されている．
- ⅡBのうち，T3N0M0の肺尖部胸壁浸潤癌に対して**CDDP＋VP-16と胸部放射線療法（45Gy）**の同時併用療法後に外科的切除を行い，さらに術後補助化学療法を2サイクル施行することにより**5年生存率54％**[8]が得られる．

3 ⅢA期（T4あるいはN2以上）
- ヘテロな集団であることを認識する必要がある．
- T3-4（胸壁-椎体浸潤）N0-1症例とT1-3N2症例は分けて考える．
- T3-4N0-1肺尖部胸壁浸潤癌は，**集学的治療（trimodality treatment）**を行う[8]．
- T1-3N2症例における外科的治療単独成績は不良であり化学放射線療法が標準療法．
- 胸部放射線療法と化学療法との併用タイミング（遂時，同時）は**同時併用がOSを延長**[9]．ただし有害事象の発現が高いため症例選択には注意が必要．
- ⅢA-pN2例において肺葉切除による完全切除例に限定すると，導入化学放射線療法後＋外科切除群が根治的化学放射線療法群に比し有意にOSを延長した[10]．この結果を踏まえ，**年齢75歳以下，PS 0-1，p-N2（EBUS-TBNAで確定）かつ肺葉切除による完全切除可能例に限り集学的治療**を行っている．

4 ⅢB期（T4N2M0あるいはTanyN3M0）
- 基本的に外科的切除の対象にはならない．
- T4N2M0において**化学放射線同時併用療法**が標準療法．
- TanyN3M0でも一部の対側縦隔リンパ節転移例（胸部照射範囲が許容できる場合）には

化学放射線同時併用療法を行う．
- **対側肺門リンパ節転移例**は化学療法単独となる．
- 胸部放射線療法は**分割照射法（1日1回，2Gy/回，計60Gy）の根治的照射**を行う．これ以上の総線量増加は有害事象が増すのみでOS延長には寄与しない．

5 Ⅳ期（全身進行性）あるいは術後再発例
- 緩和と延命が目的
- 暦年齢のみで化学療法の対象外とすべきではない．
- 年齢（75歳以上あるいは75歳未満）・PS・組織型（扁平上皮癌と非扁平上皮癌），さらには**患者背景・併存疾患・主要臓器予備能**を総合的に考慮し治療薬剤を決定する．
- 緩和目的の放射線治療などの**局所療法**も検討．
- 緩和ケアは化学療法の有無にかかわらず，QOL改善を目的として積極的に行う．

● Ⅳ期非小細胞肺癌の1次治療

<非扁平上皮癌（EGFR遺伝子変異・ALK遺伝子転座陰性，もしくは不明）PS0-1，75歳未満（図3）>

①レジメン
- プラチナ製剤と第3世代抗癌剤併用．
- **BEV（アバスチン®）使用に関してはリスクベネフィットを症例ごとに考慮してプラチナ併用療法への追加を検討**．神経症状を有する脳転移例や中枢気道型で血痰症状のある例や気管支鏡で粘膜病変を認める例は使用しない．

②投与期間
- **プラチナ併用療法のサイクル数は4～6サイクル**．これ以上のサイクル数を増やしてもOS延長につながらない．

③維持療法
- 初回化学療法でSD（stable disease）以上の効果が得られた症例に標準的な治療期間以降も継続して化学療法を行うことでPFSを延長し予後改善およびQOL改善および維持を目的とした治療．

<切り替え維持療法（Switch maintenance）>
プラチナ併用化学療法後の切り替え維持療法として**PEM（アリムタ®），erlotinib（タルセバ®）を用いた第Ⅲ相試験**が行われており，それぞれにおいてPFS（progression free survival：無増悪生存期間），OS延長が示された[11,12]．治療選択肢と1つとして検討されるが，両試験ともプラセボ群にて2次治療に有効性が期待されるPEMやerlotinibがほとんど投与されてないことを考慮する必要がある．

<継続維持療法（continuation maintenance）>
- 75歳未満進行非扁平上皮癌ではCDDP＋PEM（アリムタ®）4サイクル施行後にSD以上の症例に対しPEM継続維持療法によるPFS，OS改善が証明された[13]．CDDP＋PEM＋BEV（アバスチン®）4サイクル施行後にSD以上の症例に対するPEM＋BEV維持療法ではPFS延長が示され，PEMおよびPEM＋BEVによる継続維持療法は治療選択肢となる．

```
                              ┌─ 75歳未満 ──→ ┌ プラチナ製剤併用±ベバシズマブ ┐
                              │               └ プラチナ製剤併用±維持療法     ┘
                   ┌─ PS 0-1 ─┤
                   │          └─ 75歳以上 ──→ ┌ 非プラチナ製剤単剤 ┐
┌─────────────┐   │                          └ プラチナ製剤併用   ┘
│非扁平上皮癌  │   │
│EGFR遺伝子変異,├──┼─ PS 2 ────────────────→ ┌ 非プラチナ製剤単剤 ┐
│ALK遺伝子転座 │   │                          └ プラチナ製剤併用   ┘
│陰性もしくは不明│ │
└─────────────┘   └─ PS 3-4 ───────────────→ 緩和治療
```

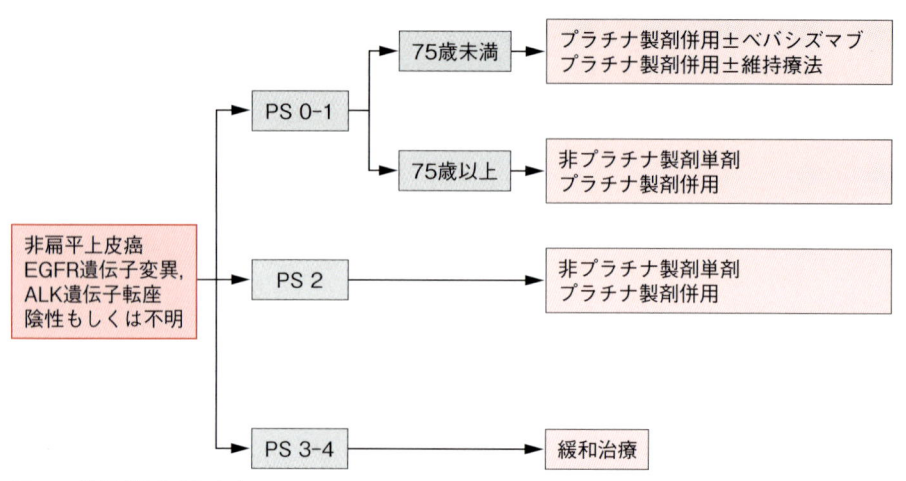

図3 ● 進行非扁平上皮癌，Oncogenic Driver Mutation 陰性

<PS2以上の非扁平上皮癌（EGFR遺伝子変異・ALK遺伝子転座陰性，もしくは不明）>
・化学療法の適応は慎重に考える．第3世代抗癌剤〔DOC（タキソテール®），PAC（タキソール®），VNR（ナベルビン®），GEM（ジェムザール®）〕単剤治療はBSCに比しOSを延長する傾向が示されている．
・PS3以上は化学療法の対象外．

<75歳以上の非扁平上皮癌（EGFR遺伝子変異・ALK遺伝子転座陰性，もしくは不明）>
・第3世代抗癌剤単剤治療が選択肢．
・PS・併存疾患・主要臓器予備能など考慮したうえで，CBDCA（カルボプラチン）併用も選択肢．
・BEV併用療法は推奨しない．

<EGFR遺伝子変異陽性肺癌>
・初回治療には第1世代EGFR-TKIであるgefitinib（イレッサ®），erlotinib（タルセバ®），第2世代EGFR-TKIのafatinib（ジオトリフ®）あるいは全身化学療法を選択．
・上記3薬剤は年齢，PS，毒性プロファイル，遺伝子変異型を考慮し使い分ける．
・75歳以上あるいはPS2以上ならば初回治療として第一世代EGFR-TKIを選択．
・第二世代不可逆的EGFR-TKIのafatinibはcommon mutation（Ex19欠失型変異とL858R点突然変異型）例でPFS 13.6M，特に日本人のEx19欠失型変異ではPFS 16.4Mと良好[14]．しかし毒性（下痢，皮膚粘膜障害など）も第一世代EGFR-TKIに比し強いため，**75歳以下かつPS良好な患者に限る**．
・EGFR-TKI使用後のPD例ではdisease flare（致死的病勢進行）を回避するため，薬剤wash out期間を設けず次の治療直前までEGFR-TKIを継続する．
・75歳未満かつPS 0-1の患者に全身化学療法を行う場合はプラチナ製剤と第3世代抗癌剤併用療法を行う．

<ALK融合遺伝子陽性肺癌>

- ALK融合遺伝子診断にはFISH（fluorescence in situ hybridization）法，免疫組織化学染色（IHC）法，RT-PCR法（reverse transcription polymerase chain reaction）法の3つがある．保険適応はFISH法のみだが単独検査のみでの評価が不十分なため，できれば複数検査による評価が望ましい．
- 二次治療におけるcrizotinib（ザーコリ®）と標準化学療法（PEM，DOC）の比較ではOSに差を認めなかった[15]．
- 初回治療におけるcrizotinibの有益性は明確でない．

<扁平上皮癌（Oncogenic Driver Mutationの検索は必須ではない，すべてPEM,BEVは適応外）>

◆PS0-1

（a）75歳未満

①レジメン
- プラチナ製剤と第3世代抗癌剤併用．

②投与期間
- プラチナ併用療法のサイクル数は6サイクル以下．

③維持療法
- エビデンスはない．

（b）75歳以上
- 第3世代抗癌剤単剤治療が治療選択肢．
- PS・年齢・併存疾患・主要臓器予備能・毒性プロファイルを考慮したうえでCBDCA併用療法も選択肢．

◆PS2
- 化学療法の適応は慎重に検討する必要がある．第3世代抗癌剤（DOC，PAC，VNR，GEM）単剤療法はBSCに比しOS延長傾向がメタアナリシスにより示されている．

◆PS3以上
- 一般的に化学療法の対象外．

● Ⅳ期非小細胞肺癌の2次治療
- 逐次的に**単剤療法**を行う．
- **PS・年齢・併存疾患・主要臓器予備能・毒性プロファイル**を総合的に考慮したうえで，薬剤選択を行う．
- **特に高齢者の場合**の初回投与時は標準量ではなく**開始時からの減量も考慮**．
- 過去に使用されPDを認めた薬剤は再使用しない．
- エビデンスのある薬剤はDOCのみ．

❷ 小細胞肺癌の治療

- 全身化学療法や放射線療法に感受性が高い.
- 分子標的療法は行わない.
- LDとEDに大別し, 初回薬物治療はプラチナ併用化学療法を4〜6サイクル. これ以上のサイクル数はOS延長につながらない.
- **PS3までは全身化学療法の対象**.
- 高齢者や心・腎機能低下例ではCDDPをCBDCAに変更.

● LD（限局型）（図4）
- **ⅠA期（T1a-1b N0）例では外科切除＋プラチナ併用術後補助化学療法**の5年生存率は40〜70％と良好. ⅠA期のみ手術適応.
- **化学放射線同時併用療法は遂次併用に比しOSを延長させる**[16].
- CDDP＋VP-16と放射線同時併用した場合, **通常照射（1日1回2Gy照射の計60Gy照射）群より加速過分割照射（1回1.5Gy 1日2回照射の計45Gy）群**においてOSの延長が示された[17].
- 以上より, **CDDP＋VP-16と同時併用放射線療法（加速過分割照射）が標準治療**.
- LDでの化学放射線同時併用療法の5年生存率は25％であり, **初期治療はあくまで根治が目標**.

● ED（進展型）（図5）
- **化学療法単独が標準治療**.
- 本邦の第Ⅲ相比較試験でCDDP＋CPT-11群がCDDP＋VP-16群に比しと良好で有意なOS延長を認めた[18]. しかし, 海外での2つの追試では両治療間に有意なOSの差は認められなかった[19, 20].
- 本邦では**CDDP＋CPT-11を標準治療**と位置づけ, 間質性肺炎など既存肺病変を認める例では, CDDP＋VP-16の使用を考慮.

● 再発小細胞肺癌
- 初回治療が奏功し再発までの期間が3カ月以上（sensitive relapse）の症例においては**初回治療と同一レジメンが奏功する可能性**が指摘されている（3カ月未満の場合をrefractory relapse）.
- AMRの再発小細胞肺癌に対する有効性が報告されており[21], 静注NGTと同等であった.
- われわれは再発時二次治療としてはAMR, 静注NGTを使用し, sensitive relapse例においては初回治療再投与（re-challenge）も選択肢に入れている.

● 高齢者およびPS不良小細胞肺癌
- CBDCA＋VP-16が標準治療, 状況によって減量して行う.

● 予防的全脳照射（prophylactic cranial irradiation：PCI）
- 初期治療により完全寛解（complete response：CR）の得られたLD例は脳転移の頻度を有意に減少させOS延長に寄与することからPCIが推奨される[22].
- ED例においては国内外の臨床試験によって結果が異なるため, われわれは行っていない.

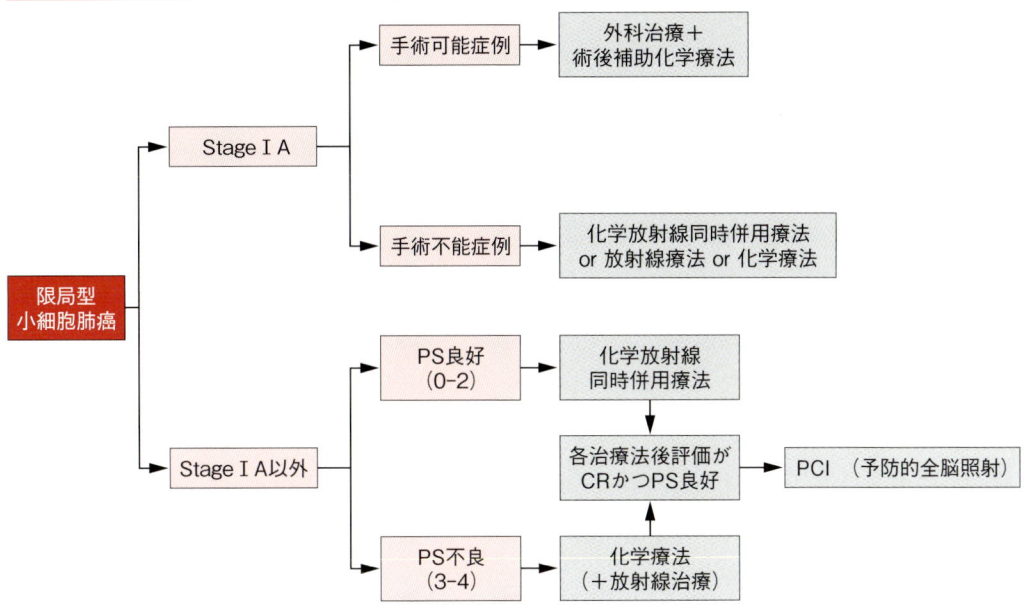

限局型(Limited Disease LD)の1次治療

図4 限局型小細胞肺癌の1次治療

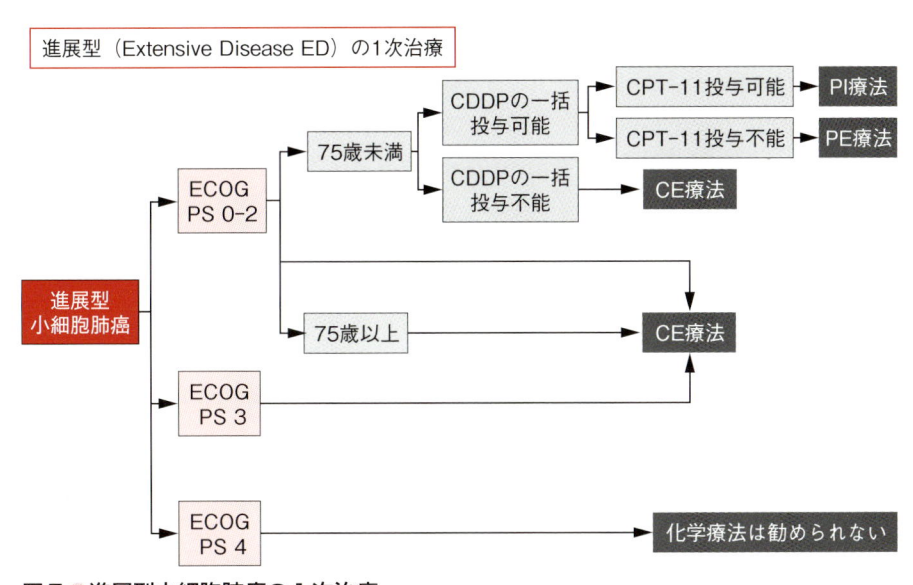

進展型(Extensive Disease ED)の1次治療

図5 進展型小細胞肺癌の1次治療
PI療法：CDDP + CPT-11
PE療法：CDDP + VP-16
CE療法：CBPCA + VP-16

5 亀田総合病院でよく使用されるレジメン

❶ 非小細胞肺癌に対するレジメン

1 CDDPレジメン

- **CDDP + DOC療法**
  シスプラチン：80 mg/m² day1　点滴静注
  ドセタキセル（DOC，タキソテール®）：60 mg/m² day1　点滴静注/3週ごと

- **CDDP + DOC療法（根治的化学放射線療法および術前導入化学放射線療法）**
  シスプラチン：40 mg/m² day1，8，29，36　点滴静注
  ドセタキセル（タキソテール®）：40 mg/m² day1，8，29，36　点滴静注
  ・ⅢA-N2年齢65歳以下，PS0-1例に使用．この場合の胸部照射は46 Gy．

- **CDDP + DOC療法（肺尖部胸壁浸潤癌における術前導入化学放射線療法）**
  シスプラチン：40 mg/m² day1，8，29，36　点滴静注
  ドセタキセル（タキソテール®）：40 mg/m² day1，8，29，36　点滴静注
  ・ⅡB（T3N0M0）ⅢA（T3-4N0-1）年齢65歳以下，PS 0-1 胸壁浸潤癌の集学的治療における術前導入化学放射線レジメンとして使用．この場合の胸部照射は46 Gy．

- **CDDP + PEM療法　→　効果SD以上　→　PEM継続維持療法へ**
  シスプラチン：75 mg/m² day1　点滴静注
  ペメトレキセド（アリムタ®）：500 mg/m² day1　点滴静注/3週ごと
  ・非扁平上皮癌におけるレジメンとしてエビデンスがあり標準治療[23]．

- **CDDP + GEM療法**
  シスプラチン：80 mg/m²　day1　点滴静注
  ゲムシタビン：1,000 mg/m² day1，8　点滴静注/3週ごと
  ・扁平上皮癌におけるレジメンとしてエビエンスがあり標準治療[23]．

- **CDDP + TS-1療法**
  シスプラチン：60 mg/m² day8　点滴静注
  テガフール・ギメラシル・オテラシルカリウム（ティーエス-1®）：
  　　　40～60 mg/回1日2回　3週内服　2週休薬/5週ごと
  ・NSCLCにおいてCDDP + DOCとの第Ⅲ相比較試験においてOSに関して非劣性．
  ・CDDP 60 mg/m²と1回投与量が少ないことからショートハイドレーションによる外来化学療法も可能．

- **CDDP + VNR療法（JBR.10変法）**
  シスプラチン：40 mg/m² day1，8
  ビノレルビン（ナベルビン®）：25 mg/m² day1，8/3週ごと
  ・術後補助化学療法としてエビデンスのあるプロトコールを日本人向けにmodifyしたもの．

2 CBDCAレジメン

- **CBDCA + PAC療法**
  カルボプラチン：投与量は下記を参照　day1　点滴静注
  パクリタキセル（PAC，タキソール®）：200 mg/m² day1　点滴静注/3週ごと

- 心・腎機能低下例などCDDPが使用不可の場合など.
- PACによりCBDCAの有害事象である血小板減少が軽減.
- CCR（クレアチニンクリアランス）をもとに投与量を設定.
- PAC投与30分前にデキサメサゾンとH_1, H_2 blockerを投与.

カルボプラチンの投与量の決め方
〔カルバートの式：AUC薬物血中濃度−時間曲線下面積×（CCR＋25）〕
AUC＝5〜6

● CBDCA＋PAC療法（根治的化学放射線療法および術前導入化学放射線療法）
カルボプラチン：AUC＝2　　　　　　　　day1, 8, 15, 22, 29, 36　点滴静注
パクリタキセル（タキソール®）：40 mg/m² day1, 8, 15, 22, 29, 36　点滴静注
- ⅢA-N2 年齢66〜75歳, PS0-1例に使用. この場合の胸部照射は40〜46 Gy.

● CBDCA＋nab-PAC療法
カルボプラチン：AUC＝5〜6　　　　　　day1　　　点滴静注
パクリタキセル（アブラキサン®）：100 mg/m² day1, 8, 15　点滴静注/4週ごと
- 非小細胞肺癌に対して使用（特に扁平上皮癌に対し有効）.

● CBDCA＋GEM療法
カルボプラチン：AUC＝5　day1　点滴静注
ゲムシタビン：1,000 mg/m² day1, 8　点滴静注/3週ごと
- 非血液毒性は少ないが, 血液毒性（特に血小板減少）あり.
- 主に扁平上皮癌に対して使用.

● CBDCA＋TS-1療法
カルボプラチン：AUC＝5〜6 day1　点滴静注
テガフール・ギメラシル・オテラシルカリウム（ティーエス-1®）：
　　　　　　40〜60 mg/回　1日2回　2週内服　2週休薬/4週ごと
- NSCLCに対する初回治療薬.
- CBDCA＋PACに対しOSに関して非劣性.

● CBDCA＋PEM療法　→　効果SD以上　→　PEM継続維持療法へ
カルボプラチン：AUC＝5　day1　点滴静注
ペメトレキセド：500 mg/m² day1　点滴静注/3週ごと
- 非扁平上皮癌に対して使用.

3 ベバシズマブ併用レジメン

● CBDCA＋PAC＋BEV療法　→　効果SD以上　→　BEV継続維持療法へ
カルボプラチン：AUC＝5〜6　　　　　　　　day1　点滴静注
パクリタキセル（タキソール®）：200 mg/m² day1　点滴静注
ベバシズマブ（アバスチン®）：15 mg/kg　day1　点滴静注/3週ごと
- 非扁平上皮癌に対する標準治療.
- CBDCA＋PAC群との第Ⅲ相比較試験においてOS延長が確認され, ベバシズマブの上乗せ効果が唯一確認された[24].

- CDDP + PEM + BEV 療法　→　効果 SD 以上　→　PEM + BEV 継続維持療法へ
  シスプラチン：75 mg/m² 　　　　　　　　　　day1　点滴静注
  ペメトレキセド（アリムタ®）：500 mg/m² 　　day1　点滴静注
  ベバシズマブ（アバスチン®）：7.5〜15 mg/kg day1　点滴静注/3週ごと
  ・非扁平上皮癌に対する標準治療の1つ

- CBDCA + PEM + BEV 療法　→　効果 SD 以上　→　PEM + BEV 継続維持療法へ
  カルボプラチン：AUC = 5 　　　　　　　　　day1　点滴静注
  ペメトレキセド：500 mg/m² 　　　　　　　　day1　点滴静注
  ベバシズマブ（アバスチン®）：15 mg/kg day1　点滴静注/3週ごと
  ・非扁平上皮癌に対して使用

4 単剤療法レジメン

- DOC 単独療法
  ドセタキセル：60 mg/m² day1　点滴静注/3週ごと
  ・初回プラチナ併用療法の無効・再発例に**セカンドラインとして使用**.
  ・**QOL 改善にも有用**.

- GEM 単独療法
  ゲムシタビン（ジェムザール®）：1,000 mg/m² day1, 8　点滴静注/3週ごと
  ・血小板減少など血液毒性が問題になるが，非血液毒性は少なく高齢者向け．
  ・30分かけて点滴すること（60分以上かけると有害事象が増強）．
  ・**胸部放射線療法と併用は避ける（間質性肺炎のリスク増大）**.

- VNR 単独療法
  ビノレルビン（ナベルビン®）：1,000 mg/m² day1, 8　点滴静注/3週ごと
  ・高齢者肺癌の初回治療としてエビデンスあり．

5 内服レジメン

- Gefitinib（イレッサ®）（250 mg）1日1錠 1日1回
- Erlotinib（タルセバ®）（100〜150 mg）1日1錠 1日1回
- Afatinib（ジオトリフ®）（20〜40 mg）1日1錠 1日1回
  ・上記3薬剤はEGFR遺伝子変異陽性肺癌に限り使用．
- Crizotinib（ザーコリ®）（250 mg）1日1錠 1日2回
  ・ALK融合遺伝子陽性肺癌に限り使用．
- テガフールウラシル（ユーエフティ®）

体表面積（m²）	ユーエフティ®(mg/日)	1日の投与スケジュール（mg）		
		午前	午後	夜間
<1.17	300	100	100	100
1.17〜1.49	400	200	100	100
1.50〜1.83	500	200	200	100
>1.83	600	200	200	200

- テガフール・ギメラシル・オテラシルカリウム（ティーエス-1®）
  40〜60 mg/回 1日2回　4週内服　2週休薬/6週ごと

❷ 小細胞肺癌に対するレジメン

1 CDDPレジメン

- **CDDP＋VP-16（PE療法）**
  シスプラチン：80 mg/m² 　day1 　　　点滴静注
  エトポシド 　：100 mg/m² day1〜3　点滴静注/3週ごと
  ・LD-SCLCに対する初回標準レジメン．
  ・胸部放射線療法と併用中は4週ごとに投与．胸部放射線終了後は3週ごとの投与．

- **CDDP＋CPT-11療法（IP療法）**
  シスプラチン：60 mg/m² day1　　　　点滴静注
  イリノテカン：60 mg/m² day1，8，15　点滴静注/4週ごと
  ・本邦では，ED-SCLCに対する初回標準レジメン．
  ・CPT-11の有害事象に**間質性肺炎**があり**胸部放射線療法との併用は不可**．
  ・CPT-11の他の有害事象として**重篤な骨髄抑制**や**遅発性下痢**．

2 CBDCAレジメン

- **CBDCA＋VP-16療法（CE療法）**
  カルボプラチン：AUC＝4-5 　　　day1　　点滴静注
  エトポシド 　　：80〜100 mg/m² day1〜3　点滴静注/3週ごと
  ・高齢者やPS不良例．
  ・心・腎機能低下がありCDDP使用不可時の代替療法．
  ・CCRをもとに投与量を設定．

3 単剤療法レジメン

- **AMR療法**
  アムルビシン（カルセド®）：35〜40 mg/m² day1〜3　点滴静注/3週ごと
  ・再発小細胞肺癌でのセカンドライン治療．
  ・本邦で開発された薬剤トポイソメラーゼⅡ阻害薬．
  ・主な副作用は血液毒性と悪心．
  ・**単剤で76％ときわめて高い奏効率**．

- **NGT療法**
  ノギテカン（ハイカムチン®）：1.0〜1.5 mg/m² day1〜5　点滴静注/3週ごと
  ・欧米では再発小細胞癌の標準的セカンドライン治療．
  ・トポイソメラーゼⅠ阻害薬．
  ・本剤投与時，100 mLの生理食塩液に混和し30分かけて点滴静注．
  ・重篤な骨髄抑制に注意が必要．

6 支持療法

❶ 好中球減少に対するG-CSF投与開始の基準

1 小細胞肺癌（SCLC）
- 全サイクルを通じて抗癌剤投与終了翌日から投与可能．
- 好中球のnadir（最低値）を経過後，5,000/μLに達したら中止．

2 非小細胞肺癌（NSCLC）
- 1コース目では「**好中球数1,000/μL未満**」で発熱を認めるか，「**好中球500/μL未満**」が観察された時点から投与可能．
- 同一レジメン2コース目以降では好中球数1,000/μL未満が観察された時点から投与．
- 好中球のnadirを経過後，好中球数5,000/μL以上に増加したら中止．

❷ 抗癌剤の皮下漏出に対する対策

ビンカアルカロイドやタキサン系薬，アンスラサイクリン系薬は少量の血管外漏出でも皮膚の潰瘍を形成する可能性があり，シスプラチンやエトポシドでは潰瘍形成まで至ることは少ないが局所炎症を起こす．

■ 漏出が起きた場合

① 点滴を中止し，漏出部の組織液を吸引除去する（25〜27ゲージの細い針を用いる）．
② ヒドロコルチゾンナトリウム（ソル・コーテフ®）100 mg＋1％プロカイン1 mLを生理食塩水で4〜8 mL程度に溶解し，漏出部位よりもやや広めの範囲から中心部に向けて少量ずつ皮下注射を行う．
③ 局所注射後は0.1％リバノール液で冷湿布．
④ 翌日からはステロイド軟膏を塗布し，その上から0.1％リバノール液で冷湿布を1週間継続．
⑤ シスプラチンに対しては特異的解毒剤であるチオ硫酸ナトリウム（デトキソール）10％液を5〜10 mL程度の皮下注を行う．
⑥ エトポシドに対してはヒアルロニダーゼ（スプラーゼ）150単位/mL液，1〜2 mLの皮下注の有効性が期待されている．

7 最新の動向

NSCLC領域ではEGFR遺伝子変異やALK融合遺伝子などOncogenic Driver Mutationといわれる遺伝子異常の発見により，分子異常を標的とする個別化医療が急速に進歩している．

◆ Oncogenic Driver Mutationに基づいた個別化医療（分子標的療法）

NSCLCにおける治療が注目を集める理由として発癌・増殖の主因となる単一遺伝子変異であるOncogenic Driver Mutationが複数発見されたことに起因する．**肺癌全体の約半数に発見されており，日本人の腺癌に絞ると実に70％以上**になる．これらの特定分子を標的とする薬物療法を分子標的療法という．

1 上皮成長因子受容体チロシンキナーゼ阻害薬
(epidermal growth factor receptor tyrosine kinase inhibitor：EGFR-TKI)

EGFRは上皮細胞に存在する受容体型チロシンキナーゼであり，EGFR-TKIはEGFRの細胞内領域でATPと競合して結合することでチロシンキナーゼ活性化を阻害し細胞増殖を抑制する．EGFR-TKIの効果予測因子として2004年に**EGFR遺伝子変異（主にexon19-欠失変異とexon21-L858R点変異）が重要**であることが報告された[25]．

2014年現在本邦では，第1世代（gefitinib，erlotinib）に加え，第2世代の不可逆的EGFR-TKI（afatinib）がEGFR遺伝子変異NSCLCの1次治療で使用可能．これらEGFR-TKIの奏効率は約60〜80％，PFSは約10〜13カ月程度で，治療中にさまざまな耐性機序獲得がわかってきている．耐性後の治療戦略が今後は非常に重要な課題となってきている．

EGFR-TKIの**重篤な副作用として急性肺障害**[26]があり，**発症すると致死率は高い**．ほかに**下痢や皮膚・粘膜障害，肝障害**なども認められる．**急性肺障害の危険因子としては，喫煙者，既存の間質性肺炎の合併例やPS不良例**などがあげられる．これらは全身化学療法においても肺障害をきたす危険因子でもある．

2 ALKチロシンキナーゼ阻害薬（ALK-TKI）

2007年にEML4-ALK遺伝子変異がNSCLCの3〜5％に存在することが示された[27]．ALK-TKIであるcrizotinibがEML4-ALK陽性NSCLCに奏効することが示され[28]，2012年3月に本邦で承認された．EML4-ALK遺伝子変異は比較的若年の非喫煙者や軽喫煙者に比較的多く認められ，その組織型のほとんどが腺癌である．ALK異陽性例に対するcrizotinibの奏効率は60〜70％であり，二次化学療法において標準治療のDOC単剤療法に対しPFSを有意に延長しQOLを改善することが示された[29]．既にcrizotinibに対する耐性化機序の解明も進められており[30]，耐性化克服に向けて次世代のALK-TKIが既に開発中．

8 使用する薬物療法の注意点（まとめ）

①プラチナ製剤およびタキサン系（PAC，DOC）併用はタキサン系→プラチナの順に投与．タキサン系以外との併用ではプラチナ製剤を先に投与．
②薬剤性肺障害リスク：EGFR-TKI，ALK-TKI，AMR，GEM，DOC
③胸部放射線療法と併用禁忌：GEM，BEV，AMR，CPT-11
④BEV使用における注意点：
　術後の創傷治癒を遅延させる懸念があるため術前後6〜8週間は投与を避ける．
　禁忌：脳血管障害・心筋梗塞の既往，出血性脳転移，肺扁平上皮癌，気管支粘膜浸潤，大血管浸潤（喀血や瘻孔にて大出血のリスク），イレウス（穿孔リスク），活動性出血．
⑤PEMは扁平上皮癌には使用しない．CCR 45以下で投与不可．使用に際して前投薬のビタミンB_{12}と葉酸の補充が必要．
⑥CCRの計算にCockcroft計算式を使用する場合には，実測クレアチニンに0.2プラス値を使用．eGFR代用でもよいが，それぞれ最も妥当と考えられる数値を使用する．CDDPはCCR 50以下には使用しない．
⑦ステロイド長期使用の場合，ニューモシスチス肺炎予防のためST合剤を投与．
⑧薬剤過敏性反応に注意が必要な薬剤：

タキサン系（infusion reactionが主体），プラチナ（anaphylaxisが主体）．タキサン系は初回投与からinfusion reaction予防のため前投薬が必要．アブラキサン（nab-PAC，人血清アルブミンにPACを結合させナノ粒子化したPAC製剤）は薬剤過敏性反応が稀であり前投薬は不要．
⑨3rd spaceに貯留しやすい薬剤：CPT-11.
⑩3rd spaceに水分貯留を来しやすい薬剤：DOC.

9 治療効果の判定

固形癌の治療効果判定のための新ガイドラインRECIST（ver.1.1）は主に臨床試験における客観的な腫瘍縮小効果判定を目的としたものであり，日常臨床における臨床的改善とは区別すべきものである．しかし治療効果の客観的判断に役立つことは確かである．RECIST（ver.1.1）の定義は，画像上少なくとも30％以上の腫瘍縮小を4週間維持する場合を**部分寛解（partial response：PR）**といい，観察し得るすべての病変が消失し4週間以上続いた場合を**完全寛解（complete response：CR）**という．PR＋CR＝奏効率（response rate：RR）．腫瘍縮小が30％未満あるいは腫瘍増大が20％未満の場合を**不変（stable disease：SD）**，20％以上の増大や新規病変を認めた場合を**病勢進行（progressive disease：PD）**と定義している．

10 悪性胸水への対応

「第9章-1 胸水への対応」の頁を参照．

11 癌性疼痛への対応

・抗癌治療初期の段階から積極的に緩和ケアを導入することが提唱されている．
・わが国の癌治療の中心的役割を担う癌診療連携拠点病院では，近年，緩和ケアチームの設置が義務づけられている．

❶ 癌性疼痛の特徴

癌の診断時には20～50％，進行癌あるいは末期癌においては60～95％にみられる．原因としては以下の4つ．
①腫瘍の拡大と転移
②癌の治療に伴う疼痛
③全身衰弱に伴う苦痛
④癌に直接関連しない疼痛
治療は，疼痛の原因を診断し行うが，原因検索に固執すべきではない．多くは，**癌が根治されない限り持続し，経過とともに増悪すること**を念頭に置く．

❷ 癌性疼痛の治療

1 疼痛の性質と強さの評価

オピオイドが有効な体性痛・内臓痛と，有効ではない抗痙攣薬や抗うつ薬併用が必要とな

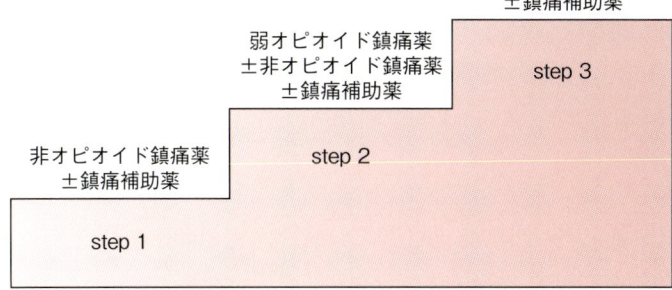

図6 ● WHO式鎮痛薬ラダー

る神経損傷によるしびれや異常感覚（神経障害性疼痛）がある．

2 疼痛治療の目標

- 治療目標は，疼痛を除去または軽減し，ADL（activity of daily life：日常活動度）を改善すること．
- **初期目標は十分な睡眠がとれる程度まで疼痛を緩和すること．**
- 睡眠障害が改善されたならば，安静時の疼痛，さらには体動時の痛みも抑えられる鎮痛法へとレベルを上げる．

❸ WHO方式癌疼痛治療法[31]

1 鎮痛薬の投与原則

- **経口投与が基本**：経口投与が困難な場合にのみ，非経口投与．
- **一定時間ごとの投与**：疼痛が出現する前に次の投薬を行う．次の投与前に痛みが出たら速効性のある鎮痛薬を投与（レスキュー）．
- **治療薬の段階的選択**：増量しても十分な鎮痛が得られない場合には次の段階へ進む．
  → WHO方式鎮痛薬ラダーを用いる（図6）．
- **患者ごとに対応**：少量より開始し（特にオピオイドの場合），効果を確認十分に増量し個々の患者の適量を決定し，**くり返し効果を評価．**

2 WHO方式鎮痛薬ラダー

● 第1段階

- **比較的軽度の疼痛に対し非オピオイドが主体．**
- 十分な増量を行っても疼痛が残存する場合には，第2段階に進む．
- 激痛を訴える場合には，直接第3段階へ進み，モルヒネとNSAIDsを併用．
- NSAIDsを長期にわたって服用することが多いので，消化管潰瘍の予防が必要．

  ナプロキセン（ナイキサン®）　　　：100〜200 mg/回　1日3回
  ロキソプロフェン（ロキソニン®）　：60 mg/回　　　　1日3回
  フルルビプロフェン（ロピオン注®）：50 mg/回　　　　1日2〜3回

● 第2段階

- 中等度の痛みに対して弱オピオイド（リン酸コデイン，オキシコドン）を使用．

・麻薬拮抗薬（ペンタゾシン）は連用で依存形成がみられるためにWHOでは推奨していない．
　　リン酸コデイン：20〜120 mg/回　1日4回
　　　　効果が不十分な場合は1回量を20 mg → 40 mg → 60 mgと増量，120 mgが極量
　　オキシコドン（オキシコンチン®）：5〜40 mg/回　1日2回
　　　　効果が不十分な場合は1日量を10 mg → 15 mg → 20 mg…と増量，80 mgが極量

● 第3段階
・強い痛みに対して強オピオイド（モルヒネ）を用いる．定時薬は徐放錠を用いる
　　MSコンチン®錠（10 mg，30 mg，60 mg）　　　：8時間ごとまたは12時間ごと
　　カディアン®カプセル（20 mg，30 mg，60 mg）　：24時間ごと1日1回
・定時投与によっても十分な鎮痛を得ることができなければ，1日投与量を前日の30〜50％増量する（20 mg → 30 mg → 40 mg → 60 mg → 80 mg…）
・定時投与によっても十分な鎮痛を得ることができなければ，臨時追加投与（レスキュー）を行う．**1回のレスキューは1日総量の1/6程度とし，回数に制限を設けない**．
・定時投与量に必要としたレスキューを加えた総量を翌日からの定時投与総量とする．
・精神的依存は生じないが身体的依存が生じるため，減量が必要な場合は2〜3日ごとに2/3〜1/2量に漸減．
・呼吸抑制は，経口薬では問題となることはほとんどない．傾眠傾向が強くなっても疼痛を訴える症例は，モルヒネが効きにくい痛みの可能性が高い．
・**経口摂取が困難な患者にはフェンタニルパッチが有効**．モルヒネよりも眠気や便秘が少ない．
・デュロップ®MTパッチ（2.5 mg，5 mg，7.5 mg，10 mg）：72時間ごと貼り替え．パッチ2.5 mgが経口のモルヒネ60 mgに相当．
・注射で用いる場合には**モルヒネの持続皮下注または持続静注**で．モルヒネは**経静脈または経皮投与の場合，経口投与の1/2の力価になることに注意**．
　　モルヒネ注：10 mg/日 → 15 mg/日 → 20 mg/日…と増量

❹ 神経障害性疼痛（neuropathic pain）

腫瘍が各神経組織（末梢・中枢神経）へ直接浸潤して生じる痛みのほか，癌治療による痛みとして術後疼痛症候群や化学療法誘発性末梢神経障害がある．これらは非オピオイド鎮痛薬やオピオイド鎮痛薬の効果は基本的に乏しく，**鎮痛補助薬の併用**が必要．

抗痙攣薬（電撃痛に対して）
　　カルバマゼピン（テグレトール®）　　　：100〜300 mg/回　1日1（眠前）〜2回
　　クロナゼパム（ランドセン®）　　　　　：0.5〜1 mg/回　　1日1（眠前）〜3回
抗うつ薬（しびれに対して）
　　アミトリプチリン（トリプタノール®）：10〜25 mg/回　　1日1回（眠前）
抗不整脈薬（電撃痛・しびれの両方に対して）
　　メキシレチン（メキシチール®）　　　　：100〜200 mg/回　1日3回

❺ オピオイドによる便秘への対応

・オピオイド投与による便秘は高頻度に出現するため初期から併用.
・大腸刺激性緩下剤と塩類緩下剤の併用が効果的.

センノシド（プルゼニド®）　　：1〜2錠　1日1回（眠前）
酸化マグネシウム（マグラックス®）：2 g/日　1日1〜3回（眠前）

❻ オピオイドによる嘔気への対応

・開始初期に約半数に認めるが，通常1〜2週で改善.
・初期から制吐薬を予防的に持いる.

<文献>

1) Laking G & Price P：18-Fluorodeoxyglucose positron emission tomography（FDG-PET）and the staging of early lung cancer. Thorax, 56 Suppl2：ii38-ii44, 2001
2) Adams K, et al：Test performance of endobronchial ultrasound and transbronchial needle aspiration biopsy for mediastinal staging in patients with lung cancer：systematic review and meta-analysis. Thorax, 64：757-762, 2009
3) Takamochi K, et al：The role of computed tomographic scanning in diagnosing mediastinal node involvement in non-small cell lung cancer. J Thorac Cardiovasc Surg, 119：1135-1140, 2000
4) Hsia TC, et al：Comparing whole body 18F-2-deoxyglucose positron emission tomography and technetium-99m methylene diophosphate bone scan to detect bone metastases in patients with non-small cell lung cancer. Neoplasma, 49：267-271, 2002
5) Aflalo-Hazan V, et al：18F-FDG PET and bone scintigraphy to search for bone metastasis of lung cancer. Rev Pneumol Clin, 62：164-169, 2006
6) Kato H, et al：A randomized trial of adjuvant chemotherapy with uracil-tegafur for adenocarcinoma of the lung. N Engl J Med, 350：1713-1721, 2004
7) Hamada C, et al：Effect of postoperative adjuvant chemotherapy with tegafur-uracil on survival in patients with stage IA non-small cell lung cancer：an exploratory analysis from a meta-analysis of six randomized controlled trials. J Thorac Oncol, 4：1511-1516, 2009
8) Rusch VW et al：Induction chemoradiation and surgical resection for superior sulcus non-small-cell lung carcinomas：long-term results of Southwest Oncology Group Trial 9416（Intergroup Trial 0160）. J Clin Oncol, 25：313-318, 2007
9) Green MR, et al：Radiation and chemotherapy for patients with stage III non-small cell lung cancer. Semin. Radiat Oncol, 10：289, 2000
10) Albain KS, et al：Radiotherapy plus chemotherapy with or without surgical resection for stage III non-small-cell lung cancer：a phase III randomised controlled trial. Lancet, 374：379-386, 2009
11) Obasaju C, et al：Identifying the target NSCLC patient for maintenance therapy：an analysis from a placebo-controlled, phase III trial of maintenance pemetrexed（H3E-MC-JMEN）. Ann Oncol, 24：1534-1542, 2013
12) Cappuzzo F, et al：Erlotinib as maintenance treatment in advanced non-small-cell lung cancer：a multicentre, randomised, placebo-controlled phase 3 study. Lancet Oncol, 11：521-529, 2010
13) Paz-Ares L, et al：Maintenance therapy with pemetrexed plus best supportive care versus placebo plus best supportive care after induction therapy with pemetrexed plus cisplatin for advanced non-squamous non-small-cell lung cancer（PARAMOUNT）：a double-blind, phase 3, randomised controlled trial. Lancet Oncol, 13：247-255, 2012
14) Sequist LV, et al：Phase III study of afatinib or cisplatin plus pemetrexed in patients with metastatic lung adenocarcinoma with EGFR mutations. J Clin Oncol, 31：3327-3334, 2013
15) Shaw AT, et al：Crizotinib versus chemotherapy in advanced ALK-positive lung cancer. N Engl J Med, 368：2385-2394, 2013
16) Takada M, et al：Phase III study of concurrent versus sequential thoracic radiotherapy in combination with cisplatin and etoposide for limited-stage small-cell lung cancer：results of the Japan Clinical Oncology Group Study 9104. J Clin Oncol, 20：3054-3060, 2002
17) Turrisi AT 3rd, et al：Twice-daily compared with once-daily thoracic radiotherapy in limited small-

cell lung cancer treated concurrently with cisplatin and etoposide. N Engl J Med, 340：265-271, 1999
18) Noda K, et al：Irinotecan plus cisplatin compared with etoposide plus cisplatin for extensive small-cell lung cancer. N Engl J Med, 346：85-91, 2002
19) Hanna N, et al：Randomized phase Ⅲ trial comparing irinotecan/cisplatin with etoposide/cisplatin in patients with previously untreated extensive-stage disease small-cell lung cancer. J Clin Oncol, 24：2038-2043, 2006
20) Lara PN Jr, et al：Phase Ⅲ trial of irinotecan/cisplatin compared with etoposide/cisplatin in extensive-stage small-cell lung cancer：clinical and pharmacogenomic results from SWOG S0124. J Clin Oncol, 27：2530-2535, 2009
21) Onoda S, et al：Phase Ⅱ trial of amrubicin for treatment of refractory or relapsed small-cell lung cancer：Thoracic Oncology Research Group Study 0301. J Clin Oncol, 24：5448-5453, 2006
22) Auperin, A. et al：Prophylactic cranial irradiation for patients with small-cell lung cancer in complete remission. Prophylactic Cranial Irradiation Overview Collaborative Group. N Engl J Med, 341：476-484, 1999
23) Scagliotti GV, et al：Phase Ⅲ study comparing cisplatin plus gemcitabine with cisplatin plus pemetrexed in chemotherapy-naive patients with advanced-stage non-small-cell lung cancer. J Clin Oncol, 26：3543-3551, 2008
24) Sandler A, et al：Paclitaxel-carboplatin Alone or with Bevacizumab for Non-Small-Cell Lung Cancer. N Engl J Med, 355：2542-2550, 2006
25) Lynch TJ, et al：Activating mutations in the epidermal growth factor receptor underlying responsiveness of non-small-cell lung cancer to gefitinib. N Engl J Med, 20, 350：2129-2139, 2004
26) 「ゲフィニチブ使用に関するガイドライン」（日本肺癌学会　ゲフィチニブ使用に関するガイドライン作成委員会／編），2005
27) Soda M, et al：Identification of the transforming EML4-ALK fusion gene in non-small-cell lung cancer. Nature, 448：561-566, 2007
28) Shaw AT, et al：Effect of crizotinib on overall survival in patients with advanced non-small-cell lung cancer harbouring ALK gene rearrangement：a retrospective analysis. Lancet Oncol, 1：1004-1012, 2011
29) Shaw AT, et al：Crizotinib versus chemotherapy in advanced ALK-positive lung cancer. N Engl J Med, 368：2385-2394, 2013
30) Choi YL, et al：EML4-ALK mutations in lung cancer that confer resistance to ALK inhibitors. N Engl J Med, 363：1734-1739, 2010
31) Cancer pain relief and palliative care. Report of a WHO Expert Commitee. World Health Organ Tech Rep Ser, 804, 804：1-75, 1990
32) 「肺癌取扱い規約　改訂第7版」（日本肺癌学会／編），2010
33) Mitsudomi T：Advances in target therapy for lung cancer. Jpn. J Clin Oncol, 40：101-106, 2010
34) Atagi S, et al：Thoracic radiotherapy with or without daily low-dose carboplatin in elderly patients with non-small-cell lung cancer：a randomised, controlled, phase 3 trial by the Japan Clinical Oncology Group（JCOG0301）. Lancet Oncol, 13：671-678, 2012
35) International Association for the study of Lung Cancer：Nodal Chart

第4章 閉塞性肺疾患

1 慢性閉塞性肺疾患（COPD）

中島 啓

診療のコツ

- 長期の喫煙歴（20 pack-years 以上）と慢性的な呼吸器症状（咳，喀痰，呼吸困難）があれば，COPDを疑い，積極的にスパイロメトリーを行う．最初に外来を受診したときに，診察室でまず疑うことが診断の第一歩！
- 診断のための検査で必須なのはスパイロメトリーであり，画像は診断のために必要というよりも，ほかの疾患の除外のために重要というスタンスで
- 症状の程度（mMRC，CAT），気流閉塞による病期分類（stage Ⅰ～Ⅳ），増悪リスクを評価して治療方針を決定する
- 患者個々に治療の目標を設定し，薬物治療だけではなく，患者教育，酸素療法，栄養管理，呼吸器リハビリテーション，増悪予防など包括的に行うことが大切
- 急性増悪時にはSABAの反復吸入とステロイドの全身投与が推奨される．換気補助が必要な場合にはまずNPPVを選択する

1 疾患概念

❶ 概念

慢性閉塞性肺疾患（chronic obstructive pulmonary disease：COPD）とはタバコ煙を主とする有害物質の吸入によりに生じた肺の炎症性疾患で，不可逆性の気流閉塞をきたすものである[1]．徐々に生じる労作時の呼吸困難や慢性の咳や痰を特徴とするが，これらの症状に乏しいときもある．

COPD患者の90％に喫煙歴があり，COPDの発症率は20 pack-yearsの喫煙者では19％，60pack-years以上の重喫煙者では約70％．

❷ 用語の整理（表1）

COPDは慢性気管支炎や肺気腫と同義ではない[1]．慢性気管支炎は咳・痰などの症状により定義された疾患であり，肺気腫は病理形態学的な定義を基にした疾患である．よってCOPDに該当しない慢性気管支炎，肺気腫があり得る．

❸「全身性疾患」「生活習慣病」という新しい視点

2006年に大改訂されたGOLDガイドラインでは，2つの新しい視点が疾患概念に組込まれ

表1 ● 用語の整理

	定義（診断基準）
COPD	① 気管支拡張薬吸入後のスパイロメトリーで1秒率（FEV₁/FVC）が70％未満 ② ほかの閉塞性障害をきたし得る疾患を除外できる
肺気腫	終末細気管支より末梢の気腔が肺胞壁の破壊を伴いながら異常に拡大しており，明らかな線維化は認められない病変をさす
慢性気管支炎	喀痰症状が年に3カ月以上あり，それが2年以上連続して認められる

文献1を参考に作成

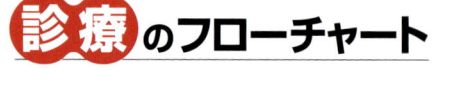

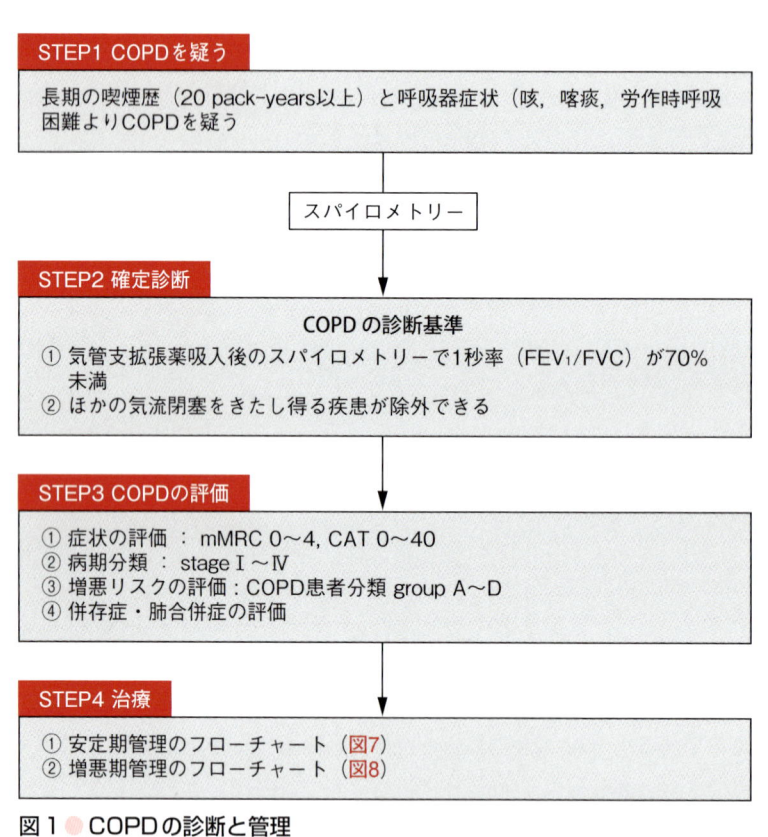

診療のフローチャート

STEP1 COPDを疑う
長期の喫煙歴（20 pack-years以上）と呼吸器症状（咳，喀痰，労作時呼吸困難）よりCOPDを疑う

↓ スパイロメトリー

STEP2 確定診断
COPDの診断基準
① 気管支拡張薬吸入後のスパイロメトリーで1秒率（FEV₁/FVC）が70％未満
② ほかの気流閉塞をきたし得る疾患が除外できる

STEP3 COPDの評価
① 症状の評価：mMRC 0〜4，CAT 0〜40
② 病期分類：stage I〜IV
③ 増悪リスクの評価：COPD患者分類 group A〜D
④ 併存症・肺合併症の評価

STEP4 治療
① 安定期管理のフローチャート（図7）
② 増悪期管理のフローチャート（図8）

図1 ● COPDの診断と管理

た．第一は，「**COPDは予防と治療が可能な疾患である**」との見解が入ったこと，第二は，COPDが肺の疾患にとどまらず全身に影響を及ぼす「**全身性疾患である**」という見解が強調されたこと．全身併存症として，全身性炎症，栄養障害，骨格筋機能障害，心・血管疾患，骨粗鬆症，抑うつ，糖尿病などが知られている．

COPD患者のなかには，症状が明らかでない人も多く存在し，高血圧や高脂血症のように，COPDも生活習慣病と考えられている．**長期の喫煙歴（20pack-years以上）があれば症状が乏しくてもCOPDを疑い，スパイロメトリーを実施し早期診断することで，禁煙などの**

介入を行うことが大切.

2 疫学

- 高齢者の男性に多い.
- **喫煙者が最大の危険因子**であるが，COPDを発症するのは喫煙者の一部であることから喫煙感受性を規定する遺伝素因の存在が考えられている．COPDの遺伝素因としてはα1アンチトリプシン欠損が有名だが，わが国ではきわめて稀．
- 世界各国のCOPDの有病率調査では，**10％前後とする報告が多い**[2]．2004年のWHO（世界保健機構）調査では，**COPDは死因の第4位（総死亡の5.1％）**[3]．
- 医師の診断した傷病名に基づいて行われる厚生労働省による医療諸統計では，日本人のCOPD有病率は0.2〜0.4％．しかし，2000年に日本で行われたNICE study（Nippon COPD Epidemiology Study）はFEV1/FVC＜70％をCOPDと定義して集計したところ，**40歳以上の日本人の8.6％（530万人）がCOPDに罹患していると考えられ**，世界の国々と同程度の高い有病率であることが明らかにされた[4]．一方気流閉塞が認められた被験者のなかで，すでにCOPDと診断されていたのは9.4％に過ぎず，多くのCOPD患者が見過ごされている現状が浮き彫りにされた．
- 2010年度以降，日本のCOPDによる死亡数は約16,000人で死因の第9位[5]．死亡率は男女ともに増加しており人口10万対13.2（男性21.1，女性5.6）．

3 COPDの診断

COPDの診断と管理を図1に示した．順に解説していく．

❶ STEP1：COPDを疑う

1 医療面接

- 長期にわたる喫煙歴（20 pack-years以上）があり，慢性に咳，喀痰，労作時呼吸困難がみられる患者に対してCOPDを疑う．
- 最も早くから自覚する症状は慢性の咳と痰で，病勢の進行とともに呼吸困難が加わる．
- 体重減少や食欲不振がCOPDの進行とともに現れる．

2 身体所見

● 視診
- 口すぼめ呼吸
- 補助呼吸筋活動の亢進（斜角筋や胸鎖乳突筋の緊張）
- 胸郭の変形（前後径が増し樽状を呈する）
- 気管短縮（胸骨上縁のくぼみ＜2横指）
- 呼吸不全の持続とともにバチ指を認める

● 聴診・打診
- 呼吸音の減弱や吸気時のcrackleは感度も特異度も低い
- **安静呼気時のwheezeまたはrhonchiは気流制限の指標となる**
- 呼吸音は減弱し，打診で鼓音を呈することがある

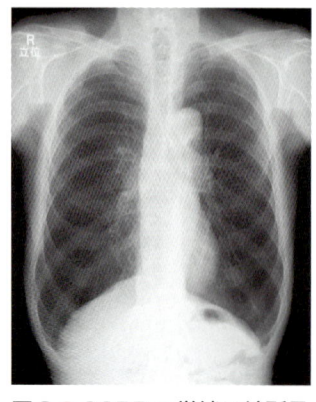

図2● COPDの単純X線所見
横隔膜の平低化，血管陰影の減少，滴状心を認める

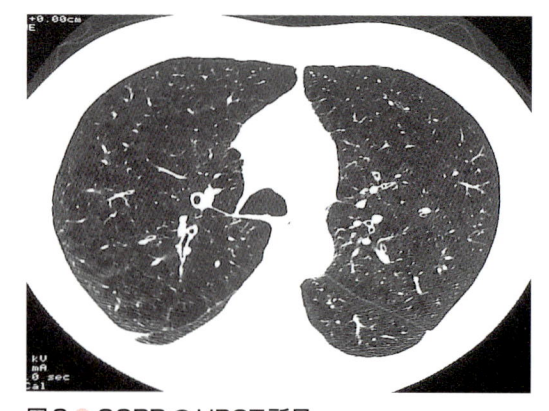

図3● COPDのHRCT所見
両肺にLAAが多発している．LAAの壁はみえず，正常の肺に移行している

表2● 肺気腫の視覚評価法（Goddardの方法）

左右，上，中，下の3レベルの合計6部位について，視覚的に肺気腫の程度を5段階評価し，6つの部位で合計したものを肺気腫スコアとする
0：肺気腫なし 1：肺気腫が肺野面積の25％以下 2：肺気腫が肺野面積の25〜50％ 3：肺気腫が肺野面積の50〜75％ 4：肺気腫が肺野面積の75％以上
6部位の合計　最大24ポイント

文献7より引用

❷ STEP2：COPDの確定診断

1 画像所見

- 胸部単純X線や胸部CTは，**他疾患の除外などCOPDの診断に有用であるが，画像のみでCOPDを診断することはできない**．
- 単純X線写真では肺の過膨脹を示す横隔膜の平低化，心陰影の滴状化，血管陰影の減少，肋間腔の開大（図2）．**最も信頼できる所見は横隔膜の平低化**[6]．
- 高分解能（high resolution CT：HRCT）では，**気腫性病変は明瞭な壁をもたない低吸収領域（LAA）として認められ**（図3），早期から気腫性病変を検出することができる．近年の機器の進歩によりHRCTでは気道病変も検出可能．
- CTを用いた肺気腫の半定量的な視覚評価法ではGoddardの方法が代表的（表2）[7]．

● CT所見による病型分類
- CTを用いてCOPDの病型を気腫型と非気腫型に分類することができる（図4）．
- この両者の分布は二峰性を示すわけではなく，その関与の割合で個体間で連続的に分布していることに注意する．

2 肺機能検査（スパイロメトリー）→ ゴールドスタンダードで必須の検査

- 診断基準（表3）に記載したように，**気管支拡張薬吸入後の測定値を用いる**．よって検査オーダーの際にも「気管支拡張薬投与前後のスパイロメトリー」で依頼する．気管支拡張

```
         COPD
   気腫型            非気腫型
 (肺気腫病変優位型)   (末梢気道病変優位型)

    ←―――――――→
  大    肺気腫病変    小

胸部単純X線および胸部      胸部単純X線および胸部
CTで気腫性陰影が優位に     CTで気腫性陰影が無いか
認められる．              微細に留まる．
```

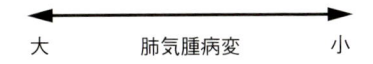

図4 ● COPDの病型
文献1より引用

表3 ● 診断基準

① 気管支拡張薬吸入後のスパイロメトリーで1秒率（FEV₁/FVC）が70％未満であること
② 他の気流閉塞をきたし得る疾患を除外すること

薬投与前も検査することで，気道閉塞の可逆性も評価できる．
・COPDの診断には，気道可逆性の有無や程度は問わない．

3 動脈血ガス分析

FEV₁が予測値の40％未満の進行したCOPD患者や呼吸不全，右心不全徴候を示す患者には動脈血ガス分析を行い，酸素療法の適応決定や急性増悪の早期把握を行う．

❸ STEP3：COPDの評価

COPDの評価は，①症状の評価，②気流制限の評価，③増悪リスクの評価，④併存症の評価がある．

1 症状の評価 → mMRCグレード0～4，CAT 0～40点

● 修正MRC（modified British Medical Research Counsil：mMRC）[8]スケール（表4）
COPD患者の呼吸困難の程度を評価．ほかの健康状態評価法と相関性が高く，将来の死亡リスクを予測できる[10]．グレード0～4で評価．

● COPDアセスメントテスト（COPD assessment test：CAT）[11]（表5）
COPD患者のQOLを測定する質問表．8項目の質問で0～40点で評価．QOLを測定する代表的な質問表であるSGRQ（St.George Respiratory Questionnaire）とよく相関する．

2 病期分類 → stage Ⅰ～Ⅳ

・気流閉塞の程度によりCOPDの病期（stage）が決まる（表6）．**COPDの病期分類は，1秒率（FEV₁/FVC）ではなく，1秒量（FEV₁）に基づいて決める**．COPDは進行するとFEV₁の低下とともに努力性肺活量も低下するため，その比であるFEV₁/FVCは病期の進行を正確に反映しないからである．FEV₁は年齢・体格・性別の影響を受けるため，予測

表4● 修正MRCスケール

グレード分類	当てはまるものにチェックしてください（1つだけ）	
0	激しい運動をしたときだけ息切れがある	☐
1	平坦な道を早足で歩く，あるいは緩やかな上がり坂を歩くときに息切れがある	☐
2	息切れがあるので，同年代の人よりも平坦な道を歩くのが遅い．あるいは，平坦な道を自分のペースで歩いているとき，息切れのために立ち止まることがある	☐
3	平坦な道を約100 m，あるいは数分歩くと息切れのために立ち止まる	☐
4	息切れがひどく家から出られない，あるいは衣服の着替えをするときにも息切れがある	☐

文献9より引用

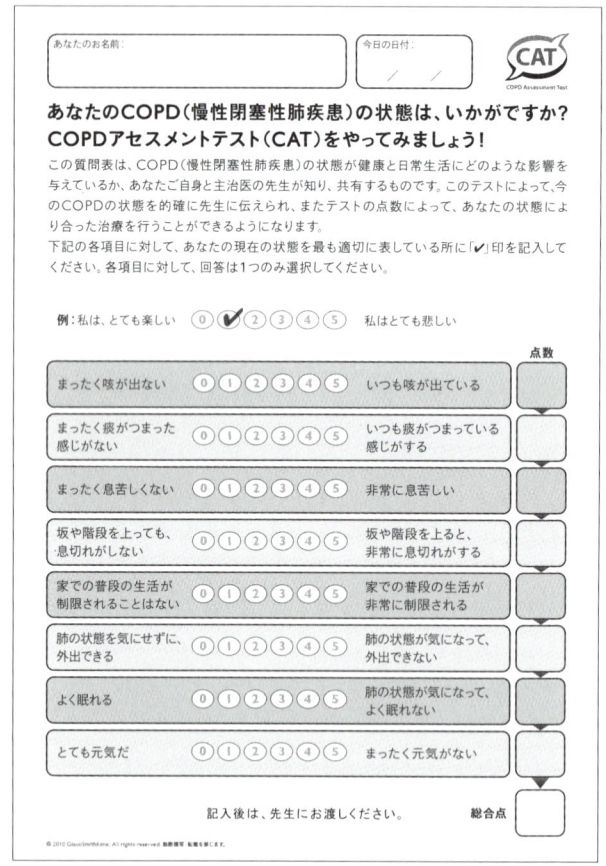

表5● CAT質問表[11]
画像提供：グラクソ・スミスクライン社

1秒量（FEV1 predicted）に対する比率：%1秒量（%FEV1）で表す．
・一般的にはCOPDの病期が進行するほど症状が強くなるが，**COPDの病期と症状は必ずしも一致しないので注意！**

表6 ● COPDの病期分類

病　期		定　義
Ⅰ期	軽度の気流閉塞	%FEV₁≧80%
Ⅱ期	中等度の気流閉塞	50%≦%FEV₁<80%
Ⅲ期	高度の気流閉塞	30%≦%FEV₁<50%
Ⅳ期	きわめて高度の気流閉塞	%FEV₁<30%

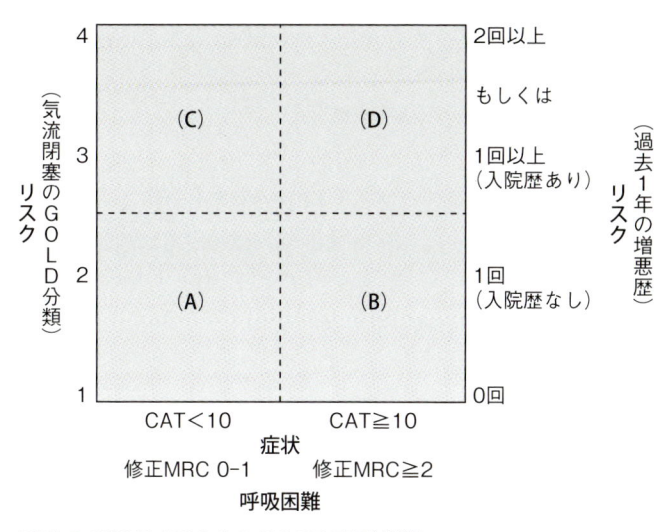

図5 ● GOLD 2014のCOPD患者分類
カテゴリーA：増悪リスクおよび症状レベルがともに低い
カテゴリーB：増悪リスクが低く，症状レベルは高い
カテゴリーC：増悪リスクが高く，症状レベルは低い
カテゴリーD：増悪リスクおよび症状レベルがともに高い
文献9より引用

3 増悪リスクの評価 → COPD患者分類：カテゴリーA～D

過去の増悪頻度と病期分類により増悪リスクを評価する．**過去1年間に2回以上の増悪を経験したか，病期Ⅲ～Ⅳの場合は増悪のリスクが高いと考えられる**．

「GOLD 2014 document」には，症状（mMRCもしくはCAT）と増悪リスクを考慮してCOPDの患者分類が記載されている[8]（図5）．カテゴリーC，Dが増悪リスクの高い群．

4 併存症の評価（表7，8）

COPDは「全身性疾患」と考えられており，肺以外にもにも全身性の影響（systemic effects）をもたらし，多くの併存疾患をきたす．

これらの併存疾患はCOPD患者の死亡や入院に影響するため，定期的な検査と適切な治療が必要．**肺だけを診るのではなく，全身を診る姿勢が，COPD患者の予後改善に重要**．

4 安定期の管理

COPDの治療は慢性期の治療と急性増悪時の治療の2本立てで考える．本邦のCOPD診断と治療のためのガイドライン第4版に記載されたCOPD安定期の管理（図6）と安定期管理の

表7 ● COPDの併存症

心血管疾患	
虚血性心疾患	欧米では心血管疾患死が死亡原因の20〜30％を占める
高血圧	最も高率に認める合併症
心不全	COPD患者の30％に合併する
心房細動	%FEV$_1$の低下は心房細動を増加させるという報告あり
脳血管障害	%FEV$_1$の低下が脳血管障害発症リスクになるという報告あり
骨粗鬆症	COPD患者の35％に合併する
消化器疾患	
消化性潰瘍	COPD患者の20〜40％に合併する
胃食道逆流	増悪リスクになる
糖尿病	COPDは糖尿病発症の危険因子で相対危険率1.5倍
抑うつ	患者のQOLが低下し，過剰な医療受診や薬剤使用に関連

表8 ● COPDの肺合併症

気管支喘息	喘息のコンポーネント（アトピー素因，発作的な呼吸困難，大きな気道可逆性）を合併しているCOPDが，20〜40％存在し，オーバーラップ症候群と称される．増悪頻度が高く，死亡率が高い
肺癌	COPD患者の6〜18％に合併し，COPDの死因の5〜38％が肺癌とされる
気腫合併肺線維症	上肺野に気腫と下肺野の線維化を認める臨床症候群を，気腫合併肺線維症（combined pulmonary fibrosis and emphysema：CPFE）という．肺癌合併を高頻度で認める

フローチャート（図7）を示す．

❶ COPDに対する管理目標

COPD患者では喘息患者とは異なり，常に気流閉塞があり，かつその病態は進行性である．
このような病態の特徴から，COPDに対する管理目標を次のように定める．
①症状およびQOL（quality of life：生活の質）の改善
②運動耐容能と身体活動性の向上および維持
③増悪の予防
④疾患の進行抑制
⑤全身へ依存症および肺合併症の予防と治療
⑥生命予後の改善

❷ 非薬物療法

1 禁煙

・**どのような重症度でも禁煙させることが最も大事な患者教育**であり，禁煙に関する教育はCOPDの自然経過に最も大きな影響を及ぼす．
・どのような薬物治療を行っても，喫煙を継続すれば平均を超えた1秒量の経年的低下を予防できないことを理解させる．

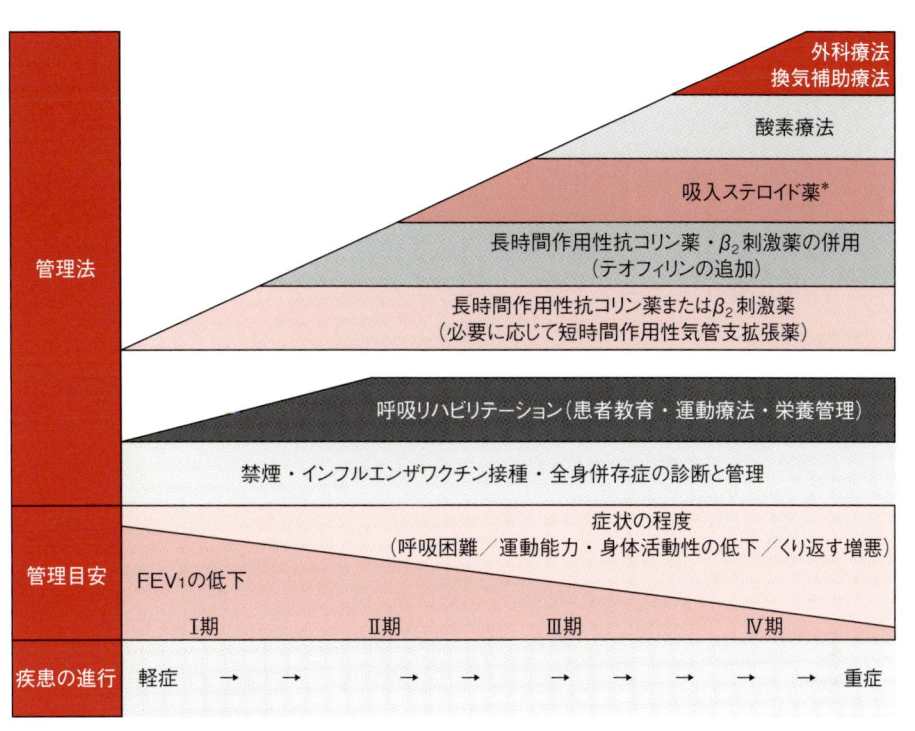

図6 ● COPD安定期の管理

＊：増悪をくり返す症例には，長時間作用性気管支拡張薬に加えて吸入ステロイド薬や喀痰調整薬の追加を考慮する．
文献1より引用

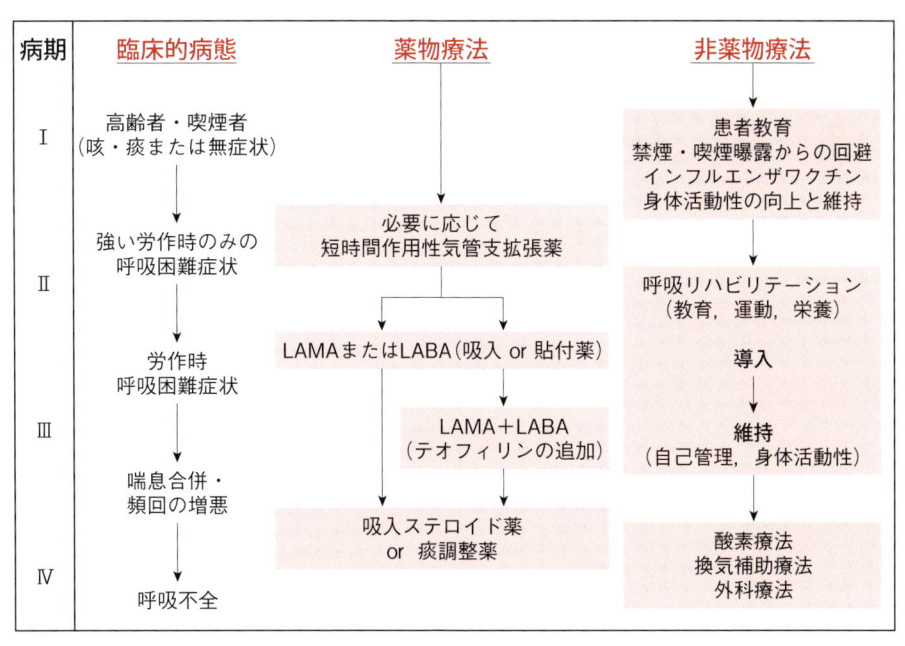

図7 ● 安定期管理のフローチャート
文献1 p.65を改変して転載

1．慢性閉塞性肺疾患（COPD） 175

2 ワクチン

- インフルエンザワクチンはCOPDの増悪頻度を有意に減少させる[12]．また65歳以上に対するインフルエンザワクチンの接種は，インフルエンザや肺炎による入院を30％減少させ，死亡率を50％減少させる．**よって，すべてのCOPD患者にインフルエンザワクチンの接種が勧められる**．
- 肺炎球菌ワクチンは高齢者の肺炎発症を減らし，65歳未満で対標準1秒量（%FEV$_1$）が40％未満の患者の肺炎を減少させる．

3 患者教育

- 2003年にセルフマネジメント教育プログラムによるCOPDの入院や救急外来の受診の減少，健康関連QOLの改善効果が示され，2007年のメタアナリシスにより，**セルフマネジメント教育による入院日数減少が明らかにされた**[13]．
- 増悪時対処法の指導のみでは不十分で，**安定期の指導も含めた包括的なセルフマネジメント教育の実施が必要**．

4 呼吸リハビリテーション

COPD患者は，労作時の呼吸困難のため，**身体非活動性（physical inactivity）に陥りやすい**．身体非活動性は廃用症候群などの身体機能の失調を招き，社会的孤立，抑うつなどを背景に加えながら，呼吸困難を増していく悪循環が生じる．呼吸リハビリテーションプログラムは，この悪循環を断ち切ることが目的．

薬物療法により症状が軽減している患者において，さらに上乗せの改善効果を得ることができる．

＜効果＞
- 運動能力の改善[14]
- 呼吸困難の軽減[14]
- 健康関連QOLの向上[14]
- 入院回数と入院日数の減少

エビデンスは十分ではないが，生存期間延長効果も期待される[15]．

改善の効果は中断により失われるので，継続することが重要．

● 包括的呼吸リハビリテーション

呼吸リハビリテーションは薬物療法と並行して行うことで，薬物療法のみの介入に上乗せの改善効果がある．筋肉量が予後と関連しており，栄養療法も併用することが望ましい．

呼吸リハビリテーション，薬物療法，栄養療法，患者教育を包括的なプログラムにて多職種で行うことを包括的呼吸リハビリテーションといい，より大きな改善につながる．

5 栄養管理

最重症のCOPDの約半数に栄養障害（%標準体重＜90％）がみられ，%標準体重は気流制限と独立した予後因子で，体重減少例は呼吸不全の悪化や累積死亡率が高い[16]．**%標準体重＜90％の例は栄養治療の適応**．

栄養補給は高カロリー，高タンパク食が基本で，タンパク源としては分岐鎖アミノ酸を多く含む食品を摂取する．肺性心を伴う場合には塩分を7〜8 g/日以下に制限し，利尿薬投与時にはカリウムを補給する．

総カロリー量は安静時エネルギー消費量の1.5～1.7倍程度を目標とするが，糖質の過剰摂取はCO_2の産生量の増加をきたすために注意が必要.

❸ 慢性期の薬物療法

薬物療法はCOPD患者の症状およびQOLの改善，運動耐容能と身体活動性の向上および維持，増悪の予防に有用であり，**薬物療法の中心は気管支拡張薬の吸入である**[17]．治療効果が不十分な場合は場合には単剤を増量するよりも多剤併用が勧められる[18]．

1 短時間作用性吸入抗コリン薬（short-acting muscarinic antagonist：SAMA）および短時間作用性$β_2$刺激薬（short-acting beta2-agonist：SABA）

短時間作用性吸入薬（抗コリン薬，$β_2$刺激薬）は，運動時の呼吸困難の予防に有効と考えられ[19]，重症患者では入浴などの日常生活の呼吸困難の予防に有用．呼吸困難時だけでなく，**いわゆる「SABAのアシストユース」として労作前に使用することで**，患者のADLを向上させる可能性がある．

処方

サルタノール®インヘラー（サルブタモール）1回2吸入（呼吸困難時，労作前）

2 長時間作用性吸入抗コリン薬（long-acting muscarinic antagonist：LAMA）

- スピリーバ®（tiotropium）は1回の吸入で作用が24時間持続する．**4年間までの長期使用によっても気管支拡張効果は減弱することがなく**[17]，症状の改善や増悪の減少効果が認められている．またCOPD患者の疾患進行（FEV_1の経年低下）を中等症などで抑制し[20]，死亡率を低下させる可能性も示されている[17]．
- 抗コリン薬は体内への吸入率が低く，常用量であれば全身性の副作用はほとんど問題にはならないが，**前立腺肥大や閉塞隅角緑内障のある患者には原則禁忌**．

処方

スピリーバ®（チオトロピウム）吸入用カプセル：1回1カプセル　1日1回

3 長時間作動型吸入$β_2$刺激薬（long-acting beta2 agonist：LABA）

- 長時間作用性$β_2$刺激薬の効果としては，閉塞性障害や肺過膨張の改善，呼吸困難の軽減，QOLの改善，増悪の予防[21]，運動耐容能改善がある[22]．本薬剤を長時間作用しても耐性の出現はほとんどなく，効果は減弱しない．
- 副作用として，頻脈，手指の振戦，動脈血酸素分圧（PaO_2）の軽度の低下などがあるが，その頻度は経口薬に比べて少なく，常用量であれば問題ない．
- **オンブレス®（インダカテロール）は日本初の1日1回投与のLABAであり**，セレベント®（サルメテロール）よりも作用持続性がある．また速やかな作用発現を示す．
- 貼付薬は，吸入薬に比べて気管支拡張効果は劣るが，夜間症状の改善やQOL改善に優れている可能性がある[23]．
- **閉塞隅角緑内障や前立腺肥大を有する例で抗コリン薬により症状が悪化する場合には本薬剤を選択**．

処方

オンブレス®（インダカテロールマレイン酸塩）：1回1カプセル　1日1回

4 吸入ステロイド薬（inhaled corticosteroid：ICS）

- 中等度以上の気流閉塞を有し，**増悪をくり返す症例に対して吸入ステロイドの使用が推奨**される．QOLを改善し，増悪の頻度が減少する[24]．
- 吸入ステロイドの長期安全性については，口腔内カンジダ症，嗄声，肺炎などの気道感染症を増加させるという報告もある．

処方

フルタイド®200ディスカス®（フルチカゾンプロピオン酸エステル）：1回1吸入
1日1回など

5 長時間作用性吸入β₂刺激薬／吸入ステロイド薬配合薬

- 配合薬は患者にとって利便性が高く，コンプライアンスやアドヒアランスを高め，それぞれ単剤で使用するよりもCOPD患者の呼吸機能，運動耐容能，呼吸困難を改善させる[25]．
- **Ⅱ期からⅣ期のCOPD患者において増悪の頻度を減少させる**[24]．
- サルメテロール／フルチカゾン配合薬およびホルモテロール／ブデソニド配合薬を含むメタ解析の結果，配合薬が全死因死亡率を低下させるとの報告がある[26]．
- LAMAとLABA/ICS配合薬を併用する治療は**トリプルセラピーと呼ばれ，呼吸機能やQOLをさらに改善し**[27]，**増悪頻度が減少する可能性がある**．ただし，トリプルセラピーの長期効果については今後のデータ集積が必要．

処方

アドエア®250ディスカス®（サルメテロールキシナホ酸塩・フルチカゾンプロピオン酸エステル）1回1吸入×2回／日

6 経口ステロイド

- 慢性安定期の投与は有益性がなく，多くの副作用があるため推奨されない．

7 経口キサンチン製剤

- 本薬剤によるFEV₁の改善効果は吸入気管支拡張薬に比べて小さい．
- 近年では低用量テオフィリンによる気道の抗炎症作用が注目されている．

8 喀痰調整薬

- 喀痰調整薬にはCOPDの増悪を減少させるという報告もあるが[28]，ルーチンでの使用を推奨するだけの根拠は十分とは言えず，症状にあわせて使用する．

④ 呼吸不全対策

1 在宅酸素療法（home oxygen therapy：HOT）

1日15時間以上の酸素療法は慢性呼吸不全を伴うCOPDの生命予後を改善する[29]．

一般的にPaO₂が55 Torr以下の患者，およびPaO₂ 60 Torr以下で睡眠時または運動負荷時に著しい低酸素血症をきたす患者に適応．適応判定に，SpO₂を用いることは差し支えないが**HOT導入時はもちろんのこと，適時動脈血ガス分析を行う必要がある．**

運動時のみの低酸素血症の患者での酸素療法の長期的効果についての大規模研究はないが，米国では推奨されている．

PaO₂ ≦ 50 Torr，PaCO₂ ≧ 50 Torrは航空機による移動の相対的禁忌で，飛行中は通常より

酸素流量を1〜2L/分増やす.

2 換気補助療法

　導入が容易で侵襲度の低い非侵襲的陽圧換気療法（noninvasive positive pressure ventilation：NPPV）が第一選択.

　呼吸困難，起床時の頭痛，過度の眠気などの症状や肺性心の徴候などがあり，高炭酸ガス血症（$PaO_2 \geq 55$ Torr）や夜間の低換気などの睡眠呼吸障害がある症例，あるいは増悪をくり返す症例にNPPV導入を考慮.

❺ 外科的治療

1 肺容積減量手術（lung volume reduction surgery：LVRS）

- 最大限の非外科的治療が行われている患者で，呼吸困難が日常生活で大きな障害になっている患者のうち，**上葉優位に気腫性病変が偏在した患者に適応**[1].
- 北米の17施設で実施された大規模RCTであるNETT（national emphysema treatment trial）研究で次のことが明らかにされた[30].
  - ①生命予後にLVRS群と薬物治療群で差はないが，運動能力と健康関連QOLを有意に改善する
  - ②**肺気腫病変が上葉有意に偏在し，かつ運動能力の低い患者については，LVRS群の方が生命予後が良好**
  - ③気腫性病変が非上葉優位型で，運動能力が高い患者では，LVRS群の方が生命予後が不良
- $FEV_1 < 20\%$（予測値に対して）の症例ではLVRS後の死亡リスクが高く，そのような症例にはLVRSは行うべきではない.
- 術後3年までは術前よりも良好な肺機能を示すが，それ以後は術前と同等になる.

2 肺移植

- 世界的にみるとCOPDは肺移植の適応疾患として最も頻度が高いが本邦では低い.
- 適応基準[8]は，$FEV_1 < 20\%$（予測値に対して），$PaCO_2 > 55$ Torr，肺性心.
- レシピエントの年齢が両肺移植で55歳未満，片肺移植で60歳未満が対象.

5 増悪期の管理（図8）

❶ 定義と原因

　COPDの増悪とは，「息切れの増加，咳や喀痰の増加，胸部不快感・違和感の出現あるいは増強などを認め，安定期の治療の変更あるいは追加が必要となる状態」をいう．ただし，他疾患（心不全，気胸，肺血栓塞栓症など）の先行を除く．

　増悪の原因で一番多いのは気道感染と大気汚染だが，増悪の約1/3は原因が特定できない．気道感染の主要な原因微生物はインフルエンザ菌，モラクセラ・カタラリス，肺炎球菌，緑膿菌とされているが[20]，パラインフルエンザウイルスなどウイルスの関与もある．

　増悪は患者のQOLや呼吸機能を低下させ，生命予後を悪化させる[31].

```
┌─────────────────────────────────┐
│ COPD増悪の診断                    │
│ 普段よりも，息切れの増加，咳や喀痰の増加 │
└─────────────────────────────────┘
                 ↓
┌──────────────────────────────────────────┐
│ ABCアプローチ                              │
│ ┌──────────────────────────────────────┐ │
│ │ A (antibiotics) 抗菌薬                │ │
│ │ 痰の膿性化がある場合，入院症例で肺炎を合併している場合 │ │
│ │ （入院症例の場合）                     │ │
│ │ ・セフトリアキソン：2 g 24時間ごと       │ │
│ │ ・アンピシリン/スルバクタム：3 g 6時間ごと │ │
│ │ ・レボフロキサシン：500 mg 24時間ごと    │ │
│ └──────────────────────────────────────┘ │
│                    ＋                      │
│ ┌──────────────────────────────────────┐ │
│ │ B (bronchodilators) 気管支拡張薬       │ │
│ │ すべての症例に推奨．SABAを1〜数時間ごとに反復投与 │ │
│ │ ・ベネトリン®（サルブタモール）：0.4 mL＋生理食塩水 5 mL吸入 │ │
│ │ （入院症例では1日3〜4回）              │ │
│ └──────────────────────────────────────┘ │
│                    ＋                      │
│ ┌──────────────────────────────────────┐ │
│ │ C (corticosteroids) ステロイド薬       │ │
│ │ 安定期の病期がⅢ期以上や入院管理が必要な患者で推奨される │ │
│ │ ・プレドニン®（プレドニゾロン）：30 mg〜40 mg内服/日 5〜14日間 │ │
│ │ ・メチルプレドニゾロン静注：40 mg/日 5〜14日間 │ │
│ └──────────────────────────────────────┘ │
└──────────────────────────────────────────┘
```

図8 ● 増悪期管理のフローチャート

❷ 増悪の徴候

・息切れの悪化
・喘鳴
・咳と痰の増加
・感染による増悪では喀痰の色と粘度の増加と発熱
・運動耐容能の低下

❸ 重症度の評価

以前の呼吸機能検査や動脈血ガス分析の結果を急性増悪時の測定値と比較する（検査の絶対値よりも変化の方が重要）．

1 重症度を示す徴候

・補助呼吸筋の使用
・奇異性呼吸運動
・中枢性チアノーゼの悪化や新たな出現
・不安定な血行動態
・右心不全徴候
・意識障害

2 動脈血ガス分析 → 不可欠な検査

PaO_2＜40 Torr，pH＜7.25であれば生命を脅かす状況であり，ICU管理が必要．

❹ 入院適応[1]

- 低酸素血症の悪化や急性の呼吸性アシドーシス
- 呼吸困難の増加，膿性痰，痰量の増加などの症状の著明な悪化
- 安定期の気流閉塞の重症度
- 初期治療に反応しない場合
- 重大な併存症の存在（左・右心不全，肺血栓塞栓症，肺炎，気胸，胸水，治療を要する不整脈）
- 頻回の増悪
- 高齢者
- 在宅におけるサポートが十分に得られない場合

❺ 増悪期の薬物治療

薬物療法の基本はABCアプローチで，A（antibiotics）：抗菌薬，B（bronchodilators）：気管支拡張薬，C（corticosteroids）：ステロイド薬.

1 抗菌薬：A（antibiotics）

- 痰量が増加し，膿性痰がみられる患者で有効．
- 増悪の重症度が高いほど抗菌薬の有効性が高い．
- インフルエンザ菌，モラクセラ・カタラリス，肺炎球菌による気道感染の頻度が高く，外来では経口ペニシリン薬，経口ニューキノロン薬の5～10日間の使用を推奨．
- 入院症例では肺炎を合併していることが多く，当科では肺炎に準じてグラム染色と肺炎診療ガイドラインを参考に抗菌薬投与を選択．

＜処方例＞

外来
- メイアクトMS®（セフジトレンピボキシル）：1回200 mg　1日3回　5～10日間
- クラビット®（レボフロキサシン）：1回500 mg　1日1回　5～10日間

入院
- セフトリアキソン2 g　24時間ごと
- スルバクタム/アンピシリン3 g　6時間ごと

2 気管支拡張薬：B（bronchodilators）

- 短時間作用型吸入β_2刺激薬（short-acting beta 2 agonist：SABA）：第一選択．心循環系に問題がなければ症状に応じ30分～1時間ごとに反復．過量投与に注意！
- 短時間作用性吸入抗コリン薬（short-acting muscarinic antagonist：SAMA，アトロベント®/テルシガン®）：SABAにすみやかな反応を示さない場合に併用．

＜処方例＞

ベネトリン®（サルブタモール）：0.4 mL＋生理食塩水2～5 mL吸入（入院例では1日3～4回）

3 ステロイド薬：C（corticosteroids）

- 入院治療が必要な状況では経口または静脈内投与が推奨．回復までの時間を短縮する．
- 早期再発リスクを軽減させ，治療失敗頻度も減少させ，入院期間短縮も期待できる．
- プレドニゾロン30〜40 mg/日を10〜14日間投与するのが目安[2]．最近のRCTで5日間投与が14日間投与と比較して，6カ月の急性増悪の再発に対する非劣性が示された[32]．
- 当科では，外来治療の場合，プレドニゾロン30 mg内服×5日間，入院治療では，メチルプレドニゾロン40 mg静注×7〜10日間での投与が多い．**気管支喘息発作合併例では，気管支喘息のステロイド量に準じる．**

＜処方例＞
　経口プレドニン®（プレドニゾロン）：30〜40 mg/日　5日間〜14日間
　メチルプレドニゾロン静注：40 mg/日　5日間〜14日間

4 利尿薬

- 右心不全を伴う場合には症状の改善に役立つことがある

❻ 酸素療法

- 室内気吸入時でPaO_2が60 Torr未満，あるいはSpO_2が90％未満の場合には酸素投与の適応となる．目標は$SaO_2 > 90％$を保つ．
- $PaCO_2$上昇の可能性がある場合には動脈血ガス分析を30分後に測定し，CO_2蓄積もしくは呼吸性アシドーシスがなく十分な酸素化が得られているかを確認．

❼ 人工補助換気が必要なとき

■ 換気方法はNPPVが第一選択

- 成功率80〜85％，開始後4時間でpHを上昇，$PaCO_2$を低下させ入院期間も短縮[33]
- NPPVの選択基準
  ① 補助呼吸筋使用と奇異性呼吸運動を伴う中等度〜重度の呼吸困難
  ② pH 7.30〜7.35 および$PaCO_2$ 45〜60 Torr
  ③ 呼吸数＞25回

　NPPVで改善しない例や，患者がマスクに耐えられない例，喀痰排出困難，呼吸停止，循環系が不安定な例では挿管人工呼吸管理を考慮．

＜文献＞

1) 「COPD（慢性閉塞性肺疾患）診断と治療のためのガイドライン第4版」（日本呼吸器学会COPDガイドライン第4版作成委員会/編），日本呼吸器学会，2013
2) Menezes AM, et al：Chronic obstructive pulmonary disease in five Latin American cities (the PLATINO study)：a prevalence study. Lancet, 366：1875-1881, 2005
3) World Health Organization：The global burden of disease：2004 update. Genova, WHO Press, 2008
http://www.who.int/healthinfo/global_burden_disease/GBD_report_2004update_full.pdf
4) Fukuchi Y, et al：COPD in Japan：the Nippon COPD Epidemiology study. Respirology, 9：458-465, 2004
5) 「国民衛生の動向」厚生の指標・臨時増刊，財団法人厚生労働統計協会，2014
6) Muller NL, et al：Radiologic Diagnosis of Disease of the Chest, 2ed. Saunders, pp 472-483, 2001

7) Goddard PR, et al：Computed tomography in pulmonary emphysema. Clin Radiol, 33：379-387, 1982
8) Global strategy for the diagnosis Management, and Prevention of COPD：Revised 2014. Global Initiative for Chronic Obstructive Lung Disease（GOLD）, 2014
http://www.goldcopd.org
9) Global strategy for the diagnosis m, and prevention of chronic obstructive pulmonary disease：Revised 2014. Global Initiative for Chronic Obstructive Lung Disease（GOLD）.
10) Nishimura K, et al：Dyspnea is a better predictor of 5-year survival than airway obstruction in patients with COPD. Chest, 121：1434-1440, 2002
11) The COPD Assessment Test website. http://www.catestonline.org./
12) Poole PJ, et al：Influenza vaccine for patients with chronic obstructive pulmonary disease. Cochrane Database Syst Rev, CD002733, 2006
13) Effing T, et al：Self-management education for patients with chronic obstructive pulmonary disease. Cochrane Database Syst Rev, CD002990, 2007
14) Pulmonary rehabilitation：joint ACCP/AACVPR evidence-based guidelines. ACCP/AACVPR Pulmonary Rehabilitation Guidelines Panel. American College of Chest Physicians. American Association of Cardiovascular and Pulmonary Rehabilitation. Chest, 112：1363-1396, 1997
15) Ries AL, et al：Pulmonary Rehabilitation：Joint ACCP/AACVPR Evidence-Based Clinical Practice Guidelines. Chest, 131：4S-42S, 2007
16) Landbo C, et al：Prognostic value of nutritional status in chronic obstructive pulmonary disease. Am J Respir Crit Care Med, 160：1856-1861, 1999
17) Tashkin DP, et al：A 4-year trial of tiotropium in chronic obstructive pulmonary disease. N Engl J Med, 359：1543-1554, 2008
18) Mahler DA, et al：Concurrent use of indacaterol plus tiotropium in patients with COPD provides superior bronchodilation compared with tiotropium alone：a randomised, double-blind comparison. Thorax, 67：781-788, 2012
19) O'Donnell DE, et al：Evaluation of acute bronchodilator reversibility in patients with symptoms of GOLD stage I COPD. Thorax, 64：216-223, 2009
20) Decramer M, et al：Effect of tiotropium on outcomes in patients with moderate chronic obstructive pulmonary disease（UPLIFT）：a prespecified subgroup analysis of a randomised controlled trial. Lancet, 374：1171-1178, 2009
21) Donohue JF, et al：Once-daily bronchodilators for chronic obstructive pulmonary disease：indacaterol versus tiotropium. Am J Respir Crit Care Med, 182：155-162, 2010
22) Man WD, et al：Effect of salmeterol on respiratory muscle activity during exercise in poorly reversible COPD. Thorax, 59：471-476, 2004
23) Fukuchi Y, et al：Clinical efficacy and safety of transdermal tulobuterol in the treatment of stable COPD：an open-label comparison with inhaled salmeterol. Treat Respir Med, 4：447-455, 2005
24) Calverley PM, et al：Salmeterol and fluticasone propionate and survival in chronic obstructive pulmonary disease. N Engl J Med, 356：775-789, 2007
25) Calverley P, et al：Combined salmeterol and fluticasone in the treatment of chronic obstructive pulmonary disease：a randomised controlled trial. Lancet, 361：449-456, 2003
26) Nannini LJ, et al：Combined corticosteroid and long-acting beta 2-agonist in one inhaler versus placebo for chronic obstructive pulmonary disease. Cochrane Database Syst Rev, 11：CD003794, 2013
27) Hanania NA, et al：Benefits of adding fluticasone propionate/salmeterol to tiotropium in moderate to severe COPD. Respir Med, 106：91-101, 2012
28) Poole P, et al：Mucolytic agents for chronic bronchitis or chronic obstructive pulmonary disease. Cochrane Database Syst Rev, CD001287, 2012
29) Long term domiciliary oxygen therapy in chronic hypoxic cor pulmonale complicating chronic bronchitis and emphysema. Report of the Medical Research Council Working Party. Lancet, 1：681-686, 1981
30) Fishman A, et al：A randomized trial comparing lung-volume-reduction surgery with medical therapy for severe emphysema. N Engl J Med, 348：2059-2073, 2003
31) Donaldson GC, et al：Relationship between exacerbation frequency and lung function decline in chronic obstructive pulmonary disease. Thorax, 57：847-852, 2002
32) Leuppi JD, et al：Short-term vs conventional glucocorticoid therapy in acute exacerbations of chronic obstructive pulmonary disease：the REDUCE randomized clinical trial. JAMA, 309：2223-2231, 2013
33) Kramer N, et al：Randomized, prospective trial of noninvasive positive pressure ventilation in acute respiratory failure. Am J Respir Crit Care Med, 151：1799-1806, 1995

カンファレンスでよくある質問

Q：COPDと喘息を鑑別するコツはありますか？

A： COPDと気管支喘息とを鑑別するには，3つのポイントがあると思います．

第一に，**喀痰細胞診を提出する**ことが大事だと思います．基本的には，気道の炎症細胞が，**COPDでは好中球が主体であり，気管支喘息では好酸球になります．**また最近では，呼気中の一酸化窒素（NO）を測定することで好酸球性炎症を同定し，喘息とCOPDを鑑別できることが知られています．

第二に，**発症年齢が大切です．** COPDはタバコなど有害物質に曝露される期間が必要なので発症するのは壮年以降がほとんどです．気管支喘息はより若年での発症が多いです．

第三に，**CTで肺気腫の有無を見るのも有用です．** COPDでは多くの場合肺気腫がありますが，気管支喘息では肺気腫はなく，気管支壁肥厚が目立つのみです．

典型例では鑑別は容易です．しかし，気流制限に可逆性のあるCOPDや，リモデリングが進んで可逆性が乏しい気管支喘息などを鑑別するのは困難です．なぜなら，難治性の気管支喘息では好中球性炎症を認めるといわれますし，COPDでも気道病変優位型では肺気腫が目立たない場合もあるからです．

一番の問題は**診断基準が統一されていないこと**にあると思います．COPD診断のゴールドスタンダードは呼吸機能検査です．気管支喘息は，ゴールドスタンダードとなる診断基準自体がありません．本邦の「気管支喘息ガイドライン」の診断の項にも，「診断基準」ではなく「診断の目安」という表現が用いられています．

例えば，病理学的に診断基準を決めれば，話はすっきりするのかもしれません．今のところはCOPDと喘息の診断についてはやや混沌とした状況があると感じます．

第5章 間質性肺疾患

1 特発性間質性肺炎
（特発性肺線維症，非特異性間質性肺炎，急性間質性肺炎）

桂田直子

診療のコツ

- 特発性間質性肺炎（IIPs）の診断には，膠原病や薬剤，過敏性肺炎など原因の明らかな疾患との鑑別が重要
- 特発性肺線維症（IPF）は，典型的なCT所見であれば病理診断がなくとも診断が可能
- IPFの病態の基盤は慢性炎症ではないためステロイドのような抗炎症薬の有効性は低く，ほかのIIPsや膠原病などステロイドが有効な間質性肺炎との鑑別が重要
- 特発性非特異性間質性肺炎（NSIP）は，ステロイドや免疫抑制薬が有効．膠原病との関連が示唆されている
- 急性間質性肺炎（AIP）は組織でびまん性肺胞障害（DAD）の所見を呈し，確立された治療法はなく，急速に進行して予後不良

1 間質性肺疾患の定義

間質を病変の首座とする疾患（肺胞隔壁を狭義の間質，小葉間隔壁や胸膜，気管支血管束周囲の結合織を広義の間質という）．

2 間質性肺疾患の分類と特発性間質性肺炎の位置づけ

❶ 間質性肺疾患の分類

間質性肺疾患にはさまざまな疾患が含まれる[1]が，特発性間質性肺炎は原因が不明なものの総称であり，診断の際には原因（あるいは原因疾患）が明らかなものとの鑑別が必要．

診断の進め方は，特発性間質性肺炎の診断のためのフローチャートを参考にする（図1）．

① 特発性間質性肺炎（原因が明らかでないもの）
② 原因（原因疾患）の明らかなもの
- 職業や環境曝露：過敏性肺炎，無機粉塵（珪肺，石綿肺など）
- 薬物：抗菌薬や抗癌薬，漢方薬，パラコートなど
- 放射線
- 感染症：ニューモシスチス肺炎，ウイルス性肺炎（インフルエンザなど）
- 膠原病：関節リウマチ，多発性筋炎／皮膚筋炎，強皮症，Sjögren症候群など

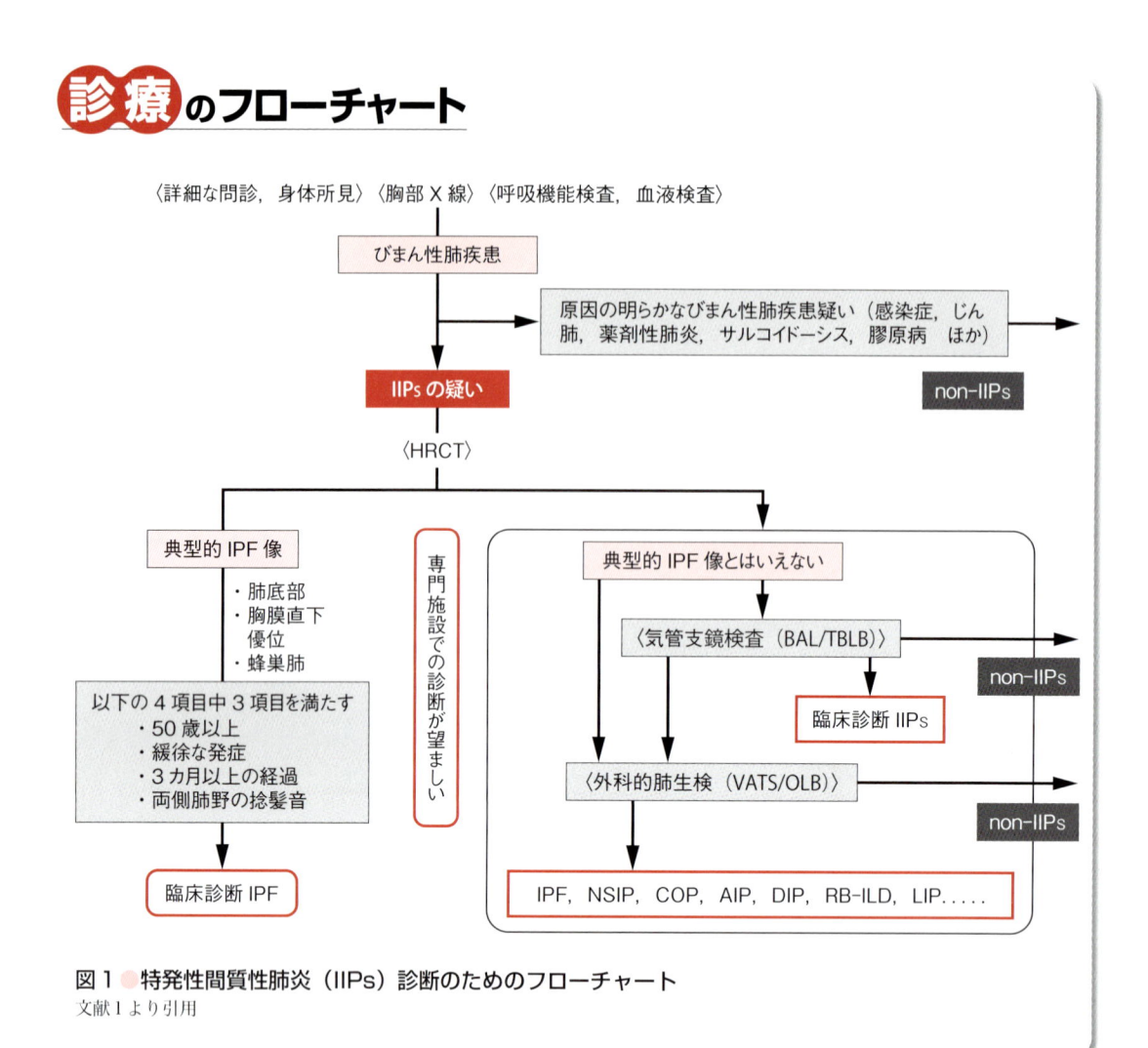

診療のフローチャート

〈詳細な問診，身体所見〉〈胸部X線〉〈呼吸機能検査，血液検査〉

```
びまん性肺疾患
  │
  ├─────────────→ 原因の明らかなびまん性肺疾患疑い（感染症，じん
  │                 肺，薬剤性肺炎，サルコイドーシス，膠原病 ほか）  → non-IIPs
  ↓
IIPsの疑い
  〈HRCT〉
  ↓                    ↓
典型的IPF像          典型的IPF像とはいえない
・肺底部              〈気管支鏡検査（BAL/TBLB）〉 → non-IIPs
・胸膜直下                    ↓
 優位                    臨床診断IIPs
・蜂巣肺                      ↓
  ↓                    〈外科的肺生検（VATS/OLB）〉 → non-IIPs
以下の4項目中3項目を満たす          ↓
・50歳以上              IPF, NSIP, COP, AIP, DIP, RB-ILD, LIP……
・緩徐な発症
・3カ月以上の経過
・両側肺野の捻髪音
  ↓
臨床診断IPF
```

（専門施設での診断が望ましい）

図1 ● 特発性間質性肺炎（IIPs）診断のためのフローチャート
文献1より引用

・肉芽腫性肺疾患：サルコイドーシス

❷ 特発性間質性肺炎（idiopathic interstitial pneumonias：IIPs）の分類

　臨床病名と病理組織診断名との間の整合性を図るため，2002年アメリカ胸部学会（American Thoracic Society：ATS）とヨーロッパ呼吸器学会（European Respiratory Society：ERS）によりIIPsが分類された[2]．その改訂版として2013年にATS/ERS国際分類が発表された（表1）[3]．主要なIIPsに6疾患，稀なIIPsに2疾患，稀な組織パターンに2パターンがあげられたが，分類不能のIIPsの存在もあげられている．主要なIIPsは，慢性線維性間質性肺炎，喫煙関連間質性肺炎，急性／亜急性間質性肺炎の3つのカテゴリーに分けられた．重要な鑑別疾患に，過敏性肺炎，膠原病肺，家族性間質性肺炎，混在する組織パターン〔通常型間質性肺炎（UIP）＋非特異性間質性肺炎（NSIP），気腫合併肺線維症（combined pulmonary fibrosis and emphysema：CPFE）など〕があげられている．

表1 ● 特発性間質性肺炎の改訂分類

主要な IIPs（major IIPs）
慢性線維性間質性肺炎
・特発性肺線維症（idiopathic pulmonary fibrosis） ・特発性非特異性間質性肺炎（idiopathic nonspecific interstitial pneumonia）
喫煙関連間質性肺炎
・呼吸細気管支炎を伴う間質性肺炎（respiratory bronchiolitis interstitial lung disease） ・剥離性間質性肺炎（desquamative interstitial pneumonia）
急性／亜急性間質性肺炎
・特発性器質化肺炎（cryptogenic organizing pneumonia） ・急性間質性肺炎（acute interstitial pneumonia）
希少な IIPs（rare IIPs）
・特発性リンパ球性間質性肺炎（idiopathic lymphoid interstitial pneumonia） ・特発性 pleuroparenchymal fibroerastosis（idiopathic pleuroparenchymal fibroelastosis：PPFE）
分類不能型 IIPs

文献3を参考に作成

特発性肺線維症（IPF）

特発性肺線維症（idiopathic pulmonary fibrosis：IPF）は，**原因不明，慢性進行性の間質性肺炎で，組織もしくは画像所見がUIPパターンを示すもので，IIPsの他の型，慢性過敏性肺炎や薬剤，膠原病などによる間質性肺炎の除外が必要**である．

2011年にATS，ERS，日本呼吸器学会（Japanese Respiratory Society：JRS），中南米呼吸器学会（Latin American Thoracic Association：ALAT）より[4]，診断と管理についてのガイドラインが発表された．

1 疫学・臨床像

- 高齢者に多く，50歳未満は稀．男性に多く，喫煙はリスク因子である．
- 進行性の労作時呼吸困難と乾性咳嗽が主症状で，来院6カ月以上前から自覚していることも多い[1]が，健診や他疾患通院中の画像所見で発見される無症状例も少なくない．
- 肺外症状はないことが多いが，体重減少や倦怠感を認めることがある．発熱は稀．
- 一般的に**予後不良**で，わが国の生存期間は約5年，欧米では2.5〜3.5年と報告されているが，自然経過はさまざまである．経過中に急性増悪して，死の転帰をとることも稀ではない．

2 検査所見

❶ 身体所見

肺底部に聴取されるfine cracklesが特徴的で，進行し，病変が広がるとともに聴取される

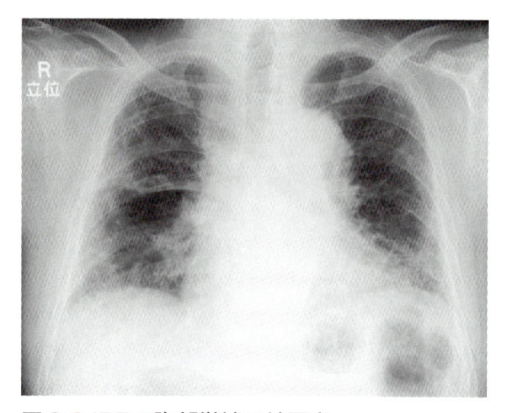

図2 IPFの胸部単純X線写真

肺野の外側〜底部を中心にすりガラス陰影がみられ、両側横隔膜は挙上している

表2 UIPパターンのHRCT診断基準

UIP pattern （右記4つを満たすこと）	● 胸膜直下，肺底優位 ● 網状影 ● 蜂巣肺（牽引性気管支拡張を伴うことも伴わないことも） ● in consistent with UIP patternの所見をもたないこと
probable UIP pattern （右記3つを満たすこと）	● 胸膜直下，肺底優位 ● 網状影 ● in consistent with UIP patternの所見をもたないこと
inconsistent with UIP pattern （右記7つのいずれか）	● 上中肺野優位な分布 ● 気管支血管周囲に優位 ● すりガラス影が広範（網状影より範囲が広い） ● 多数の粒状影（両側性ないし上肺野優位） ● 囊胞散在（多発性，両側性，蜂巣肺より離れた領域に） ● びまん性モザイクattenuatinon/air-trapping（両側性，3葉以上） ● 区域，葉に及ぶ浸潤影

文献4より引用

範囲が上の方へ拡大する．バチ指もだんだん明瞭になる．

❷ 画像検査

- 胸部単純X線写真では，肺野の外側〜底部を中心に陰影がみられる．CTよりも肺の容積減少がわかりやすく，進行例では横隔膜の挙上を認める（図2）．
- 前述のガイドライン[4]に記載されているUIPパターンのHRCT診断基準を表2に示す．**HRCTで胸膜直下，肺底部優位の網状影に加えて蜂巣肺所見があると確定的で，この所見があれば，病理診断がなくてもIPFと診断できる．**IPFの診断においてCT所見が重視されている（図3）．
- ガイドラインには記載はないが，時間的，空間的な所見の不均一性（蜂巣肺と正常肺が隣り合う）や小葉辺縁に病変が分布するのも重要な所見である[5]．

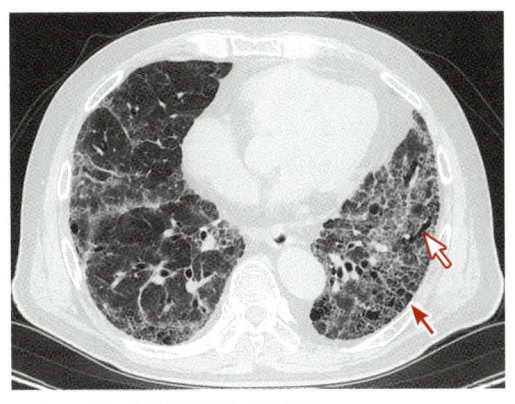

図3 ● IPFの胸部単純CT所見
胸膜直下，肺底部優位に網状影，蜂巣肺（➡）を認め，牽引性気管支拡張（⇨）を伴う

❸ 血液検査

- IPFに特異的な所見はない．
- KL-6，SP-A，SP-D，LDHの上昇を認め，**KL-6，SP-A，SP-Dは予後予測や治療反応の評価に有用**である．
- 抗核抗体やリウマトイド因子は10〜20％で陽性だが，高い抗体価の場合は膠原病を考える．

❹ 呼吸機能検査

- **拘束性換気障害（VCの低下）と拡散障害（DLcoの低下）**がみられ，進行とともに低下．
- 気腫合併例では，肺気量が保たれ拘束性障害を認めないことがある．
- 平均で年間150〜200 mLのVC低下．
- **6〜12カ月でFVCが10％以上の低下が予後不良因子**とされてきたが，5〜10％の低下でも予後不良因子との報告もある[6]．
- 安静時に比較して運動時に著しい低酸素血症をきたすことがあり，労作時低酸素血症は予後不良の指標．

❺ 気管支肺胞洗浄（bronchoalveolar lavage：BAL）所見

- IPFに特異的な所見はなく，感染症など他疾患の除外には有用．
- BALを契機に急性増悪が起こることがあるが予測は難しく，画像所見などからIPFと診断可能であれば，BALは必須ではない．
- 細胞分画の好中球や好酸球が軽度増加することがあるが，リンパ球分画が15％以上の場合には非特異性間質性肺炎（nospecific interstitial pneumonia：NSIP）や特発性器質化肺炎（cryptogenic organizing pneumonia：COP），過敏性肺炎，サルコイドーシスなどを考える[7]．

❻ 肺生検

- 経気管支肺生検：IPFの診断はできないが，感染症や肉芽腫疾患など他疾患の除外に有用で，典型例ではCOPや急性間質性肺炎（acute interstitial pneumonia：AIP）の診断が可能な場合もある．

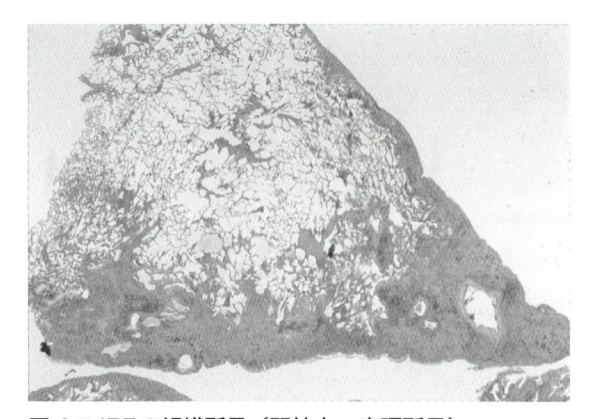

図4 ● IPFの組織所見（弱拡大，病理所見）
胸膜下に時間のたったdenseな線維化を認める．正常肺が混在している
文献8より転載
巻頭Color Atlas ❺参照

- **外科的肺生検**：画像所見でIPFと診断できない場合，確定診断のためには外科的肺生検が必要であり，肺生検の結果有効な治療を有する疾患であった場合に特に有益である．しかし，急性増悪など手術に伴うリスクもあり個々の症例で適応を検討する．

主な組織学的所見は，蜂巣肺形成を伴う密な線維化とそれに隣り合う正常肺の介在，主にその境界部にみられる線維芽細胞巣（fibroblastic foci）であり，病変は**胸膜側優位，小葉辺縁にみられる**（図4）．

❼ 診断・鑑別疾患

HRCT所見がUIPに典型的なパターンの場合は，画像のみでIPFと診断できるが，典型的でなければ，確定診断には外科的肺生検を施行し，病理組織の検討を行うことが必要である．しかし，日常臨床ではリスクなどの問題で，外科的肺生検を行えないことも多い．鑑別疾患として，**IIPsのほかの病型（特にfibrotic NSIP），膠原病肺，石綿肺，慢性過敏性肺炎，ANCA関連肺疾患，薬剤性肺炎**などがあげられる．

3 治療

どのような患者に，いつ治療を開始するのか決まったものはない．病態の基盤は**慢性炎症ではなく，肺胞上皮障害の修復過程の問題**と考えられており，**ステロイドのような抗炎症薬の有効性は低い**．診断当初は経過観察を行い，経時的な肺活量の低下や症状の悪化をみた場合に治療を検討する．治療前の肺活量の低下速度を把握することは治療効果の判定にも有用である．

薬物治療では予後の改善が得られないことを認識しておく．

❶ ピルフェニドン（ピレスパ®）

- 抗炎症薬として開発された経緯があるが，肺の線維化に関係するTGF-βの産生抑制など抗線維化作用ももつことに注目された．
- 日本の第Ⅲ相臨床試験[9]は，プラセボに比較して肺活量の低下を有意に抑制し，特に投与

前の％VCが70％以上の比較的軽症例でその効果が大きかった．
- 軽症の時期に開始する方が効果を期待できるが，高価な薬価の問題もある．
- 副作用に消化器症状（嘔気，食欲不振など）があり，問題となることが多い．ほかに光線過敏症があるが，紫外線遮断で対応可能．

❷ ステロイド
- **基本的には使用しない**．前述のstatementではステロイド単剤は使用しないことを強く推奨すると記載されている[3]．
- IPFと確定診断できず，BALでリンパ球の増加がみられるなどNSIPや慢性過敏性肺炎の可能性もある場合はステロイド治療を考慮してもよい．
- 咳・呼吸困難などの自覚症状の改善目的にプレドニゾロン（prednisolone：PSL，プレドニン®5～10 mg/日が使用されることがある．

❸ 免疫抑制薬
- 以前はステロイドに加えて免疫抑制剤〔シクロスポリン（cyclosporine：CYA，ネオーラル®），アザチオプリン（azathioprine：AZA，イムラン®），シクロホスファミド（cyclophosphamide：CPA，エンドキサン®）〕がしばしば併用されていたが，前述のstatementでこの併用療法は勧められていない[3]．
- 国外で，PSL＋AZA＋NAC（N-acetylsytein）併用群，NAC単剤，プラセボを比較する試験が行われたが，3剤併用群はプラセボに比較して死亡率が高く，この群は中止勧告された（PANTHER試験）[8]．

❹ N-acetylsytein（NAC，ムコフィリン®）吸入
- グルタチオンの前駆物質として抗酸化作用を有し，活性酸素のスカベンジャーとして作用し，炎症性サイトカインの産生も抑制することで抗線維化作用を発揮．
- 海外では経口，日本では吸入で用いられる．
- 早期例を対象に吸入群と無治療群で比較した日本の試験では，FVCの経時的変化量は全体では有意差はなかったが，ベースラインの％FVC＜95％および％DLco＜55％の層別解析では吸入群でFVCの低下が抑制された[10]．
- 比較的安全な治療であり，特に副作用などで他剤が使用できない場合に選択肢となる．

❺ その他の治療

1 酸素療法
- 在宅酸素療法は，COPDと異なり生命予後改善効果は証明されていないが，呼吸困難感の改善，QOLの向上を期待して用いる．
- 安静時に比較して労作時に著明な低酸素血症を呈する症例があり，酸素投与で症状や運動能力の改善が得られる場合に歩行時のSpO$_2$などを参考にしながら酸素流量を決定する．

2 呼吸リハビリテーション
- 近年，IPFについても呼吸リハビリテーションにより，運動能力，歩行困難，健康関連QOLの改善が得られることが報告されている．

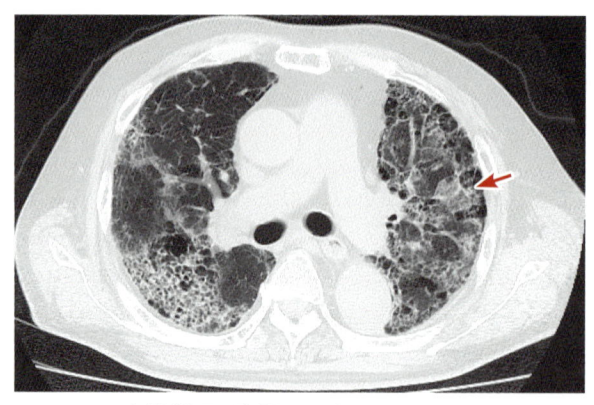

図5 ● IPF急性増悪の胸部CT所見
蜂窩肺などの既存のIPFの所見に加えて，新たにすりガラス影（→）が出現している

3 肺移植
- 実際に肺移植を行える症例は限られるが，予後，QOLの改善が期待でき，選択肢の1つとして考慮する．脳死肺移植はドナーの数が少ないため待機期間中に死亡する例も多く，生体肺移植も考慮．

⑥ 治療効果のモニタリング

肺機能検査（VC/FVC，DLco），運動負荷時のSpO_2，画像（胸部X線写真，胸部CT）の評価を3～6カ月ごとに定期的に行い，歩行時の呼吸困難などの症状も参考にする．肺活量の低下を抑えることができれば，治療を継続．

4 急性増悪

- IPFの経過中に急速に呼吸不全が進行し，新たな陰影の出現を認め（図5），感染症や心不全，気胸など明らかな原因が除外された場合に急性増悪という．年間5～15％の割合で生じ，死亡率80％と予後不良である．
- 原因は不明であるが，BALなどの検査，手術後，薬剤〔ゲフィチニブ（イレッサ®）など〕など誘因が推定できることもある．
- 有効性が確立された治療はないが，一般的にステロイドや免疫抑制薬が用いられる．ステロイドパルス療法〔メチルプレドニゾロン（ソル・メドロール®）1,000 mg/日点滴静注3日間〕を1週間ごとに1～3回行い，その間プレドニゾロン1 mg/kg/日の投与を行う．後療法についても一定の見解はなく，プレドニゾロン0.5 mg/kg程度から漸減していく．免疫抑制薬（ネオーラル®内服やエンドキサン®パルス）の併用が行われることもある．
- 経験的に抗凝固療法や好中球エラスターゼ阻害薬が使用されることもある．
- PMX-DHP療法（エンドトキシン吸着療法）は，過剰なサイトカインや活性化した白血球を吸着することで酸素化の改善が得られると考えられており，試みられることもある[11]．
- **挿管人工呼吸管理を要する症例は非常に予後が悪い**ため，慎重にその適応を検討する．実臨床では，挿管はせず，非侵襲的陽圧換気療法までは行うことが多い．上記治療を行っても，予後がきわめて厳しい場合，モルヒネの持続投与など呼吸困難を緩和する治療も考慮．

5 合併症

❶ 肺癌
高頻度に肺癌を合併するが，胸部X線写真ではIPFの陰影に隠れてしまうことがあるので，定期的なCT検査が必要である．肺癌治療にあたっては，手術や放射線治療・抗癌剤が急性増悪を誘発することがあり，慎重に治療方針を決定する．

❷ 肺高血圧
IPFの肺高血圧症は，低酸素血症性血管攣縮や肺毛細血管の破壊に起因する．肺高血圧が高度であれば肺血栓塞栓症や膠原病などほかの原因がないか検索する．肺高血圧症は予後不良因子であるが，呼吸器疾患によるものの治療薬は確立されておらず，低酸素血症があれば在宅酸素を導入する．

❸ その他
ステロイドなどの治療に伴う感染症や気胸にも注意が必要である．

非特異性間質性肺炎（NSIP）

1 概念

非特異性間質性肺炎（nospecific interstitial pneumonia：NSIP）は，**組織学的には空間的，時相的に均一な病変分布が特徴**である．**組織所見のNSIPは，種々の疾患で認められる1つの組織パターン**であり，特発性NSIPと診断するには，膠原病や過敏性肺炎，薬剤性肺炎などとの鑑別が重要．

肺病変のみが先行する膠原病の存在や，特発性NSIPの大部分が分類不能の結合組織病（undifferentiated connective tissue disease：UCTD）[12]であるとの考え方もあり，特発性NSIPと膠原病肺との関連や位置づけは，まだはっきりしていない．

2 臨床像

- 平均年齢は50歳前後，女性が7割程度と多く，非喫煙者が60〜70％．
- 症状は，呼吸困難，乾性咳嗽などの呼吸器症状の他に，発熱や体重減少，関節痛などを認めることがある．
- 予後はIPFに比較して良好とされるが，呼吸機能が低下したfibrotic NSIPは，IPFと予後に差がないという報告もある．経過中に急性増悪をきたす症例もある．

3 分類

炎症と線維化の程度により組織学的に2つの亜分類に分けられる．
①cellular NSIP：間質の細胞性炎症が主体であり，NSIPのうち11〜17％．
②fibrotic NSIP：線維化が主体であり，NSIPの大部分を占める．

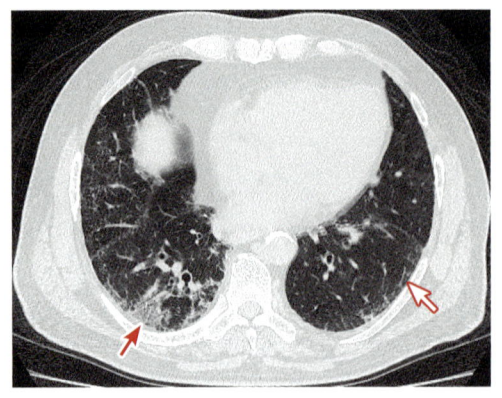

図6● NSIPの胸部CT所見
両側下葉優位にすりガラス影や網状影がみられ，気管支血管束に沿った分布（→）もみられる．胸膜から一層離れた部位に線状影（いわゆるsubpleural curviliniear shadow）（⇨）を認める

4 検査所見

❶ 身体所見
fine crackleは通常聴取するがバチ指はIPFよりも少ない．

❷ 画像検査
CTでは，**両側のすりガラス影〜浸潤影が胸膜からわずかに離れた部分を中心にみられ，気管支血管束に沿って分布する**ことも多い．IPFと異なり蜂巣肺は乏しい．牽引性気管支拡張，肺の容積減少も認めることも多い（図6）．

❸ 血液検査
CRPやLDH，KL-6，SP-A，SP-Dといった間質性肺炎のマーカーの上昇や，リウマトイド因子，抗核抗体やCK上昇を認めることがある．リウマトイド因子や抗核抗体が陽性の場合，膠原病との鑑別が難しい．

❹ BAL所見
細胞数の増加，リンパ球比率の増加（30〜60％）を認めるが，fibrotic NSIPではリンパ球比率は上昇しないという報告もある．軽度の好中球，好酸球比率の増加もみられる．

❺ 組織所見
- 確定診断のためには外科的肺生検が必要である．**病変は比較的均一で，時相も揃う**（図7）．
- cellular NSIPでは，肺構造はよく保たれ，肺胞壁などの間質にリンパ球，形質細胞などが浸潤し，Ⅱ型肺胞上皮細胞の腫大，ポリープ型腔内器質化を散見する場合がある．
- fibrotic NSIPでは，間質に線維化がみられ，細胞浸潤は比較的少なく，比較的肺胞構造は保たれる．cellular NSIPではOPと，fibrotic NSIPではUIPとの鑑別が重要で，二次性の間質性肺炎では膠原病や薬剤性肺炎などが鑑別にあがる．

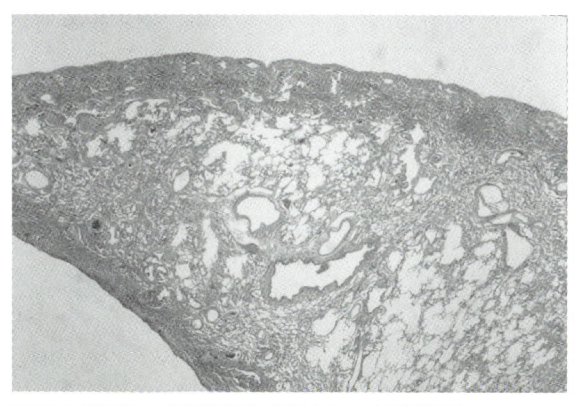

図7● NSIPの組織所見（弱拡大，病理所見）
胞隔の均一な細胞浸潤および線維化を認める．時相が一致した（temporal uniformity）と表現される
文献8より転載
巻頭 Color Atlas ❻参照

5 治療

ステロイドへの反応は一般的にIPFよりも良好．

　cellular NSIPは，ステロイドに対する反応が良好で，ステロイド単剤での治療（PSL 0.5～1 mg/kg/日から開始，漸減）が推奨される．fibrotic NSIPでは，ステロイド単剤での効果が十分でない場合もあり，ステロイド（PSL 0.5 mg/kg/日から開始，もしくはPSL 20 mg/日隔日）と免疫抑制薬（ネオーラル®，イムラン®，エンドキサン®）の併用が勧められる[1]．

急性間質性肺炎（AIP）

1 概念

　急性間質性肺炎（acute interstitial pneumonia：AIP）は，**数日単位で呼吸困難，両肺野の浸潤影，低酸素血症の増悪**がみられ，治療が確立されていない予後不良の疾患で，病理像は，**びまん性肺胞障害（diffuse alveolar damage：DAD）の所見**を呈する[1]．急性呼吸窮迫症候群（acute respiratory distress syndrome：ARDS）と同様の臨床像や病理所見を呈するが，ARDSと異なり原因は明らかではない．古典的にはHamman-Rich症候群と呼ばれてきたものがこれに相当する[13]．AIPとIPFの急性増悪は異なる疾患であり，AIPはIPFには移行しない．

2 臨床像

- 平均年齢は50歳前後だが，すべての年齢に分布し，性差はない．喫煙との関連はない．
- 基礎疾患をもたない人に，発熱，全身倦怠感，関節痛などの感冒様症状で発症し，乾性咳嗽，呼吸困難が数日単位で悪化．

・予後は不良で死亡率は60〜90％とされるが，呼吸不全を乗り切った症例では完全回復も期待できる．近年では死亡率12.5〜20％との報告もある．再発は稀[1]．

3 検査所見

❶ 身体所見

fine crackle を聴取，バチ指は認めない．

❷ 画像検査

・胸部X線写真で両側性のすりガラス陰影と濃い浸潤影がみられ，それに加えてHRCTでは時間の経過とともに牽引性気管支拡張を認めるようになる．浸潤影は背側に優位にみられる．**病初期には蜂巣肺は認めない**．胸水は通常みられない．
・早期例では，HRCTで陰影を認めない場合もある．
・非生存例では生存例と比較して，牽引性気管支拡張などの肺構造の改変がより高度であったとの報告がある[14]．
・画像のみではAIPとARDSは鑑別できない．

❸ 血液検査

特異的な所見はなく，非特異的炎症所見（赤沈亢進，CRP上昇，白血球増多）やLDH，KL-6，SP-A，SP-Dの上昇がみられる．

❹ BAL所見

・特異的な所見はない．総細胞数の増加，出血，好中球増加がみられる．
・感染症によるARDS，肺胞出血，急性好酸球性肺炎などとの鑑別に有用．

❺ 組織学的検査

・DADの所見を呈する．病変の進行度によって浸出期，増殖期（器質化期），線維化期の3つの病期に分けられる．病変の時相が均一で，びまん性の分布である．
・浸出期では，間質の浮腫，硝子膜の形成を認める．
・増殖期には周囲肺胞の虚脱，Ⅱ型肺胞上皮細胞の増生や気腔内浸出物の器質化を認める．
・線維化期には周囲の肺胞の強い虚脱および線維化がみられ，肺胞管の拡張からなる蜂巣肺様所見がみられる場合がある．
・**蜂巣肺と浸出期から器質化期のDAD所見を同時に認める場合は，IPF/UIP急性増悪を考える**．

4 鑑別

臨床像，検査所見から原因がないかを十分に検討する．**感染症（特にウイルスやニューモシスチス肺炎）や薬物などによるARDSとの鑑別が重要**である．IPFをはじめとする慢性の肺線維化病変の急性増悪との鑑別に，HRCTで**蜂巣肺など既存の間質性変化がないか確認する**．

5 治療

ステロイド治療の意義は確立されていないが，IPFの急性増悪時の治療に準じて，ステロイドや免疫抑制薬が使用されることが多い．

挿管人工呼吸管理を行う場合には，ARDSに対する呼吸管理に準じ，**一回換気量を制限し，呼気終末のプラトー圧を30 cmH$_2$O以下になるように設定する．PEEPは循環動態が許せば，10～15 cmH$_2$Oと高めに設定**する．

＜文献＞

1) 「特発性間質性肺炎診断と治療の手引き 改訂第2版」（日本呼吸器学会びまん性肺疾患診断・治療ガイドライン作成委員会／編），南江堂，2011
2) American Thoracic Society/European Respiratory Society：International Multidisciplinary Consensus Classification of the Idiopathic Interstitial Pneumonias. Am J Respir Crit Care Med, 165：277-304, 2002
3) Travis WD, et al：An official American Thoracic Society/European Respiratory Society statement：Update of the international multidisciplinary classification of the idiopathic interstitial pneumonias. Am J Respir Crit Care Med, 188：733-748, 2013
4) Raghu G, et al：An official ATS/ERS/JRS/ALAT statement：idiopathic pulmonary fibrosis：evidence-based guidelines for diagnosis and management. Am J Respir Crit Care Med, 183：788-824, 2011
5) 上甲　剛：特発性間質性肺炎の画像診断の進歩 2. UIP画像診断の諸問題．日本胸部臨床，72：S110-113，2013
6) Zappala CJ, et al：Marginal decline in forced vital capacity is associated with a poor outcome in idiopathic pulmonary fibrosis. Eur Respir J, 35：830-836, 2010
7) Meyer KC, et al：An official American Thoracic Society clinical practice guideline：the clinical utility of bronchoalveolar lavage cellular analysis in interstitial lung disease. Am J Respir Crit Care Med, 185：1004-1014, 2012
8) Idiopathic Pulmonary Fibrosis Clinical Research Network, et al：Prednisone, azathioprine, and N-acetylcysteine for pulmonary fibrosis. N Engl J Med, 366：1968-1977, 2012
9) Taniguchi H, et al：Pirfenidone in idiopathic pulmonary fibrosis. Eur Respir J, 35：821-829, 2010
10) Homma S, et al：Efficacy of inhaled N-acetylcysteine monotherapy in patients with early stage idiopathic pulmonary fibrosis. Respirology, 17：467-477, 2012
11) Abe S, et al：Neutrophil adsorption by polymyxin B-immobilized fiber column for acute exacerbation in patients with interstitial pneumonia：a pilot study. Blood Purif, 29：321-326, 2010
12) Kinder BW, et al：Idiopathic nonspecific interstitial pneumonia：lung manifestation of undifferentiated connective tissue disease？ Am J Respir Crit Care Med, 176：691-697, 2007
13) Olson J, et al：Hamman-Rich syndrome revisited. Mayo Clin Proc, 65：1538-1548, 1990
14) Ichikado K, et al：Acute interstitial pneumonia：comparison of high-resolution computed tomography findings between survivors and nonsurvivors. Am J Respir Crit Care Med, 165：1551-1556, 2002

＜参考図書＞

- 「間質性肺疾患診療マニュアル 改訂第2版」（久保惠嗣，藤田次郎／編）南江堂，2014
- 「呼吸器内科必修マニュアル」（樫山鉄矢／編），羊土社，2005

第5章 間質性肺疾患

2 特発性器質化肺炎（COP）

中島 啓

診療のコツ

- 抗菌薬治療に反応が乏しい肺炎や，移動性の肺浸潤影（wandering pneumonia）をみた場合に疑う
- 確定には開胸肺生検またはVATS下肺生検が必要だが，臨床所見とTBLBで器質化肺炎の所見を認めれば特発性器質化肺炎（cryptogenic organizing pneumonia：COP）と診断することは妥当．ただし，膠原病や薬剤性など続発性器質化肺炎（secondary organizing pneumonia：SOP）を除外する必要がある
- ステロイド減量中の再燃や終了後の再発の頻度は高いが，ステロイドの増量や再開で十分に対応が可能なので医療者は慌てない．また再燃・再発が長期予後には影響しないことを患者にあらかじめ説明し，継続して治療を受けられるように理解してもらうことが大切

1 概念

特発性器質化肺炎（cryptogenic organizing pneumonia：COP）は，組織学的に肺胞腔内の器質化病変を主体とし，ステロイド治療によく反応する病態として，Davisonらによって提唱された臨床病理学的疾患概念[1]．Eplerらによって提唱されたbronchiolitis obliterans organizing pneumonia（BOOP）[2]と同一疾患と認識されているが，BOOPは閉塞性換気障害を伴う予後不良の閉塞性細気管支炎と紛らわしいこともあり，**現在はCOPという名称が一般的**．COPの診療の流れを図1に示した．

主要な組織所見は以下の通り[3]（図2）．
①病変は斑状で，正常肺との境界は比較的明瞭．
②背景の肺胞構造は保たれ，病変の時相は一様で肺胞構造の消失を伴う線維化病巣はみられない．時に時間の経過したコラーゲン斑状構造をみる．
③線維化は末梢気腔のポリープ型腔内線維化が主体で，肺胞管を中心に存在し，肺胞嚢，時に呼吸細気管支内腔に及ぶ．
④間質にはリンパ球あるいは形質細胞が軽度から中等度に浸潤し，肺胞腔内には泡沫状マクロファージの浸出がみられる．

同様の組織所見は表に示すような疾患でも認められ[4〜6]，**続発性器質化肺炎（secondary organizing pneumonia：SOP）としてCOPとは区別される**．COPと診断するためには，表に示すSOPを除外しなければならない．

診療のフローチャート

```
STEP1  COPを疑う
次がヒント
① 抗菌薬治療に反応が乏しい亜急性の経過の肺炎
② 移動性の肺浸潤影（wandering pneumonia）
          ↓
STEP2  COPの診断
① 臨床所見がCOPに合致
② 気管支鏡検査でTBLB
③ 続発性器質化肺炎（SOP）の除外
          ↓
STEP3  COPの治療
●軽症例
　プレドニゾロン 0.5〜1.0 mg/kg 1日1回，朝から開始 初期治療を4〜8週間継続，6カ月かけて漸減し終了
●重症例（高流量酸素投与必要症例）
　メチルプレドニゾロン 1回500 mg 1日2回　3日間
```

図1　特発性器質化肺炎（COP）の診療の流れ

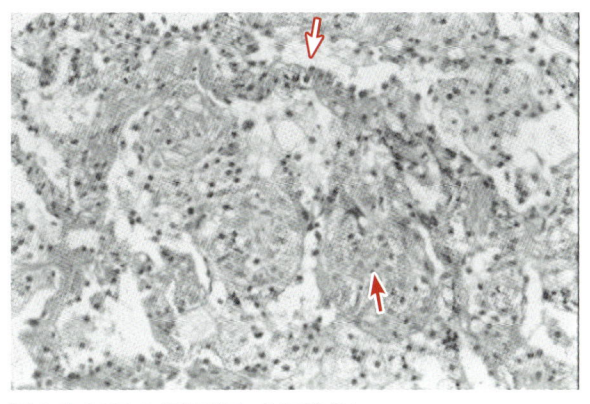

図2　COPの組織所見（HE染色）
肺胞隔壁の肥厚（⇨）と，肺胞腔内の肉芽形成（→）を認める
巻頭 Color Atlas ❼ 参照

2 臨床像

　欧米での頻度は主要な教育病院での入院10万対6〜7程度で[7]，性差なし，50代の発症が多い[8]．喫煙と関係なし．

　3/4の症例は何らかの症状を示し，**多くは亜急性の経過を示す市中肺炎に類似**する[9]．一般的な症状は，乾性咳嗽（72％），呼吸困難（66％），発熱（51％），全身倦怠感（48％），体重減少（57％）である[9]．cracklesの聴取は74％．wheezesは稀．バチ指は通常認めない．

　COPを考慮する場合は，同時にSOPも鑑別にあがるため，関節痛，口の乾き，筋力低下，

表 ● 続発性器質化肺炎（secondary organizing pneumonia：SOP）の原因

器質化期のびまん性肺胞障害
薬剤（アミオダロンなど）
感染症（細菌・ウイルス・真菌など）
膠原病（関節リウマチ・Sjögren症候群など）
過敏性肺臓炎
好酸球性肺炎
放射性肺臓炎
誤嚥性肺炎
血液疾患（悪性リンパ腫，骨髄異形成症候群など）
臓器移植
有毒ガス曝露
他疾患（膿瘍，Wegener肉芽腫症，肺癌など）の周囲にみられる器質化

しびれなど膠原病に関連した病歴聴取・身体診察を行い，薬剤使用歴，既往歴，曝露歴などを確認することも重要．

❶ 血液検査

赤沈促進（70％），CRP陽性（70％），白血球増多（50％）など非特異的炎症所見を認める[10]．複数回の再発をきたす例ではALP（alkaline phosphatase：アルカリホスファターゼ）の上昇を認めることがある[11]．

間質性肺炎のマーカーであるKL-6は上昇しないことが多い．もし上昇していれば，ほかの間質性肺炎の可能性を考慮．

膠原病の除外目的に抗CCP抗体，抗SSA抗体，抗SSB抗体，抗セントロメア抗体，抗Scl-70抗体，抗RNAポリメラーゼ抗体，抗Jo-1抗体，MPO-ANCA，PR3-ANCAなど膠原病の特異的マーカー検査もルーチンで行う．COPの場合，抗核抗体は通常陰性か，陽性でも低力価[9]．

❷ 呼吸機能検査

拘束性障害，拡散障害が一般的で，閉塞性障害は20％程度．

❸ 画像所見 （図3，図4）

- 葉や区域に限局しない両側性，末梢性の斑状のairspace consolidationが主体で，慢性好酸球性肺炎に類似[12]．肺野の容積の減少は伴わない[13]．
- 円形の陰影を呈することもある．
- 半数以上に陰影の遊走（wandering pneumonia）や再発を認める[14]．
- 蜂窩肺，胸水，空洞，肺の過膨張は認めない．

❹ 気管支肺胞洗浄液（BALF）

HP（過敏性肺臓炎）に類似し，総細胞数の増加，リンパ球の増加が認められる．好中球や好

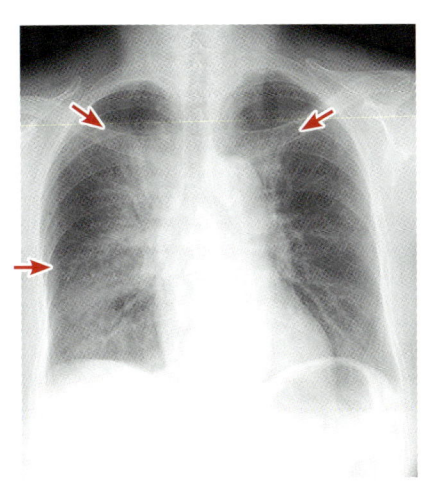

図3 ● COPの胸部単純X線
右肺と左上肺野に浸潤影（→）を認める

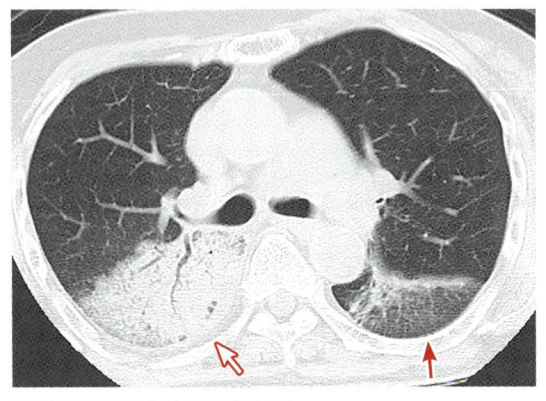

図4 ● COPの胸部単純CT
右肺背側を主体にair bronchogramを伴う浸潤影を認める．左肺背側にもすりガラス陰影を認める
→：すりガラス陰影
⇒：浸潤影

酸球比率の軽度の上昇も伴う．CD4/CD8比は半数以上の例で1未満．Th1に関連するIFN-γ，IL-12，IL-18などがBALF中で上昇[15]．

3 診断（図1）

❶ 臨床像からの診断

前述の臨床所見が亜急性に認められ，しかも**抗菌薬治療が行われているにもかかわらず全く反応しないこと**がヒント．移動性の肺浸潤影（wandering pneumonia）もCOPの可能性を示唆する．

❷ 病理組織学的診断

確定には開胸肺生検またはVATS（video-assisted thoracic surgery）下肺生検が必要だが，臨床的には典型的な臨床所見と**TBLBで器質化肺炎の所見を認めればCOP以外の疾患の可能性は低い**．

病理医へ十分な臨床情報が提供されることが重要．

❸ 続発性器質化肺炎（SOP）の除外

COPと確定診断するにはSOPを除外する必要がある．画像所見と組織像だけではCOPとSOPを鑑別することはできない．患者の病歴，身体所見，検査所見，薬剤使用歴，曝露歴，基礎疾患を十分に評価する．

抗CCP抗体が陽性で関節症状のない肺病変先行型の関節リウマチや，organizing pneumoniaを合併する悪性リンパ腫肺病変なども存在するため[16]，**十分にSOPが除外できるまで油断してはならない**．

4 治療

COPの治療については，症状が乏しければ，無治療で経過観察が可能．自然寛解があり得

るが多くはない．SOPの治療については，COPに準じる場合が多いが，基本的には原疾患の治療（膠原病であれば膠原病特異的治療，薬剤性肺炎であれば薬剤中止など）も合わせて必要になる．

❶ ステロイド治療

1 軽症例

処方

- プレドニン®（プレドニゾロン）0.5〜1.0 mg/kg　1日1回，朝から開始．4〜8週間は初期投与量を継続
- ゆっくり減量し，6カ月くらいかけて漸減し終了．
- 減量中の再燃や治療終了後の再発が多く，自覚症状の悪化前に胸部画像所見の悪化がみられる．

2 重症例（高流量の酸素投与を必要とする場合など）

処方

メチルプレドニゾロン 1回500 mg　1日2回，3日間，その後，後療法として，プレドニン®0.5〜1.0 mg/kg　1日1回を継続し，以後軽症例に準じて漸減．

❷ 免疫抑制薬

・治療に反応が不良の場合には免疫抑制薬を考慮．

処方

ネオーラル®（シクロスポリン）1回1〜2 mg/kg　1日2回で開始，トラフ値は200 ng/mLを超えないようにし，150 ng/mLを目標に調整，ステロイドに併用．

5 予後

予後は良好でステロイドに対する反応がよい．画像の正常化は約2/3にみられる．1/3は陰影が持続．

全臨床経過のなかで半数以上の例は少なくとも1回以上の再発，再燃をきたす．再発例でもステロイド再治療に反応し，再発の有無は長期予後に影響しない[11]．

COPの再燃はプレドニン®20 mg以下で起こることがほとんどで，プレドニン®20 mgより多い量で再燃してくる場合は，血管炎やリンパ腫によるSOPを考える[11]．

＜文献＞

1) Davison AG, et al：Cryptogenic organizing pneumonitis. Q J Med, 52：382-394, 1983
2) Epler GR, et al：Bronchiolitis obliterans organizing pneumonia. N Engl J Med, 312：152-158, 1985
3) 「特発性間質性肺炎　診断と治療の手引き（改訂第2版）」（日本呼吸器学会　びまん性肺疾患診断・治療ガイドライン作成委員会／編），南江堂，2011
4) Epler GR：Bronchiolitis obliterans organizing pneumonia. Arch Intern Med, 161：158-164, 2001
5) American Thoracic Society & European Respiratory Society：American Thoracic Society/European Respiratory Society International Multidisciplinary Consensus Classification of the Idiopathic Interstitial Pneumonias. This joint statement of the American Thoracic Society (ATS), and the European Respiratory Society (ERS) was adopted by the ATS board of directors, June 2001 and by the ERS Executive Committee, June 2001. Am J Respir Crit Care Med, 165：277-304, 2002

6) 渡辺憲太郎：器質化肺炎　診断と治療．呼吸，31：3-8，2012
7) Kong CS, et al：In vitro oxyhaemoglobin saturation measurements in haemoglobin solutions using fibreoptic pulmonary artery catheters. Br J Anaesth, 74：201-208, 1995
8) Gudmundsson G, et al：Epidemiology of organising pneumonia in Iceland. Thorax, 61：805-808, 2006
9) KT Jr.：Organizing pneumonia. In：Interstitial lung disease 5th edition. Schwarz MI & King TE Jr./eds, People's Medical Publishing House, p981, 2011
10) Cordier JF：Cryptogenic organizing pneumonitis. Bronchiolitis obliterans organizing pneumonia. Clin Chest Med, 14：677-692, 1993
11) Lazor R, et al：Cryptogenic organizing pneumonia. Characteristics of relapses in a series of 48 patients. The Groupe d'Etudes et de Recherche sur les Maladles "Orphelines" Pulmonaires（GERM"O"P）. Am J Respir Crit Care Med, 162：571-577, 2000
12) Izumi T, et al：Bronchiolitis obliterans organizing pneumonia. Clinical features and differential diagnosis. Chest, 102：715-719, 1992
13) Cordier JF, et al：Idiopathic bronchiolitis obliterans organizing pneumonia. Definition of characteristic clinical profiles in a series of 16 patients. Chest, 96：999-1004, 1989
14) Müller NL, et al：Bronchiolitis obliterans organizing pneumonia：CT features in 14 patients. AJR Am J Roentgenol, 154：983-987, 1990
15) Forlani S, et al：Cytokine profile of broncho-alveolar lavage in BOOP and UIP. Sarcoidosis Vasc Diffuse Lung Dis, 19：47-53, 2002
16) 中島　啓，他：肺水腫様の特異な画像所見を呈したびまん性大細胞型B細胞性リンパ腫の1例．日本呼吸器学会誌，3：451-456, 2014

カンファレンスでよくある質問

Q：COPの診断にあたり，SOPを除外するうえでのコツはありますか？

A：まず，大切なのはSOPをきたす疾患に関する病歴聴取・身体診察を十分に行い，薬剤使用歴，既往歴，曝露歴を確認することです．また，膠原病に関しては，肺病変のみが全面に出るケースがあり，病歴聴取や身体診察では判断が困難な場合があります．よって，当科では膠原病の特異的マーカーをルーチンで測定するようにしています．

例えTBLBで器質化肺炎像が得られたとしても，他疾患の周囲の器質化を見ている場合があり注意が必要です[5]．器質化肺炎がプレドニン®20 mg以上でも再発を起こす場合は，血管炎や悪性リンパ腫を検索すべきだと言われています[11]．

来院時から呼吸状態が不良で気管支鏡検査が困難であり，臨床診断でステロイドを投与せざるを得ない症例も少なからずありますが，**積極的にTBLBなど組織学的検索を行う姿勢が重要です**．本来はVATS下肺生検が確定診断のためにはベストですが，呼吸状態や侵襲性，マンパワーの問題から市中病院では現実的には困難な場合が多いと思います．

第5章 間質性肺疾患

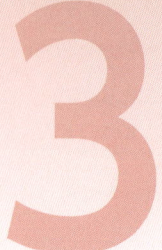

3 放射線肺障害

大槻 歩

診療のコツ

- 病歴（放射線照射の既往）と画像所見より，疑うことは困難ではないが，照射方法（照射時期，総線量，分割回数，照射範囲）を診療録でしっかり把握する
- RTOG/EORTC grade 2 以上がステロイド薬治療の対象となる
- 特殊なタイプとして放射線照射に関連した器質化肺炎が存在する．主に乳癌の乳房温存術に併用した放射線照射後に認める

1 概念と頻度

放射線肺障害（radiation-induced lung injury：RP）とは，放射線照射により，照射された分子がフリーラジカルを生じ，細胞内のたんぱく質，脂質，DNA分子に直接もしくは間接的に障害を与え発生する間質性肺炎．

- 肺癌に対する胸部放射線照射において，症状を有する放射線肺障害の発症率は5〜15％だが，画像にて異常を認める例は66％と高頻度．
- 乳癌に対する胸部放射線照射では，症状を有する放射線肺障害の発症率は10％以下だが，画像にて異常を認める例は27〜40％．
- 縦隔のリンパ節に対する胸部放射線照射では，症状を有する放射線肺障害の発症はみられないが，画像にて異常を認める例は60〜92％と高い．
- 放射線肺障害は放射線照射後から約4〜12週後に発症し，非区域性のすりガラス陰影が出現する．照射後から約6〜12カ月で線維化の反応を認める[1]．
- 放射線照射後，以下の種々のサイトカインが放出され放射線肺障害に関与[2]．

    Transforming growth factor-beta：TGF-β
    Tumor necrosis factor-alpha：TNF-α
    Interleukin-1 alpha：IL-1α
    Interleukin-6：IL-6
    Platelet-derived growth factor：PDGF
    Basic fibroblast growth factor：bFGF

2 発症に関与する因子

❶ 照射線量[2]
- 放射線肺障害を引き起こす指標としてV20が使用される.
- V20は正常肺組織が20 Gy以上照射される肺容積.
- **照射肺容積**：照射野の容積が放射線肺障害発症の直接リスクとなる．乳癌では，胸壁への接線方向の照射を行った例での放射線肺障害の発症率は5％程度だが，鎖骨上窩，腋窩を含めた照射野では，照射容積が増すため発症率は8.8％に上昇[3,4].
- V20が肺野全体の22％未満であれば，放射線肺炎を認めないが，35％を超えると致死的肺炎をきたすと報告がある．したがってRadiation Therapy Oncology Group (RTOG) and The Southwest Oncology Group (SWOG)ではV20が肺全体の30～35％を照射の上限としている．
- 照射線量が30 Gy以下であれば画像上ほとんど放射線肺障害は起きない[5].
- 時間−線量関係では1日線量が同じで1日1回照射と2回の分割照射で放射線肺障害のリスクの比較に対し，さまざまな報告があるが明確な結論は出ていない[6].

❷ 以下の薬剤は放射線の感受性を高めるため放射線肺障害の発症を高める
- ドキソルビシン（アドリアシン®）
- アクチノマイシンD（コスメゲン®）
- ブレオマイシン（ブレオ®）
- シクロホスファミド（エンドキサン®）
- ビンクリスチン（オンコビン®）
- マイトマイシン（マイトマイシン®）
- ゲムシタビン（ジェムザール®）
- ベバシズマブ（アバスチン®）
- インターフェロン-α（スミフェロン®，イントロンA®）
- ゲフィニチブ（イレッサ®），エルロチニブ（タルセバ®），アファチニブ（ジオトリフ®）

　これらの薬剤は放射線治療と同時に投与された場合（concurrent）の方が，時間的にずれて使用された場合（sequential）よりも放射線肺障害の危険性が高まる．

❸ その他の危険因子[2]
　胸部放射線治療歴，若年者，喫煙歴，performance status不良，低肺機能，既往に慢性閉塞性肺疾患あり，女性，乳癌の内分泌療法など．

3 発症時期

　早期であれば照射開始後2～3週目の累積線量が20～30 Gyの時点で照射範囲を中心に間質性肺炎像が出現するが，多くは照射終了後2～6カ月後に発症する．

　総線量の増加に伴い発症時期は早くなる．40 Gyで約8週間後，10 Gy増えるに従い1週早くなるというデータもある．

診療のフローチャート

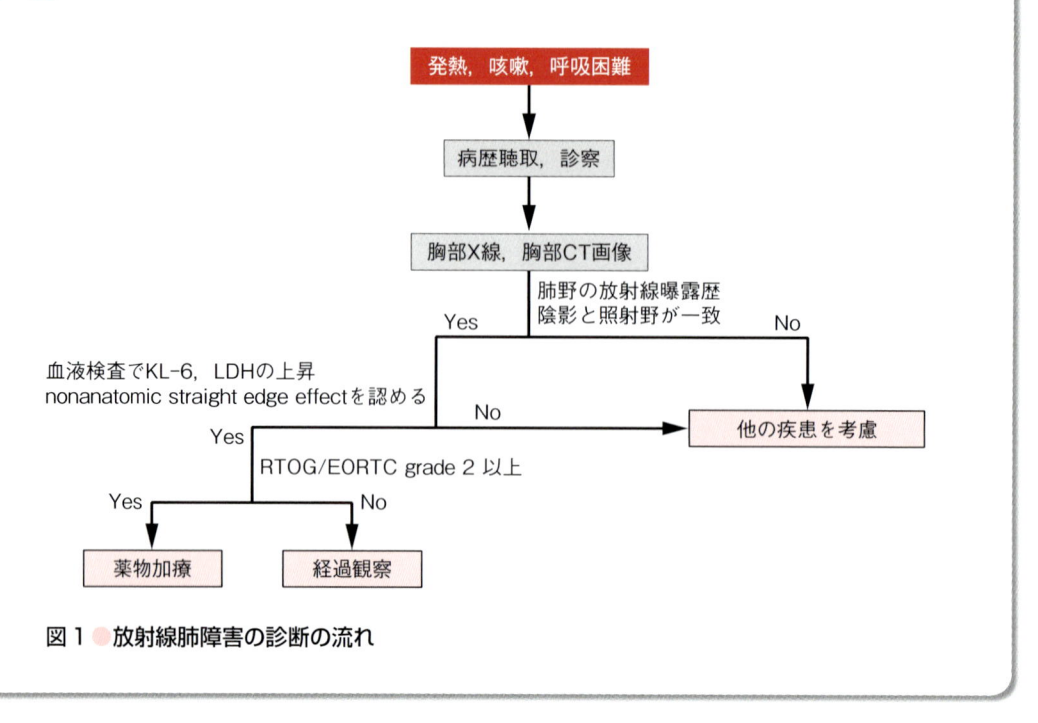

```
発熱，咳嗽，呼吸困難
      ↓
  病歴聴取，診察
      ↓
  胸部X線，胸部CT画像
      ↓
  肺野の放射線曝露歴
  陰影と照射野が一致
   Yes ↙    ↘ No
        ↓
  血液検査でKL-6，LDHの上昇
  nonanatomic straight edge effectを認める
   Yes ↓    No →  他の疾患を考慮
   RTOG/EORTC grade 2 以上
  Yes ↙    ↘ No
  薬物加療   経過観察
```

図1 ● 放射線肺障害の診断の流れ

4 診断（図1）

❶ 病歴
- 乾性咳嗽，発熱，呼吸困難，体重減少．熱は微熱に留まることが多い．
- 胸膜や食道，肋骨骨折に由来する胸痛を伴うこともある．
- 放射線の照射時期，部位，線量，併用薬剤を確認する．
- ステロイド薬を投与されていた場合，減量や中止により出現することもある．

❷ 身体所見
- 照射野に一致して皮膚の発赤や毛細血管拡張を認める．
- 胸部ラ音や胸膜摩擦音を聴取することもある．
- 呼吸不全が進行すれば頻呼吸やチアノーゼをきたすこともあるが，通常は少ない．

❸ 検査所見

1 血液所見
特異的な所見はない．
- ESR亢進，血清CRP上昇，LDH上昇，KL-6上昇，SP-Dの上昇．
- 肺炎の範囲や進行度によりPaO_2や$PaCO_2$の低下．

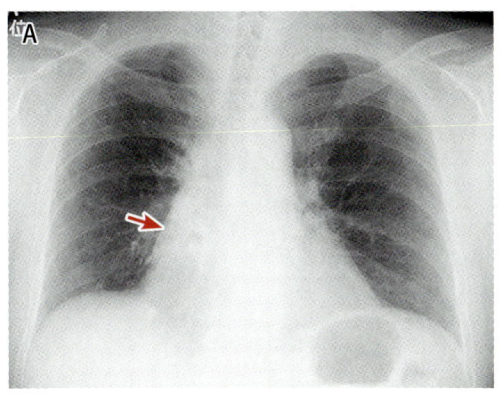

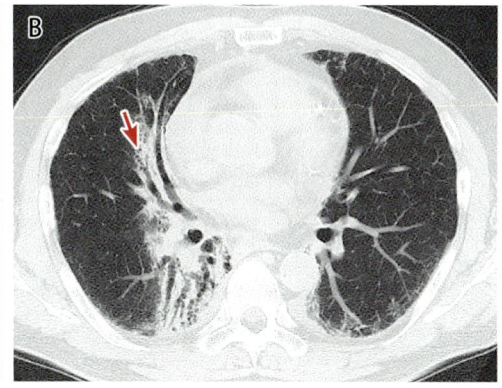

図2 ● 放射線肺障害の画像所見
A）胸部X線　B）胸部単純CT
右下葉の肺癌に対して45 Gyの放射線療法を施行後5カ月でRTOG/EORTC grade2の放射線肺障害を発症した例．nonanatomic straight edge effect（→）を認める

2 胸部画像所見

● 単純X線写真
・早期には照射範囲内のすりガラス陰影，血管辺縁のけばだち．
・その後，肺胞性陰影となり，air bronchogram（気管支透亮像）も伴う．
・線維化が起こると容積の減少と濃度の高い硬化像へと変化．
・肺区域と一致しない陰影分布を示し，直線状で明瞭な境界を示す（nonanatomic straight edge effect，図2）．
・少量の胸水を認める場合があるが，リンパ節腫脹は認めず．

● 胸部CT写真
・単純X線写真の変化がより明瞭に認められるが，多くはCTの撮影を行わなくても診断が可能．
・放射線治療している最中に呼吸困難や咳嗽が悪化したときの評価としてよく使用される．
・放射線治療から3〜5カ月後にはground-glass attenuationとして認められる．
・その時期が過ぎると線上もしくはある一定範囲にconsolidationとして認められ，容積の減少を伴う．
・consolidationとしての範囲は解剖学的な構造と関係なく，放射線を照射した部位に一致．

● 照射範囲外に陰影が拡大する場合に考慮すべきこと
・縦隔・肺門を含む照射によるリンパ管閉塞．
・散乱放射線の影響．
・炎症部からの炎症性サイトカインの放出．
・放射線照射に関連したBOOP（bronchiolitis obliterans organizing pneumonia：器質化肺炎）．

● 呼吸機能検査
・拘束性障害と拡散障害を認める．
・volume lossを伴いTLC，FVC，RVの減少を認める．

● 気管支鏡検査
・気管支肺胞洗浄では，リンパ球優位の総細胞数の増加，CD4/8比の上昇が認められる．リンパ球の増加は照射を行っていない対側肺でも認められる．

表 ● RTOG/EORTC による放射線肺障害の重症度分類

grade	
0	画像所見に異常なし
1	軽度の画像の異常を認めるが，無症状か，あっても軽微な症状（乾性咳嗽）
2	中等度症状，強い咳嗽，発熱，肺線維症または肺炎を示す画像上不均一な浸潤影
3	重症，肺線維症または肺炎を示す濃い浸潤影
4	重症呼吸機能障害により持続的酸素吸入または換気補助を必要とする
5	放射線照射に伴う呼吸器障害による死亡

- ICAM-1陽性T細胞の割合が増加．
- 経気管支肺生検（TBLB）は似た陰影を呈する感染症や腫瘍のリンパ行性の進展拡大を除外するうえで有用．

5 薬物治療

表にRTOG/EORTC（Radiation Therapy Oncology Group/European Organization for Research and Treatment of Cancer）による放射線肺障害の重症度分類を示す．通常はgrade 2以上が治療の対象となる．

❶ グルココルチコイド
- プレドニゾロン1 mg/kg（少なくとも60 mg/日以上と記載されている文献もある[2]）を初期量として2週間継続し，3～12週かけて漸減し，中止する．
- 減量に伴う悪化あり．
- 重症呼吸不全例にはステロイドパルス療法を施行することもあるが，その適応については明確な規定はない．
- グルココルチコイドに放射線肺障害を予防する効果はない．

❷ ステロイド減量に伴い再増悪した例
- アザチオプリン50 mg/日やシクロスポリンの併用を検討．
- シクロスポリンは血漿中の濃度を計測しながら投与[7]．

6 対側肺に陰影が新たに出現してきたときの対応

- 放射線照射が対向2門で行われているとは限らない．
- 直交2門で照射が行われている場合には対側肺も照射野に含まれている．この場合，線量の分布から対側肺に遅れて陰影が出現した可能性を考慮．
- 照射野を必ず確認する．
- 移動する陰影を示す場合にはradiotherapy BOOPを考える．
- 放射線に関連した肺障害以外の理由（薬剤性肺障害，リンパ管症，感染症など）も考慮．

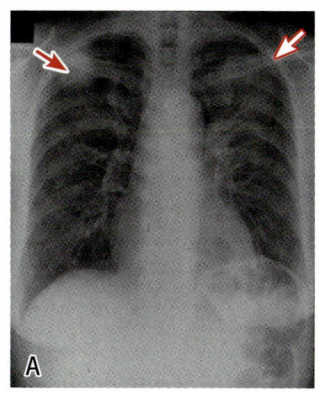

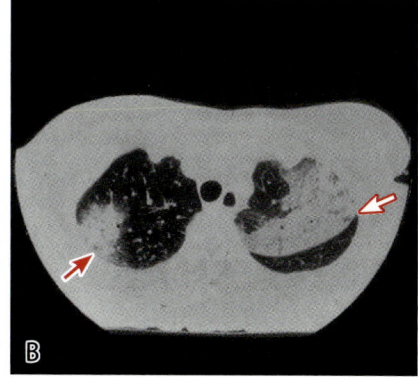

図3● 放射線照射に伴うCOPの胸部単純X線写真（A）およびCT写真（B）
照射範囲と関連のない移動性の浸潤影で右上葉の陰影は球状で辺縁がけば立ち（→），左は葉間胸膜で境されている（⇨），通常のCOPに類似の陰影を示している

7 放射線照射に関連したBOOP（radiotherapy BOOP）[8, 9]

- 放射線治療後のBOOPは主に乳癌の術後放射線療法後にみられる．
- 特徴
    ① 照射後12カ月以内の発症．放射線治療終了後約4カ月前後に多い[8]．
    ② 2週間以上の全身および呼吸器症状の持続．
    ③ 照射部位と一致しない肺浸潤影．
    ④ 他に特異的な原因を有さない．
    ⑤ ステロイドの治療により線維化を残すことなく消失．
- 通常放射線肺障害では，ステロイド投与によっても陰影は消失せず器質化・瘢痕化に至ることが多いが，放射線照射に関連したCOP（cryptogenic organizing pneumonia：特発性器質化肺炎）では照射範囲外にも移動性の肺胞性陰影が出現し，画像は通常のCOPに類似（図3）．
- ステロイド治療によりすみやかに陰影が消失するが，ステロイドの減量中または中止後にしばしば再発・再燃がみられる．
- 放射性肺障害でも陰影が照射野外までに広範囲に出現する場合が存在するが，組織学的にはdiffuse alveolar damage（びまん性肺胞障害）を呈し，しばしば予後不良．しかしBOOP症例ではステロイドが著効し，予後は良好．

8 radiation recall[10]

- 放射線治療後，化学療法施行した際に以前照射された部位に急性炎症が発症．
- 一般的にはドキソルビシン，ドセタキセル，パクリタキセル，ゲムシタビンなどの薬剤でみられる．
- 発症するリスクを軽減するために放射線終了時から化学療法施行時までの期間を延ばす．
- 診断するために大事なことは病歴聴取．
- 治療としてはステロイドやNSAIDs，抗ヒスタミン薬が使用される．

・原因となった薬剤はradiation recallの反応が軽度であれば，用量を減量したり，前投薬としてステロイドを投与することでradiation recallを予防するとの報告あり．

<文献>

1) Yoko F, et al：Ⅳ肺癌（2）肺癌患者で認められる呼吸苦の病態とその対応．The LUNG-perspectives, 21：279-283, 2013
2) William WM, et al：Radiation-induced lung injury. UpToDate, 2014
3) Lingos TI, et al：Radiation Pneumonitis in breast cancer patients treated with conservative surgery and radiation therapy. Int J Radiat Oncol Phys, 21：355-360, 1991
4) Marks LB, et al：Radiation-induced pneumonitis following tangential breast/chest wall irradiation (abstract). Int J Radio Oncol Biol Phys, 48（suppl）：294, 2000
5) 「呼吸器病学エッセンス」（フレイザー, 他／著, 清水英治, 藤田次郎／監訳), pp862-873, 西村書店, 2009
6) Roach M, et al：Radiation pneumonitis following combined modality therapy for lung cancer：analysis of prognostic factors. J Clin Oncol, 13：2606-2612, 1995
7) Tomie M, et al：Corticosteroid refractory radiation pneumonitis that remarkably responded to cyclosporin A. Intern Med, 41：730-733, 2002
8) 濱西 徹, 他：小細胞癌に対する放射線治療後に照射野外に発症したBOOPの1例．日本呼吸器学会雑誌, 39：683-688, 2001
9) 北川 諭, 他：乳房温存切除術による乳癌摘出および放射線治療後に発症したBOOPの3例．日本呼吸器学会雑誌, 41：99-106, 2003
10) Howard AB Ⅲ & Jane H：Radiation Recall with Anticancer Agents. The Oncologist, 15：1227-1237, 2010

第5章 間質性肺疾患

4 サルコイドーシス

髙井基央

診療のコツ

- ▶「両側肺門部リンパ節腫脹」をみたらまず本症を疑う
- ▶ サルコイドーシスを疑ったら，眼・皮膚・心臓など他の臓器病変に由来する症状や所見を検索する．霧視や飛蚊症を尋ねる，採血（ACE，Ca，KL-6，sIL-2，±リゾチーム），尿中Ca測定，HRCT（肺病変評価，肺癌除外），心電図，肺機能検査
- ▶ 確定には組織所見が必要．気管支鏡であればBALFのリンパ球増加やCD4/CD8比高値も確認できる
- ▶ 自然寛解が多いが，呼吸機能低下や心臓病変・神経病変を有する症例は治療介入が必要

1 概念・背景

　原因不明の多臓器疾患である．病変部位に壊死を伴わない類上皮肉芽腫を認めるが，組織のみでなく，臨床的・放射線学的所見が合わさって診断が確実となる．皮膚の遅延型過敏反応の減弱，病巣でのTh1免疫反応亢進を認める[1]．

　地域差・人種差のある疾患で，日本の診療においては日本サルコイドーシス/肉芽腫性疾患学会の「サルコイドーシスの診断基準と診断の手引き−2006」をベースに考えるとわかりやすい[2]．国際的にはATS/ERS/WASOG合同のstatementがあるほか[1]，国内でも厚生労働省の特定疾患のための認定基準がある[3]．

2 疫学・病因

　原因不明ではあるが，遺伝的に感受性のある個体が，特定の環境因子に曝露されて発症すると考えられている[1]．

　環境因子を示唆するのは，人種差，地域差，*Propionibacterium acnes*をはじめとする抗原存在の可能性，そしてTh1型反応を示す全身反応．北海道や北スウェーデンなど北への偏りが報告されているほか[4]，米国では人種差が報告されており，白人よりも黒人に多く，重症例も多いとされる[1]．40歳以下，特に20歳代にピークがある[1]．肉芽腫内の*Propionibacterium acnes*の存在がPCRや免疫染色で示唆されている[5,6]．

　個体側の要因もあげられている．親・兄弟に有病者がいると発症率が高いことが知られ[7]，心理的ストレスも誘因としてあげられている[8]．

病変は全臓器にわたる．患者全体の90％以上が肺病変を有し，1/3は症状を呈する．非特異的な全身症状は1/3で認められ，ほかに眼（11〜83％），皮膚（25％），心臓（5％）など全身で症状が出現[1]．

特殊な病型としてはLöfgren症候群がある．古典的には急性発症で，両側肺門部リンパ節腫脹，関節炎，結節性紅斑を3徴とする．予後良好と言われているが人種差があり，日本では低頻度で経過は良好とは限らない[2]．典型的であれば組織診断が要らないとも言われる[1]．ほかに稀な疾患としてBlau症候群という家族性のサルコイドーシスや，その孤発例と考えられる若年発症サルコイドーシスがある[9]．

3 症状

約半数は無症状で胸部単純X線写真の異常により発見される．ほかにぶどう膜炎を契機に見つかることも多い．
① 胸部：咳や労作時呼吸困難，胸痛．
② 眼　：自覚症状で最も多いのが眼症状．霧視などを自覚．
③ 心臓：脚ブロックや房室ブロック，多彩な不整脈．
④ 皮膚：鼻梁，口唇，眼瞼，額の丘疹が最も多い．日本では結節性紅斑は少ない[1]．
⑤ 全身：倦怠感，発熱，体重減少など慢性の炎症症状．

4 診断（図1）

2臓器以上でサルコイドーシスが示唆されれば診断となる．非乾酪性類上皮肉芽腫の組織が得られていれば**組織診断群**，組織学的に証明されないが全身反応を認めていれば**臨床診断群**となる．

❶ 血液検査

- ルーチンの血算，肝機能・腎機能，赤沈，KL-6，sIL-2Rを検査する．貧血，白血球減少，好酸球増多，血小板増多も起こり得るが頻度は高くない．末梢血リンパ球減少（比率＜20％）も認める[10]．
- 血清のACEは高頻度で上昇するが[11]，海外では評価は一定していない[12]．
- リゾチームはACE活性と相関するが，特異度は低く保険適応もないため有用性は劣る．難病認定基準の1つ[13]．
- 血清・尿中Ca高値も「全身反応を示す検査所見」である．
- 末梢血リンパ球サブセットはT細胞の減少を認める．
- 鑑別のため肺癌の腫瘍マーカー（CEA，CYFRA，ProGRPなど）を測定．

❷ ツベルクリン反応の陰性化[14]

本来ツベルクリン反応検査（tuberculin skin test：PPD skin test）は結核菌に対する細胞性免疫の有無を見ている．結核感染既往もしくはBCG接種の既往があれば陽性となり，BCG接種後のツベルクリン反応検査によるブースター現象により増強される．日本ではBCG接種率などの事前確率の違いから独自の基準として日本結核病学会の「今後のツベルクリン反応検査の暫定的技術的基準」を使用している．

診療のフローチャート

```
自覚症状あり                    X線異常
咳，痰，息切れ，不整脈，かすみ目
                ↓                ↓
検査
・曝露歴聴取
・胸部単純X線，造影CT・肺野HRCT
・採血：AST/ALT/ALP, BUN/Cre, 血清Ca・尿中Ca, 赤沈, ACE,
  KL-6, sIL-2R, 腫瘍マーカー（CEA, CYFRA, ProGRP），各種自
  己抗体（ANCAなど）
・喀痰（TB/NTM, 悪性, 好酸球検索）
・心電図
・眼科診察
                ↓                ↓
                        補助検査
                        PET, ガリウムシンチグラフィー，
                        ツベルクリン反応, リゾチーム，
                        γグロブリン, 心エコー
                ↓
生検
TBLB, EBUS-TBNA, 皮膚生検, BAL
       ↓           ↓           ↓
   組織診断群    臨床診断群      疑診
```

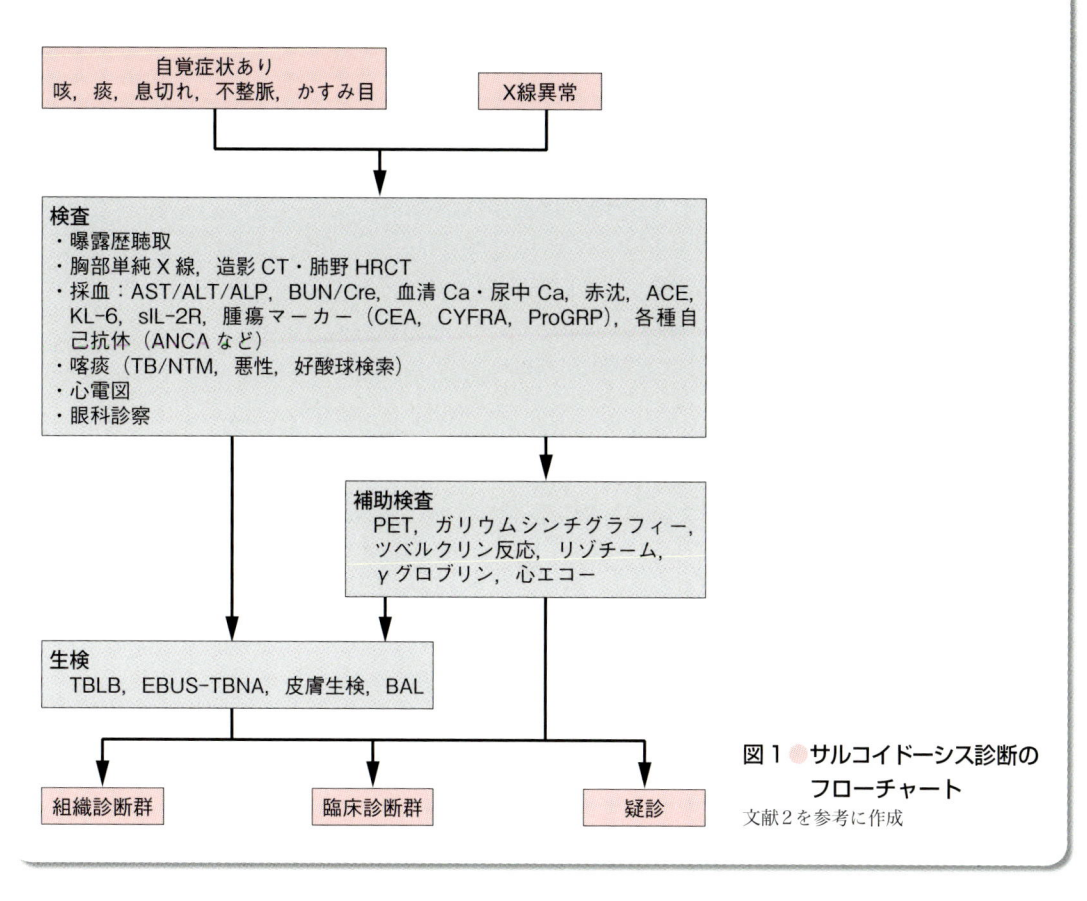

**図1● サルコイドーシス診断の
フローチャート**
文献2を参考に作成

結核排菌者との接触歴がない場合，陽性ととるのはBCG接種歴があれば硬結＞20 mmもしくは発赤＞40 mm，BCG接種歴がなければ硬結＞15 mmもしくは発赤＞30 mmである．サルコイドーシスにおける皮膚の遅延型過敏反応の減弱とは，これらが陰性化することである．

❸ 呼吸機能検査

進行すると線維化のため拘束性障害，および拡散能（DLco）の低下を示す．

❹ 画像検査

● Heilmeyer-Wurmの病期分類[1, 15]（表）

1958年Wurmらが提案した胸部X線検査による病期分類であり，現在も使用されている．数字の順に進行するとは限らない．

① Ⅰ期：bilateral hilar lymphadenopathy（BHL）または縦隔リンパ節腫脹のみで肺野病変を伴わない．
② Ⅱ期：縦隔リンパ節腫脹に加えてリンパ節腫脹も伴う．
③ Ⅲ期：リンパ節腫脹を認めず，肺野病変のみ．
④ Ⅳ期：進行した肺線維症を認める．

表 ● サルコイドーシスの胸部X線写真所見による病期分類

病 期	胸部X線所見	頻度（%）	自然治癒率（%）
0期	胸部X線写真で異常影がみられない	5〜15	−
Ⅰ期	肺門・縦隔リンパ節腫脹を認めるが肺野病変はない	45〜65	50〜90
Ⅱ期	肺門・縦隔リンパ節腫脹および肺野病変を認める	30〜40	30〜70
Ⅲ期	肺野病変のみ認める（線維化はない）	10〜15	10〜20
Ⅳ期	網状影，肺構築改変，蜂巣肺など進行した肺線維化	5	0

文献15より引用

HRCTでは上葉優位の小粒状影，broncho-vascular bundle（気管支血管束）・気管支壁の肥厚，小葉間隔壁の肥厚を示す．呼気時のmosaic perfusionやair trappingのみが特徴の例もある．進行すると線維化し牽引性気管支拡張を呈するが，蜂窩肺となることは少ない．また両側肺門部リンパ節腫脹は必須ではない．

❺ ガリウムシンチグラフィー・FDG-PET

ガリウムシンチグラフィーは本邦診断基準の「全身反応を示唆する所見」にはあげられているが，実際には陰性であってもサルコイドーシスを否定できず，陽性でも特異的でなく，ガリウムシンチグラフィーは診断のために必須ではない[16]．近年ではFDG-PETが普及しており，病変部位の同定やサルコイドーシス心病変の検出に有用[17]．

❻ 気管支鏡検査

1 内腔所見

気道粘膜の網目状の毛細血管拡張や小結節性病変．

2 気管支肺胞洗浄（BAL）

- 総細胞数の増加，リンパ球比率の増加，CD4/CD8比の増加[2]．
- CD4/CD8比＜1の場合は否定的で，CD4/CD8＞2や好中球・好酸球＜1％の所見はサルコイドーシスを示唆する[18]．BAL液中リンパ球の増加のみであれば肺野の粒状影と合わせると過敏性肺炎（HP）も鑑別にあがるが，HPでは通常CD4/CD8比は低い．
- 好中球比率増加と好酸球比率増加はより重症を示唆する．総細胞数やCD4/CD8比，リンパ球比率は重症度と相関しない[19]．

3 経気管支肺生検（TBLB）

非乾酪性類上皮肉芽腫を認める．画像上肺野病変が明らかではない例でもTBLBで肉芽腫が証明されることが少なくない．上葉での検出率が下葉と比較して高い[20]．

4 EBUS-TBNA（超音波気管支鏡下針生検）

肺門部型肺癌や悪性リンパ腫の鑑別のため縦隔リンパ節の生検を要する場合もある．GRANULOMA試験というRCTでは病期Ⅰ/Ⅱのサルコイドーシス患者において，肉芽腫の検出率はEBUS-TBNAでは80％，TBLBでは53％と，従来の気管支鏡より診断率が高いことが示されている[21]．

5 診断のコツ

　症状に乏しく，検診で指摘されることが多い．有症状の場合は眼症状が初発のことが圧倒的に多い．**血液検査所見は非特異的であるので，診断の補助とはなっても否定する根拠にはなり得ない**．

＜初期診断のために推奨されるもの＞
- 病歴聴取（職業上や環境上の曝露歴を含む）
- 身体診察
- 胸部単純X線写真
- 呼吸機能検査（拡散能を含む）
- 末梢血血球数，一般的な血液生化学検査，ACE，KL-6，腫瘍マーカー，血清Ca，γグロブリン，リゾチーム（難病認定の基準の1つ，保険適応なし）
- 尿検査，尿中Ca
- 心電図
- 眼科診察
- ツベルクリン反応検査

6 治療と予後（図2）

　半分以上の症例は自然寛解する一方，1/3は症状悪化を認める．自然寛解することから予後を予測することが困難なため，治療の対象の設定が難しい[1, 23]．

❶ 治療の適応[1, 24]

- 症状が強い例：咳，呼吸困難，胸痛，喀血．
- 進行性の呼吸機能低下：6カ月でTLC 10％以上の減少，FVC 15％以上の減少，DLco 20％以上の減少，酸素化障害（SpO_2 4％以上の低下）．
- 画像所見の進行性悪化：肺線維化の悪化，結節影・空洞の増加．
- 肺外サルコイドーシス：眼，神経，心臓，腎病変を有する場合や高カルシウム血症を伴う場合は，症状が軽度でも治療対象．
- ステロイドによる有害事象や，ステロイド治療を受けた群の方が再燃率が高い・死亡率が高いという報告がある．そのため以下は治療の対象外．
  第Ⅰ期：無症状例．
  第Ⅱ-Ⅲ期：無症状，呼吸機能障害が軽度の例．

❷ ステロイドの投与方法[24, 25]

① 通常の投与法

- プレドニゾロン最大40 mg/日（0.5 mg〜1 mg/kg）から開始し，4週継続．
- 4週ごとに1日量5 mgを減量．
- 10 mg程度で維持できることが経験的に知られている．1年間維持すれば中止できると言われるが，1/3はその後再燃．

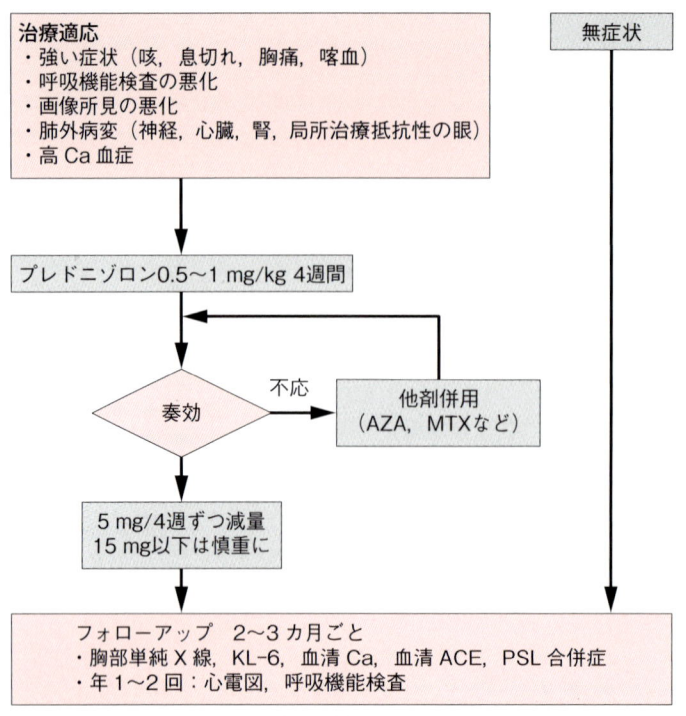

```
治療適応
・強い症状(咳,息切れ,胸痛,喀血)
・呼吸機能検査の悪化
・画像所見の悪化
・肺外病変(神経,心臓,腎,局所治療抵抗性の眼)
・高Ca血症

                                          無症状

         ↓
プレドニゾロン0.5～1 mg/kg 4週間
         ↓
       <奏効> ──不応──→ 他剤併用
         │                (AZA,MTXなど)
         ↓
5 mg/4週ずつ減量
15 mg以下は慎重に
         ↓
フォローアップ 2～3カ月ごと
・胸部単純X線,KL-6,血清Ca,血清ACE,PSL合併症
・年1～2回:心電図,呼吸機能検査
```

図2● サルコイドーシスの治療手順
文献22を参考に作成

2 高用量ステロイド療法

・心臓,神経,眼などの病変に由来する症状が強い場合にプレドニゾロン80～100 mg/日連日を使用.

❸ ステロイドに変わる治療

・適応:ステロイド不応例,ステロイドの副作用のため使用できない例,長期ステロイド投与がなされたがプレドニゾロン15 mg/日以下に減量できない例.
・メトトレキサート,アザチオプリンなどの併用でステロイドの減量効果を認める[26].
・2nd lineの免疫抑制薬が不応の場合は,他剤を追加するか,抗TNFα抗体(インフリキシマブなど)を考慮.インフリキシマブはサルコイドーシス全体では効果は少ないが[27],肺外病変主体の症例に限れば有用[28].

❹ フォロー・予後

　フォローアップについてはエビデンスが乏しい.当科では,無治療であれば半年ごとの胸部単純X線フォロー,治療中であれば2～3カ月ごとの外来受診.初診時に所見がなくとも,年1～2回は心電図を行う.
　サルコイドーシスによる粗死亡率は5%で,心病変・神経病変か,肺の線維化に伴う呼吸不全による[23].心サルコイドーシスによる死亡は日本では少ない.

7 鑑別診断

- 肺野粒状影からは結核，非結核性抗酸菌症，真菌感染（ニューモシスチスなど）が鑑別にあがるため，TBLB・TBNAなど検体採取の際はできれば抗酸菌培養や真菌培養も行うことが望ましい．
- HPも肉芽腫性疾患であり，しばしば鑑別を要する．
- ほかに各種間質性肺炎，じん肺症，薬剤性肺傷害，ランゲルハンス細胞組織球症，血管炎症候群，原発性免疫不全症候群など．
- 縦隔リンパ節腫脹からは結核，肺門部肺癌，悪性リンパ腫，リンパ球性白血病など．

各臓器病変ごとの除外項目については「サルコイドーシスの診断基準と診断の手引き」を参照[2]．

＜文献＞

1) Statement on sarcoidosis. Joint Statement of the American Thoracic Society (ATS), the European Respiratory Society (ERS) and the World Association of Sarcoidosis and Other Granulomatous Disorders (WASOG) adopted by the ATS Board of Directors and by the ER. Am J Respir Crit Care Med, 160 (2): 736-755, 1999
2) 「サルコイドーシスの診断基準と診断の手引き－2006」日本サルコイドーシス／肉芽腫性疾患学会雑誌，27：89-102, 2007
3) サルコイドーシスの公費負担の認定基準：http://www.nanbyou.or.jp/upload_files/043_s.pdf
4) Baughman RP, et al：Sarcoidosis. Lancet, 361 (9363): 1111-1118, 2003
5) Ishige I, et al：Quantitative PCR of mycobacterial and propionibacterial DNA in lymph nodes of Japanese patients with sarcoidosis. Lancet, 354 (9173): 120-123, 1999
6) Negi M, et al：Localization of propionibacterium acnes in granulomas supports a possible etiologic link between sarcoidosis and the bacterium. Mod Pathol, 25 (9): 1284-1297, 2012
7) Rybicki BA：Familial Risk Ratio of Sarcoidosis in African-American Sibs and Parents. Am J Epidemiol, 153 (2): 188-193, 2001
8) Yamada Y, et al：Influence of stressful life events on the onset of sarcoidosis. Respirology, 8 (2): 186-191, 2003
9) Kambe N, et al：Early-onset sarcoidosis/Blau syndrome. 日本臨床免疫学会会誌，34 (5): 378-381, 2011
10) Morell F, et al：Delayed cutaneous hypersensitivity tests and lymphopenia as activity markers in sarcoidosis. Chest, 121 (4): 1239-1244, 2002
11) Lieberman J：Elevation of serum angiotensin-converting-enzyme (ACE) level in sarcoidosis. Am J Med, 59 (3): 365-372, 1975
12) 安藤正幸，四元秀毅：ATS/ERS/WASOGによるサルコイドーシスに関するステートメント．「サルコイドーシスとその他の肉芽腫性疾患」（日本サルコイドーシス／肉芽腫性疾患学会／編）pp 295-329, 克誠堂出版，2006
13) 濱田泰伸：肺サルコイドーシスにおける血清マーカーの比較・検討．日本サルコイドーシス／肉芽腫性疾患学会雑誌，33 (1): 53-56, 2013
14) 日本結核病学会予防委員会：今後のツベルクリン反応検査の暫定的技術的基準．結核，81 (5): 387-391, 2006
15) 藤本公則：サルコイドーシスの胸部画像診断．日本サルコイドーシス／肉芽腫性疾患学会雑誌，33：31-34, 2013
16) Baughman RP, et al：Predictive value of gallium scan, angiotensin-converting enzyme level, and bronchoalveolar lavage in two-year follow-up of pulmonary sarcoidosis. Lung, 165 (6): 371-377, 1987
17) 心臓サルコイドーシスに対する[18]FFDG PET検査の手引き．日本心臓核医学会誌，15 (3): 35-47, 2006
18) Winterbauer RH, et al：Bronchoalveolar lavage cell populations in the diagnosis of sarcoidosis. Chest, 104 (2): 352-361, 1993
19) Ziegenhagen MW, et al：Bronchoalveolar and serological parameters reflecting the severity of sarcoidosis. Eur Respir J, 21 (3): 407-413, 2003

20) 松岡緑郎：経気管支肺生検によるサルコイドーシスの肺内病変分布の検討．日本胸部疾患学会雑誌，24 (12)：1334-1338，1986
21) Von Bartheld MB, et al：Endosonography vs conventional bronchoscopy for the diagnosis of sarcoidosis：the GRANULOMA randomized clinical trial. JAMA, 309 (23)：2457-2464, 2013
22) 「サルコイドーシス治療に関する見解-2003」日本サルコイドーシス/肉芽腫性疾患学会雑誌，23：105-114，2003
23) Iannuzzi MC & Fontana JR. Sarcoidosis：clinical presentation, immunopathogenesis, and therapeutics. JAMA, 305 (4)：391-399, 2011
24) Bradley B, et al：Interstitial lung disease guideline：the British Thoracic Society in collaboration with the Thoracic Society of Australia and New Zealand and the Irish Thoracic Society. Thorax, 63 Suppl 5：v1-58, 2008
25) Schutt AC, et al：Pharmacotherapy for pulmonary sarcoidosis：a Delphi consensus study. Respir Med, 104 (5)：717-723, 2010
26) Vorselaars AD et al：Methotrexate vs azathioprine in second-line therapy of sarcoidosis. Chest. 144 (3)：805-812, 2013
27) Baughman RP, et al：Infliximab therapy in patients with chronic sarcoidosis and pulmonary involvement. Am J Respir Crit Care Med, 174 (7)：795-802, 2006
28) Judson MA, et al：Efficacy of infliximab in extrapulmonary sarcoidosis：results from a randomised trial. Eur Respir J, 31 (6)：1189-1196, 2008

第6章 アレルギー性肺疾患

1 気管支喘息

渡邊純子

> **診療のコツ**
>
> - 喘息発作予防（慢性期）の治療と発作時（急性期）の治療は異なることを理解する
> - 発作時の治療の目標はすみやかな気道閉塞の解除であり，短時間作用性β_2刺激薬の反復吸入とコルチコステロイドの全身投与（静注あるいは内服）により得られる
> - 発作時にはメチルキサンチン静注は必須ではないことを理解しておく
> - 慢性期のコントロールの中心はコルチコステロイドの吸入である
> - 妊婦の喘息コントロール治療もコルチコステロイドの吸入がその中心であるが，発作時などには安全性の確立された薬剤を選択するよう努める

1 気管支喘息とは

　気管支喘息は「気道の慢性炎症，可逆性のある種々の程度の気道狭窄と気道過敏性の亢進，そして臨床的にはくり返し起こる咳，喘鳴，呼吸困難で特徴付けられる閉塞性呼吸器疾患」と定義されている[1]．気道炎症の原因としてはアレルギーや気道感染の関与が想定されている．気道炎症により**気道過敏性が亢進**し，それによって起こる**可逆的な気流制限**により喘息症状が引き起こされる．気管支喘息の発作とは，急性に呼吸困難，胸部絞扼感，喘鳴，咳嗽のいくつかが進行性に悪化する病態をさす．長期間，気道炎症に対して治療が行われなかった場合，**気道構造の変化（リモデリング）をきたし，気道狭窄は非可逆的なものとなる**．

　気管支喘息は最も頻度が高い呼吸器疾患の1つである．したがって，呼吸器内科医でなくとも，救急外来などで気管支喘息患者の発作時の診療にあたることは少なくない．

　ここではレジデントが接する機会の多い，急性期（発作時）の対応から説明する．

2 気管支喘息の診断

　気管支喘息には明確な診断基準がなく，本邦の「喘息予防・管理ガイドライン2012」[1]でも「診断の目安」と記載されている．実際にはこれらを手がかりにして喘息の診断を行う．

❶ 発作性の呼吸困難，喘鳴，咳の反復

・夜間就寝後や早朝に出現，増悪することが多い．
・過去にも同様の症状をくり返している．また喘息の診断を受けたことがある．

- 呼吸困難のために救急外来受診歴がある．
- 感冒，アレルゲンへの曝露（ハウスダスト，花粉），喫煙，天候の変化，ストレス，月経などで誘発，症状が悪化．

❷ 可逆性のある気流制限
- ピークフロー値（PEF）の日内変動が20％以上．
- β_2 刺激薬吸入後に，1秒量が12％以上かつ200 mL 以上増加．
  （喘息の診断がついていても，この基準を満たす症例は多くはない印象）
- 気道のリモデリングにより気道狭窄が固定されると可逆性は乏しくなる．
- 気流制限にともなって，喘鳴や胸部聴診で呼気時にwheezesを聴取．
  胸骨角の左右，肩甲間部で聴取しやすい．強制呼気でより聴取しやすい．
  重症例で気道狭窄が高度の場合には，wheezesを聴取しないこともある．

❸ 気道過敏性の亢進
- 気道過敏性試験：気管支収縮薬（メサコリンなど）を低濃度から吸入していき，吸入後の1秒量が20％低下する濃度を調べる．重篤な発作を誘発するリスクがあるため，症状寛解期に行う．

❹ アトピー素因がある
- 気管支喘息，アトピー性皮膚炎，アレルギー性鼻炎や結膜炎の既往歴・家族歴がある．

❺ 気道炎症の存在
- 喀痰中の好酸球増加，呼気中の一酸化窒素濃度の上昇など．

❻ 鑑別疾患の除外
気管支喘息と同様に喘鳴やwheeze，呼吸困難を呈する疾患との鑑別が重要．

1 心不全による肺うっ血
- 胸部単純写真で心陰影拡大，肺うっ血，胸水を認める．
- 短時間作用性β_2刺激薬（SABA）吸入で症状は改善しない．

2 COPD
- 中高年の重喫煙者で，平常時から咳嗽，喀痰，労作時息切れを認めている．
- SABA吸入後の1秒率は70％未満で，1秒量が予測値の80％未満．
- 胸部CTで肺野に多発する気腫を認めることもある．

ただし，喘息とこれらの疾患が合併することもあるため，既往や身体所見，検査所見などを総合して判断する．

3 治療の原則

喘息の治療は，慢性期と急性期（発作時）に分けて考える．それぞれ用いる薬剤は**慢性期のコントローラーと発作時のリリーバーに大別される．気管支喘息治療の目標は，喘息発作を起こさないこと，呼吸機能の低下を防ぐことである**．発作の主体は呼気流量の減少で，ピー

クフローの測定により定量化できる．ピークフローモニタリングを用いることで，患者自身が，コントロール状態の悪化，喘息発作を早めに知り，対応することが可能になる．自己最良値または標準予測値に対する実測値の割合（％PEF）で，以下の3つに分類される．

❶ グリーンゾーン（80％≦％PEF）
・喘息症状はほとんどなく，日常生活に支障がない状態．
・症状がある場合は短時間作用性 β_2 刺激薬の吸入を行う．

❷ イエローゾーン（50％≦％PEF＜80％）
・喘息症状が認められる．
・3回／時まで短時間作用性 β_2 刺激薬の吸入を試みる．
・反応が不良ならばステロイドを内服し，医療機関を受診する．

❸ レッドゾーン（％PEF＜50％）
・安静時にも喘息症状を認め，歩行や会話が困難となる．
・直ちに短時間作用性 β_2 刺激薬を吸入し，経口ステロイドを内服し，医療機関を受診する．

4 発作時の治療

　発作時の治療の目的は，気道閉塞をできるだけすみやかに改善し，低酸素状態から脱すること．

　気道閉塞の急速な改善は**短時間作用性 β_2 刺激薬（SABA）の反復吸入**によって達成できる．**早期のステロイドの全身投与**は，SABAの反復吸入で十分な効果が認められない症例でも改善速度を速めることができる．

❶ 発作時の家庭での対応（患者教育が重要）
①短時間作用性 β_2 刺激薬のpMDI（メプチンエアー® など）2吸入を20分ごとに1時間まで反復．
② β_2 刺激薬吸入開始1時間後のPEFが基準値の70％未満か，自覚症状の改善が不良の場合，救急外来を受診させる．

　ピークフローモニタリングなどにより，発作の徴候を患者が早めに認識できるよう指導しておくことが重要．

❷ 救急外来での対応（図1）

1 最初にすべきこと
　病歴聴取，身体所見，血液検査・動脈血液ガス分析・胸部Ｘ線写真などにより患者の状態，**発作強度の評価**，急性増悪の原因を把握し，鑑別疾患を除外する．PEF測定，酸素吸入の準備，静脈路の確保，SpO_2 測定を行う．

2 発作の重症度の判定（喘息予防・管理ガイドライン：JGL2012）
　重症度の判定には，呼吸困難の程度，SpO_2 値を用いるのが最も簡便である（表1）．
　治療の欄は，優先順位の高い順に並べたものである．発作時のメチルキサンチン静注について，本邦のガイドラインと欧米のガイドラインは見解を異にしており（後述），当科ではルー

診療のフローチャート

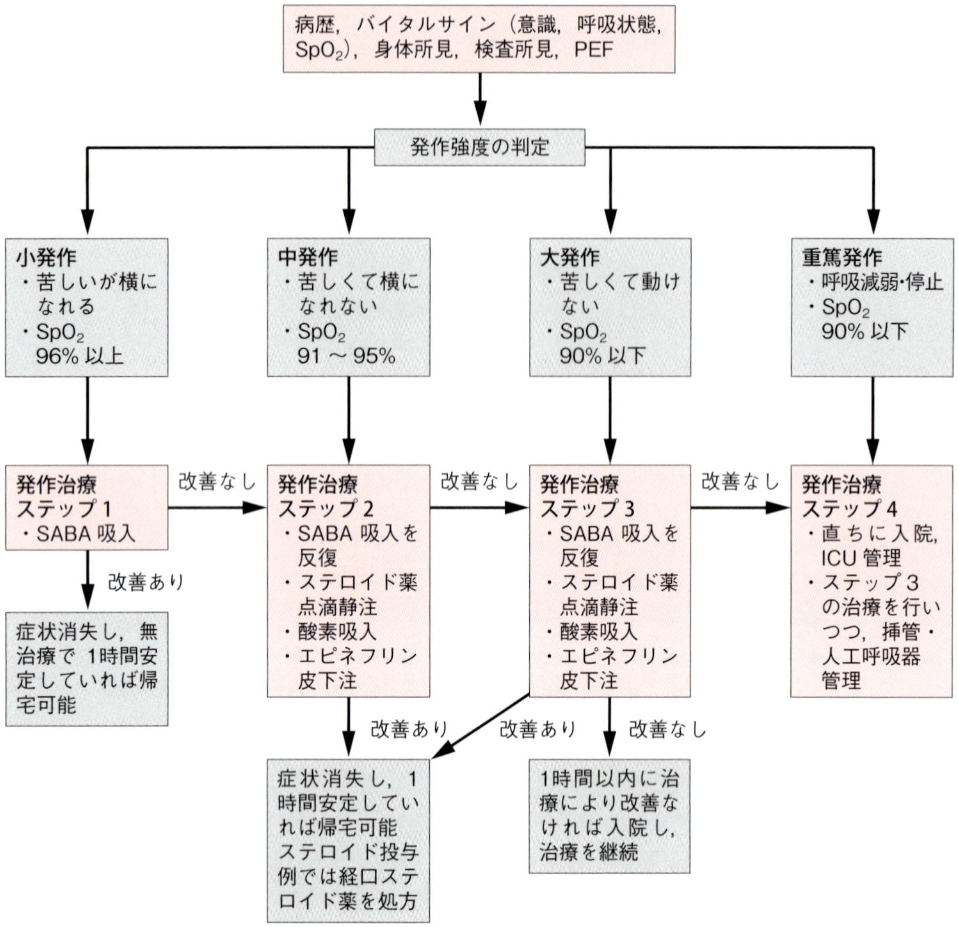

```
病歴，バイタルサイン（意識，呼吸状態，
SpO₂），身体所見，検査所見，PEF
              ↓
         発作強度の判定
```

小発作	中発作	大発作	重篤発作
・苦しいが横になれる ・SpO₂ 96%以上	・苦しくて横になれない ・SpO₂ 91〜95%	・苦しくて動けない ・SpO₂ 90%以下	・呼吸減弱・停止 ・SpO₂ 90%以下

- 発作治療ステップ1：SABA 吸入 →改善なし→
- 発作治療ステップ2：SABA 吸入を反復／ステロイド薬点滴静注／酸素吸入／エピネフリン皮下注 →改善なし→
- 発作治療ステップ3：SABA 吸入を反復／ステロイド薬点滴静注／酸素吸入／エピネフリン皮下注 →改善なし→
- 発作治療ステップ4：直ちに入院，ICU管理／ステップ3の治療を行いつつ，挿管・人工呼吸器管理

ステップ1改善あり→症状消失し，無治療で1時間安定していれば帰宅可能

ステップ2改善あり／ステップ3改善あり→症状消失し，1時間安定していれば帰宅可能 ステロイド投与例では経口ステロイド薬を処方

ステップ3改善なし→1時間以内に治療により改善なければ入院し，治療を継続

図1 ● 喘息発作時のフローチャート
文献1を参考に作成

チンでは使用しないため（）を付けた．

3 初期治療

短時間作用性β_2刺激薬（ベネトリン®0.4 mL＋生理食塩水2 mL）吸入を20分ごとに3回反復．

- 症状が消失し，PEFが基準値の80%以上に改善すれば途中で中止．
- 低酸素血症がある例，パルスオキシメーターがない場合は全例に酸素吸入を施行．通常2〜4 L/分程度で開始．
- **Do not！**：吸入薬に気道を刺激するブロムヘキシン塩酸塩（ビソルボン®）は添加しない．

4 初期治療の評価

β_2刺激薬吸入後1時間でPEFを測定．

表1 ● 喘息発作強度の判定（JGL2012）

発作強度	呼吸困難	動作	%PEF	SpO₂	PaO₂	PaCO₂	治療
喘鳴/胸苦しい	急ぐと苦しい	ほぼ普通	80%以上	96%以上	正常	45 Torr未満	発作治療ステップ1 ● SABA吸入 ● テオフィリン薬内服
軽度（小発作）	苦しいが横になれる	やや困難					
中等度（中発作）	苦しくて横になれない	かなり困難 かろうじて歩く	60〜80%	91〜95%	60 Torr以上	45 Torr未満	発作治療ステップ2 ● SABA吸入反復 ● ステロイド薬点滴静注 ● 酸素吸入 ● エピネフリン皮下注 （● メチルキサンチン静注）
高度（大発作）	苦しくて動けない	歩行不能 会話不能	60%未満	90%以下	60 Torr以下	45 Torr以上	発作治療ステップ3 ● ステップ2の治療を継続する．悪化すれば重篤発作の治療へ
重篤	呼吸減弱 チアノーゼ 呼吸停止	会話不能 体動不能 錯乱 意識障害 失禁	測定不能	90%以下	60 Torr以下	45 Torr以上	発作治療ステップ4 ● 上記治療を継続 ● 挿管，人工呼吸器管理 ● 全身麻酔（イソフルラン，セボフルランなど）を考慮

文献1より改変して転載

- 症状やPEFの改善がないか悪化→次の治療を行う
- PaCO₂ ≧ 45 Torr，あるいは意識障害や激しい喘鳴を呈する場合，呼吸音が聴取しにくい例→ ICUに入院

5 次の治療

β₂刺激薬（ベネトリン® 0.4 mL ＋ 生理食塩水2 mL）吸入を1時間ごとに反復

- 反応がみられない例，またはすでに経口または吸入ステロイド薬が使用されている例では**コルチコステロイド（メチルプレドニゾロン125 mg）を点滴静注**．
  →**症状の改善が得られ，外来で治療する場合には，プレドニゾロン0.5 mg/kg（20〜30 mg程度）内服を5〜10日程度継続する．短期間であれば投与量の漸減は不要**．
- メチルキサンチン（アミノフィリン）の点滴静注は本邦のガイドラインでは推奨されているが，β₂刺激薬反復吸入やステロイドの静注に併用しても相加効果はないことが知られ，副作用も発現しやすいことから，欧米のガイドラインでは推奨されていない．
  →メチルキサンチンの気管支拡張作用はβ₂刺激薬よりも弱く，かつ安全域が狭い．有効な例ももちろん存在するが，**全例に対して必要な治療ではないことを銘記しておく**．
- アミノフィリンを点滴で使用する場合には6 mg/kgを200〜250 mLの等張補液薬に混注し，

半量を最初の15分で，残りを45分で点滴静注する．その後およそ0.6〜0.8 mg/kg/時で持続注入．発作前にテオフィリンが投与されている場合には半量以下に減量して投与．副作用の出現に気をつけ，血中濃度をモニターし8〜15 μg/mLになるように調整．

6 入院の適応
- 中発作（横になれない，SpO_2 91〜95％）で受診し，2〜4時間の治療で反応不十分．
- 大発作（会話困難，SpO_2 90％以下）で受診し，1時間以内に治療に反応しない．
- 過去に入院を必要とした重症発作の既往．
- 肺炎，気胸などの合併がある．
- 精神障害がある場合や意思の疎通が困難な場合．
- 遠方などで，帰宅後の再受診が困難な場合．
  そのほか，患者本人や家族の不安が強い場合にも入院を考慮すべき．

❸ 入院後の治療

1 $β_2$刺激薬
ベネトリン®（0.4 mL＋生理食塩水2 mL）吸入を4〜6時間ごとに行う．

2 コルチコステロイド
メチルプレドニゾロン40 mg点滴静注6時間ごと．1日量で500 mgを超えないようにする（全身のグルココルチコイド受容体が飽和されてしまうため，これ以上の用量にしてもさらなる効果は期待しがたい）．

アスピリン喘息（疑い例も含む）では，コハク酸エステル型ステロイド製剤（サクシゾン®，ソル・コーテフ®，ソル・メドロール®，水溶性プレドニン®など）の急速静注で重篤な発作を生じやすいため，これらの薬剤の使用を避ける．この場合，**リン酸ベタメタゾン（リンデロン®）4〜8 mg点滴静注**を6時間程度ごとに行う．

3 メチルキサンチン
NIH/NHLBI（National Institutes of Health/National Heart, Lung, and Blood Institute）からのガイドライン（global initiative for asthma：GINA）で，メチルキサンチンの単独使用では，SABAよりも気管支拡張効果に乏しく，**副作用が多いため，発作時の治療としては推奨されていない**．

4 酸素吸入
低酸素血症例に対して行う．**重症の発作で高炭酸ガス血症の傾向があっても，酸素流量を下げず，酸素化を保つ**こと．挿管・人工呼吸器管理を早めに考慮．

5 エピネフリン
SABA吸入の反復，ステロイド投与下でも十分な効果が得られないような緊急の場合，不整脈や心停止に注意し，**エピネフリン（ボスミン®）0.3〜0.4 mg皮下注射**を追加する．**妊婦ではテルブタリン（ブリカニール®）0.25〜0.3 mgの皮下注**を用いる．妊婦の喘息治療については後述．

6 人工呼吸管理
● 重症例では，人工呼吸器管理が必要となる可能性を考慮し準備を開始する
● 適応
　① 高度の換気障害や心停止，呼吸停止がみられる場合
　② 呼吸筋疲労がある場合
　③ 酸素を最大限吸入してもPaO_2が50 Torr未満
　④ $PaCO_2$が1時間に5 Torr以上上昇する場合
　⑤ 意識障害を伴う場合
● 人工呼吸器の初期設定
　① 従量式とし，一回換気量6～8 mL/kgに設定
　② $FiO_2 = 1.0$から開始
　③ I：E = 1：3程度に呼気相を長くし，auto PEEPがかからないようにする
　④ 最大気道内圧 ≦ 30 cmH_2Oになるようにする
　⑤ 高いPEEPはかけない
　⑥ **気道内圧の上昇を抑えて，人工呼吸器管理による圧損傷を予防する**．そのためには，$PaCO_2$が高めに推移することを許容すること（permissive hypercapnia）
・人工呼吸管理中も上記の薬物療法は継続．SABAは人工呼吸器回路を介して投与．
・人工呼吸管理を行う場合には，PEEPやCPAPなど気道内圧を上昇させる換気モードを選択しない．
・通常の薬物療法＋人工呼吸管理で改善が得られない場合には**吸入麻酔薬（イソフルラン，セボフルランなど）の併用を麻酔科医と相談する**．（ハロタンはβ_2刺激薬との併用で不整脈が出やすいことに注意）．

7 その他の治療
・気道感染，肺炎の併発例：抗菌薬を投与する．
・**脱水症状がない限り大量の補液は不要**．

❹ 治療上の注意点
・治療への反応と，副作用の発現に注意．
・気胸の早期発見 → 一側肺の呼吸音の減弱，皮下気腫，人工呼吸管理中の患者では気道内圧の上昇と呼気分時換気量の減少に注意！

❺ やってはいけない治療
・**中枢性麻薬性鎮咳薬（リン酸コデインなど）**
　気道分泌を抑制し，喀痰が粘稠となり気道を閉塞する．咳嗽を抑制し窒息を引き起こす危険性がある．
・**塩酸ブロムヘキシン（ビソルボン®）**
　発作時に吸入すると気道を刺激して気道閉塞を増悪させる危険性がある．
・**高度の発作では治療を開始しても通常は直ちに寛解には至らない．ステロイド全身投与の効果が現れるまでには少なくとも数時間を要する**．
　治療効果が不十分であるからといって，むやみに薬剤（SABA吸入，全身ステロイド投与，

メチルキサンチン投与）を追加してはならない．副作用のみが発現するだけである．
- **重篤な発作で高 CO_2 血症をきたしている場合，吸入酸素流量を減らしたり，酸素吸入を止めてはいけない．**

　これはこのような症例では高度の気道閉塞が起こり，呼吸刺激による換気量の増大が行えない状態にあることで，酸素流量の減量が高炭酸ガス血症の改善をもたらさず，かえって危険な低酸素血症をもたらすためである．

5 慢性期の治療

❶ 慢性期治療の目標
- 喘息の症状なく日常生活を送れる
- 夜間・早朝の咳・呼吸困難がない
- 呼吸機能が保たれている
- 喘息発作が起こらない
- 喘息死しない
- 発作時治療薬（β_2 刺激薬頓用など）が不要

❷ 慢性期治療の原則
- 発作時治療と同様に，気管支喘息の重症度に応じて治療強度を変更する．
- 喘息症状の改善と安定化をはかり，少なくとも 3 カ月以上症状が安定していたら治療強度の**ステップダウン**を行う．

1 ステップ 1：軽症間欠型喘息
- 喘鳴，咳嗽，胸部絞扼感などの症状が週 1 回未満．
- 夜間症状は月に 2 回未満．
- 症状は軽度で短期間で治まる．
- 症状が月 1 回未満であれば，長期管理薬は不要．症状が出現したときのみ短時間作用性 β_2 刺激薬の吸入．
- 月 1 回以上であれば低用量の吸入ステロイド薬の継続投与が推奨される．

2 ステップ 2：軽症持続型喘息
- 喘鳴，咳，胸部絞扼感などの症状が過去 3 カ月間に週 1 回以上あるが毎日ではない．
- 症状が月に 1 回以上，日常生活や睡眠が妨げられる．
- 夜間の症状が月に 2 回以上．
- ピークフローは正常人の 80％以上で日内変動は 20〜30％．
- 低〜中用量の吸入ステロイド薬を継続投与．効果不十分な場合には抗ロイコトリエン薬，徐放性テオフィリンの定期内服，長時間作用性 β_2 刺激薬（LABA）のいずれかを併用する．

3 ステップ 3：中等症持続型喘息
- 喘鳴，咳，胸部絞扼感などの症状が毎日ある．
- 夜間の喘息症状が週に 1 回以上．
- 毎日のように短時間作用性 β_2 刺激薬の吸入が必要．

表2 ● 吸入ステロイド薬の推奨量

薬品名	ステップ2（低用量）	ステップ3（中用量）	ステップ4（高用量）
キュバール™	100〜200 μg/日	200〜400 μg/日	400〜800 μg/日
フルタイドエア®	100〜200 μg/日	200〜400 μg/日	400〜800 μg/日
フルタイド®	100〜200 μg/日	200〜400 μg/日	400〜800 μg/日
パルミコート®	200〜400 μg/日	400〜800 μg/日	800〜1,600 μg/日

- ピークフローは正常人の60〜80％で日内変動は30％以上．
- 中〜高用量の吸入ステロイド薬を継続投与する．コントロールが達成されないときにはLABAに加えて，抗ロイコトリエン薬，徐放性テオフィリンの定期内服を併用する．

4 ステップ4：重症持続型喘息

- 症状が持続し，日常生活が制限されている．
- 呼吸困難のため動けない．
- 重篤な発作がしばしば起こる．
- ピークフローは正常人の60％以下で日内変動は30％以上．
- 高用量の吸入ステロイド薬とLABAの併用が中心でテオフィリン徐放錠，抗ロイコトリエン薬を併用する．これらの治療でもコントロール不良な場合，後述するように条件が合えば抗IgE抗体（オマリズマブ）の投与を考慮．

❸ 長期管理薬

1 吸入ステロイド薬（inhaled corticosteroids：ICS）（表2）

慢性期気管支喘息治療の中心的役割を担っている．症状に応じて増減．

プロピオン酸フルチカゾン（フルタイド®）またはブデソニド（パルミコート®）を使用．口腔・咽頭カンジダ症予防のため，吸入後はよくうがいをさせる．フルタイド®，パルミコート®はドライパウダー製剤（dry powder inhaler：DPI）のため，吸気流速が弱いなどでDPIが使用できない患者には，加圧噴霧式定量吸入器（pMDI）製剤であるキュバール™やフルタイド®エアゾールを用いる．

2 経口ステロイド薬

主に発作時の治療に用いる．発作時の治療目的で使用する場合，**投与期間が2週間以内であれば漸減は不要**である．ステロイドの内服を長期にわたって行うことは避けたいが，**ステップ4でコントロール不良な場合には，必要最小量を継続せざるを得ない場合もある**．

3 吸入ステロイド薬/長時間作用性β_2刺激薬配合剤（ICS/LABA）

ICSとLABAを個別に吸入するよりも有効性が高いことが示されている[2]．

本邦では，フルチカゾン/サルメテロール（アドエア®），ブデソニド/ホルモテロール（シムビコート®），フルチカゾン/ビランテロール（レルベア®），フルチカゾン/ホルモテロール（フルティフォーム®）がある．

シムビコート®では，症状にあわせて患者自身が吸入回数を増減できる**SMART療法（symbicort maintenance and reliever therapy）**が承認されている．発作出現の早期に治療強度を高めることができるため，発作の重症化予防が期待できる．

新規薬剤のレルベア®は1日1回1吸入でよいという利点があり，フルティフォーム®はpMDIのため，高齢者など吸気流速が低下している場合にも吸入が可能であるという利点がある．

4 長時間作用性β₂刺激薬（LABA）

長期管理薬としてICSと併用して用いる．メタ解析で喘息の入院リスクが高まるという報告がありLABA単独では使用しない．ステロイドがβ₂受容体数を増加させ，β₂刺激薬がステロイド受容体の核内移行を促して作用を増強させる．LABAには**サルメテロール（セレベント®）またはインダカテロール（オンブレス®）があり**，ほかに貼付薬や経口薬がある．貼付薬は吸入困難例に有用である．経口薬は動悸，頻脈や振戦などの副作用が出やすいため，最近ではあまり使われない．

5 キサンチン

徐放型テオフィリン400〜600 mg/日を，体重や反応性に応じて投与量を決定し内服させる．テオフィリンの有効安全域は狭いため，血中濃度をモニタリングし投与量を調節する．

6 ロイコトリエン受容体拮抗薬（LTRA）

気管支拡張作用と気道炎症抑制作用がある．喘息症状，呼吸機能，SABA使用回数，ICS使用量，発作回数，患者のQOLを有意に改善させる．**中用量の吸入ステロイド薬を用いても完全にコントロールされない場合**や，**アレルギー性鼻炎合併喘息やアスピリン喘息患者の長期管理に有用**．

7 抗IgE抗体：オマリズマブ（ゾレア®）

以下を満たす場合に投与できる．

① 高用量の吸入ステロイド薬と，LABA，抗ロイコトリエン拮抗薬やテオフィリンなど複数の薬剤を使用しても喘息の**コントロールが不良**．
（コントロール不良とは，喘息によりFEV₁.₀％＜80％ or 毎日喘息症状がある or 週1回以上夜間に喘息症状がある）

② **通年性吸入抗原に対するアレルギーがある**．

③ **体重と初回投与前の血清IgE値が，添付文書の投与量換算表に該当する**．
投与開始から16週の時点で効果が乏しければ，治療継続の可否を判断する．
ゾレア®投与により，IgE半減期が延長し血清IgE値が上昇するため，**投与中に測定したIgE値での用法用量設定は行わない．**

8 抗コリン吸入薬

速効性はない．**吸入ステロイド薬との併用による上乗せ効果**が報告されている．現在，長時間作動性の製剤である**チオトロピウム（スピリーバ®）は気管支喘息に対して保険適応にはなっていない．**

6 薬剤使用上の注意点

❶ 吸入ステロイドに関する問題

1 喘息の自然歴への影響

長期ステロイド吸入患者での検討では，吸入を行っている場合，プラセボ群に比較して有

意に発作回数が少ないことが知られているが，喘息の自然歴への影響はなかった．
→ 疾病修飾的（diesease modifying）ではなく，**あくまでも対症療法である**

2 小児の成長への影響
初年度の成長には影響したが，最終到達身長に差はない．

3 骨密度への影響
腰椎の骨量減少は認めなかったが，大転子の骨量減少を促進．
→ **大腿骨頸部骨折のリスクを倍にする**

4 抗ロイコトリエン薬との比較
治療開始から最初の数日間は1秒量の改善は抗ロイコトリエン薬の方が良好だが，その後は吸入ステロイド薬の方が良好になる．
→ **1秒量の増加をめざすならステロイド薬の方が優れている**

5 呼吸器感染症への影響
結核を含め呼吸器感染症のリスクを高めない．活動性結核を有する患者にも使用できる．

❷ メチルキサンチンに関する問題

1 副作用
テオフィリン，アミノフィリンによる**副作用の発生は，薬剤の血中濃度の上昇（テオフィリン中毒）に起因する場合が多い**．血中濃度20μg/mL以上では消化器症状（特に悪心，嘔吐）や頻脈（毎分120程度までの）が出現しはじめ，25μg/mL以上では毎分120を超える頻脈，呼吸促迫，精神神経症状（頭痛・不眠・不安・興奮）がみられるようになる．稀にこの濃度で不整脈や痙攣などもみられる．40μg/mLを超えると不整脈，痙攣，意識障害を認め，60μg/mLを超えると致死的不整脈や心停止に至る．

2 血中濃度モニタリング
テオフィリンのクリアランスは個体差が大きく，成人の血中半減期は約3～9時間と広い範囲に分布する．クリアランスは種々の因子により影響を受ける．このためモニタリングのタイミングの普遍化は困難であり，頻回の採血は患者に対しても苦痛となる．**副作用の発現が疑われた場合には直ちに血中濃度を測定する習慣が大切**である．血中濃度は8～15μg/mLになるように調整．

アスピリン喘息の治療と日常生活の注意

1 概念

アスピリン喘息の病態は，**非アレルギー性**である．シクロオキシゲナーゼ（COX-1）阻害作用をもつアスピリンなどの非ステロイド系抗炎症薬（nonsteroidal anti-inflammatory drugs：NSAIDs）により，内因性プロスタグランジンE_2（PGE_2）が阻害され，システイニルロイコトリエンの過剰産生が起こることで，発作が誘発される．

成人喘息の約10％を占めるとされ，NSAIDsの全身投与から1時間以内に喘息発作をきた

す．時には重篤な発作となる．アスピリン喘息と呼ばれているが，アスピリンだけで喘息が誘発されるわけではない．

2 アスピリン喘息を疑う病歴

アスピリン喘息の患者のうちでNSAIDsによる発作の既往を有する患者は約6割しかおらず，**既往歴のみで判断することはできない**．また，喘息発症後にNSAIDs過敏性を獲得するため，喘息発症前の安全なNSAIDs使用歴は参考にならない．**鼻症状（嗅覚低下，鼻茸，好酸球性副鼻腔炎）**を合併することが多いので，これらの所見は診断の手がかりとなる．

3 原因物質の回避

NSAIDsの使用を避ける．病歴だけではアスピリン過敏性の存在を想定しえない場合が多い．そこで医療者は**すべての喘息患者に対するNSAIDsの使用には細心の注意を払う必要が**ある．かぜ症状や頭痛，その他の疼痛のときにも，**安易に消炎鎮痛薬を服用しない**ことや，薬剤以外でも，高濃度にサリチル酸を含む香辛料や，食品添加物，防腐剤で過敏症状を誘発する物質があるため，疑わしい場合には摂取を避ける工夫をさせるように，患者にも十分に教育をしておくことが必要．以前は，サリチル酸を多く含む野菜や果物（イチゴ，キュウリ，ゴマなど），食品添加物（タートラジン：カレーの黄色の色素）に対する過敏反応が強調されていたが，通常の経口摂取量での発作誘発は稀であり，これらを除去する必要性は低い．ただし，**添加物（パラベンや亜硫酸塩）を含む医薬品の急速投与は過敏反応を生じることがあり，注意が必要**である．

4 日常のコントロール

長期管理の治療は非アスピリン喘息と同様である．

5 発作時の治療

注射用ステロイド薬は水溶性化するためにコハク酸エステルまたはリン酸エステル構造となっており，急速静注で発作が増悪しやすい．**アスピリン喘息ではコハク酸エステル製剤に過敏であるため，サクシゾン®，ソル・コーテフ®，ソル・メドロール®，水溶性プレドニン®などの使用を避ける．**

コルチコステロイドの静注が必要な場合には，**リン酸エステル型ベタメタゾン（リンデロン®4〜8 mg）**を1〜2時間かけて点滴静注する．

6 安全なNSAIDsの使用

塩基性NSAIDsである，チアラミド塩酸塩（ソランタール®）やエモルファゾン（ペントイル®）などを選択する．アセトアミノフェンは1回の投与量が500 mgを超えないように，できれば300 mg以下で投与する．選択的COX-2阻害薬（cyclooxygenase2 inhibitor）のセレコキシブは安全に使用できるとされている．

妊娠中の気管支喘息の管理

1 基本的な考え方

　一般に妊娠に伴い，気管支喘息は約1/3の例が不変，1/3が改善，1/3が増悪するといわれており，一定の傾向はなく，**妊娠前の喘息の重症度は妊娠中の喘息の重症度の予測因子とはなり得ない**．一般的に最後の4週間において喘息症状は軽減する．妊娠に伴い症状が悪化する患者では，29〜36週あたりで最も症状が重くなる．一方，妊娠により症状が軽減する患者では，症状の軽減は徐々に起こる．**陣痛や娩出は喘息を悪化させない**．

　妊娠中の気管支喘息のコントロールが不良な場合，母体・胎児ともに低酸素血症をきたすため，母体にとっては妊娠中毒症の悪化，分娩異常などの妊娠合併症を，胎児にとっては子宮内発育遅延，早産や分娩時死亡などの危険性が増す．**妊娠中に吸入ステロイド薬の投与を行い良好なコントロールが得られた群は，入院が必要な重症発作を起こした群に比べ，有意に分娩時体重が高かったと報告されている**．すべての薬剤は妊婦に対して有害であるという認識があるが，きちんと治療され良好なコントロールが得られた気管支喘息の妊婦と，治療を受けず発作を反復する気管支喘息の妊婦での胎児への危険性はコントロール不良の群がはるかに高いことを医師も妊婦も認識しておく必要がある．**すなわち，母体を救うことが胎児を救うことにつながるということ**．

2 胎児の発育に対する気管支喘息治療薬剤の影響 (表3)

　多くの喘息治療薬について催奇形性に関する明確な記載はない．問題となるのは特に器官形成期である妊娠の最初の3カ月における投薬である．動物実験では全身性ステロイドの大量投与により口蓋裂の発生が報告されているがヒトでの報告はない．

　気管支喘息発作の治療に用いられる可能性がある薬剤では，交感神経刺激薬であるフェニレフリン（ネオシネジン）やエピネフリン（ボスミン®）の妊娠中の投与を避けるべきとされている．

　吸入および経口ステロイド薬，吸入および経口β_2刺激薬（吸入ステロイド薬との配合剤を含む），徐放性テオフィリンは妊娠中でも比較的安全に投与が可能とされている．抗アレルギー薬では**クロモグリク酸ナトリウムの安全性が確立されている**．抗ヒスタミン薬やロイコトリエン受容体拮抗薬は，危険性は少ないとされているが，妊娠初期の投与は有益性が上回る場合にのみ投与すべきである．

　抗菌薬ではマクロライド系のエリスロマイシン，ジョサマイシンやペニシリン系のアモキシシリンは安全であることが確認されているが，テトラサイクリン系やニューキノロン系，サルファ剤は妊娠中に投与すべきではないとされている．

3 安定期の治療

● 妊娠期間中に発作を起こさないように，それでいて必要最小限に投与薬剤をとどめることを目標とする

症度とコントロール状況を把握する．
- これまでの**治療経過**や，**薬剤アレルギーの有無を確認**する．特に喘息発症後のNSAIDs使用については，アスピリン喘息を考慮するうえで重要であり，術後の鎮痛薬選択にもかかわってくるため，必ず確認する．
- コントロール良好であれば，術直前まで長期管理薬による治療を継続．
- **待機的手術で，喘息のコントロールが不十分な場合には，喘息治療強度を高めて良好なコントロールが得られるまで手術を延期することも考慮**．無治療で手術まで時間的余裕がある場合には，吸入ステロイド薬を開始．
- コントロールが不十分な場合には経口ステロイド薬（PSL 0.5 mg/kg）の短期間投与（3～7日間）を考慮．
- 緊急手術や経口投与不可の場合には，ステロイド薬の点滴静注を検討．
- **術前6カ月以内に全身ステロイド投与した患者**に対しては，**術前・術中に8時間ごとにヒドロコルチゾン（ソル・コーテフ®）100 mg点的静注**を行う．

2 術中管理

- 全身麻酔は比較的安全に行うことができるが，気管内挿管による気道への刺激が気管支収縮の誘因となり得るため，**気管支拡張作用のある吸入麻酔薬（イソフルラン，セボフルラン）を用いる**．短時間の手術ではラリンジアルマスクの使用も検討する．
- 静脈麻酔薬の**チオペンタール，チアミラール**は気管支収縮作用があるため，喘息患者には**禁忌**．
- 術中に発作が起きてしまった場合には，酸素投与，ネブライザーを用いたβ_2刺激薬吸入，ステロイド薬の点滴静注，アミノフィリン点滴静注，ボスミン®皮下注射などを行う．

3 術後管理

- 覚醒を確認後に抜管する．
- 術後もさまざまな刺激で発作が起こり得るため，慎重に術後管理を行う．
- 術後鎮痛については，**アスピリン喘息が否定できない場合にはNSAIDs使用を避ける**．
- **モルヒネはヒスタミン遊離作用による発作誘発の可能性があるため使用を避ける**．

＜文献＞

1) 「喘息予防・管理ガイドライン2012」（日本アレルギー学会 喘息ガイドライン専門部会／監），協和企画，2012
2) Rodrigo C & Rodrigo G：Treatment of acute asthma. Lack of therapeutic benefit and increase of the toxicity from aminophylline given in addition to high doses of salbutamol delivered by metered-dose inhaler with a spacer. Chest, 106：1071-1076, 1994
3) Huang D, et al：Does aminophylline benefit adults admitted to the hospital for an acute exacerbation of asthma？Ann Intern Med, 119：1155-1160, 1999
4) Nelson HS, et al：Enhanced synergy between fluticasone propionate and salmeterol inhaled from a single inhaler versus separate inhalers. J Allergy Clin Immunol, 112：29-36, 2003
5) Briggs GG, et al：Drugs in pregnancy and Lactation（4th ed.）. Williams and Wilkins, 1994
6) Källen B, et al：Congenital malformations after the use of inhaled budesonide in early pregnancy. Obstet Gynecol, 93：392-395, 1999
7) GINA report. Global Strategy for Asthma Management and Prevention, Global Initiative for Asthma（GINA）2012, http://www.ginaasthma.org

妊娠中の気管支喘息の管理

1 基本的な考え方

　一般に妊娠に伴い，気管支喘息は約1/3の例が不変，1/3が改善，1/3が増悪するといわれており，一定の傾向はなく，**妊娠前の喘息の重症度は妊娠中の喘息の重症度の予測因子とはなり得ない**．一般的に最後の4週間において喘息症状は軽減する．妊娠に伴い症状が悪化する患者では，29～36週あたりで最も症状が重くなる．一方，妊娠により症状が軽減する患者では，症状の軽減は徐々に起こる．**陣痛や娩出は喘息を悪化させない**．

　妊娠中の気管支喘息のコントロールが不良な場合，母体・胎児ともに低酸素血症をきたすため，母体にとっては妊娠中毒症の悪化，分娩異常などの妊娠合併症を，胎児にとっては子宮内発育遅延，早産や分娩時死亡などの危険性が増す．**妊娠中に吸入ステロイド薬の投与を行い良好なコントロールが得られた群は，入院が必要な重症発作を起こした群に比べ，有意に分娩時体重が高かったと報告されている**．すべての薬剤は妊婦に対して有害であるという認識があるが，きちんと治療され良好なコントロールが得られた気管支喘息の妊婦と，治療を受けず発作を反復する気管支喘息の妊婦での胎児への危険性はコントロール不良の群がはるかに高いことを医師も妊婦も認識しておく必要がある．**すなわち，母体を救うことが胎児を救うことにつながるということ**．

2 胎児の発育に対する気管支喘息治療薬剤の影響（表3）

　多くの喘息治療薬について催奇形性に関する明確な記載はない．問題となるのは特に器官形成期である妊娠の最初の3カ月における投薬である．動物実験では全身性ステロイドの大量投与により口蓋裂の発生が報告されているがヒトでの報告はない．

　気管支喘息発作の治療に用いられる可能性がある薬剤では，交感神経刺激薬であるフェニレフリン（ネオシネジン）やエピネフリン（ボスミン®）の妊娠中の投与を避けるべきとされている．

　吸入および経口ステロイド薬，吸入および経口β_2刺激薬（吸入ステロイド薬との配合剤を含む），徐放性テオフィリンは妊娠中でも比較的安全に投与が可能とされている．抗アレルギー薬では**クロモグリク酸ナトリウムの安全性が確立されている**．抗ヒスタミン薬やロイコトリエン受容体拮抗薬は，危険性は少ないとされているが，妊娠初期の投与は有益性が上回る場合にのみ投与すべきである．

　抗菌薬ではマクロライド系のエリスロマイシン，ジョサマイシンやペニシリン系のアモキシシリンは安全であることが確認されているが，テトラサイクリン系やニューキノロン系，サルファ剤は妊娠中に投与すべきではないとされている．

3 安定期の治療

- 妊娠期間中に発作を起こさないように，それでいて必要最小限に投与薬剤をとどめることを目標とする

表3 ● FDA（米国食品医薬品局）による，妊娠中の患者に対する気管支喘息治療薬の安全性分類

カテゴリー	
A	比較試験でリスクを認めない
B	ヒトでリスクのエビデンスがない（動物実験でリスクを認めてもヒトではリスクを認めないか，ヒトで十分に検討されていない場合には，動物実験でリスクを認めないもの）
C	リスクが否定できない（ヒトでの検討が行われておらず，動物実験で胎児へのリスクを認めたか，動物でのデータも存在しない，リスクが否定はできなくても治療による利点が使用の根拠となり得るもの）
D	リスクのエビデンスが存在する（実験的あるいは市販後調査で胎児へのリスクを認めたもの，治療による利点がリスクを上回ると判断された場合のみ使用）
X	妊婦への投与は禁忌（動物，ヒトにおける検討や市販後調査で胎児へのリスクを認め，それが明らかに患者への治療の利点を上回るもの）

薬剤のクラス	薬品名	FDAカテゴリー
β_2刺激薬	terbutaline（ブリカニール®）	B
	albuterol	C
	epinephrine（ボスミン®）	C
	metaproterenol	C
	pirbuterol	C
	salmeterol（セレベント®）	C
	bitolterol	C
メチルキサンチン	theophylline	C
抗コリン薬	ipratropium（アトロベント®）	B
コルチコステロイド	prednisone（全身投与）	B
	budesonide（パルミコート®）	B
	triamcinolone（吸入）	C
	flunisolide（吸入）	C
	fluticasone（フルタイド®）	C
クロモグリク酸	cromolyn sodium（インタール®）	B
ロイコトリエン受容体拮抗薬	montelukast（シングレア®）	B
	Zileuton	C
抗ヒスタミン薬	astemizole	C
	loratadine	B
	fexofenadine（アレグラ®）	C
	cetirizine（ジルテック®）	B
	chlorpheniramine（ポララミン®）	B
粘膜うっ血改善薬	pseudoephedrine	C

● 治療の基本は吸入療法

- **妊娠期間中に吸入ステロイドを開始する場合にはブデソニド（パルミコート®）を選択する**．ただし妊娠前にほかの吸入ステロイド薬で良好なコントロールが得られている場合は，その吸入ステロイド薬を継続する．もしも高用量の吸入ステロイドが必要ならばブデソニドを選択する．
- 症状がないか，あっても軽症の場合には，症状が出現したときのみβ_2刺激薬の吸入．
- 発作が週に2回以上ある場合にはブデソニド400 μg/日程度を投与する．
- 発作が頻発するときにはブデソニド600～1,200 μg/日＋徐放性テオフィリン（テオドール®）1回200 mg　1日2回の内服．
 ただしブデソニドが800 μg/日以上になると母体血中への移行を考慮する必要がある．

- 夜間に発作が起きやすいとき → 徐放性テオフィリン（テオドール®）1回200 mg　1日2回内服の併用を考慮する．

4 発作時の治療

- 妊娠17〜24週付近が喘息発作の頻度が高いという報告がある．
- **基本的に非妊娠状態の喘息患者と治療法に差はない．**
- 発作時には，**酸素吸入とβ_2刺激薬を吸入**．
- 必要に応じてステロイドの点滴静注を併用．
- β_2刺激薬の注射が必要な場合にはテルブタリン（ブリカニール®）0.1〜0.2 mgの皮下注．
- エピネフリンは使用すべきではない．
- 強い発作が起こった後はプレドニゾロン30 mg内服を1週間程度投与．

5 分娩時の管理

- 妊娠中にステロイドの内服または注射が必要な発作があった患者には，分娩後24時間まで8時間ごとにヒドロコルチゾン（ソル・コーテフ®）100 mgの静注を行う．
- **陣痛促進のためのオキシトシンは使用可能．**
- プロスタグランジン製剤を使用する場合にはPGF_2（prostaglandin F_2）製剤（プロスタルモン®Fなど）ではなく，PGE_2（prostaglandin E_2）製剤（プロスタルモン®Eなど）を使用（PGF_2製剤では気管支攣縮を誘発するため）．
- 疼痛コントロールのためのモルヒネ使用は，ヒスタミン遊離をきたすために推奨されない．フェンタニルを推奨．
- 帝王切開が必要な場合の麻酔は硬膜外麻酔を推奨．
- 全身麻酔が必要な場合にはケタミンを推奨（気管支拡張作用がある）．
- **弛緩出血や分娩後の頭痛に対しては麦角アルカロイドの使用は避ける（気管支攣縮を誘発するため）．**

6 授乳中の治療

- テオフィリンが乳汁中へ移行するのは母親へ投与された量の1％以下．
- 経口あるいは静注のステロイド薬も低濃度が母乳中へ移行するが，乳幼児の副腎皮質機能に影響を及ぼす量には達しない．
- 吸入薬剤は母体中の血中濃度がきわめて低値であり，乳児に問題となる量は母乳へ移行しない．

周術期の喘息管理

1 術前管理

- 病歴，臨床症状，身体所見，呼吸機能検査所見，動脈血液ガス分析などにより，**喘息の重**

症度とコントロール状況を把握する．
- これまでの**治療経過**や，**薬剤アレルギーの有無を確認**する．特に喘息発症後のNSAIDs使用については，アスピリン喘息を考慮するうえで重要であり，術後の鎮痛薬選択にもかかわってくるため，必ず確認する．
- コントロール良好であれば，術直前まで長期管理薬による治療を継続．
- **待機的手術で，喘息のコントロールが不十分な場合には，喘息治療強度を高めて良好なコントロールが得られるまで手術を延期することも考慮**．無治療で手術まで時間的余裕がある場合には，吸入ステロイド薬を開始．
- コントロールが不十分な場合には経口ステロイド薬（PSL 0.5 mg/kg）の短期間投与（3〜7日間）を考慮．
- 緊急手術や経口投与不可の場合には，ステロイド薬の点滴静注を検討．
- **術前6カ月以内に全身ステロイド投与した患者**に対しては，**術前・術中に8時間ごとにヒドロコルチゾン（ソル・コーテフ®）100 mg点的静注**を行う．

2 術中管理

- 全身麻酔は比較的安全に行うことができるが，気管内挿管による気道への刺激が気管支収縮の誘因となり得るため，**気管支拡張作用のある吸入麻酔薬（イソフルラン，セボフルラン）を用いる**．短時間の手術ではラリンジアルマスクの使用も検討する．
- 静脈麻酔薬の**チオペンタール，チアミラール**は気管支収縮作用があるため，喘息患者には**禁忌**．
- 術中に発作が起きてしまった場合には，酸素投与，ネブライザーを用いたβ_2刺激薬吸入，ステロイド薬の点滴静注，アミノフィリン点滴静注，ボスミン®皮下注射などを行う．

3 術後管理

- 覚醒を確認後に抜管する．
- 術後もさまざまな刺激で発作が起こり得るため，慎重に術後管理を行う．
- 術後鎮痛については，**アスピリン喘息が否定できない場合にはNSAIDs使用を避ける**．
- モルヒネはヒスタミン遊離作用による発作誘発の可能性があるため使用を避ける．

<文献>

1) 「喘息予防・管理ガイドライン2012」（日本アレルギー学会 喘息ガイドライン専門部会/監），協和企画，2012
2) Rodrigo C & Rodrigo G：Treatment of acute asthma. Lack of therapeutic benefit and increase of the toxicity from aminophylline given in addition to high doses of salbutamol delivered by metered-dose inhaler with a spacer. Chest, 106：1071-1076, 1994
3) Huang D, et al：Does aminophylline benefit adults admitted to the hospital for an acute exacerbation of asthma？ Ann Intern Med, 119：1155-1160, 1999
4) Nelson HS, et al：Enhanced synergy between fluticasone propionate and salmeterol inhaled from a single inhaler versus separate inhalers. J Allergy Clin Immunol, 112：29-36, 2003
5) Briggs GG, et al：Drugs in pregnancy and Lactation（4th ed.）. Williams and Wilkins, 1994
6) Källen B, et al：Congenital malformations after the use of inhaled budesonide in early pregnancy. Obstet Gynecol, 93：392-395, 1999
7) GINA report. Global Strategy for Asthma Management and Prevention, Global Initiative for Asthma（GINA）2012, http://www.ginaasthma.org

第6章 アレルギー性肺疾患

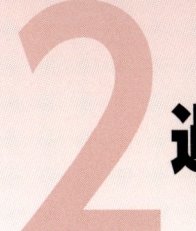

2 過敏性肺炎

桂田雅大

診療のコツ

- 疑わなければ診断できない疾患であり，病歴からいきなり診断の核心に迫ることができる醍醐味がある．しっかりとした病歴聴取の能力が必要とされる
- 治療方針を決定するうえで急性型，亜急性型，慢性型に分類する．急性型，亜急性型は似た経過をたどるが，慢性型は線維化を伴い，特発性肺線維症との鑑別が必要となる
- 抗原からの隔離やステロイド治療によって軽快しても，再度の抗原曝露による再発があり得ることを患者に認識してもらい，抗原の除去・抗原の回避など再発予防策を患者と一緒に立てることが重要！

1 概念

過敏性肺炎は細気管支から肺胞を病変の主座とするびまん性間質性肺炎で，生活環境に存在する有機あるいは無機粉塵の反復吸入により感作され，Ⅲ型およびⅣ型アレルギー反応を介して発症する．

2 分類と疫学

❶ 原因抗原による分類（表）

疾患名，発生状況，抗原による分類を表に示した．すべての抗原が判明しているわけではなく，一部は不明であるため，（？）で表示している．

❷ 経過による分類

従来，病型は下記 1 ～ 3 のように分類されてきたが，急性と亜急性を明確に区別することが難しいことや，慢性型が再燃症状軽減型と潜在発症型からなることなどが理解されてきていることから，現在は統一された分類はない．本稿では従来の分類に従う．

1 急性過敏性肺炎

原因抗原への濃厚な曝露による，古典的な過敏性肺炎．抗原曝露後 4 ～ 6 時間後に発熱，呼吸困難，咳嗽などの症状が急性に出現し，抗原からの隔離により 12 時間から数日で症状が自然軽快する．**非定型肺炎に類似し，抗菌薬投与が開始されることが多い**[2]．

表 過敏性肺炎　原因抗原による分類

疾患名	発生状況	抗原
鳥関連過敏性肺炎	鳥飼育 自宅庭への鳥飛来 鶏糞肥料使用 剥製 間接曝露	鳥排泄物 鳥排泄物 鳥排泄物 羽毛 近隣のハト，公園・神社・駅の野鳥，野バトの群棲
羽毛ふとん肺	羽毛ふとん使用	羽毛
農夫肺	酪農作業	*Saccharopolyspora rectivirgula* *Thermoactinomyces vulgaris*, *Absidia corymbifera*, *Eurotium amstelodami*, *Wallemia sebi*
	トラクター運転	*Rhizopus* 属
夏型過敏性肺炎	住宅	*Trichosporon asahii*, *Trichosporon mucoides*
住宅関連過敏性肺炎	住宅	*Candida albicans*, *Aspergillus niger*, *Asperugillus fumigatus*, *Cephalosporium acremonium*, *Fusarium napiforme*, *Humicola fuscoatra*, *Peziza domiciliana*, *Penicillium corylophilum*, *Cladosporium* sp.
加湿器肺	加湿器使用	*Aspergillus flavus*? *Phoma herbarum*?
塗装工肺	自動車塗装	イソシアネート
機械工肺 (machine operators lung)	自動車工場 (metal working fluids)	合成水溶性機械洗浄液中 *Acinetobacter lwoffii*? *Pseudomonas fluorescens*?
小麦粉肺	菓子製造	小麦粉
コーヒー作業者肺 (coffee worker's lung)	コーヒー豆を炒る作業 (coffee roast factory)	コーヒー豆塵埃 (coffee-bean dust)
温室栽培者肺	ラン栽培（温室） キュウリ栽培（温室）	不明（木材チップの真菌） 不明（木材チップの真菌）
キノコ栽培者肺	シイタケ栽培 エノキダケ栽培	シイタケ胞子 エノキダケ胞子（？）
コルク肺	コルク製造作業	*Penicillium glabrum*, *Aspergillus fumigatus*, *Chrysonilia sitophila*
ホットタブ肺	ホットタブ，シャワー，ミスト	*Cladosporium, Mycobacterium avium complex*

文献1より改変して転載

2 亜急性過敏性肺炎

徐々に湿性咳嗽，呼吸困難，体重減少などの症状が出現する．抗原からの隔離で症状はほぼ完全に消失するが，軽快するまでに要する期間は急性過敏性肺炎よりも長くかかる．

3 慢性過敏性肺炎

少量の抗原を長期間にわたって吸入して発症すると考えられている．急性のエピソードを欠き，潜行性に咳や，呼吸困難，体重減少などが進行する．**抗原からの隔離でも症状の完全寛解は得られない．特発性肺線維症との鑑別が難しい**[3]．

❸ 疫学

- 過敏性肺炎の原因となる抗原は100以上存在する．原因抗原は国，地域によって相違がある．多国間研究によると，鳥関連過敏性肺炎，農夫肺，加湿器肺，夏型過敏性肺炎の順に頻度が高いといわれる[4]．
- 本邦においては，急性過敏性肺炎では夏型過敏性肺炎が大半を占め，農夫肺，換気装置肺炎（空調病，加湿器肺）と続く[5]．慢性過敏性肺炎になると夏型過敏性肺炎の割合は30％弱に下がり，鳥関連過敏性肺炎，塗装工肺が20％弱とかなりの割合を占めるようになる[6]．このことから，急性と慢性では原因抗原の割合が異なることと，鳥関連過敏性肺炎は慢性化しやすく，難治性になりやすいことがわかる．

3 症状

1 急性型

- **抗原曝露から4〜6時間で乾性咳嗽，発熱，呼吸困難**が出現する．時に喀痰も伴うことがある．
- 胸部聴診ではベルクロラ音を両肺野に聴取．wheezesを聴取することは稀．頻呼吸を認める．

2 亜急性型

- 徐々に湿性咳嗽，呼吸困難，体重減少などの症状が出現．
- 胸部聴診ではベルクロラ音を両肺野に聴取．頻呼吸を認める．急性型のような発作といえるエピソードは稀．

3 慢性型

- 潜行性に咳や，呼吸困難，体重減少などが進行．
- バチ指が認められる場合には，症状が悪化することが予測される．

4 検査所見

❶ 血液検査

1 急性型

- 白血球増多，CRP上昇，赤沈促進といった非特異的な炎症所見や血清LDH上昇を認める．
- 改善とともにこれらの指標も低下．
- 種々の程度の低酸素血症．
- 抗原に対する特異的IgG抗体が陽性となる．
- リウマトイド因子が陽性になることもある．

2 亜急性型および慢性型

- 抗原に対する特異的IgG抗体が陽性．特異的な所見はない．
- 慢性型では労作時および安静時の低酸素血症．

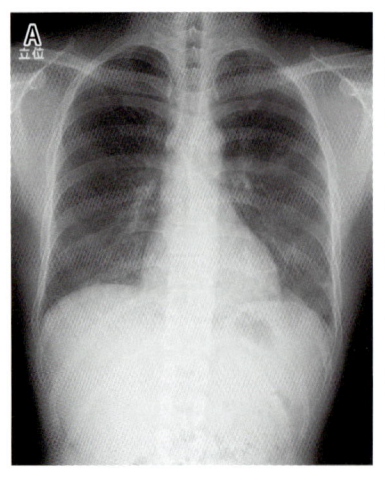

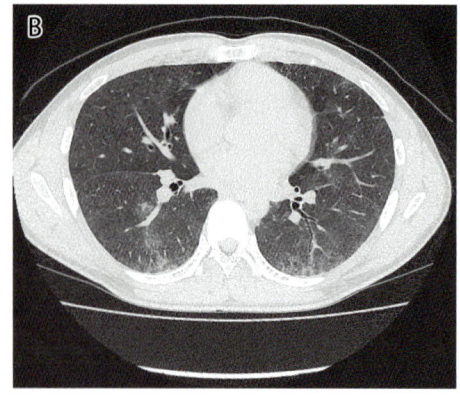

図1● 急性過敏性肺炎の画像所見
A) 急性過敏性肺炎の胸部単純X線像．両側中下肺野にすりガラス影を認める．
B) 急性過敏性肺炎の胸部単純CT像．両肺びまん性に小葉中心性の粒状影を認める

❷ 肺機能検査

・拘束性障害と拡散障害，すなわち肺活量およびDLcoの低下を示す．
・亜急性型，慢性型では，閉塞性障害も伴う場合がある．
・慢性型ではDLco低下は永続性で回復することがない．

❸ 画像検査

1 急性型

単純X線写真では中下肺野を主体とする**均一で辺縁が不明瞭なびまん性小粒状影**を呈することが多いが，軽症例ではすりガラス陰影（図1A）を呈したり，正常の場合もある．CTでは**淡い肺野濃度の上昇や，淡い小葉中心性の粒状影**として認められる（図1B）．ただしHRCTでも感度は100％ではない[7]．

2 亜急性型

急性型と同様の所見．ただしX線で上肺野から中肺野を主体にびまん性小粒状影が分布する例がしばしばみられる．

CTでは急性型と同様の所見のほかに，局所的なair trappingや気腫化，軽度の線維化を認める場合もある[8]．

3 慢性型

特発性肺線維症と類似の**進行性の線維化**，蜂窩肺と肺容積の減少を認めるが，**線維化が上葉に強い**のが特徴．

・各病型ともに胸膜の変化やリンパ節腫大は伴わない．
・画像所見は重症度と平行する．

❹ 気管支肺胞洗浄（BAL）

・各病型ともに総細胞数の増加，リンパ球数の増加を認める．**リンパ球比率は20％以上に上**

診療のフローチャート

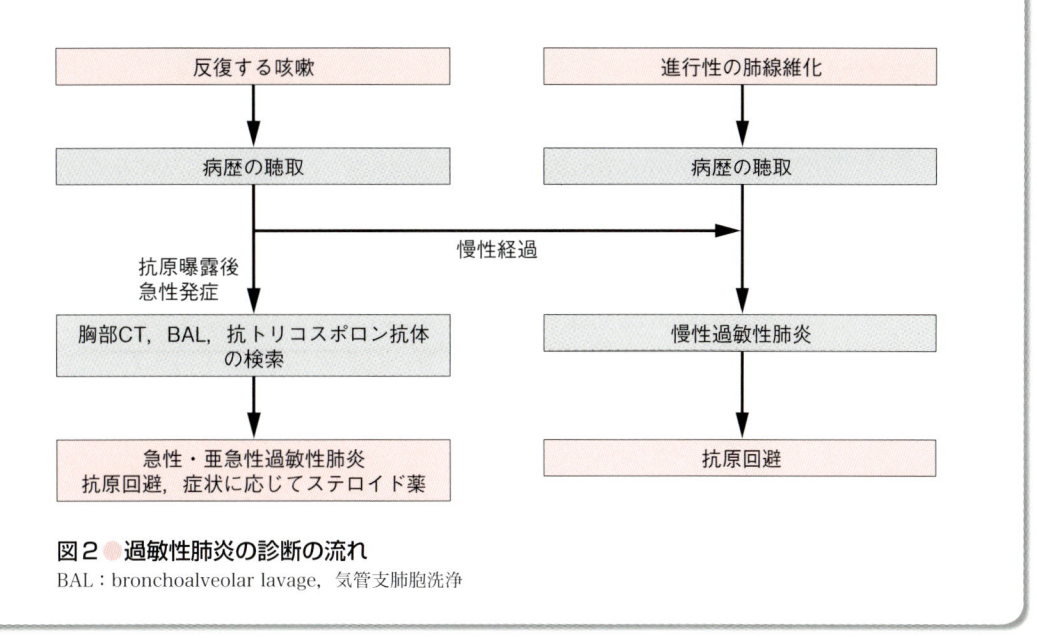

図2● 過敏性肺炎の診断の流れ
BAL：bronchoalveolar lavage，気管支肺胞洗浄

昇していることが多く，しばしば50％を超える[9]．
- **CD4/CD8比は一般的に1.0以下となる**が，CD8+数の著増する例では肺線維症へ進行する頻度が低いとされている[10]．
- 好中球比率5％以上の増加は抗原への再曝露や進行例でみられる．
- 好酸球比率5％以上の増加も進行例でみられる．

⑤ 肺生検所見

- 経気管支肺生検（TBLB）またはVATS（video-assisted thoracoscopic surgery：ビデオ補助下胸腔鏡手術）下肺生検が確定診断には必須．あらかじめ臨床側から病理診断医へ過敏性肺炎が疑われることの情報提供が必要．
- 診断の感度を高めるために，経気管支肺生検では陰影のある場所から5〜7個の検体を採取するべき．
- **壊死を伴わない類上皮肉芽腫，胞隔炎，マッソン体を認める．**

5 診断のコツ（図2）

① まず，特徴的な病歴から疑う（特定の環境に関連し，特定の抗原への曝露から4〜6時間以内に発症）：医療面接が非常に重要！
- 非定型肺炎の反復．
- 転職や転居に伴い症状が出現．
- ホットタブ，サウナ，スイミングプールの利用歴．
- 家や仕事から離れると体調が良くなる．
- 職場内や家族内に同様の症状の人がいる．

2 血液検査所見

白血球増多，CRP 上昇，赤沈促進，血清 LDH 上昇，種々の程度の低酸素血症，特異的 IgG 抗体陽性．

3 画像所見

X 線で，びまん性小粒状影，すりガラス陰影，CT では淡い小葉中心性小粒状影．

4 気管支肺胞洗浄

総細胞数の増加，リンパ球数の増加，リンパ球比率 20％以上，CD4/CD8 比 1.0 以下．

5 誘発試験

- 抗原曝露から 8～12 時間後に，発熱，倦怠感，頭痛，聴診上 crackle 聴取，末梢血好中球増多，努力肺活量（forced vital capacity：FVC）の減少．
- 低酸素血症や画像上すりガラス陰影の出現．
- 誘発試験を行った場合には，少なくとも 24 時間は診療体制を整えて患者のモニタリングを行う．

6 治療

治療の 3 原則は

①抗原からの回避，②抗原の除去，③薬物療法

❶ 抗原からの回避

- **原因抗原の如何にかかわらず，本症を疑った場合，入院させるのが原則**．
- 急性型では入院による抗原からの回避によって，数日で症状の改善がみられる．
- 軽症の例は抗原からの回避のみで軽快することが少なくない．
- 次に示す抗原除去が困難で重症の場合には転居や転職なども考慮する．

❷ 抗原の除去

- 予防の目的で重要．夏型過敏性肺炎の原因抗原 *Trichosporon cutaneum* は日当り，風通しの悪い湿気の多い場所に生息するので，**該当する場所を中心に畳替えを含む大掃除を行うことが推奨されるが，一般的には完全な抗原除去は困難**．
- 加湿器肺をはじめとする空調関係の過敏性肺炎では，フィルターの交換や機材を清潔にする．加湿器の水は毎日取り替え，ぬめりを除去し，塩素系漂白剤あるいは過酸化水素を用いて殺菌する[11]．
- 鳥飼病では鳥の飼育を止めさせる．ただし通常は飼育を止めた後も高レベルの鳥抗原が住環境から長期間検出されるために，病状が進行することが多く，**慢性過敏性肺炎に移行する例も多い**[12]．
- 農夫肺は環境から抗原を除去できないので防塵マスクを使用．

❸ 薬物療法

- **ステロイドは急性型，亜急性型で著効し，症状の改善の速さを増す**が，ステロイドを使用せずに治療した例と比べて 6 カ月後の時点での呼吸機能には影響しない．
- 中等症以上の例が適応となるが，高度の呼吸不全を呈する例には，ステロイドパルス療法が必要となることもある．

- ステロイドの投与期間では，12週間と4週間の比較で成績に差はない．

〈処方〉

- 中等症の場合：プレドニン®（プレドニゾロン）0.5〜1.0 mg/kg を朝1回で投与．急性型・亜急性型であれば，数日ごとに5 mg 程度ずつ減量する．慢性型であれば2週間は初回投与量を継続しその後，2〜4週間ごとに呼吸状態・画像所見の改善具合を見ながら2.5〜5 mgずつ慎重に減量する．

- 重症の場合：ソル・メルコート®（メチルプレドニゾロン）注 1回500 mg 1日2回を3日間使用し（ステロイドパルス），その後，1.0 mg/kgのプレドニン®（プレドニゾロン）を朝1回で投与．2週間は初回投与量を継続しその後，2〜4週間ごとに呼吸状態・画像所見の改善具合を見ながら2.5〜5 mgずつ慎重に減量する．ステロイド使用下で線維化が進行する場合，ネオーラル®（シクロスポリン）をトラフ値100〜150 ng/mLの併用をすることもある．

❹ 酸素療法

- 呼吸困難，チアノーゼを伴う例や慢性呼吸不全の症例では酸素療法を行う．

〈文献〉

1) 宮崎泰成：過敏性肺炎：原因，病型，疾患進行の多様性．THE LUNG perspectives, 20：75-80, 2012
2) Agostini C, et al：New aspects of hypersensitivity pneumonitis. Curr Opin Pulm Med, 10：378-382, 2004
3) Lynch D A, et al：Can CT distinguish hypersensitivity pneumonitis from idiopathic pulmonary fibrosis？ AJR Am J Roentgenol, 165：807-811, 1995
4) Lacasse Y, et al：Clinical diagnosis of hypersensitivity pneumonitis. Am J Respir Crit Care Med, 168：952-958, 2003
5) Ando M, et al：Difference in the phenotypes of bronchoalveolar lavage lymphocytes in patients with summer-type hypersensitivity pneumonitis, farmer's lung, ventilation pnueumonitis, and bird fancier's lung：report of a nationwide epidemiologic study in Japan. J Allergy Clin Immunol, 87：1002-1009, 1991
6) Yoshizawa Y, et al：Chronic hypersensitivity pneumonitis in Japan：a nationwide epidemiologic survey. J Allergy Clin Immunol, 103：315-320, 1999
7) Lynch D A, et al：Hypersensitivity pneumonitis：sensitivity of high resolution CT in a population-based study. AJR Am J Roentgenol, 159：469-472, 1992
8) Remy-Jardin M, et al：Subacute and chronic bird breeder hypersensitivity pneumonitis：sequential evaluation with CT and correlation with lung function tests and bronchoalveolar lavage. Radiology, 189：111-118, 1993
9) D'Ippolito R, et al：Induced sputum and bronchoalveolar lavage from patients with hypersensitivity pneumonitis. Respir Med, 98：977-983, 2004
10) Murayama J, et al：Lung fibrosis in hypersensitivity pneumonitis. Association with CD4+ but not CD8+ cell dominant alveolitis and insidious onset. Chest, 104：38-43, 1993
11) Rose C S：Water-related lung diseases. Occup. Med, 7：271-286, 1992
12) Craig T J, et al：Bird antigen persistence in the home environment after removal of the bird. Ann Allergy, 69：510-512, 1992

カンファレンスでよくある質問

Q：過敏性肺炎は疑うことが大事だということはわかりましたが，原因まではっきりさせることは難しそうに思うのですがどうでしょうか？

A：たしかに原因まではっきりさせるのは難しい場合が多いと感じています．過敏性肺炎は特定の環境や作業などとの関係からまず疑うのだけれど，いつ気付くかが難しいよね．

図1で示した症例は夏型過敏性肺炎でした．最初，肺炎を疑われて抗菌薬を投与していたのですが，酸素化が改善して退院したところ，再び悪化しました．意図せずに帰宅誘発試験をしたことになります．しかし，実際の症例はこのような病歴をとることが少なくありません．血清で *Trichosporon asahi* の沈降抗体が陽性となり夏型過敏性肺炎と診断しました．

一般には臨床診断はここまでやればよいのだけれど，厳密には環境から原因抗原を証明してはじめて過敏性肺炎の確定診断となるわけです．職業性の過敏性肺炎ではある程度作業内容から原因抗原が絞り込めますが，居住環境では原因抗原を同定することは容易ではありません．環境調査で落下細菌をシャーレに採取するということが行われますが，原因抗原のほとんどが真菌である住居関連あるいは空調関連の過敏性肺炎では，真菌の培養で非常に多種類の真菌が培養されるために，そのなかのどの菌が原因となっているかを証明するのが難しいのが現実です．非常に多数の原因抗原について抗体のスクリーニングと環境からの真菌培養を同時に行うのは，日常の診療では実際的ではありません．ですから，過敏性肺炎であることの臨床診断と原因抗原の存在する場所の予測までは行う姿勢が必要です．それに基づいて抗原を回避することが再発の予防になりますが，この抗原回避がやっかいです．この患者さんも家に帰ると増悪するため，最終的には友人の家で過ごしていただくことになりました．このように，転職や転居，場合によっては家の建て替えなどが必要になることもあるので，大掃除や転居，転職など診療費以外にも家計に影響する要因の多い厄介な病気といえます．

第6章 アレルギー性肺疾患

3 薬剤性肺障害

桂田直子

診療のコツ

- 疑わないと診断できない．①すべての薬剤は肺障害を引き起こす可能性があること，②栄養食品・サプリメントでも起こり得ること，③投与終了後にも起こり得ること，を認識しておく
- 原因不明の肺障害を診療した場合，薬剤の関与は必ず鑑別にあげる
- 疑われる薬剤の摂取歴，薬剤投与と臨床所見の増悪・寛解との関係，再投与による病態の悪化状況など医療面接が非常に重要．関節リウマチ治療薬，抗癌剤，漢方薬，抗菌薬に関しては特に注意する
- 同一薬剤でもさまざまな病型を呈し得るが，予後不良であるびまん性肺胞障害（DAD）パターンを見逃さない

1 概念と疫学

- 薬剤投与中に起きた呼吸器系の障害のなかで薬剤と関連があるもの．単一の薬剤が原因のこともあれば，併用する薬剤との相乗効果のこともある[1]．
- 原因となる薬剤の使用中止，あるいはステロイドの使用で改善を認めることがある．
- 同一薬剤でも症例ごとに臨床像は異なる．
- リスク因子に，**60歳以上，既存の肺病変，低肺機能**などがある．**日本では諸外国に比べて肺障害の頻度が高く**，「日本人の肺脆弱性」が指摘されている[1]．
- 吸入薬による障害はほとんどなく，経口薬，注射薬が原因の大部分である．
- 細胞障害性薬剤による肺への直接障害，免疫系細胞の活性化の2つの機序が想定されているが，多様な宿主因子と環境因子で修飾され，各薬剤の肺障害の原因は不明であることが多い．

2 分類と臨床像

臨床病型は，本来薬剤が原因ではない疾患に類似したパターンで分類しているため，病型は不統一である．日本呼吸器学会による「薬剤性肺障害の診断・治療の手引き」[1]に記載されている分類のうち，主なものを示す．

❶ 間質性肺炎型

- 特発性間質性肺炎（IIPs）のうち，
  ①IPF/UIP（特発性肺線維症/通常型間質性肺炎）

②NSIP（非特異性間質性肺炎）
③COP（特発性器質化肺炎）
④AIP/DAD（急性間質性肺炎／びまん性肺胞障害）

の4つの病型およびHP（過敏性肺炎）パターンに分類されることが多いが，どのパターンにも当てはまらないものもある．
- 投与開始後数週〜数カ月後に発症．
- **呼吸困難，発熱，乾性咳嗽**が急性〜亜急性に出現．
- バチ指は稀．背側下肺野にfine cracklesを聴取することが多い．
- 画像所見はさまざまだが，両側性のすりガラス陰影や浸潤影が主体であり，小葉間隔壁の肥厚を伴うすりガラス陰影（crazy paving apperance）や牽引性気管支拡張を伴う場合もあり，病変の進行とともに蜂窩肺も認める．肺門リンパ節腫脹や胸水を伴うことがある．
- 呼吸機能検査では拘束性換気障害，拡散障害が認められる．
- 他疾患〔IIPs，膠原病肺，感染症（ニューモシスチス肺炎；pneumocystis pneumonia：PCPなど）〕と鑑別が難しい場合も多い．

❷ 急性肺障害，急性間質性肺炎型

- 組織所見はびまん性肺胞障害（diffuse alveolar damage：DAD）に類似する．
- 症状は，**急速に進行する呼吸困難，発熱**である．
- 原因薬剤としてEGFRチロシンキナーゼ阻害薬〔ゲフィチニブ（イレッサ®），エルロチニブ（タルセバ®）〕がよく知られており，内服開始数日以内に急性発症するものもある．ほかに抗癌剤や生物学的製剤などで報告がある[1]．
- **輸血関連急性肺障害（transfusion related acute lung injury：TRALI）も類似の病態を呈する．**輸血6時間以内に呼吸困難，低酸素血症などで発症し，X線上両側肺水腫影を呈する．抗白血球抗体が病態に関与している可能性がある．
- 心原性肺水腫の関与の鑑別が難しい場合もあり，BNP（B-type natriuretic peptide：B型ナトリウム利尿ペプチド）や心エコーなどを参考にする．

❸ 好酸球性肺炎型

- 肺野の陰影を伴う末梢血好酸球増加，肺組織への好酸球浸潤，BALF（気管支肺胞洗浄液）中の好酸球増加（25％以上）のいずれかを示す．
- **急性好酸球性肺炎型**と**慢性好酸球性肺炎型**があるが，薬剤性では両者の混合もある．
- 急性型は薬剤投与数日後に**発熱，呼吸困難，咳嗽**などで発症．
- 慢性型では，**末梢血好酸球数増加，血清IgE値の上昇**を認めることが多く，急性型では発症1週間後頃に遅れて末梢血好酸球が増加することもある．
- 呼吸機能検査では，拘束性障害に加えて閉塞性障害を認めることもある．
- 薬剤中止のみで改善する場合も多く，ステロイドへの反応性も通常良好．

❹ 気道病変

- β受容体遮断薬などの薬理作用による**気道攣縮**のほか，D-ペニシラミン，金製剤，サラゾスルファピリジンでは**閉塞性細気管支炎**をきたす．
- 細気管支炎の原因薬剤は関節リウマチ患者で使用されている場合が多く，薬剤が原因であ

診療のフローチャート

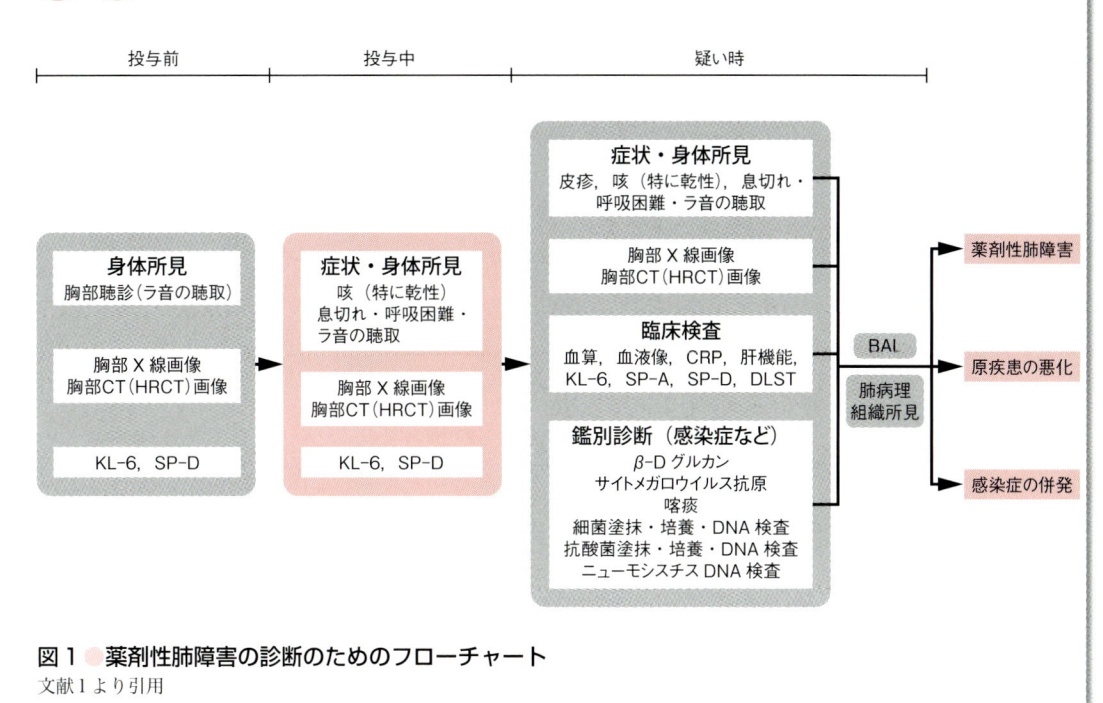

図1 薬剤性肺障害の診断のためのフローチャート
文献1より引用

るか，基礎疾患に伴うものであるかを鑑別することが難しい[2]．

❺ 肺血管病変
- プロピオチルウラシル（チウラジール®）などによる**ANCA関連血管炎**やブレオマイシンなどによる肺胞・間質領域病変の薬剤性肺胞出血がある．

❻ 胸膜病変
- 頻度は高くない．
- アミオダロンやメトトレキサート（methotrexate：MTX）などで肺病変とともに胸水貯留を認めることがある．

3 診断

図1に薬剤性肺障害の診断のためのフローチャート[1]を，表に診断基準[3]を示す．
- 時間経過はさまざまであるが，一般的に投与2〜3週から，2〜3カ月で発症するものが多い．
- 明瞭な薬剤使用との因果関係を示唆する例を除いて，確定診断は困難な場合が多い．
- 再投与で肺障害が誘発されると診断が確定的だが，リスクを伴うものであり，基本的には行わない．

❶ 最も重要なことは疑うこと！
- すべての薬剤は肺障害を引き起こす可能性があること，**栄養食品，サプリメント**でも起こ

表 ● 薬剤性肺障害の診断基準

①原因となる薬剤の摂取歴がある	市販薬，健康食品，非合法の麻薬・覚醒薬にも注意
②薬剤に起因する臨床病型の報告がある	臨床所見，画像所見，病理パターンの報告
③他の原因疾患が否定される	感染症，心原性肺水腫，原疾患増悪などの鑑別
④薬剤の中止により病態が改善する	自然軽快もしくは副腎皮質ステロイドにより軽快
⑤再投与により増悪する	一般に誘発試験は勧められないが，その薬剤が患者にとって必要で誘発試験の安全性が確保される場合

文献3を参考に作成

り得ること，投与終了後にも起こり得ることを認識する．
- 呼吸器症状とともに，皮疹や，血液検査で肝障害や好酸球増加をみた場合，薬剤性肺障害も疑う．
- 薬剤性肺障害を起こしやすい薬剤（抗癌剤やアミオダロン，MTX など）を投与する場合，ベースラインとなる胸部画像（単純写真，場合により HRCT も）と KL-6，SP-D は確認しておく．

❷ 医療面接

疑われる薬剤の摂取歴，薬剤投与と臨床所見の増悪・寛解との関係，再投与による病態の悪化状況が重要で，**入念に薬剤摂取歴を聴取**する．

❸ 検査

1 血液検査

- 特異的な所見はない．血算，末梢血血液像，赤沈や CRP，一般生化学（肝機能，LDH を含む），KL-6，SP-A，SP-D は随時チェックする．IgE 値はアレルギー型で上昇することがある．
- 薬剤リンパ球刺激試験（drug lymphocyte stimulation test：DLST）は患者の感作されたリンパ球と被疑薬（抗原）を混合し，リンパ球の分裂・増殖する率を測定する検査である．薬剤自体がリンパ球刺激能を有する（偽陽性の可能性）ことや，その逆（偽陰性の可能性）の場合もある．被疑薬の再投与と DLST の結果に相関がなかった，との報告[4]もあり，有用性は確立されていないが，実臨床では参考程度に検査をすることも多い．BALF での DLST も同様に有用性は確立されていない．

2 感染症の検査

感染症との鑑別が難しい場合も多い．必要に応じて，喀痰の塗抹・培養検査（一般細菌，抗酸菌），肺炎球菌やレジオネラの尿中抗原検査，マイコプラズマ喀痰 LAMP 法，インフルエンザウイルス迅速診断検査，血清 β-D グルカン（PCP やアスペルギルス症の検索目的）などの測定も考慮する．

3 画像検査

画像所見は多彩で，画像のみから薬剤性肺障害と診断することは困難であり，他の原因に

よるものとの鑑別も難しい．特に他の肺疾患に分類しにくい画像を呈する場合，薬剤性肺障害も鑑別の上位にあげる．

　画像パターンでの分類は類似する既知の肺疾患に則って分類されるが，病理パターンと乖離する例も少なくない．多くは両肺に分布するすりガラス陰影または浸潤影で，間質性肺炎型では小葉間隔壁の肥厚（crazy paving apperance）を呈することがあり，過敏性肺炎類似の病態では小葉中心性の粒状影を認める．急性肺障害型では画像上広範な浸潤影やすりガラス陰影が，進行すると牽引性気管支拡張などの構造改変所見がみられる．

4 気管支肺胞洗浄（bronchoalveolar lavage：BAL）

　BALF所見に異常がなければ薬剤性間質性肺炎の可能性は低い．

　BALの意義は，感染症や悪性疾患などの除外目的であり，他のびまん性肺疾患との鑑別には，役に立たないことが多い．好酸球性肺炎や肺胞出血などの病型を推測し得る[5]．

　アミオダロンによる間質性肺炎では泡沫状の細胞質を呈する肺胞マクロファージを認めることが特徴であり，診断に有用である．

5 組織学的検索

- 特異的な病理組織像はなく，間質性肺炎のあらゆるパターンをとり得る．
- 間質性肺炎型では上皮障害が高度で，浸潤する細胞もリンパ球主体で高度であり，時に好酸球を含むなどの，IIPsとやや異なる組織所見を示すことがある．
- 生検検体提出時には薬剤性間質性肺炎を示唆する所見がないか，病理医へ情報提供を忘れてはならない．
- 経気管支肺生検（transbronchial lung biopsy：TBLB）はBAL同様，他疾患の除外や病型分類の推測に有用．
- 感染症など他疾患との鑑別が問題になることも多く，BAL，TBLBは可能な限り行いたい．

4 治療

　まずは疑わしい薬剤を中止する．薬剤の中止のみで軽快することがしばしばある．

❶ ステロイド治療

- 中等症では，プレドニゾロン（PSL，プレドニン®）0.5～1.0 mg/kg/日．漸減方法や治療期間は一定のものがないが，治療期間の目安は2カ月程度である[1]．
- 呼吸不全を伴うような重症例では，メチルプレドニゾロン（ソル・メドロール®）1,000 mg/日を3日間投与し，PSL 0.5～1.0 mg/kg/日で継続し漸減．

❷ 治療の反応性

- 細胞障害性の機序で起こったDADや線維化が高度な例では反応性が悪い．好酸球性肺炎や器質化肺炎，過敏性肺炎を示唆する例（病理組織やCTから推測）では反応が期待できる．

5 肺障害をきたしやすい薬剤

❶ 関節リウマチ（RA）治療薬

　RAの症例ではしばしば間質性肺炎，気道病変や胸膜病変を併発し，治療薬により免疫が抑

制されるため，肺病変が悪化した際，①**薬剤**によるものか，②PCPをはじめとする**感染症**か，③**リウマチの肺病変の悪化**か，鑑別が困難な場合が多い．**この3つを必ず鑑別にあげる**．

実臨床では，鑑別困難で，複数の可能性に対する治療をあわせて行うことも多い．

● 金製剤
- 新規の使用は少ない．
- 発症時期は投与開始3カ月以内に多く[1]，急性〜亜急性に発熱，咳嗽，呼吸困難が出現．
- 薬剤中止やステロイドで多くは改善するが，死亡例もある．

● メトトレキセート（MTX，リウマトレックス®）
- 75％が投与半年以内の発症だが，数年後の発症例もある[1]．
- 特に既存の肺病変がリスク要因で，肺病変を有する患者への投与はできるだけ避ける．
- HRCTでは広範なすりガラス様陰影が典型的で，しばしば汎小葉性のモザイクパターンを示す．
- 投与中止で肺病変は改善し得るが，中等症以上ではステロイドを投与する．

● レフルノミド（アラバ®）
- 海外と比べ高頻度に肺障害がみられ死亡率も高い（30％）[1] ため，新規の使用は少ない．
- リスク因子として既存の肺病変やMTXによる肺障害の既往がある．

● 生物学的製剤〔インフリキシマブ（レミケード®），エタネルセプト（エンブレル®）など〕
- 生物学的製剤使用者に発熱や呼吸器症状が出現した場合，結核，PCPやサイトメガロウイルス感染の除外が重要．
- インフリキシマブでは0.5％に発症し，3回投与後の発症が多い．
- インフリキシマブ，エタネルセプトとも既存の肺病変がある例では予後不良であり，既存の肺病変に注意する．

❷ 抗悪性腫瘍薬

リスクファクターとして**65歳以上，喫煙者，既存の間質性肺炎，PS不良**がある[6]．

1 殺細胞性抗癌剤

薬剤自体に細胞毒性があり，薬剤性肺障害の可能性は常に頭に置く．

間質性肺炎を合併した肺癌の治療はエビデンスが十分ではないが，一次治療として非小細胞肺癌に対してはカルボプラチン＋パクリタキセル[7]，小細胞肺癌に対してはカルボプラチン＋エトポシドの安全性が比較的高い[8]．

2 分子標的治療薬

● EGFRチロシンキナーゼ阻害薬ゲフィチニブ（イレッサ®），エルロチニブ（タルセバ®）
- 肺障害の頻度は5％程度[1]で多くは投与開始4週間以内に息切れ，咳，発熱などで発症し，DADを呈した場合は予後不良，肺障害の死亡率は30〜40％程度．
- 本剤を投与する場合は入院させて，少なくとも2〜3週間厳重な監視下で副反応のモニタリングを行うことが推奨されている．

図2にエルロチニブによる間質性肺炎の一例を示す．

● Bortezomib（ベルケイド®）：多発性骨髄腫の治療薬

造血幹細胞移植がリスク因子で，全例調査で肺障害を起こす率は3.77％．

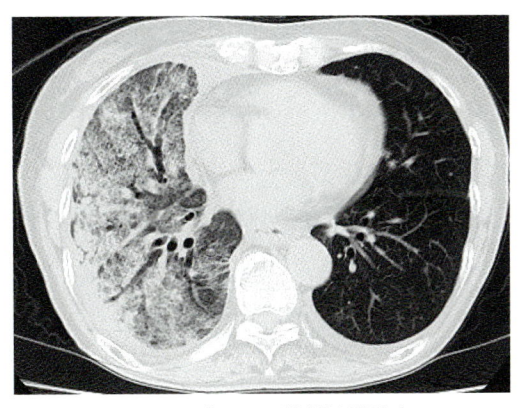

図2● エルロチニブによる薬剤性肺障害
胸部CT：右肺にびまん性にすりガラス陰影および浸潤影を認める．エルロチニブ投与前に右胸水貯留に対して，OK-423（ピシバニール®）で胸膜癒着術を行った影響もあると考えている

- **mTOR阻害薬：〔エベロリムス（アフィニトール®），テムシロリムス（トーリセル®）〕**
  肺障害の頻度は高いが，死亡例は少なく（エベロリムスでは間質性肺疾患17.4％，死亡例0.7％と報告[1]），ほかの薬剤と異なり，無症状の場合は投与継続可能である．ステロイドに対する反応性も比較的よい．

❸ 漢方薬

- 小柴胡湯とインターフェロン（interferon：IFN）の併用による間質性肺炎の報告の後，小柴胡湯単独での間質性肺炎が報告され，現在では小柴胡湯以外でも広く漢方薬による肺障害が報告されている[1]．**小柴胡湯**の薬剤性肺障害の発生頻度は0.001～0.004％とインターフェロンによる薬剤性肺障害より低率である．
- 漢方薬は複数の生薬から構成されている．このなかで薬剤性肺障害の報告がある漢方薬の大多数に含まれているものが**黄芩（おうごん）**であり関与が推定されている[9]（図3）．

❹ 抗菌薬

- 特にテトラサイクリン系，β-ラクタム系，ニューキノロン系での報告が多い．
- 抗結核薬では，イソニアジド（イスコチン®，isoniazid：INH）で比較的多い．投与1～2週間後での肺炎発症が多いが，INHによる肺炎は2～7カ月後の遅発例もある．
- 肺感染症に対する抗菌薬が薬剤性肺障害を起こす場合，いったん肺炎が改善した後に再び発熱し，肺野に浸潤影が出現する，二峰性の経過を示す印象がある．
- ミノマイシン®では末梢血好酸球増加を認め，好酸球性肺炎を起こすことも多い[10]．
- 新規の抗MRSA薬であるダプトマイシン（キュビシン®）でも，好酸球性肺炎が報告されている[11]．MRSA肺炎には無効だが，肺炎の原因となることに注意．

❺ 抗循環器病薬

- **アミオダロン（アンカロン®）**
  - 開始6～12カ月に多く，投与量と関係があり積算量が100gを超えると発症頻度が高い．
  - 脂溶性が高く体内に蓄積し半減期は14～107日であるため，薬剤中止後の発症もある．

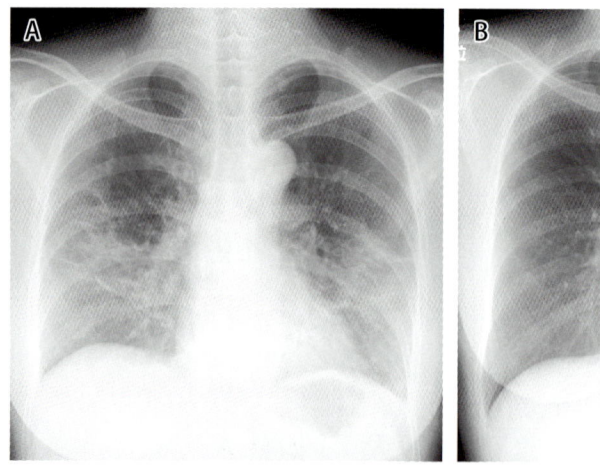

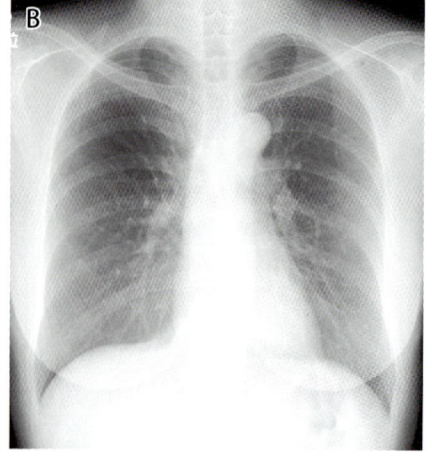

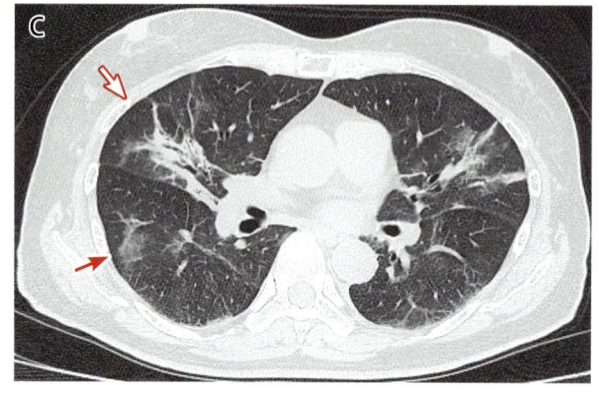

図3 ● 黄芩による薬剤性肺障害
64歳女性，清心蓮子飲内服2週間後に咳，発熱が出現し，薬剤中止で改善するも，その後柴朴湯を内服し症状が再燃した．2つの薬剤に共通し報告の多い，黄芩が原因と考えられた．
A) 胸部単純X線写真：初診時（最終内服3日目）には両側の中下肺野を中心に浸潤影を認める
B) 胸部単純X線写真：薬剤中止のみで19日目には陰影はほぼ消失した
C) 初診時の胸部CT写真：両肺にすりガラス陰影（→），浸潤影（⇨）を認めた

- 病型にもよるが，肺障害の死亡率は9〜50％と報告される[1]．前述のようにBALやTBLBで泡沫状の細胞質を呈する肺胞マクロファージを認めることが特徴であり，診断に有用である．

　図4にアミオダロンによる肺障害の例を示す．

❻ インターフェロン

- 小柴胡湯との併用は，間質性肺炎の頻度，死亡率を高めるので禁忌．
- 薬剤中止もしくはステロイドに反応するが，死亡例もある．

❼ サプリメント

- アマメシバによる閉塞性細気管支炎[12]，コエンザイムQ10による好酸球性肺炎[13]などの報告がある．
- サプリメントの摂取は，患者側からの申告がないことも多く，しつこく問診することが重要．

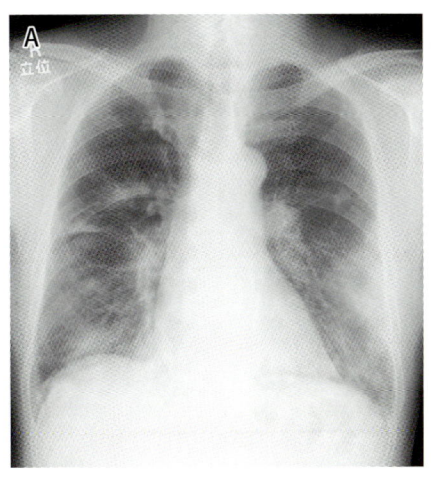

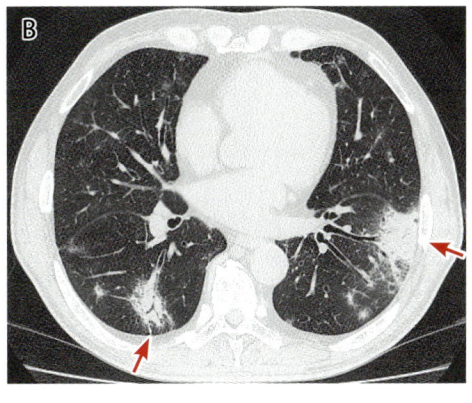

図4 アミオダロンによる薬剤性肺障害
A）胸部単純X線写真：両肺に浸潤影が多発している
B）胸部CT写真では両肺に多発する，すりガラス陰影および浸潤影（➡）を認める

6 情報収集

疑わしい薬剤に関して今までに肺障害の報告があるのか調べる必要がある．

薬剤の添付文書，インタビューホーム，医薬品医療機器情報提供ホームページ（http://www.info.pmda.go.jp/），PNEUMOTOX ONLINE（http://www.pneumotox.com/）などが有用．

＜文献＞

1) 「薬剤性肺障害の診断・治療の手引き」（日本呼吸器学会薬剤性肺障害の診断・治療の手引き作成委員会／編），2012
2) Babu KS, et al：Drug-induced airway diseases. Clin Chest Med, 25：113-122, 2004
3) Camus P, et al：Interstitial lung disease induced by drugs and radiation. Respiration, 71：301-326, 2004
4) Hirata S, et al：Lymphocyte transformation test is not helpful for the diagnosis of methotrexate induced pneumonitis in patients with rheumatoid arthritis. Clin Chim Acta, 407：25-29, 2009
5) Costabel U, et al：Bronchoalveolar lavage in drug-induced lung disease. Clin Chest Med, 25：25-35, 2004
6) Kudoh S, et al：Interstitial Lung Disease in Japanese Patients with Lung Cancer：a cohort and nested case-control study. Am J Respir Crit Care Med, 177：1348-1357, 2008
7) Minegishi Y, et al：The safety and efficacy of weekly paclitaxel in combination with carboplatin for advanced non-small cell lung cancer with idiopathic interstitial pneumonias. Lung Cancer, 71：70-74, 2011
8) Minegishi Y, et al：The feasibility study of Carboplatin plus Etoposide for advanced small cell lung cancer with idiopathic interstitial pneumonias. J Thorac Oncol, 6：801-807, 2011
9) 寺田真紀子，他：漢方薬による間質性肺炎と肝障害に関する薬剤学的検討．医療薬学，28：425-434, 2002
10) Toyoshima M, et al：A clinical study of minocycline-induced pneumonitis. Internal Med, 35：176-179, 1996
11) 香川直美，他：ダプトマイシンの関与が疑われた急性好酸球性肺炎の1例．日本呼吸器学会雑誌，2：284-288, 2013
12) 大中原研一，他：「アマメシバ」摂取によると思われる閉塞性細気管支炎の本邦での発生．日本医事新報，4141：27-30, 2003
13) 西野正人，他：コエンザイムQ10の関与が疑われた薬剤性肺炎の1例．日本呼吸器学会雑誌，44：766-770, 2006

カンファレンスでよくある質問

Q：このCTの陰影は薬剤性肺障害の可能性はありますか？

A：特に抗菌薬，アミオダロン，MTXやIFNなど薬剤性肺障害の原因として有名な薬剤を使用中の場合，他科からこのようなコンサルトを受けることはよくあります．細菌性肺炎に対して抗菌薬使用中，いったん解熱したが再び発熱し，陰影が再度出現するというエピソードも時折経験されます．投与期間や肺障害の報告があるか，などを参考にして検討しますが，肺障害の可能性は否定しにくく，薬剤を中止せざるを得ないことも少なくありません．あらゆるパターンの陰影をとるので，特に陰影が他疾患で説明がつかない場合に，薬剤性肺障害を考えるのもポイントだと思います．

本文にも記載しましたが，薬剤の再投与は原則として行わないので，確定診断はできないことが多いですが，薬剤中止のみで改善が得られると薬剤性肺障害の可能性が高くなります．陰影が広範囲だとその後の悪化を懸念してステロイドを投与したくなりますが，いったん投与してしまうと，改善したときにステロイドが有効な他疾患との鑑別が難しくなるうえ，ステロイドは数カ月程度の投与が必要になることが予想されます．呼吸不全がなく，全身状態が比較的よい場合は，ステロイドを投与することを我慢して薬剤中止のみで陰影や症状が改善することを確認したいと思います．その間は慎重に経過を観察する必要がありますね．実臨床では，複数の薬剤の使用や，ステロイドや免疫抑制薬の使用中で，原疾患の悪化や感染症の除外が困難であることも多く，診断に悩むことも多いのですが，びまん性肺疾患をみた際，薬剤性肺障害は必ず鑑別の1つにあげられるようにしておきましょう．

第6章 アレルギー性肺疾患

4 肺好酸球増多症
（特発性慢性好酸球性肺炎，特発性急性好酸球性肺炎，アレルギー性気管支肺アスペルギルス症，好酸球性多発血管炎性肉芽腫症，その他の末梢血の好酸球増多をきたす肺疾患）

髙井基央

診療のコツ

- 若年者で非定型肺炎として治療を受けて，反応が不良の患者では，タバコを吸いはじめではないかを必ずチェックする．急性好酸球性肺炎かもしれない．疑わないと診断できない疾患

- 通常の気管支喘息では末梢血好酸球数が2,000/μL以上になることはまずない．好酸球数が異様に高い場合にはアレルギー性気管支肺アスペルギルス症（ABPA）や好酸球性多発血管炎性肉芽腫症（EGPA）も疑ってみることが必要

- EGPAでは喘息症状のほかに，四肢末梢のしびれ，発熱，体重減少など多彩な（多系統にわたる）全身症状を呈することが診断のヒントとなる．これに対してABPAは肺以外には多系統にわたる臓器病変をきたさないことが鑑別のポイント

- いずれもステロイドの治療が行われるが，治療量や投与期間が異なる．好酸球が多いので，なんとなくステロイドで治療しようという安易な考えではなく，きちんと鑑別・診断して治療を行うことを心がける．特に寄生虫感染ではステロイド投与は致死的となるため除外が必要

- 血管炎に関しては必ず，リウマチ・膠原病の専門医の意見も聞く

1 概念とその変遷[1]

はじめに報告されたのは1932年Löfflerによる末梢血好酸球増多と移動性胸部陰影を呈するLöffler症候群である．1952年には遷延するものや喘息との合併例などをまとめ，PIE（pulmonary infiltration with eosinophilia）症候群という概念が提唱された．当時は肺における好酸球の存在は証明されておらず，実際に病理学的に証明されてきたのは1960年代である．1969年にCarringtonらが生検により診断した**慢性好酸球性肺炎**（chronic eosinophilic pneumonia：CEP）を報告した[2]．現在ではBALにより容易に肺局所に集積している細胞を知ることが可能であり，肺には好酸球の高度の集積があっても末梢血好酸球増多を伴わないものがあることが知られ，**肺好酸球増多症**あるいは**好酸球性肺炎**という用語が一般的になりつつある．

表1に好酸球性肺炎の診療のポイントを示す．

● 鑑別・診断のために行う病歴聴取・検査
　・問診：喘息の有無，体重減少，盗汗，手指のしびれ
　・検査：白血球分画，総IgE，赤沈，HRCT，BAL，TBLB

診療のポイント

	臨床経過	画像所見	検査の特徴
CEP	1週間〜数カ月の経過で咳嗽・喘息症状	移動する浸潤影	末梢血でEo↑，BALでEo↑
AEP	1週間以内の急性呼吸不全を呈し，喘息は合併しない	GGO	末梢血でEo→，BALでEo↑
ABPA	難治性喘息，茶色痰	気管支拡張，mucoid impaction	総IgE↑，アスペルギルスRAST陽性
EGPA	喘息＋副鼻腔炎・手足のしびれ	移動する浸潤影	総IgE↑，p-ANCA（＋）

表1● 肺好酸球増多症の診療のポイント
CEP：特発性慢性好酸球性肺炎，AEP：特発性急性好酸球性肺炎，
ABPA：アレルギー性気管支肺アスペルギルス症，EGPA：好酸球性多発血管炎性肉芽腫症

特発性慢性好酸球性肺炎 (chronic eosinophilic pneumonia：CEP)

1 症状

肺実質に高度の好酸球の集積を伴う炎症を認める病態である．発熱，咳嗽，進行性の息切れのほか，体重減少，盗汗といった消耗性の徴候を認める．3/4で喘息を合併[3]．

2 診断

国際的に定まった診断基準はないが，日本では望月らの基準が最も有用[4]．

● 望月らの基準

①〜③のいずれかを満たすもの．
①外科的生検でCEPと診断．
②BAL液もしくは末梢血中の好酸球が30％以上．
③下記 ⓐ - ⓒ のうち2つを満たす．

　　ⓐ TBLBで好酸球浸潤を認める，ⓑ BAL液で好酸球10％以上，ⓒ 末梢血中好酸球6％以上．
胸部X線では移動する陰影を認め，末梢肺野あるいは胸膜側を主体とした陰影の分布を示す "photographic negative of pulmonary edema" が有名[5]．ただこのパターンはOP（器質化肺炎），サルコイドーシス，薬剤性肺障害でも認められる[6]．HRCTでも末梢性の斑状のair space consolidationを認める[7]．OPと類似する点は多いが，小結節，網状影，気管支拡張，気管支周囲分布などはよりOPを示唆する[8]．

肺機能はPaO$_2$，VC，FEV$_1$，DLco，V$_{25}$ いずれも低下[9]．
総IgEは半数で上昇[10]．

3 治療と予後

CEPで死亡することは稀．一方で自然寛解例は10％に満たず，しばしば**非可逆的な線維化**

を残すので，通常はステロイド治療の適応．

　急速に進行する呼吸不全を伴う場合は，ほかの間質性肺炎（IP）同様はじめにメチルプレドニゾロン1,000 mgパルス療法を3日間行った後に，経口ステロイドの後療法に移る．一般的にCEPはステロイド反応性が良く，プレドニゾロン0.5 mg/kgでの治療で速やかに改善する．通常末梢血好酸球は数時間で，胸部画像所見も数日で改善[10]．

　ステロイドの減量方法はエビデンスに乏しく経験的に行う．初期量を2～4週間続けた後に，1日量を2～4週ごとに5～10 mgずつ減量．10～20 mg以下では減量を2.5 mgずつにする．しばしば5～10 mgまで減量したあたりで症状・陰影の再燃を認め，ステロイドの再増量（およそ減量2段階前と同量）が必要となる．ステロイドを完全に終了した数年後にも再燃することがあり，最終的に7割弱は1年以上の治療が必要[11]．そのためステロイド長期内服に伴う骨粗しょう症などの合併症対策が必要．

　アイピーディ®（スプラタスト）も奏効すると言われるが，データは乏しい[12]．

　活動性の指標としては，胸部X線，末梢血好酸球，赤沈，総IgEを用いるが，必ずしも異常を示すとは限らない．

特発性急性好酸球性肺炎 (idiopathic acute eosinophilic pneumonia：AEP)

1 概念

　1週間以内の経過で急速に両肺に拡大する浸潤影を示す疾患で，急性呼吸不全の原因の1つとして1989年にAllenらが提唱した[13]．30歳を中心として幅広い年齢層で認め，男性の方が多い[14]．

　CEPと異なり急性発症である．喘息は合併しない．呼吸不全を呈する重症例が多い．再発は稀であることなどから別な疾患と思われる[9]．CEPよりも稀である．

2 原因

　原因は明らかでないが，外来抗原に対する過敏反応が示唆されている．**タバコを吸いはじめたケースでの報告が多い**[14]．2001年のWorld trade centerの倒壊時に働いていた消防士からもAEPの報告がある[15]．イラク戦争では18万人の駐留米兵のうち18人がAEPを発症し，全例が喫煙者であったが，うち14人は吸いはじめの若者であった[16]．

3 臨床症状

・発熱，乾性咳嗽，呼吸困難のほか，倦怠感，筋肉痛．
・**持続期間はほとんどが7日以内**．
・胸部聴診では吸気時にfine cracklesを聴取，wheezesを聴取することもある．バチ指は認めない．

4 検査所見

❶ 血液検査所見
- 初期には末梢血好酸球の増加を認めない．好中球優位の白血球上昇を認め，遅れて**好酸球が増多**[14]．
- 赤沈亢進，血清 IgE 上昇や IL-5 上昇[17]．

❷ 画像所見
胸部単純 X 線写真では両側びまん性の浸潤影，すりガラス陰影を認める．
HRCT では両側のびまん性の肺野濃度の上昇と小葉間隔壁の肥厚（すりガラス陰影のなかに網目状に見える crazy paving appearance），気管支血管束の肥厚を認める．陰影はランダムに散在し，末梢が主体である慢性好酸球性肺炎と異なる．しばしば胸水を伴う．

❸ BAL 所見
総細胞数の増加，**好酸球の 25％以上の増加を認める**．

❹ 肺病理組織所見
急性呼吸不全を呈しており，BAL を含め急性期は行えない場合もある．肺胞壁や間質への好酸球浸潤，肺胞腔内の硝子膜形成と好酸球滲出を認める．

5 診断 [13, 17, 18]

明確な規定はなく，最初に Allen らが報告したものやその後の Cottin らのまとめを踏まえると下記になる．
- 1 カ月以内，特に 1 週間以内の急性の経過
- 両側性びまん性の肺浸潤陰影
- PaO_2 が 60 Torr 以下の低酸素血症（P/F ratio ＜ 300，室内気で SpO_2 ＜ 90％）
- BAL 液中の著明な好酸球増多（＞ 25％）

当初アレルギー素因はもたない，と言われていたが，その後 CEP 同様にアレルギー素因をもつと報告されるようになった[19]．

6 治療と予後

- 自然寛解例もあるが多くは進行性に呼吸不全をきたすために，ステロイド治療の対象となる．
- メチルプレドニゾロン 1,000 mg パルス療法を 3 日間行い，その後，後療法としてプレドニゾロン 40〜60 mg を内服する．初期量を 2〜4 週間投与し，5〜10 mg ずつ 2〜4 週ごとに漸減していく．
- 人工呼吸管理が必要となることも多い[14]．
- 画像的改善は 1〜2 カ月で認め，肺機能もおおよそ正常まで戻る[14]．

アレルギー性気管支肺アスペルギルス症
(allergic broncho-pulmonary aspergillosis：ABPA)

真菌が関与するが，病態はアレルギー性疾患である．喘息では鑑別にあげる！

1 概念 [20, 21]

- アスペルギルスやほかの真菌の気道内持続感染に対するアレルギー反応を基礎として発症する．くり返す炎症と粘液栓（mucoid impaction）により気管支拡張や線維化を呈する．
- 喘息患者の1～2％がABPAであると言われる．重症喘息に関して言えば21％程度．
- 喘息やアスペルギルスへの過敏性があっても，実際ABPAを発症するのは少数．欧米では囊胞性線維症（cystic fibrosis：CF）でも合併することから，真菌を排除しづらい宿主の素因も関与すると思われる．宿主の素因があり過剰反応として，また菌糸が気道粘膜を障害することで直接的な刺激により発症．
- 総IgE・アスペルギルス特異的IgEの上昇，好酸球性炎症，気道のリモデリングが起こる．

2 症状・検査所見

wheezeなど喘息様の症状のほか，固形成分を有するような茶色痰，血痰，倦怠感を伴う．

❶ 血液検査所見
- 末梢血白血球数増多，好酸球の増多．
- **総IgE上昇は活動性の指標にもなり，30～50％の改善を軽快とする**[21]．アスペルギルスに対する特異的IgE（RAST：radio-allergo-sorbent test）陽性．

❷ 画像所見
- 移動する一過性の浸潤影を呈する．胸部X線でのfinger-in-glove sign[22]（mucoid impactionにより広めの気管支が詰まり手指状に浸潤影が中枢より広がる様子）が有名である．HRCTでは中枢性の気管支拡張像，mucoid impaction，tree in budを含めさまざまな陰影を呈する．
- 一般的に気管支拡張像とは気管支が伴走する肺動脈よりも拡張する，もしくは末梢に向かって細くならない状態[23]であり，signet ring signを呈する[24]．通常は伴走する肺動脈と気管支内腔の比は0.62程度[25]．

❸ 喀痰検査
- 典型的に茶色の粘液栓が喀出されるのは47％で，血痰の既往も44％で見られる[26]．
- 喀痰培養でアスペルギルスを認めることはあるが他疾患でも認め，診断上有用ではない[21]．60～100％でアスペルギルスが陽性となる．喀痰中の好酸球の増多も認める．

❹ 皮膚反応 [21]
- 即時型および遅延型反応は，ほぼ全例（75～100％）で陽性[26]．最初の1時間は15分ごとに判定，その後6～8時間時点でも判定し，即時型のⅠ型反応と遅延型のⅢ型反応を評価する．プリックテストより皮内テストの方が感度は良い．

4．肺好酸球増多症　257

3 診断

気管支喘息と診断され治療されている患者のなかに，ABPAが含まれている．
・末梢血好酸球が多い（通常の気管支喘息では2,000/μL以上になることは少ない）．
・画像的に中枢の気管支拡張を伴う．
・肺炎を疑って抗菌薬治療を行っても浸潤影が改善しない．
上記のような場合にABPAを疑う．

❶ 診断基準

定まった診断基準はない．Rosenbergが1977年に提唱した基準[27]をPatterson, Greenbergerらが改定した基準[20]が最も有用．CFにおけるABPAについては別にCystic Fibrosis Foundationより基準が提唱されている[28]．いずれも提案された基準であり必ず合致しなければならないわけではない．

■ Patterson, Greenbergerらの診断基準

喘息症例において，下記すべてを満たす．

● ABPA-S（seropositive：血清陽性）
　①喘息
　②Aspergillus種もしくはA. fumigatusに対する即時型皮膚反応
　③血清総IgE＞417 kU/L（＝1,000 ng/mL）
　④A. fumigatusに対する特異的IgE上昇および・もしくは特異的IgG上昇
　⑤胸部浸潤影（必須ではない）

● ABPA-CB（central bronchiectasis：中枢性気管支拡張）では上記に加えて下記
　⑥中枢性気管支拡張（CTで内側2/3の範囲）
　⑦血清A. fumigatus沈降抗体陽性（必須ではない）

Rosenbergの基準ではほかに末梢好酸球＞500/μL，くり返し喀痰からアスペルギルスを検出すること，茶色の喀痰排出，遅発型皮膚反応陽性，も含まれていた．

つまり診断に必要なのは喘息の診断，プリックテスト（or 皮内テスト），採血で総IgE・アスペルギルス特異的IgE・アスペルギルス抗体，胸部X線・CTである．総IgE＞417 IU/mLではoverdiagnosisになり得，1,000 IU/mLをstandardにしている文献も多い[21]．

❷ 臨床病期

治療法の選択のためにPattersonらのステージングが提唱されている（表2）[20]．

4 治療

治療の目標は症状のコントロールと，肺の破壊の抑制である．

治療の主体はステロイドである．総IgE値を指標に治療するが，寛解でも正常範囲になるとは限らない．また25〜50％は再燃する[21, 26]．

❶ ステロイド治療

定まったレジメンはない．**低容量からの治療ではより再燃やステロイド依存性をもたらす**

表2 ● アレルギー性気管支肺アスペルギルス症（ABPA）の臨床病期

病　期	画像所見	総IgE
Ⅰ　急性期	上葉・中葉に陰影	上昇
Ⅱ　寛解	なし	35〜50％の低下
Ⅲ　増悪	上葉・中葉に陰影	倍増
Ⅳ　ステロイド依存	なし	ステロイド依存喘息では上昇しない
Ⅴ　末期	気管支拡張，線維化	多くは上昇

文献20より引用

可能性がある[21]．ステロイド治療の対象となるのはⅠ，Ⅲ，Ⅳ期．
　プレドニゾロン0.5〜1 mg/kgを2週継続し，その後5〜10 mgを2週ごと程度で漸減する．総投与期間は3〜6カ月程度．別なレジメンとして，プレドニゾロン0.75 mg/kg 6週間，0.5 mg/kg 6週間，その後5 mgを6週ごとに漸減していくものがある[26]．
・治療効果の指標は**血清総IgE値**で，症状の改善と画像所見の改善が得られる場合には，**総IgE値も35％以上の低下**を示す．
・吸入ステロイドは喘息症状のコントロールには有効だが，効果は乏しいとする文献もある[29]．経口ステロイドが低容量に漸減できたときに，喘息に対して使用を開始する方法もある[21]．

❷ 抗真菌薬

　イトラコナゾールの併用によってステロイドの減量，運動耐用能の改善，画像所見の改善，**血清IgEの低下**が有意に得られる[30,31]．しかし効果は一定しておらず副作用もあるため最初からの併用は勧めない文献もある[21]．IDSAのガイドラインではステロイド減量効果などから併用を推奨している[32]．**欧米でのエビデンスであり本邦では保険適応もないため，当科では最初からは投与しない**．
　投与レジメンはイトラコナゾール200 mg/日を16週間[30]．

好酸球性多発血管炎性肉芽腫症（eosinophilic granulomatosis with polyangiitis：EGPA）

1　概念

　アレルギー性肉芽腫性血管炎とChurg-Strauss症候群が，2011年Chapel Hill会議で**EGPA**という呼び方に変更された[33]．顕微鏡的多発血管炎（microscopic polyangiitis：MPA），多発血管炎性肉芽腫症（granulomatosis with polyangiitis：GPA，Wegener肉芽腫症より変更），EGPAの3つが**ANCA（antineutrophil cytoplasmic antibody）関連血管炎**となり，そのなかでは一番稀である．本疾患はChurgとStraussが初めて記載したもので，気管支喘息や鼻アレルギーが先行する，肺を中心とした多臓器への好酸球浸潤と壊死性血管炎，肉芽腫を特徴とする疾患である．
　ANCA関連血管炎のなかでは欧米ではGPAが最も多いのに対し日本ではMPAが最多．こうした違いから他国のエビデンスや診断基準などすべてを日本で適用できるわけではなく，日本独自のガイドラインが存在する[34]．日本においては「ANCA関連血管炎の診療ガイドラ

イン」[34] が参考となるほか，EULARの推奨もある[35]．

2 疫学[36]

- 正確な頻度はわかっていないが，気管支喘息患者において34.6例／100万人／年程度の発症率と考えられている[37]．日本では17.8/100万人の有病率[38]．
- 年齢は55歳前後の中年が多く，若年は少ない[38]．1：2で女性にやや多い[38]．

3 臨床症状

- 気管支喘息・副鼻腔炎症状が先行し，8〜10年で血管炎症状が出現してくることが多い[36,39]．コントロール不良の喘息として全身ステロイドを要し，血管炎の出現とともにさらに悪化することが多い．耳鼻領域の上気道症状も48％で認め，末梢神経炎（しびれなど）は51％で認める[40]．耳炎から感音性難聴となる例が1割弱報告される[41]．
- 皮膚所見も重要で，半数以上は所見を有する．有痛性の皮下結節で，特に前腕や肘，足に多い．ほかに紫斑なども認める．
- 腹部症状も頻度は多く3割近くで認める[36]．好酸球性腸炎による腹痛，下痢，血便など．
- 予後不良となるのは心血管病変．EGPAによる心不全がある場合は3倍の死亡率[36]．静脈血栓症も8％で認める[42]．
- ほかに体重減少や発熱などが多いが，血管炎の分布により臓器の虚血症状をきたすため症状は多彩．

4 検査所見

❶ 血液検査

- 末梢血好酸球増多（白血球総数の10％以上）を認める．ただステロイドに反応して速やかに末梢血より消失するため，喘息のため既にステロイドが使用されている場合には必ずしも認められない．総IgE上昇やリウマトイド因子が陽性になる例は多い．
- p-ANCA（perinuclear anti-neutrophil cytoplasmic antibody：核周囲型抗好中球細胞質抗体，MPO-ANCA）は50％で陽性になり，c-ANCA（cytoplasmic anti-neutrophil cytoplasmic antibody：細胞質型抗好中球細胞質抗体，PR3-ANCA）が陽性となるのは2.5％のみ[38]．

❷ 画像検査[43]

肺好酸球増多症として胸部X線やCTでは**末梢性の移動性の浸潤影や結節影**を呈する．HRCTでは**GGO**を認めるほか，好酸球性心筋炎による**心不全・心拡大**も認める．特別な陰影はない．

他臓器では，頭部CTで**副鼻腔炎**，造影MRIで**心筋障害**を認める．

5 診断

大切なことはEGPAを疑うこと．**気管支喘息と診断され治療されている患者のなかには，**

EGPAが含まれている．どんな場合にEGPAを疑うか？

- 喘息症状はほとんどの場合ある．喘息と診断されていた例で発熱や体重減少，しびれなどの症状が出てきた，など．
- 末梢血好酸球が多い（通常の気管支喘息では2,000/μL以上になることは少ない）．
- 典型的には成人発症の喘息と副鼻腔炎の既往をもつ患者が，好酸球著増と肺野陰影を呈してくる[43]．好酸球増多による多発単神経炎や呼吸器障害などの臓器障害を伴う[34]．
- 一見無関係にみえる全身の多彩な症状を認める（例えば脳梗塞と心不全症状と皮疹など，血管炎症候群で説明できないか？）
- ABPAより頻度はずっと少ない．
- p-ANCA陽性は約半数のみ[34]．

本邦のEGPAの診断基準とACR（American College of Rheumatology）の分類基準を参考にすることが多い．

❶ 厚生省アレルギー性肉芽腫性血管炎の診断基準[34]

1 主要臨床所見
①気管支喘息あるいはアレルギー性鼻炎
②好酸球増多
③血管炎症状：発熱（38℃以上，2週間以上），体重減少（6カ月以内に6 kg以上），多発性単神経炎，消化管出血，紫斑，多関節痛・炎，筋肉痛，筋力低下

2 臨床経過の特徴
主要所見①，②が先行し，③が発症する．

3 組織所見
①著明な好酸球浸潤を伴う肉芽腫性またはフィブリノイド壊死性血管炎の存在
②血管外肉芽腫の存在

4 診断基準
● 確実例
①主要臨床所見3項目すべてを満たし，組織所見の1つを満たす場合
②主要臨床所見3項目を満たし，臨床経過の特徴を示す場合

● 疑い例
①主要臨床所見1項目および組織所見の1項目を満たす場合
②主要臨床所見3項目を満たすが，臨床経過の特徴を示さない場合

5 参考となる検査所見
①白血球数増加（1万/μL以上）
②血小板数増加（40万/μL以上）
③血清IgE増加（600 IU/mL以上）
④MPO-ANCA陽性
⑤リウマトイド因子陽性
⑥胸部X線所見にて肺浸潤影

❷ ACR の Churg-Strauss 症候群の分類基準[44]
① 気管支喘息
② 好酸球増加（白血球総数の 10％以上）
③ モノ・ポリニューロパチー
④ 胸部 X 線上での移動性陰影
⑤ 副鼻腔の異常
⑥ 生検での血管外への好酸球浸潤を伴う血管の確認
　上記 6 つのうち 4 つを満たせば感度 85％・特異度 99.7％で EGPA に分類．

6 治療[34]

疫学的違いから「ANCA 関連血管炎の診療ガイドライン」をベースに治療を考えることが多い．ほとんどの患者はステロイド治療の対象となる．予後予測の five-factor score[45] で 1 点以上だった場合はステロイドと免疫抑制薬の併用[46]，0 点ではステロイド単剤から治療[47] としているものもあるが，本邦のガイドラインではあまり重視していない．下記に呼吸器内科で扱う病型の概要をとりあげる．

◆ 寛解維持療法
● 軽症例
肺出血を認めない肺線維症型など．PSL 0.3～0.6 mg/kg より開始．免疫抑制薬は AZA などを適宜併用．
● 重症例
肺腎型（限局性肺出血または広範囲間質性肺炎と腎炎の合併），全身血管炎型（3 臓器以上の障害）．
ステロイドパルス（mPSL 1 g 3 日間）の後 PSL 0.6～1.0 mg/kg で治療．IVCY（0.5～0.75 g/m^2）も 4 週間以内に併用開始し，3～4 週ごとに合計 3～6 回投与する．
● 最重症例
びまん性肺出血型，抗 GBM 抗体陽性例，治療抵抗性例．
重症例と同様のステロイドパルス，IVCY に加えて血漿交換（2～3 L 3 日間）を行う．ANCA 自体により肺胞が傷害され出血しているので[48]，血漿交換に伴う抗凝固により助長される出血を考慮しても血漿交換が有用と思われる[49]．

7 予後

・ステロイドに対する反応は一般的に良好で，予後不良因子をもたず治療にかかれた例は予後良好．
・予後予測因子として有名なのは five-factor score．2011 年に改定され，具体的には①尿蛋白 1 g＞日，②重症消化管障害，③心筋症，④Cre＞1.58 mg/dL，⑤目・鼻・喉の障害がないこと，の 5 項目．ANCA 関連血管炎全体について，5 年死亡率は 0 点で 9％，1 点で 21％，2 点以上で 40％である[45]．
・EGPA 全体で見れば，5 年生存率は 97％，10 年でも 89％程度[36]．

その他の末梢血の好酸球増多をきたす肺疾患

1 感染症

❶ コクシジオイデス症[50, 51]

- 真菌の *Coccidioides immitis* による．**感染症法では4類に分類され，輸入感染症として位置づけられている**．米国（アリゾナ・カリフォルニア・ニューメキシコや，メキシコ・アルゼンチンの乾燥地域）が浸淫地域で，環境からの吸入により感染する．**潜伏期は7～21日で，帰国後の発症例が多い**．
- 急性肺コクシジオイデス症では咳嗽，発熱，胸痛，ときに血痰や関節痛を訴える．末梢血白血球数は正常から軽度上昇にとどまるが，約1/4に好酸球増多を認める．画像上は急性肺炎像を示す．免疫抑制状態では播種型を呈する．
- 慢性肺コクシジオイデス症は急性期症状に乏しく，数ヵ月後以降に数cm大の陰影や空洞性病変を認める．
- 診断は病理学的な菌体成分の確認，菌の分離あるいは血清抗体価測定によるが，培地より飛散しやすく，微生物検査技師の二次感染の報告があるため，本性を疑った場合は一般の病院で検体の培養を行うのは推奨されない．コロニーが培地で見られたら，密封して専門家に相談する．
- 特徴的な所見はない．**本症を診断するうえでは浸淫地への旅行歴を聞き出すことが最も重要．経過観察する場合もあるが，基本的に肺病変を認めれば急性でも慢性でもITCZやFLCZでの治療適応**．
- ブラジルに多発するパラコクシジオイデス症は *Paracoccidioides brasiliensis* によるもので，同様に末梢血好酸球増多を伴うが，別の菌種である．

❷ 寄生虫感染症

- 回虫，糞線虫，鉤虫の肺への移行

  移動性陰影を呈し，Löffler症候群とも呼ぶ．イヌ・ネコ回虫の虫卵が家畜に摂取され，それらの肝臓や肉の生食により人間に感染．
- 肺吸虫やエキノコッカス，条虫類などの肺への直接浸潤
- 幼虫や虫卵の肺への血行性散布
- 熱帯性肺好酸球増多症

  フィラリア症（バンクロフトおよびマレー糸状虫）による．フィラリアに対する抗体値の上昇を確認．

2 薬剤性肺障害

第6章3 薬剤性肺障害の項を参照のこと．

アスピリン・NSAIDs，抗けいれん薬，抗菌薬などのほか，ケイ酸アルミニウム，ヘロイン・コカイン・マリファナ吸入などが被疑薬にあがる．

3 その他

● **特発性好酸球増多症（idiopathic hypereosinophilic syndrome：iHES）**

　原因不明の好酸球増多．ANCA陰性のEGPAとの鑑別が難しいが，一般的に喘息症状は伴わない．

● **悪性腫瘍**

　リンパ腫，白血病に限らず，固形腫瘍でも肺転移により肺の好酸球増多をきたすことがある．

<文献>

1) Allen JN & Davis WB：Eosinophilic lung diseases. Am J Respir Crit Care Med, 150（5 Pt 1）：1423-1438, 1994
2) Carrington CB, et al：Chronic eosinophilic pneumonia. N Engl J Med, 280（15）：787-798, 1969
3) Marchand E, et al：Idiopathic chronic eosinophilic pneumonia and asthma：how do they influence each other? Eur Respir J, 22（1）：8-13, 2003
4) 望月吉郎，他：慢性好酸球性肺炎の予後の検討．日呼吸会誌，40（11）：851-855, 2002
5) Gaensler EA & Carrington CB：Peripheral opacities in chronic eosinophilic pneumonia：the photographic negative of pulmonary edema. AJR Am J Roentgenol, 128（1）：1-13, 1977
6) Marchand E & Cordier JF：Idiopathic chronic eosinophilic pneumonia. Orphanet J Rare Dis, 1：11, 2006
7) Mayo JR, et al：Chronic eosinophilic pneumonia：CT findings in six cases. AJR Am J Roentgenol, 153（4）：727-730, 1989
8) Arakawa H, et al：Bronchiolitis obliterans with organizing pneumonia versus chronic eosinophilic pneumonia：high-resolution CT findings in 81 patients. AJR Am J Roentgenol, 176（4）：1053-1058, 2001
9) 望月吉郎，他：慢性好酸球性肺炎（CEP）．日本胸部臨床，3：237-245, 2011
10) Marchand E, et al：Idiopathic chronic eosinophilic pneumonia. A clinical and follow-up study of 62 cases. The Groupe d'Etudes et de Recherche sur les Maladies "Orphelines" Pulmonaires （GERM "O" P）. Medicine（Baltimore）, 77（5）：299-312, 1998
11) Pala G, et al：Occupational nonasthmatic eosinophilic bronchitis：current concepts. Med Lav, 103（1）：17-25, 2012
12) Watanabe N：A case of eosinophilic pneumonia successfully treated with suplatast tosilate alone. Int Arch Allergy Immunol, 149 Suppl 94-101, 2009
13) Allen JN, et al：Acute eosinophilic pneumonia as a reversible cause of noninfectious respiratory failure. N Engl J Med, 132（3 Pt 1）：569-574, 1989
14) Philit F, et al：Idiopathic acute eosinophilic pneumonia：a study of 22 patients. Am J Respir Crit Care Med, 166（9）：1235-1239, 2002
15) Rom WN, et al：Acute eosinophilic pneumonia in a New York City firefighter exposed to World Trade Center dust. Am J Respir Crit Care Med, 166（6）：797-800, 2002
16) Shorr AF, et al：Acute eosinophilic pneumonia among US Military personnel deployed in or near Iraq. JAMA, 292（24）：2997-3005, 2004
17) Cottin V & Cordier JF：Eosinophilic pneumonias. Allergy, 60（7）：841-857, 2005
18) 間藤尚子，杉山幸比古：好酸球性肺炎．医学と薬学，69（2）：235-241, 2013
19) Hayakawa H, et al：A clinical study of idiopathic eosinophilic pneumonia. Chest, 105（5）：1462-1466, 1994
20) Greenberger PA：Allergic bronchopulmonary aspergillosis. J Allergy Clin Immunol, 110（5）：685-692, 2002
21) Agarwal R：Allergic bronchopulmonary aspergillosis. Chest, 135（3）：805-826, 2009
22) Martinez S, et al：Mucoid impactions：finger-in-glove sign and other CT and radiographic features. Radiographics, 28（5）：1369-1382, 2008
23) Pasteur MC, et al：British Thoracic Society guideline for non-CF bronchiectasis. Thorax, 65 Suppl 1：i1-58, 2010
24) Ouellette H：The signet ring sign. Radiology, 212（1）：67-68, 1999
25) Kim JS, et al：Bronchoarterial ratio on thin section CT：comparison between high altitude and sea

level. J Comput Assist Tomogr, 21（2）：306-311, 1997
26) Agarwal R, et al：Allergic bronchopulmonary aspergillosis：lessons from 126 patients attending a chest clinic in north India. Chest, 130（2）：442-448, 2006
27) Rosenberg M：Clinical and Immunologic Criteria for the Diagnosis of Allergic Bronchopulmonary Aspergillosis. Ann Intern Med, 86（4）：405-414, 1977
28) Stevens DA, et al：Allergic bronchopulmonary aspergillosis in cystic fibrosis-state of the art：Cystic Fibrosis Foundation Consensus Conference. Clin Infect Dis, 37 Suppl 3：S225-264, 2003
29) Inhaled beclomethasone dipropionate in allergic bronchopulmonary aspergillosis. Report to the Research Committee of the British Thoracic Association. Br J Dis Chest, 73（4）：349-356, 1979
30) Stevens DA, et al：A randomized trial of itraconazole in allergic bronchopulmonary aspergillosis. N Engl J Med, 342（11）：756-762, 2000
31) Pasqualotto AC, et al：The effects of antifungal therapy on severe asthma with fungal sensitization and allergic bronchopulmonary aspergillosis. Respirology, 14（8）：1121-1127, 2009
32) Walsh TJ, et al：Treatment of aspergillosis：clinical practice guidelines of the Infectious Diseases Society of America. Clin Infect Dis, 46（3）：327-360, 2008
33) Jennette JC, et al：2012 revised International Chapel Hill Consensus Conference Nomenclature of Vasculitides. Arthritis Rheum, 65（1）：1-11, 2013
34) 尾崎承一，他：ANCA関連血管炎の診療ガイドライン．厚生労働省難治性疾患克服研究事業，2011
35) Mukhtyar C, et al：EULAR recommendations for the management of primary small and medium vessel vasculitis. Ann Rheum Dis, 68（3）：310-317, 2009
36) Moosig F, et al：A vasculitis centre based management strategy leads to improved outcome in eosinophilic granulomatosis and polyangiitis（Churg-Strauss, EGPA）：monocentric experiences in 150 patients. Ann Rheum Dis, 72（6）：1011-1017, 2013
37) Harrold LR, et al：Incidence of Churg-Strauss syndrome in asthma drug users：a population-based perspective. J Rheumatol, 32（6）：1076-1080, 2005
38) Sada KE, et al：A nationwide survey on the epidemiology and clinical features of eosinophilic granulomatosis with polyangiitis（Churg-Strauss）in Japan. Mod Rheumatol, 24（4）：640-644, 2014
39) Cottin V, et al：Persistent airflow obstruction in asthma of patients with Churg-Strauss syndrome and long-term follow-up. Allergy, 64（4）：589-595, 2009
40) Comarmond C, et al：Eosinophilic granulomatosis with polyangiitis（Churg-Strauss）：clinical characteristics and long-term followup of the 383 patients enrolled in the French Vasculitis Study Group cohort. Arthritis Rheum, 65（1）：270-281, 2013
41) Bacciu A, et al：Ear, nose and throat manifestations of Churg-Strauss syndrome. Acta Otolaryngol, 126（5）：503-509, 2006
42) Allenbach Y, et al：High frequency of venous thromboembolic events in Churg-Strauss syndrome, Wegener's granulomatosis and microscopic polyangiitis but not polyarteritis nodosa：a systematic retrospective study on 1130 patients. Ann Rheum Dis, 68（4）：564-567, 2009
43) Vaglio A, et al：Eosinophilic granulomatosis with polyangiitis（Churg-Strauss）：state of the art. Allergy, 68（3）：261-273, 2013
44) Masi AT, et al：The American College of Rheumatology 1990 criteria for the classification of Churg-Strauss syndrome（allergic granulomatosis and angiitis）. Arthritis Rheum, 33（8）：1094-1100, 1990
45) Guillevin L, et al：The Five-Factor Score revisited：assessment of prognoses of systemic necrotizing vasculitides based on the French Vasculitis Study Group（FVSG）cohort. Medicine（Baltimore）, 90（1）：19-27, 2011
46) Cohen P, et al：Churg-Strauss syndrome with poor-prognosis factors：A prospective multicenter trial comparing glucocorticoids and six or twelve cyclophosphamide pulses in forty-eight patients. Arthritis Rheum, 57（4）：686-693, 2007
47) Ribi C, et al：Treatment of Churg-Strauss syndrome without poor-prognosis factors：a multicenter, prospective, randomized, open-label study of seventy-two patients. Arthritis Rheum, 58（2）：586-594, 2008
48) Falk RJ & Jennette JC：ANCA Are Pathogenic-Oh Yes They Are! J Am Soc Nephrol, 13（7）：1977-1979, 2002
49) Klemmer PJ, et al：Plasmapheresis therapy for diffuse alveolar hemorrhage in patients with small-vessel vasculitis. Am J Kidney Dis, 42（6）：1149-1153, 2003
50) 渡邉哲，亀井克彦：輸入真菌症．呼吸，31（12）：1106-1010，2012
51) 樽本憲人，他：旅行者真菌症．臨床と微生物，38（2）：167-172，2011

第7章 自己免疫が関係する肺病変

1 膠原病に伴う肺病変

髙井基央

診療のコツ

▶ 間質性肺炎を疑ったときに膠原病をどう検索していくか

▶ 膠原病患者において間質影を認めたら何をするかを理解しておく

1 概論[1]

❶ 間質性肺炎が膠原病と関連しているかどうか

- 間質性肺炎（interstitial pneumonia：IP）には**特発性間質性肺炎群（IIPs）**と膠原病を代表とする**二次性のIP**がある．膠原病が潜んでいるかどうかで原疾患への治療介入や薬剤選択が異なってくるため，呼吸器内科医は膠原病にも精通している必要がある．
- 二次性のIPとしては膠原病関連のほか，職業・環境によるもの（過敏性肺炎など），薬剤性肺炎，放射線肺炎，感染によるものに分かれる．膠原病関連のIPでないかどうか，**表**を参考に診療する．

表● 間質性肺炎を疑ったときの初診時チェックリスト

		おさえるポイント
問　診		咳嗽・息切れの程度，筋痛，レイノー現象，Sicca症状（口腔乾燥・眼球乾燥），既往歴（特に結核・抗酸菌），薬剤歴
身体所見	手：	手指関節炎の有無，Gottron丘疹（手指関節伸側の落屑を伴う紅斑），爪囲紅斑（mechanic's hand），爪床内出血（nail fold bleeding），爪床延長，手指の皮膚硬化・それが前腕まで広がっているかどうか
	四肢：顔：	近位筋の把握痛，Gottron徴候（肘・膝などの紅斑） Heliotrope疹（上眼瞼の浮腫性紅斑），ショールサイン（首周囲の紅斑）
検　査		各種自己抗体，KL-6，赤沈，フェリチン，必要ならDLST，尿一般・沈渣，胸部X線，HRCT
	免疫抑制状態では	各種培養，β-Dグルカン，カンジダマンナン抗原・ガラクトマンナン抗原（アスペルギルス）・クリプトコックス抗原，CMVアンチゲネミア・ウイルス抗体，喀痰PCP LAMP法

身体所見では通常のバイタルサイン・聴診のほか，まず手である．RA・PM/DM・SScに関連した所見を探す．必要に応じてBALを行う．リンパ球優位の細胞増加を認めればステロイド治療の反応性が期待できるほか，BAL検体で感染症検査，肺胞出血の有無の確認ができる

診療のフローチャート

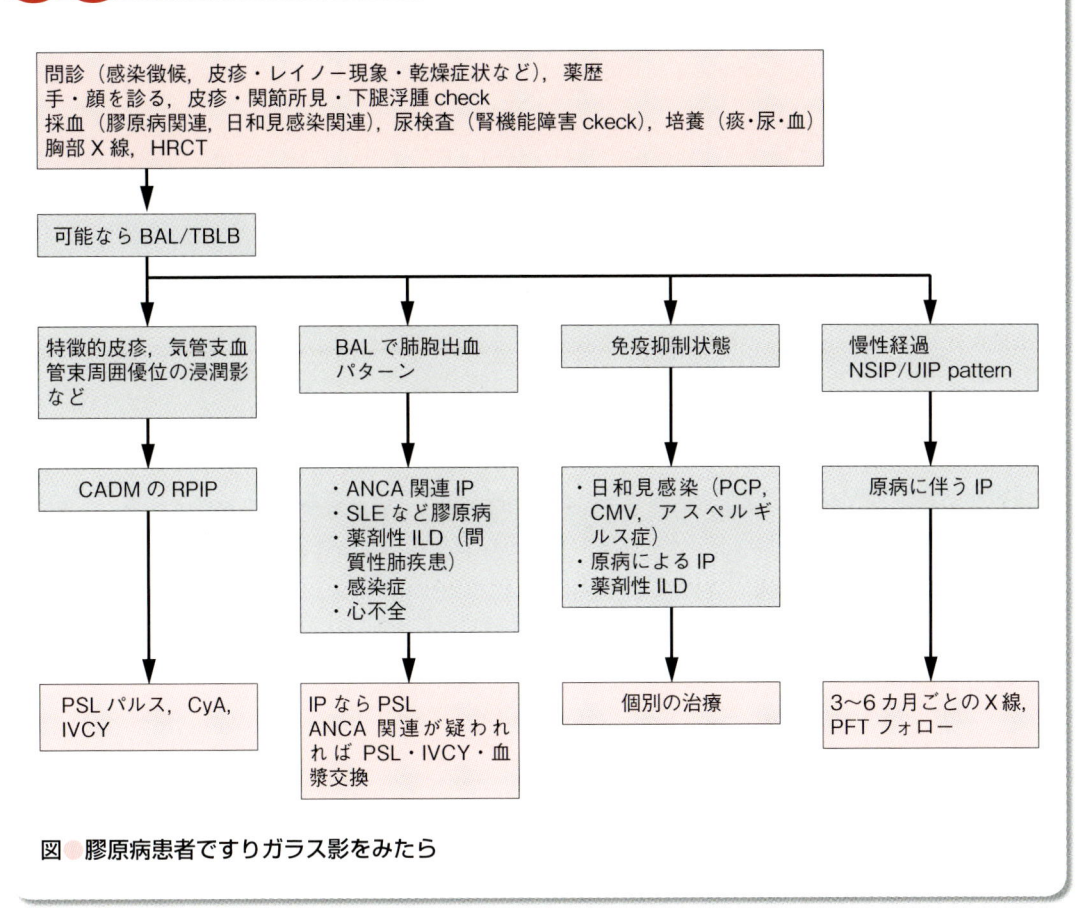

問診（感染徴候，皮疹・レイノー現象・乾燥症状など），薬歴
手・顔を診る，皮疹・関節所見・下腿浮腫 check
採血（膠原病関連，日和見感染関連），尿検査（腎機能障害 ckeck），培養（痰・尿・血）
胸部 X 線，HRCT

↓

可能なら BAL/TBLB

↓

特徴的皮疹，気管支血管束周囲優位の浸潤影など	BAL で肺胞出血パターン	免疫抑制状態	慢性経過 NSIP/UIP pattern
CADM の RPIP	・ANCA 関連 IP ・SLE など膠原病 ・薬剤性 ILD（間質性肺疾患） ・感染症 ・心不全	・日和見感染（PCP, CMV, アスペルギルス症） ・原病による IP ・薬剤性 ILD	原病に伴う IP
PSL パルス，CyA，IVCY	IP なら PSL ANCA 関連が疑われれば PSL・IVCY・血漿交換	個別の治療	3〜6 カ月ごとの X 線，PFT フォロー

図 ● 膠原病患者ですりガラス影をみたら

❷ 膠原病患者で間質影を認めたら

　膠原病患者において急性に出現した肺炎については，①もともとの膠原病に伴う IP の出現・増悪のほかに②市中肺炎や，免疫抑制下の特殊な肺感染症，③薬剤性肺炎が鑑別にあがる．ほかに肺胞出血・肺血栓塞栓症，肺癌も画像によっては対象となる．膠原病患者ですりガラス影をみた際の対応を図に示す．

　膠原病にはしばしば間質性肺疾患が合併し，組織学的には NSIP（nonspecific interstitial pneumonia：非特異性間質性肺炎）と UIP（usual interstitial pneumonia：通常型間質性肺炎）が多い．多くの膠原病では NSIP が多いが，RA（rheumatoid arthritis：関節リウマチ）においては半数は UIP[1]．OP（organizing pneumonia：器質化肺炎）pattern も見られ通常の COP（cryptogenic organizing pneumonia：特発性器質化肺炎）と同様の予後だが，膠原病関連 OP の方が寛解率が低く再燃しやすい傾向[2]．

2 関節リウマチにおける肺疾患

　国内では RA の 10〜20％に臨床的な IP，HRCT 上であれば 60％前後に IP が認められる．ほ

かの膠原病と比較してRAにおいてはUIPの頻度が多く，予後も不良[3, 4]．診断においては「2010 ACR/EULAR関節リウマチ分類基準」を使用．

RAのIPは，高齢男性，リウマトイド因子高値例，関節外症状合併例，喫煙者に好発[5]．

MTX（メトトレキサート）やレフルノミドを使用されるために，薬剤性肺障害との鑑別も必要．

活動性がある場合にはプレドニゾロン（PSL）0.5〜1.0 mg/kgで治療を開始し，反応不良であればアザチオプリン（AZA）50〜100 mgを併用．AZAは50 mgから開始し，肝機能障害に注意しつつ100 mgに増量．

間質性肺炎で呼吸器内科を受診し，関節所見は認めないが抗CCP抗体だけが高い，という症例に会うことがある．肺病変先行型のRAと考えるが，IPに対して高用量のステロイドが使用されるために関節症状が出ないことが多い．

3 Sjögren症候群における間質性肺疾患

dry eye, dry mouthを主訴とする．腺外症状として肺病変があり，間質性肺炎，気道病変を認める．診断基準が乱立しており，日本では1999年の厚生省の診断基準（lip biopsyでのリンパ球浸潤，ガムテストなどでの唾液分泌低下，シルマーテストなどでの涙液分泌低下，抗SS-A抗体or抗SS-B抗体陽性）があるが，国際的にはACR/EULAR 2012の分類基準[6]を使用．

呼吸器の所見としては，気道過敏性亢進，間質性肺炎を認める．画像上はすりガラス影，末梢・胸膜下優位の線維化，囊胞，胸膜下小結節を認める．RA以外のほかの膠原病同様NSIPが多い．

4 多発性筋炎・皮膚筋炎における間質性肺疾患

多発性筋炎／皮膚筋炎（PM/DM）における予後規定因子はIPと悪性腫瘍．PMに伴うIPは慢性経過が多い一方，DMにおいては急速進行性間質性肺炎（RPIP：rapidly progressive interstitial pneumonia）を呈することがあり，特にclinically amyopathic DM（CADM）で多く，非常に予後不良である[7]．IPをみたら必ずこのCADM関連IP（CADM-IP）でないか考える必要がある．

診断基準はBohanとPeterの基準を用いる．
①四肢近位筋，頸部屈筋の対称性筋力低下
②筋原性酵素の上昇（CK，アルドラーゼ，AST，ALT，LDH）
③定型的筋電図所見
④病理学的な筋炎所見
　皮膚筋炎であれば　⑤典型的皮疹　も加える．

抗Jo-1抗体が皮膚筋炎の特徴的自己抗体として有名だが，最近ではほかの抗ARS抗体（抗Aminoacyl-tRNA Synthetase抗体）も保険適用で検査できるようになった．

抗ARS抗体陽性IPは，治療に対する反応は良いが，ステロイドの減量に伴い増悪しやすいことに注意．

CADMのマーカーとしては抗MDA5抗体（melanoma differentiation-associated gene 5，抗CADM-140抗体）が考えられている[8, 9]．抗ARS抗体陽性のDMに伴うRPIPと比較して

はるかに予後が悪く[10]，これが疑われる場合には最初からステロイドに加えて免疫抑制薬を併用していく[11]．

フェリチンは予後予測因子となり，1,500 ng/mL以上では予後不良と言われる[12]．

治療例

　　Day 1～3：メチルプレドニゾロン（ソル・メドロール®）　1回500 mg　1日2回 or
　　　　　　　1回1,000 mg　1日1回
　　Day 2～：シクロスポリン（CyA，ネオーラル®）　75 mg　1日2回
　　Day 4：シクロホスファミド（IVCY，エンドキサン®）　500 mg/m²　1日1回
　　Day 4～：プレドニゾロン　1日総量　1 mg/kg　1日1回か2回に分けて内服

ステロイド抵抗性が判明してから免疫抑制薬を投与しても生命予後が改善されないと考え[5,13]，CADM-IPが疑われるときは上記の3剤併用での治療から開始するのがよい．ステロイドパルスは必要に応じて翌週以降も週1セット投与する．IVCYは4週ごとで，重症であれば2週ごとに短縮し，6回が1セット[14]．

CyAは血中濃度を見て調整する．ピークが効果の指標，トラフが副作用の指標となり，トラフ200 ng/mL以上では腎機能障害が多い[15]．当科ではトラフが120（もしくは100）～150 ng/mL，投与2時間後のピークが800～1,000 ng/mL程度にしている[16]．2日程度で血中濃度が安定すると考え，開始数日後に測定し増量．入院中は同日の朝内服前と内服2時間後に採血．相互作用の多い薬剤なので，スタチン開始時などはしっかり血中濃度を見ておく．食事によって吸収が遷延するので，ピークが上がりにくいときには食前投与を行う．長期的には腎機能障害が問題となるため，当科ではCreの上昇を認めるか，上昇がなくとも2年程度で使用を中止．

3剤の治療でも効果不十分の場合には，エンドトキシン吸着療法（PMX）[17]や免疫グロブリン静注療法（IVIG）[18]，白血球除去療法（LCAP）を検討．

5　強皮症における間質性肺疾患

全身性強皮症（SSc：systemic sclerosis）はRaynaud現象，皮膚硬化，抗Scl-70抗体・抗セントロメア抗体の出現などを認める疾患である．抗Scl-70抗体陽性はdcSSc（びまん型全身性強皮症）を呈し，間質性肺炎を合併する頻度が多い[19]．

日本では2010年に「全身性強皮症診療ガイドライン」が作成されており，IPを伴うSScについても言及している[19]．

活動性を示唆するようなすりガラス影や網状影を認めるときに，治療を検討．ステロイドとシクロホスファミドの併用が多い．シクロホスファミドについてはRCTもあること[20]から日本[19]およびEULAR[21]でも推奨されている．IVCY 6回が1セットで，必要であれば後療法でAZAを使用．

重度の胃食道逆流がIPの進行に関与している可能性があり，PPIや六君子湯などの治療介入が推奨されている[19]．

6 血管炎に伴う肺疾患・肺胞出血

ANCA（anti-neutrophil cytoplasmic antibody）関連血管炎とは顕微鏡的多発血管炎（microscopic polyangiitis：MPA）と多発血管炎性肉芽腫症（granulomatosis with polyangiitis：GPA．旧名：Wegener肉芽腫症），好酸球性多発血管炎性肉芽腫症（eosinophilic granulomatosis with polyangiitis：EGPA．旧名：Churg-Strauss症候群）の3つを指す．本邦ではMPAが多く，特に他国より間質性肺炎が多い[5]．

MPAでは間質性肺炎・肺胞出血のほか急速進行性糸球体腎炎（RPGN．早期では尿所見異常，Cre上昇，CRP高値や赤沈亢進）や皮疹，関節痛，多発単神経炎を認める．

GPAが多い欧米と異なり日本ではMPAが多く，欧米と日本のエビデンスは必ずしも同等ではない．2011年に「ANCA関連血管炎の診療ガイドライン」が策定されており[22]，そちらを参考にして診療する．国際的にはThe British Society for RheumatologyとBritish Health Professionals in Rheumatologyによるガイドラインが提示されている[23]．

血管炎を分類した1994年の「Chapel Hill Consensus Conference（CHCC）」が2012年にCHCC2012として改定され[24]，WegenerやChurg-Straussといった個人名はなくす方向になっている．

治療の特徴は，ステロイドのみでなく，IVCYも積極的に使用していく点．特に重篤な腎機能障害や肺胞出血などの臓器障害を合併するときは，ステロイドパルス・IVCYのみならず初期から血漿交換を併用[22]．

肺胞出血を見たときに，ANCA関連血管炎のほか，SLE（全身性エリテマトーデス）などの膠原病，薬剤性肺障害，感染症などを鑑別にあげる．原病の治療のほか，カルバゾクロム（アドナ®）・トラネキサム酸（トランサミン®）の投与，陽圧換気を用いる．

7 免疫抑制状態での肺炎[1]

免疫抑制状態では通常考え得る細菌性肺炎などに加え，真菌症，ニューモシスチス肺炎（PCP），肺水腫，放射線性肺炎，膠原病自体に伴う間質性肺炎，などを鑑別にあげる[25]．特に膠原病では生物学的製剤が多用され，免疫抑制状態・日和見感染という捉え方が重要である．2014年に「生物学的製剤と呼吸器疾患 診療の手引き」が日本呼吸器学会より出されており参考にする[26]．生物学的製剤は宿主の炎症応答を抑制するため，発熱などの急性炎症症状や浸潤影がマスクされ，発見が遅れがちなことを認識しておく．

液性免疫不全では肺炎球菌・インフルエンザ菌・レンサ球菌などにかかりやすくなり，細胞性免疫不全であれば結核・抗酸菌，カンジダ・クリプトコックス・アスペルギルス，Pneumocystisなどの感染リスクが増大．目安としては好中球減少は500個/μL以下，液性免疫不全はγグロブリン＜500 mg/dL，細胞性免疫不全はHIVにおいてはCD4$^+$T細胞＜200個/μLと言われる[27]．

初期検査では，一般的な肺炎として喀痰検査，X線・CT，血液培養，尿中抗原検査のほか，β-Dグルカン，CMV（cytomegalovirus）アンチゲネミア，血清カンジダマンナン抗原・アスペルギルス抗原・クリプトコックス抗原が有用である．PCPやCMV，IPを疑う場合にはBALを行う．BAL液でDiff-Quik染色，ニューモシスチスPCR，CMVシェルバイアル法を行う．

アスペルギルス抗原・カンジダマンナン抗原は非特異的に上昇を認めることがある．PCPではKL-6の上昇を伴うことが多く，β-Dグルカン・KL-6の上昇を認めたらPCPを疑う[5]．

状態が悪い場合には初期治療としては緑膿菌もカバーしてTAZ/PIPC（タゾバクタム/ピペラシリン）やCFPM（セフェピム）を使用しつつ，PCPを疑う場合にはプレドニゾロン・ST合剤を併用．

生物学的製剤使用においては，結核の既往・家族歴，陳旧性結核の所見は結核併発のリスクとなる[26]．画像検査，IGRA検査（クオンティフェロン，ELISPOT）で陽性を認めれば，LTBI（潜在性結核感染症）としてINH（イソニアジド）使用を検討する．

NTM（非結核性抗酸菌）症については，結核と同じかそれ以上に注意を払う必要がある．生物学的製剤使用について言えば，菌種によるが，MAC症では有効な治療がないため，原則禁忌とされている[28]．ただcolonizationで認めるだけのこともあるため，複数回の検出など厳格な診断に基づく必要がある[28,29]．状態が良くNTM治療が長期に可能であれば，危険性をふまえたうえで生物学的製剤を検討してもよい[28]．

空洞影やすりガラス影を伴う結節影を認め，β-Dグルカン高値を認めるときは侵襲性肺アスペルギルス症を疑う[5]．可能であればTBLBなど病理学的検査が望ましい．

CMV肺炎については，免疫抑制によるウイルスの再活性化により発症する．肺門部優位の淡いすりガラス影とCMVアンチゲネミアが陽性であれば治療に踏み切ることが多い．確定診断のためにはTBLBで巨細胞や封入体を検出する必要がある．

免疫抑制状態，一般的にはPSL20 mg相当以上を1カ月以上使用している状態においてはPCP予防を行う．ST合剤1錠連日もしくは2錠隔日投与する．腎機能に問題があればST1錠隔日でもよい．薬疹などで使用できない場合は，ペンタミジン（ベナンバックス®）300 mg月1回吸入を行う．それも使用不可能であればアトバコン（サムレチール®）を選択するが薬価が高い．PSLを漸減していき，10 mg以下まで減らしたところでSTを止めることが多い．

＜文献＞

1) Lee H-K, et al：Histopathologic pattern and clinical features of rheumatoid arthritis-associated interstitial lung disease. Chest, 127：2019-2027, 2005
2) Yoo J-W, et al：Comparison between cryptogenic organizing pneumonia and connective tissue disease-related organizing pneumonia. Rheumatology（Oxford）50：932-938, 2011
3) Brown KK：Rheumatoid lung disease. Proc Am Thorac Soc, 4：443-448, 2007
4) Tsuchiya Y, et al：Lung diseases directly associated with rheumatoid arthritis and their relationship to outcome. Eur Respir J, 37：1411-1417, 2011
5) 「膠原病の肺合併症 診療マニュアル」（宮坂信之/編），医薬ジャーナル社，2012
6) Shiboski SC, et al：American College of Rheumatology classification criteria for Sjögren's syndrome：a data-driven, expert consensus approach in the Sjögren's International Collaborative Clinical Alliance cohort. Arthritis Care Res（Hoboken）, 64：475-487, 2012
7) Gerami P, et al：A systematic review of adult-onset clinically amyopathic dermatomyositis（dermatomyositis siné myositis）：a missing link within the spectrum of the idiopathic inflammatory myopathies. J Am Acad Dermatol, 54：597-613, 2006
8) Sato S, et al：Autoantibodies to a 140-kd polypeptide, CADM-140, in Japanese patients with clinically amyopathic dermatomyositis. Arthritis Rheum, 52：1571-1576, 2005
9) Hamaguchi Y, et al：Clinical correlations with dermatomyositis-specific autoantibodies in adult Japanese patients with dermatomyositis：a multicenter cross-sectional study. Arch Dermatol, 147：391-398, 2011

10) Mukae H, et al：Clinical differences between interstitial lung disease associated with clinically amyopathic dermatomyositis and classic dermatomyositis. Chest, 136：1341-1347, 2009
11) Kameda H, et al：Combination therapy with corticosteroids, cyclosporin A, and intravenous pulse cyclophosphamide for acute/subacute interstitial pneumonia in patients with dermatomyositis. J Rheumatol, 32：1719-1726, 2005
12) Gono T, et al：Increased ferritin predicts development and severity of acute interstitial lung disease as a complication of dermatomyositis. Rheumatology（Oxford）, 49：1354-1360, 2010
13) Takada K, et al：Step-up versus primary intensive approach to the treatment of interstitial pneumonia associated with dermatomyositis/polymyositis：a retrospective study. Mod Rheumatol, 17：123-130, 2007
14) Yamasaki Y, et al：Intravenous cyclophosphamide therapy for progressive interstitial pneumonia in patients with polymyositis/dermatomyositis. Rheumatology（Oxford）, 46：124-130, 2007
15) Min DI, et al：Cyclosporine trough concentrations in predicting allograft rejection and renal toxicity up to 12 months after renal transplantation. Pharmacotherapy, 18：282-287, 1998
16) Kotani T, et al：Early intervention with corticosteroids and cyclosporin A and 2-hour postdose blood concentration monitoring improves the prognosis of acute/subacute interstitial pneumonia in dermatomyositis. J Rheumatol, 35：254-259, 2008
17) Enomoto N, et al：Possible therapeutic effect of direct haemoperfusion with a polymyxin B immobilized fibre column（PMX-DHP）on pulmonary oxygenation in acute exacerbations of interstitial pneumonia. Respirology, 13：452-460, 2008
18) Bakewell CJ & Raghu G：Polymyositis associated with severe interstitial lung disease：remission after three doses of IV immunoglobulin. Chest, 139：441-443, 2011
19) 「全身性強皮症診療ガイドライン」（全身性強皮症診療ガイドライン作成委員会／編），2010
20) Tashkin DP, et al：Cyclophosphamide versus placebo in scleroderma lung disease. N Engl J Med, 354：2655-2666, 2006
21) Kowal-Bielecka O, et al：EULAR recommendations for the treatment of systemic sclerosis：a report from the EULAR Scleroderma Trials and Research group（EUSTAR）. Ann Rheum Dis, 68：620-628, 2009
22) 「ANCA関連血管炎の診療ガイドライン」（尾崎　承，他／編），2011
23) Lapraik C, et al：BSR and BHPR guidelines for the management of adults with ANCA associated vasculitis. Rheumatology（Oxford）, 46：1615-1616, 2007
24) Jennette JC, et al：2012 revised International Chapel Hill Consensus Conference Nomenclature of Vasculitides. Arthritis Rheum, 65：1-11, 2013
25) Shorr AF, et al：Pulmonary infiltrates in the non-HIV-infected immunocompromised patient：etiologies, diagnostic strategies, and outcomes. Chest, 125：260-271, 2004
26) 「生物学的製剤と呼吸器疾患　診療の手引き」（生物学的製剤と呼吸器疾患　診療の手引き作成委員会／編），2014
27) 「成人院内肺炎診療ガイドライン」（日本呼吸器学会「呼吸器感染症に関するガイドライン作成委員会」／編），2008
28) 「関節リウマチ（RA）に対するTNF阻害薬使用ガイドライン（2014年改訂版）」，（日本リウマチ学会／編），2014
29) 日本結核病学会非結核性抗酸菌症対策委員会：肺非結核性抗酸菌症診断に関する指針-2008年．結核，83：525-526，2008
30) Johnston H & Reisz G. Changing spectrum of hemoptysis. Underlying causes in 148 patients undergoing diagnostic flexible fiberoptic bronchoscopy. Arch Intern Med, 149：1666-1668, 1989
31) Hirshberg B, et al：Hemoptysis：etiology, evaluation, and outcome in a tertiary referral hospital. Chest, 112：440-444, 1997
32) 皆川幸洋：最近10年間に当救命救急センターを受診した喀血症例60例の臨床的検討．日本臨床救急医学会雑誌，16：607-612，2013
33) Fartoukh M, et al：Early prediction of in-hospital mortality of patients with hemoptysis：an approach to defining severe hemoptysis. Respiration, 83：106-114, 2012

カンファレンスでよくある質問

Q：主訴が喀血・血痰の人が外来に来ました．結核を疑って隔離した方がいいですか？

A：どの教科書にも喀血の鑑別には肺結核が載り，結核の症状には喀血があげられています．そのため喀血で救急外来を受診すると肺結核として即隔離されるような病院もあります．確かに喀血で来院した症例を検討すると肺結核の患者はいますが，頻度は下がっています．喀血を主訴とした症例での活動性肺結核の頻度は，1989年の米国では7％の報告があります[30]が，1997年の検討では1.4％と低下しています[31]．地域的な要因を考えても，2013年の本邦の検討では活動性肺結核は60例中0例です[32]．

むしろ大量喀血では死亡率が高く，担癌患者・アルコール中毒・アスペルギローシス・広範囲陰影・人工呼吸状態・肺動脈性出血は致死的喀血のリスクです[33]．病歴から喀血量を推定して速やかに検査・治療に進むことが重要です．

喀血の鑑別疾患は肺癌・肺炎・特発性が多く，ほかに慢性気管支炎，肺アスペルギルス症，気管支拡張症，非結核性抗酸菌症，心不全，肺塞栓，気管支動脈瘤，血管炎，気道異物，胸部大動脈瘤があります．

隔離するのは感染管理・感染防御のためですが，片っ端から隔離するのではなく，隔離の必要性は病歴・救急外来の状況，画像所見などから鑑別疾患の重み付けを行い柔軟に判断すべきです．

第8章 肺循環障害

1 肺血栓塞栓症

中島 啓

診療のコツ

- 見逃されやすいが致死的な疾患であり，呼吸困難や胸痛を訴える患者を診る際に，常に頭の片隅に鑑別診断の1つとして置いておくことが大切
- 臨床的には，「突然出現した原因不明の呼吸困難/低酸素血症」や「呼吸困難/低酸素血症を呈するも，胸部画像検査で肺野に異常所見が乏しい場合」に肺血栓塞栓症を強く疑う
- 肺血栓塞栓症を疑った場合には，modified wells criteriaで検査前確率を評価し，D-ダイマーと胸部造影CTを組合わせて診断する

1 概念

致死的な疾患であり呼吸困難や胸痛の患者を診る際に，常に鑑別診断の1つにあげておくことが大切．未治療の場合は，死亡率30％と言われている[1]．悪性腫瘍はリスクファクターになるため，特に肺癌患者が呼吸困難で救急外来を受診した際に，必ず鑑別診断の1つにあげ，modified wells criteriaでPE（pulmonary thromboembolism：肺血栓塞栓症）の可能性が高ければ，造影CTを行う．

❶ 病態
- 肺動脈およびその分枝が栓子によって急性または慢性に閉塞された状態．
- **急性肺血栓塞栓症**は，急性に生じた肺動脈閉塞による循環虚脱と**換気血流不均等分布（死腔換気パターン）による急性Ⅰ型呼吸不全**．
- 慢性肺血栓塞栓症は，慢性の肺高圧と肺性心．

❷ 栓子
- 血栓が最も多い．
- 稀に腫瘍，脂肪（骨折後），空気（開心術後），菌塊（感染性心内膜炎）など．
- 血栓性栓子の場合，遠隔塞栓源からでなく，肺動脈局所における血栓形成の場合もある．

❸ 原因
- 血流の停滞 → 深部静脈血栓症（部位として下肢や骨盤内静脈）
- 血液凝固能の亢進 → 遺伝的血栓形成（protein Cあるいはprotein S欠損症など），抗リン脂質抗体症候群
- 静脈損傷 → 外科手術

診療のフローチャート

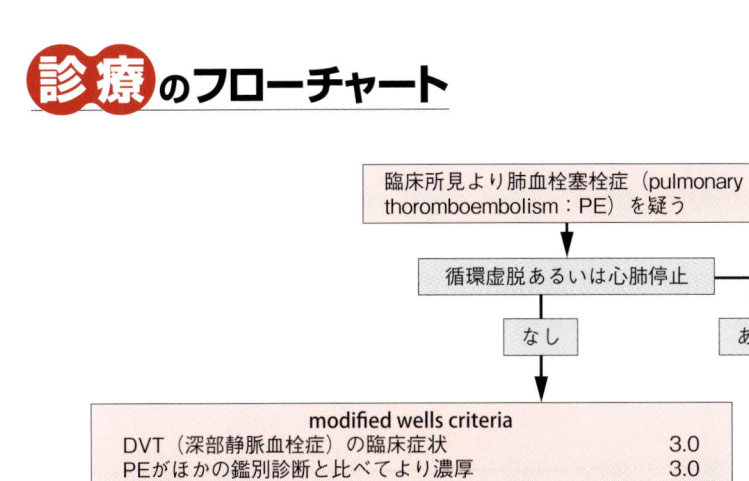

```
臨床所見より肺血栓塞栓症（pulmonary thoromboembolism：PE）を疑う
                ↓
      循環虚脱あるいは心肺停止
         ↓なし        ↓あり
                      → 循環器内科コンサルト
                         経皮的心肺補助装置の装着

modified wells criteria
DVT（深部静脈血栓症）の臨床症状         3.0
PEがほかの鑑別診断と比べてより濃厚      3.0
心拍数＞100/分                           1.5
過去4週間以内の手術もしくは3日以上の長期臥床  1.5
DVTもしくはPEの既往                      1.5
喀血                                     1.0
悪性疾患                                 1.0

  ↓                           ↓
PEの可能性低い（≦4.0）    PEの可能性高い（＞4.0）
  ↓                           ↓
D-ダイマー  ──陽性──→   造影CT
  ↓陰性                  ↓PEなし  ↓PEあり
       治療不要                   治療
```

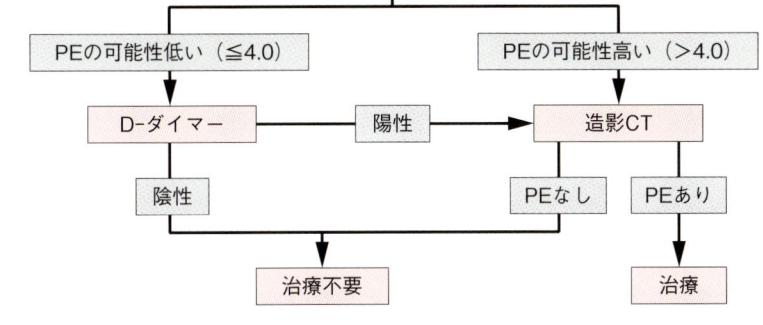

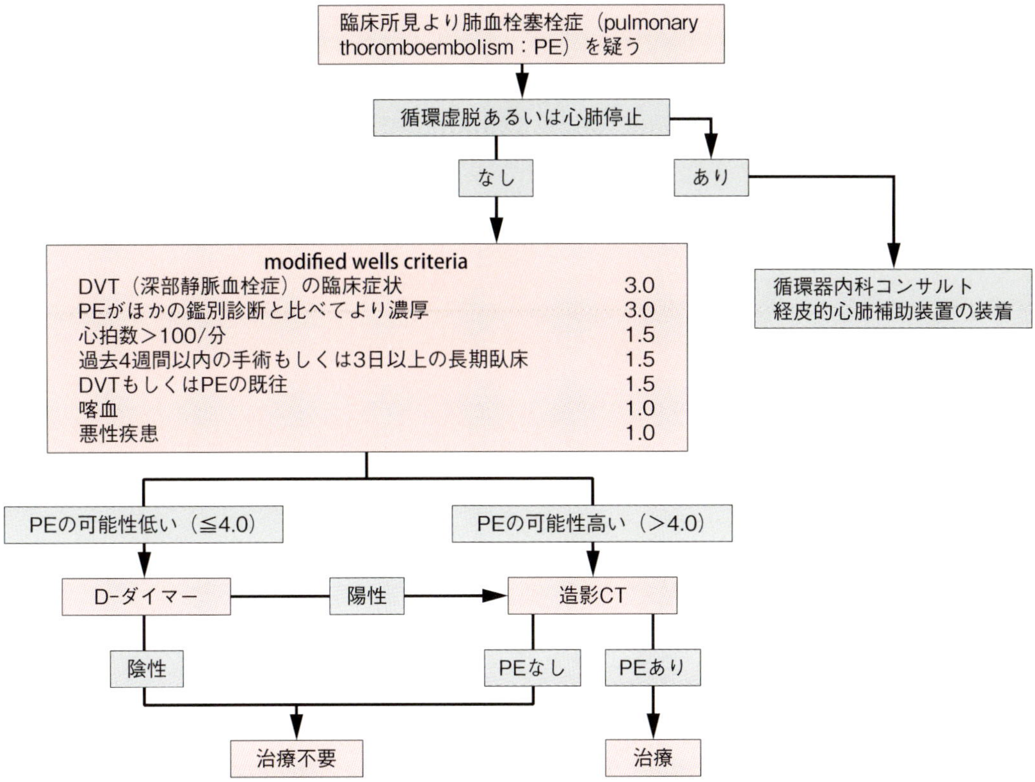

図1●肺血栓塞栓症の診療の流れ
文献2，3を参考に作成

❹ 危険因子

長期の臥床	呼吸器疾患の既往ないし併存
長時間のフライト	うっ血性心不全
最近3カ月以内の外科手術	肥満
脳血管障害	喫煙（＞25本/日）
静脈血栓症の既往	高血圧
悪性疾患	

2 急性肺血栓塞栓症の診断と治療（図1）

　特異的な症状がないため，疑わないと診断ができない．臨床的には，「**突然出現した原因不明の呼吸困難/低酸素血症**」や「**呼吸困難や頻呼吸を認めるが，原因となり得る肺野の画像所見に乏しい場合**」に，肺血栓塞栓症を疑う．

❶ 臨床症状

① 自覚症状

- 特異的なものはない．
- 急性に発症する呼吸困難と胸痛はいずれも60％以上にみられる．**呼吸困難は誘因なく出現し，持続的**．
- 本症の胸痛はいわゆるkiller chest painの1つであり，胸痛を訴える患者の初療の際には，絶対に鑑別診断から落としてはならない．
- 喀血もきたすことがあるが10％程度．血栓塞栓症のみでは喀血をきたすことはなく，**喀血がある場合は肺梗塞を伴っている**と考える．

② 身体所見

- 頻呼吸，頻脈が最も高頻度．血行動態の障害が高度の場合には意識障害，チアノーゼやショックを認める．
- バイタルサインの変化が主体で，**胸部聴診所見は特異的なものはないが**，Ⅳ音を聴取することがある．
- バチ指は認めない．

③ 検査所見

● 血液検査所見

- 特異的所見はない．白血球上昇や赤沈の亢進．
- 血清LDH・AST上昇，ビリルビンは正常が典型とされている．
- D-ダイマーは肺血栓塞栓症例の95％で上昇するとされているが，亜区域に起こった肺血栓塞栓症の場合は感度が低い．**正常値だった場合の陰性予測率は95％**[4]．測定方法により信頼性は異なり，ELISA法が正確である．D-ダイマーがELISA法で500 ng/mL未満の場合，肺血栓塞栓症の検査前確率が低ければ（modified wells criteria ≦ 4），肺血栓塞栓症は否定できる．
- 60％程度の症例でBNPの上昇を認めるが，特異的所見ではない．予後規定因子としての重要性が考えられており，メタ解析でBNP＞100 pg/mLの場合，死亡率が6倍に上昇することが示された[5]．
- 約半数においてトロポニンⅠおよびTが上昇する．BNPと共に予後判定に有効と考えられており，トロポニンⅠおよびTの上昇を認める患者では，死亡率が上昇[6]．
- 動脈血液ガス分析ではⅠ型呼吸不全．**代償性の過換気により$PaCO_2$は低下していることが多い**．

④ 画像所見

● 胸部単純X線

心拡大を認めることが多い．無気肺や肺野の何らかの異常陰影は約6割ほど，胸水は4割ほどに認める．

● 換気血流シンチグラフィー

- 血流途絶部分がcold spotとして認められる．換気は保たれる．
- 造影CTが禁忌の症例や，造影CTで診断がつかない症例に対して行う．

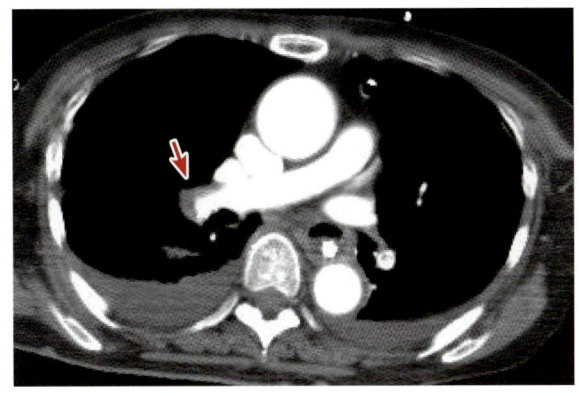

図2● 肺血栓塞栓症の造影CT像
肺動脈内に血栓（→）が認められる

● 肺動脈造影

　従来のゴールドスタンダードの検査であり，肺動脈造影が正常であれば肺血栓塞栓症は否定できる[7]．

● 造影CT

・**マルチスライスCTの使用により診断の精度が増し，肺動脈造影に代わってゴールドスタンダードになりつつある**．主肺動脈，葉動脈，区域支動脈レベルのいわゆる中枢側血栓においては，感度，特異度とも90％[8]．肺動脈の拡張，肺動脈内の造影欠損として描出される．**同時に下肢の深部静脈血栓症（DVT）の検索も行うことができ有用性が高い**．図2に肺動脈内に見られる血栓を示す．

・疑わしい症例では，冠状断や矢状断などの多断面再構成を利用して，三次元的に連続性を確認する．

・同様の症状をきたすほかの肺の異常の有無を検出するのにも有用．

● 心エコー

　右室径の増大，右室収縮能の低下，三尖弁逆流などがみられる頻度が高い[9]．右室内に血栓が描出されることもあるが頻度は低い．感染性肺塞栓の場合には三尖弁や肺動脈弁に疣贅を認めることがある．

● 下肢静脈エコー

　肺血栓塞栓症では深部静脈血栓症を約70％に認める．造影CTが禁忌の症例などで行い，静脈血栓症の有無を判定する．

5 心電図

・**洞性頻脈**を認めることが多く，modified wells criteriaの項目にも含まれている．

・ST-Tの変化が一般的にみられる．

・**有名なS1Q3T3パターン**（図3）**を認める頻度は低い**[10]．

・以下を認める場合は重症と考える[11]．

　①心房性不整脈

　②右脚ブロック

　③Ⅲ・aV$_F$でのQ波

　④前胸部誘導でのT波の陰転

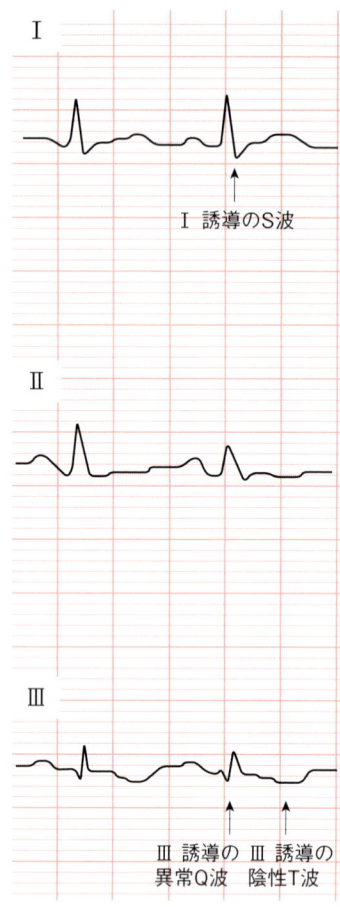

図3 ● 肺血栓塞栓症の心電図所見
S1Q3T3パターン（Ⅰ：誘導のS波とⅢ：誘導の異常Q波および陰性T波）を認める

❷ 診断

臨床所見より肺血栓塞栓症の可能性を判定する方法が提唱されており，wells criteriaが有名である．当科では，modified wells criteria[12]を用いて，症状や患者背景から肺血栓塞栓症の検査前確率を評価し，D-ダイマー，胸部造影CTを組合わせて診断している（図1）[13,14]．造影CTを使用できない症例では，換気血流シンチグラフィーや従来の肺動脈造影を検討する．

❸ 治療

肺血栓塞栓症が疑われた場合には，前述の検査を行いながらまず血行動態の安定化を図る．

肺血栓塞栓症の可能性が高ければ抗凝固療法を開始し，診断が確定したらワーファリンへ変更し抗凝固療法の維持療法へ移行する．

重症の肺血栓塞栓症においては，血栓溶解療法を考慮する．もし血栓溶解療法を行う場合は，その間抗凝固療法を中断する．

1 抗凝固療法

① ヘパリンで治療を開始する

・血行動態が不安定な場合はヘパリンの静注を行う．初回5,000単位静注後，1〜2万単位/日を持続点滴する．

・APTT〔activated partial thromboplastin time（活性化部分トロンボプラスチン時間）〕を1.5〜2.5倍程度に維持し，1週間程度投与．

② ヘパリン投与終了の3日前よりワーファリンを3〜5 mg/日を開始．

・PT-INR（prothrombine time-internal ratio）を1.5〜2.5に維持するように調節．

・PT-INRが安定したらワーファリン2〜3 mg/日程度で維持．

＊新しい抗凝固薬

低分子量ヘパリンやフォンダパリヌクスは，従来の未分画ヘパリンと比較して高価ではあるものの，作用に個人差が少なく1日1〜2回の皮下投与で済み，モニタリングが必要ないため簡便に使用できる[15]．血小板減少などの副作用も少ないため，血行動態が安定したPE患者に対して，欧米では新しい抗凝固薬として推奨されている．本邦では，2011年春からフォンダパリヌクスが肺血栓塞栓症や深部静脈血栓症の治療に使用できるようになった[16]．臨床試験の結果では，日本人においても未分画ヘパリンと同等の有効性と安全性が示されている．体重により投与量を決定し，1日1回皮下注射する．未分画ヘパリンと同様にワーファリンがコントロールできるまで継続する．腎臓から排泄されるため，腎機能には十分に注意すること．

処方
アリクストラ®（フォンダパリヌクス）
1日1回皮下注射（50 kg未満：5 mg，50 kg以上100 kg未満：7.5 mg，100 kg以上：10 mg）

③ 抗凝固療法が必要な期間
- 危険因子が可逆的である場合：3カ月間．
- 特発性の肺血栓塞栓症／静脈血栓塞栓症，先天性凝固異常症：少なくとも3カ月間．
- 癌患者，再発をきたした場合：より長期間．

2 血栓溶解療法

血行動態の不安定な広範な急性肺血栓塞栓症に行われる．日本で，保険適応があるのは組織型プラスミノーゲンアクチベータ（tissue-type plasminogen activator：t-PA，モンテプラーゼ）だけである．

● 適応[17]

低血圧（90 Torr未満）の持続	肺の血流欠損が高度
低酸素血症が高度	右室内の浮動性の血栓
右室の収縮障害	卵円孔開存

● 禁忌

脳出血の既往	最近2カ月以内の非出血性脳梗塞
頭蓋内腫瘍の存在	高血圧（200/110 Torr以上）
最近2カ月以内の頭蓋内手術または外傷	最近10日以内の手術の既往
最近6カ月以内の内臓出血	10万/μL未満の血小板減少
出血傾向	

● 投与方法
- クリアクター®注（モンテプラーゼ）2.75万単位/kg＋生理食塩水20 mLを約2分かけて静注

3 下大静脈フィルター

以下の場合には下大静脈フィルター挿入の適応．
- 抗凝固療法が禁忌．
- 十分な抗凝固療法を行っても肺血栓塞栓症を反復．
- 抗凝固療法の重大な副作用（出血をきたした例）．
- 心肺機能低下．
- 血栓除去手術の予定がある患者．

＜文献＞

1) Horlander KT, et al：Pulmonary embolism mortality in the United States, 1979-1998：an analysis using multiple-cause mortality data. Arch Intern Med, 163：1711-1717, 2003

2) 「肺血栓塞栓症および深部静脈血栓症の診断,治療,予防に関するガイドライン(2009年改訂版)」(日本循環器学会,日本医学放射線学会,日本胸部外科学会,日本血管外科学会,日本血栓止血学会,日本呼吸器学会,日本静脈学会,日本心臓血管外科学会,日本心臓病学会/編),2009
3) van Belle A, et al：Effectiveness of managing suspected pulmonary embolism using an algorithm combining clinical probability, D-dimer testing, and computed tomography. JAMA, 295(2)：172-179, 2006
4) Stein PD, et al：D-dimer for the exclusion of acute venous thrombosis and pulmonary embolism：a systematic review. Ann Intern Med, 140：589-602, 2004
5) Cavallazzi R, et al：Natriuretic peptides in acute pulmonary embolism：a systematic review. Intensive Care Med, 34：2147-2156, 2008
6) Becattini C, et al：Prognostic value of troponins in acute pulmonary embolism：a meta-analysis. Circulation, 116：427-433, 2007
7) Stein PD, et al：Reassessment of pulmonary angiography for the diagnosis of pulmonary embolism：relation of interpreter agreement to the order of the involved pulmonary arterial branch. Radiology, 210：689-691, 1999
8) Qanadli SD, et al：Pulmonary embolism detection：prospective evaluation of dual-section helical CT versus selective pulmonary arteriography in 157 patients. Radiology, 217：447-455, 2000
9) Gibson NS, et al：Prognostic value of echocardiography and spiral computed tomography in patients with pulmonary embolism. Curr Opin Pulm Med, 11：380-384, 2005
10) Panos RJ, et al：The electrocardiographic manifestations of pulmonary embolism. J Emerg Med, 6：301-307, 1988
11) Geibel A, et al：Prognostic value of the ECG on admission in patients with acute major pulmonary embolism. Eur Respir J, 25：843-848, 2005
12) Wells PS, et al：Derivation of a simple clinical model to categorize patients probability of pulmonary embolism：increasing the models utility with the SimpliRED D-dimer. Thromb Haemost, 83：416-420, 2000
13) van Belle A, et al：Effectiveness of managing suspected pulmonary embolism using an algorithm combining clinical probability, D-dimer testing, and computed tomography. JAMA, 295：172-179, 2006
14) B Taylor Thompson CAH. Diagnosis of acute pulmonary embolism. In：UpToDate, Post, TW(Ed), UpToDate, Waltham, MA, 2014
15) Quinlan DJ, et al：Low-molecular-weight heparin compared with intravenous unfractionated heparin for treatment of pulmonary embolism：a meta-analysis of randomized, controlled trials. Ann Intern Med, 140：175-183, 2004
16) Nakamura M, et al：Multidetector-row computed tomography-based clinical assessment of fondaparinux for treatment of acute pulmonary embolism and acute deep vein thrombosis in Japanese patients. Circ J, 75：1424-1432, 2011
17) Guidelines on diagnosis and management of acute pulmonary embolism. Task Force on Pulmonary Embolism, European Society of Cardiology. Eur Heart J, 21：1301-1336, 2000

カンファレンスでよくある質問

Q：肺血栓塞栓症を見逃さないためには,どのようなことに注意すればよいのでしょうか?

A：肺血栓塞栓症を見逃さないためには,次の2つが重要です.

① 呼吸困難や胸痛を訴える患者を見たら,肺血栓塞栓症を鑑別診断の1つにあげて,modified wells criteriaで疾患可能性を予測する癖をつけておくこと.

② 疾患可能性が高ければ,造影CTを躊躇しないこと.

近年マルチスライスCTによる造影CTが,診断のゴールドスタンダードになりつつあります.造影CTを行う場合は,下肢静脈も同時に撮影して深部静脈血栓症(DVT)の有無も評価しましょう.腎機能不良や造影剤アレルギーで造影CTが困難な症例では,心電図,心エコー,下肢静脈エコーや肺換気血流シンチグラフィーなど施行可能な検査を組合わせて,十分な精査を行うことが大切です.

第8章 肺循環障害

2 肺血管の先天性異常
（肺動静脈奇形，肺分画症）

青島正大

診療のコツ

- 肺動静脈奇形，肺分画症ともに疑わなければ診断できない疾患である
- 遺伝性出血性毛細血管拡張症（hereditary hemorrhagic telangiectasia：HHT，Osler-Weber-Rendu症候群）では「①鼻出血や消化管出血の反復，②比較的若年で中枢神経症状の既往，③家族歴，④胸部画像の割に低酸素血症の程度が強い」，肺分画症では「若年者で肺感染を反復する」などの所見が疑うヒントになる
- 造影CTの三次元再構築画像は両疾患に対して診断のみでなく，治療法の決定にも有用な非侵襲的検査法である
- 肺動静脈奇形（PAVM）では症状の有無と輸入動脈枝の径を参考に治療適応を判断する

肺動静脈奇形（pulmonary arterio-venous malformation：PAVM）

1 概念と疫学・病因

肺動脈と肺静脈の短絡であり，**右→左シャントのために低酸素血症をきたす**病態．

先天性肺動静脈奇形は，胎児期の血管発生の異常による．これらの症例の多くは常染色体優性の遺伝形式を呈するHHT（Osler-Weber-Rendu症候群）である[1〜3]．一般に新生児期には動静脈奇形は明らかではなく，成長加齢とともに大きくなっていく．HHTでは16歳までに約70％が何らかの症状や画像所見を呈し，40歳までに90％以上で所見を呈する．

有病率は5,000〜8,000人に1人で人種差がある[4,5]．

- HHTでは約半数に肺動静脈奇形，1/3の肝の動静脈奇形，10％に脳動静脈奇形を伴う[6,7]．
- 本邦では全肺動静脈奇形の約15％がHHT．
- HHTの男女比は約1：2，発見される年齢は30〜40代以降が多い．
- HHTの原因遺伝子は主に以下の3つが同定されている．
  - ①*ENG*（エンドグリンをコード）
  - ②*ACVRL1*（アクチビン受容体様キナーゼ1；ALK-1をコード）
  - ③*MADH4*（SMAD4をコード）
- これらの遺伝子変異によるが，コモンな変異はなく，約600もの変異が報告されている[8]．

診療のフローチャート

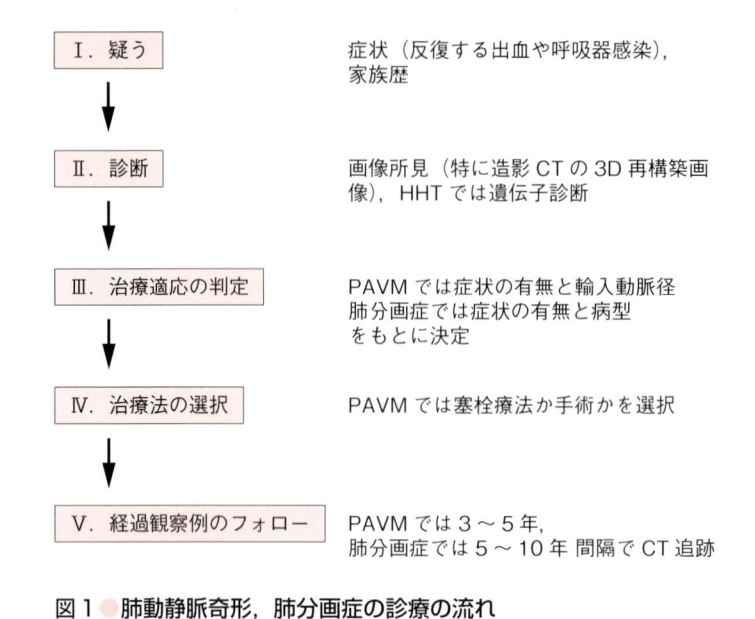

Ⅰ. 疑う	症状（反復する出血や呼吸器感染），家族歴
↓	
Ⅱ. 診断	画像所見（特に造影CTの3D再構築画像），HHTでは遺伝子診断
↓	
Ⅲ. 治療適応の判定	PAVMでは症状の有無と輸入動脈径 肺分画症では症状の有無と病型 をもとに決定
↓	
Ⅳ. 治療法の選択	PAVMでは塞栓療法か手術かを選択
↓	
Ⅴ. 経過観察例のフォロー	PAVMでは3～5年，肺分画症では5～10年間隔でCT追跡

図1 ● 肺動静脈奇形，肺分画症の診療の流れ

・これらの遺伝子産物は血管内皮細胞に発現しTGF-βのシグナル伝達に関与しているが，欠損による障害発現のメカニズムはまだわかっていない．

後天性の肺動静脈奇形の原因としては以下のようなものがある．
　・肝硬変
　・肺住血吸虫症
　・甲状腺癌肺転移
　・肺外傷

2 診断（図1）

診断で重要なことは，本症をまず疑うこと！

❶ 臨床症状

- 多くは無症状であるが，**シャントが大きい場合は呼吸困難，チアノーゼ，バチ指**を呈する．喀血をきたすこともある．
- HHTでは**肺外症状として消化管出血，鼻出血，皮膚や粘膜の毛細血管拡張**をしばしば認める．
- HHTの約30％に中枢神経症状を伴う．低酸素血症や多血症に伴い脳梗塞や，脳の動静脈奇形や動脈瘤形成に伴うクモ膜下出血やてんかん発作，さらに転移性脳膿瘍などを合併することが知られている[9]．
- HHTの女性の妊娠はハイリスクであり，妊娠中の肺動静脈奇形の増大に伴う出血，脳卒中，心筋梗塞や母体死などの合併症が1％前後にみられる[10]．

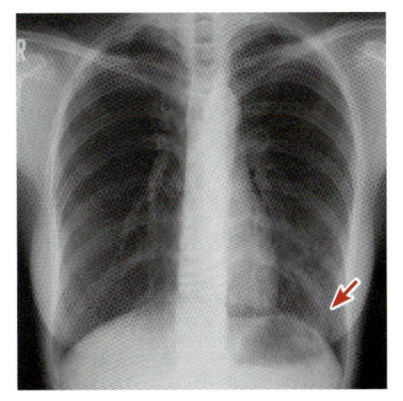

図2●肺動静脈奇形の胸部単純X線写真（24歳女性）
左肺底部に大小複数の結節状陰影を認める（→）

❷ 身体所見
- シャントが大きければその部分で**連続性の血管雑音を聴取**.

❸ 検査所見

1 血液検査
- 多血症を認めることが多いが，出血を反復する例では貧血を示す場合もある．

2 心電図
- 特異的な所見はない．

3 胸部画像検査
- 下葉にできることが多く，2/3の例は単発．
- **円形から楕円形の境界明瞭で均一な結節ないし腫瘤状の陰影**で，時に分葉傾向．肺の内側1/3に存在することが多く，大きさは1cm未満から数cmに及ぶものまである（図2）．
- 腫瘤状陰影はMuller試験（吸気状態での息こらえで胸腔内が陰圧になる）時に増大し，Valsalva試験（呼気状態での息こらえで胸腔内が陽圧になる）において縮小する．この**腫瘤状陰影が線状影で肺門と結ばれていること，つまり輸入動脈と輸出静脈を認めることが診断のうえで重要**．これら血管との関係は単純X線写真では，必ずしもはっきりしなくても造影CTで明瞭（図3）．

4 肺動脈造影
- 確定診断と治療法を選択するうえで必須であったが，今日では画像処理技術の進歩により造影CTの三次元再構築画像（図4）により輸出入血管のより詳細な把握が可能．
- 治療の主体は塞栓療法すなわち血管内治療であり，肺動脈造影は診断と同時に治療を行うことができるメリットがある．

5 血流シンチグラフィー
- 補助的診断法：必須の検査ではない．
- Tc-99m MAA（macro-aggregated albumin：粗大凝集アルブミン）を用いた肺血流シン

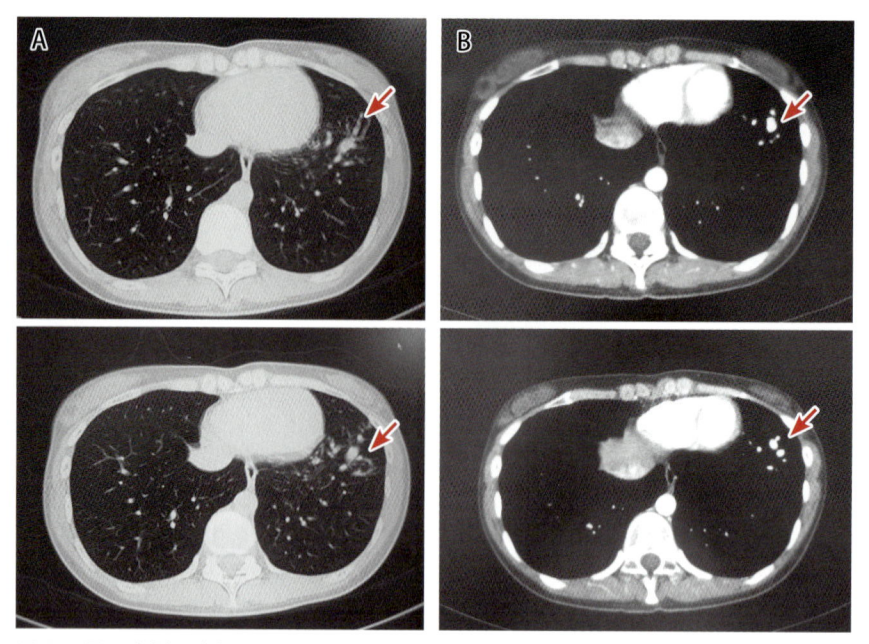

図3 ● 同一症例の胸部CT
A) 単純CT：肺野条件では左S^{8}に複数の結節状陰影とそれに連続する拡張した血管影を認める（→）．
B) 造影CT：縦隔条件では左S^{8}の複数の結節影は造影で濃染されている（→）

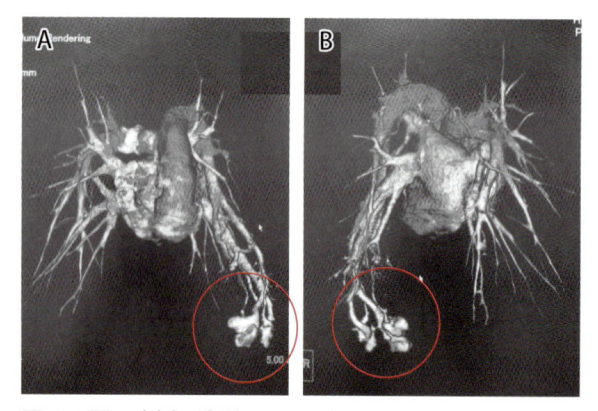

図4 ● 同一症例の造影CTの三次元再構築（ボリュームレンダリング）画像
左A^{8}を輸入動脈としV^{8}を輸出静脈とする複数の瘤を明瞭に認める（○）．
輸入動脈よりも輸出静脈の方が径が太い
巻頭 Color Atlas ❽ 参照

　チグラフィーでは，動静脈奇形の部分は核種が肺毛細血管に補足されずに大循環中に早期に出現するため，脳，腎，脾が描出される．

❹ 本症を疑うヒント
① 鼻出血や消化管出血の反復．
② 比較的若年で中枢神経症状の既往がある．
③ 家族歴を有する．

④胸部画像の割に低酸素血症の程度が強く，酸素吸入を行っても期待されるほど動脈血酸素分圧が上昇しない．

❺ HHTの診断基準（Curaçao diagnostic criteria）[11]
① 鼻出血の反復．
② 複数部位の皮膚粘膜での毛細血管拡張．
③ 臓器病変（消化管の毛細血管拡張，肺・肝・脳の動静脈奇形）．
④ 一親等にHHT患者がいる．
※正式なHHTの診断は上記に加えエンドグリン，ALK-1，SMAD4遺伝子変異の検出を以て確定．

3 治療

症状の有無と**輸入動脈枝**の径を参考に治療適応を判断する．以下の治療の要否判定は合併症をきたすリスクに基づいている．
① 症状を有する場合には，輸入動脈枝の径に関係なく治療適応．
② 輸入動脈枝の径が3 mm以上ならば症状の有無にかかわらず治療適応．
③ 輸入動脈枝の径が3 mm未満で無症状ならば経過観察（CTの撮影間隔は3〜5年）．

今日，塞栓療法が肺動静脈奇形の治療の第一選択となっており，手術を必要とする例は以前に比べ少数である．

❶ 塞栓療法
・金属コイルや離脱式バルーンが塞栓物質として用いられる．
・金属コイルによる塞栓療法では血流遮断のために2個以上のコイルを必要とすることが多く，材質はチタンや白金が多く用いられる．
・鉄製コイルを用いた場合，塞栓術後6週間は頭部MRIを行うべきではない
・塞栓は輸入動脈内で行うのが原則．塞栓療法を行った場合には，塞栓物質の大循環系への流入による全身の動脈塞栓に十分注意し，観察する．
・塞栓療法の成功率は98％程度と良好である[12]．

❷ 手術療法
・塞栓物質に対するアレルギー，血管内治療が困難，感染を伴う肺動静脈奇形などが手術療法の適応となる．
・血管結紮術，瘤の核出術，肺の部分切除術，葉切除術など大きさや数に応じて術式が選択される．
・術後の再発率は0〜12％程度と報告されている[13]．
・多発性肺動静脈奇形は「日本の肺移植レシピエントの適応基準」[14]の適応疾患のなかに含まれている．

4 予後

一般に良好だが，診断から6年間の無治療での追跡で死亡率は11％との報告がある．

肺分画症

1 概念と分類

　　肺組織の一部が正常肺と分離して，大動脈からの異常動脈の血液供給を受け，囊胞状の肺組織となったもの．
　　臓側胸膜内に存在する**肺葉内肺分画症**と臓側胸膜外に存在する**肺葉外肺分画症**に分類されるが前者が多い．肺葉内肺分画症が肺分画症の75〜90％を占める[15]．成人でみる肺分画症は大多数が肺葉内肺分画症と考えてよい．

❶ 肺葉内肺分画症
- 分画肺は正常肺と胸膜で境されず，気管支と交通．
- **肺感染の合併が多い**．
- 左下葉に多い．
- 異常動脈は大動脈から分枝し，肺静脈に還流．
- **左 → 左シャントを形成**．

❷ 肺葉外肺分画症
- 分画肺は正常肺と胸膜で境され，気管支との交通をもたない．
- 肺葉内肺分画症よりも肺感染の危険は少ない．
- **食道閉鎖などの合併奇形が多い**．
- 分画肺が腹腔内や後腹膜に存在した例の報告あり[16]．
- 異常動脈は大動脈から分枝し，下大静脈など右心系に還流．
- **左 → 右シャントを形成**．
- 部分肺静脈還流異常症の1つ．

2 診断（図1）

　　本症も疑わないと診断できない．
- **肺葉内肺分画症**では肺感染の合併が多く，**若年者で肺感染を反復する場合には鑑別診断のなかに本症を含める**．
- **肺葉外肺分画症**では胎児期から乳児期に合併奇形をきっかけとして発見されることが多い．

❶ 胸部単純X線写真およびCT
- **肺葉内肺分画症**では含気を有する囊胞状陰影や腫瘤状陰影として認められることが多く，**感染を併発するとニボーを伴うことがある**．肺膿瘍，肺腫瘍，肺結核，肺真菌症，気管支拡張症などと鑑別を要する（図5）．
- **肺葉外肺分画症**は含気のない腫瘤状陰影として認められることが多く，肺腫瘍や縦隔腫瘍などと鑑別を要する．
- 造影CTでは分画肺内拡張し異常な走行を示す血管と分画肺へ向かう大動脈から分岐する異

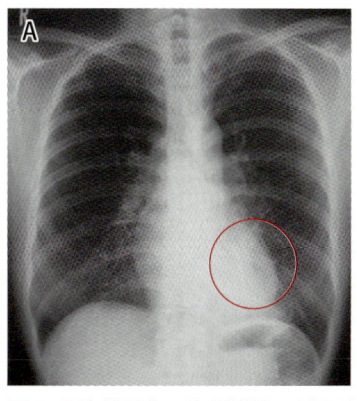

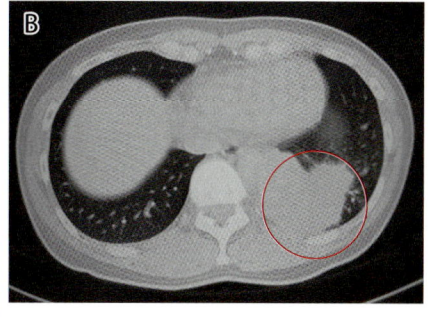

図5 ● 肺分画症の胸部単純X線写真およびCT肺野条件（32歳女性）
複数回の肺炎の既往歴を有する．
A）単純X線では左下肺野心陰影の裏側に不正形のconsolidation（○）を認め，下行大動脈左縁とシルエットサインが陽性である．
B）CT肺野条件では左S^9とS^{10}にまたがる不正形の腫瘤状陰影（○）を認める

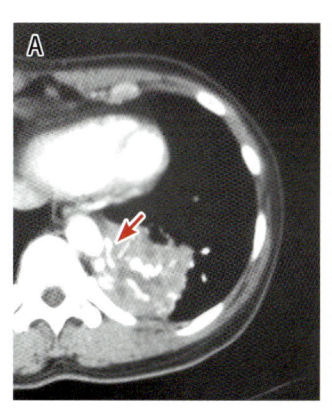

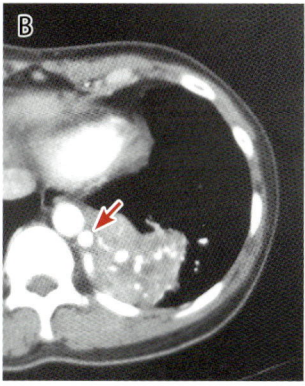

図6 ● 同一症例の胸腹部造影CT
腫瘤状陰影内には多数の拡張した異常な走行を示す血管を認め，下行大動脈から直接分岐する複数の拡張した異常動脈（→）を認める

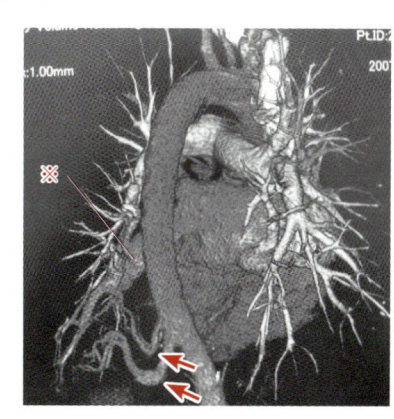

図7 ● 同一症例の造影CTの三次元再構築（ボリュームレンダリング）画像
分画肺は下行大動脈より直接分岐する複数の異常動脈（→）より血流を受け，左下肺静脈（※）へ還流する．
すなわち左-左シャントを形成する肺葉内肺分画症である．
造影CTの三次元再構築画像は血管支配の状況を明瞭に描出することが可能で，手術術式の立案にも有用である
巻頭 Color Atlas ❾参照

常動脈を認め（図6），三次元再構築画像により輸出入血管のより詳細な把握が可能である（図7）．

❷ 血管造影

・大動脈から分枝する異常血管により分画肺が血液を供給されていることを証明すれば，診断確定．

・**肺葉内肺分画症**では肺静脈へ，**肺葉外肺分画症**では下大静脈など大循環系への還流を認める．

・肺動静脈奇形と同様に確定診断のために必要であるばかりではなく，術式を選択するうえでも重要であったが，今日では造影CTの三次元再構築画像により必須の検査ではなくなった．

3 治療

1 手術適応

- 肺葉内肺分画症：**無症状の場合でも，診断が確定すれば手術適応**となる[17]．肺感染の既往を有する場合がほとんどであるので，分画肺の周囲に炎症がおよび癒着を伴うことが多く，肺葉切除が必要となることが多い．
- 肺葉外肺分画症：悪性腫瘍の発生母地となった報告はなく，感染の合併も稀であり，無症状であれば経過観察が推奨される（CTのフォロー間隔は5〜10年）．

2 術前に血管の分布を十分に把握しておくことが必要

- 術中の輸入動脈の血行遮断に危険が予測される場合には，あらかじめ輸入動脈に対してスプリングコイルを用いた塞栓療法を行っておくことで，より安全に手術が行える場合がある．

<文献>

1) Rendu HJLM：Épistaxis répétées chez un sujet porteur de petis angiomes cutanés et muquex. Bull Johns Hopkins Hosp, 13：731-733, 1896
2) Osler W：On family form of recurring epistaxis, associated with multiple telangiectasis of skin and mucous membranes. Bull Johns Hopkins Hosp, 12：333-337, 1901
3) Weber F：Multiple hereditary developmental angiomata（telangiectasia）of the skin and mucous membranes associated with recurring hemorrhages. Lancet, 2：160-162, 1907
4) Dakeishi M, et al：Genetic epidemiology of hereditary hemorrhagic telangiectasia in a local community in the northern part of Japan. Hum Mutat, 19：140-148, 2002
5) Westermann CJ, et al：The prevalence and manifestations of hereditary hemorrhagic telangiectasia in the Afro-Caribbean population of the Netherlands Antilles：a family screening. Am J Med Genet, 116A：324-328, 2003
6) Cottin V, et al：Pulmonary arteriovenous malformations in patients with hereditary hemorrhagic telangiectasia. Am J Respir Crit Care Med, 169：994-1000, 2004
7) van Gent MW, et al：Real prevalence of pulmonary right-to-left shunt according to genotype in patients with hereditary hemorrhagic telangiectasia：a transthoracic contrast echocardiography study. Chest, 138：833-839, 2010
8) http://arup.utah.edu/database/HHT/
9) White RI Jr, et al：Pulmonary arteriovenous malformations：techniques and long-term outcome of embolotherapy. Radiology, 169：663-669, 1988
10) Shovlin CL, et al：Estimates of maternal risks of pregnancy for women with hereditary haemorrhagic telangiectasia（Osler-Weber-Rendu syndrome）：suggested approach for obstetric services. BJOG, 115：1108-1115, 2008
11) Shovlin CL, et al：Diagnostic criteria for hereditary hemorrhagic telangiectasia（Rendu-Osler-Weber syndrome）. Am J Med Genet, 91：66-67, 2000
12) Pollak JS, et al：Clinical and anatomic outcomes after embolotherapy of pulmonary arteriovenous malformations. J Vasc Interv Radiol, 17：35-44, 2006
13) Puskas JD, et al：Pulmonary arteriovenous malformations：therapeutic options. Ann Thorac Surg, 56：253-257, 1993
14) 「肺移植のためのガイドブック」（日本呼吸器学会，日本胸部外科学会／編），2009
15) Van Raemdonck D, et al：Pulmonary sequestration：a comparison between pediatric and adult patients. Eur J Cardiothorac Surg, 19：388-395, 2001
16) Laje P, et al：Intraabdominal pulmonary sequestration. A case series and review of the literature. J Pediatr Surg, 41：1309-1312, 2006
17) 藤澤武彦，芳賀由紀子：肺分画症．（原澤道美，北村　諭／編）．別冊　医学のあゆみ，呼吸器疾患．Ver.3. 医歯薬出版，pp433-435，1999

第9章 胸膜・胸郭の疾患

1 胸水への対応

青島正大

診療のコツ

- 胸水の原因診断でもほかの疾患と同じく病歴聴取は重要である
- 滲出性か漏出性かの鑑別が胸水の原因診断のはじめの一歩となる
- 胸水検査を行う場合には，患者の背景や疑われる疾患に応じてオーダーする項目を考慮する
- 治療の基本は原因疾患に対する治療だが，ドレナージが必要な胸水を見落とさない
- 悪性胸水に対する胸膜癒着術は適応をよく考えて行う．余命が短い，PS不良，pH＜7.2，グルコース値＜60 mg/dL，LDH＞600 IU/L，胸水を排除しても肺が十分に拡張しない患者では適応外

1 疾患概念と病態

　胸腔には生理的に胸水が存在するが，その量は，正常では10 mL以下とされ，胸部X線上は存在を確認し得ない．胸膜炎は肺内に発生した種々の炎症や悪性腫瘍の胸膜への波及による胸膜毛細血管間隔壁の透過性の亢進により，胸水が貯留した状態と定義され，その原因としては，肺炎随伴性胸膜炎や結核性胸膜炎，膿胸，膠原病に伴う胸膜炎，癌性胸膜炎が代表としてあげられる．

2 診断のために行うこと（図1）

❶ 病歴聴取

　ほかの疾患と同じく病歴聴取は重要である．肺炎随伴性胸膜炎や結核性胸膜炎，膿胸など狭義の胸膜炎は通常急性炎症所見を示し，発熱や胸痛などの症状を呈する．一般的に胸水の貯留量が多くなると呼吸困難を訴えるようになる．病歴では以下の項目に注意．
①薬剤使用歴：アミオダロン，卵巣刺激作用を有する薬剤，薬剤性ループスをきたす薬剤など．
②職業上の曝露歴：アスベストなど．
③全身性疾患の有無：SLE（全身性エリテマトーデス），甲状腺機能低下症，アミロイドーシス，イエローネイル症候群．
④腹水の原因となるものすべて：特に肝疾患や膵疾患は重要，腹膜透析も！

診療のフローチャート

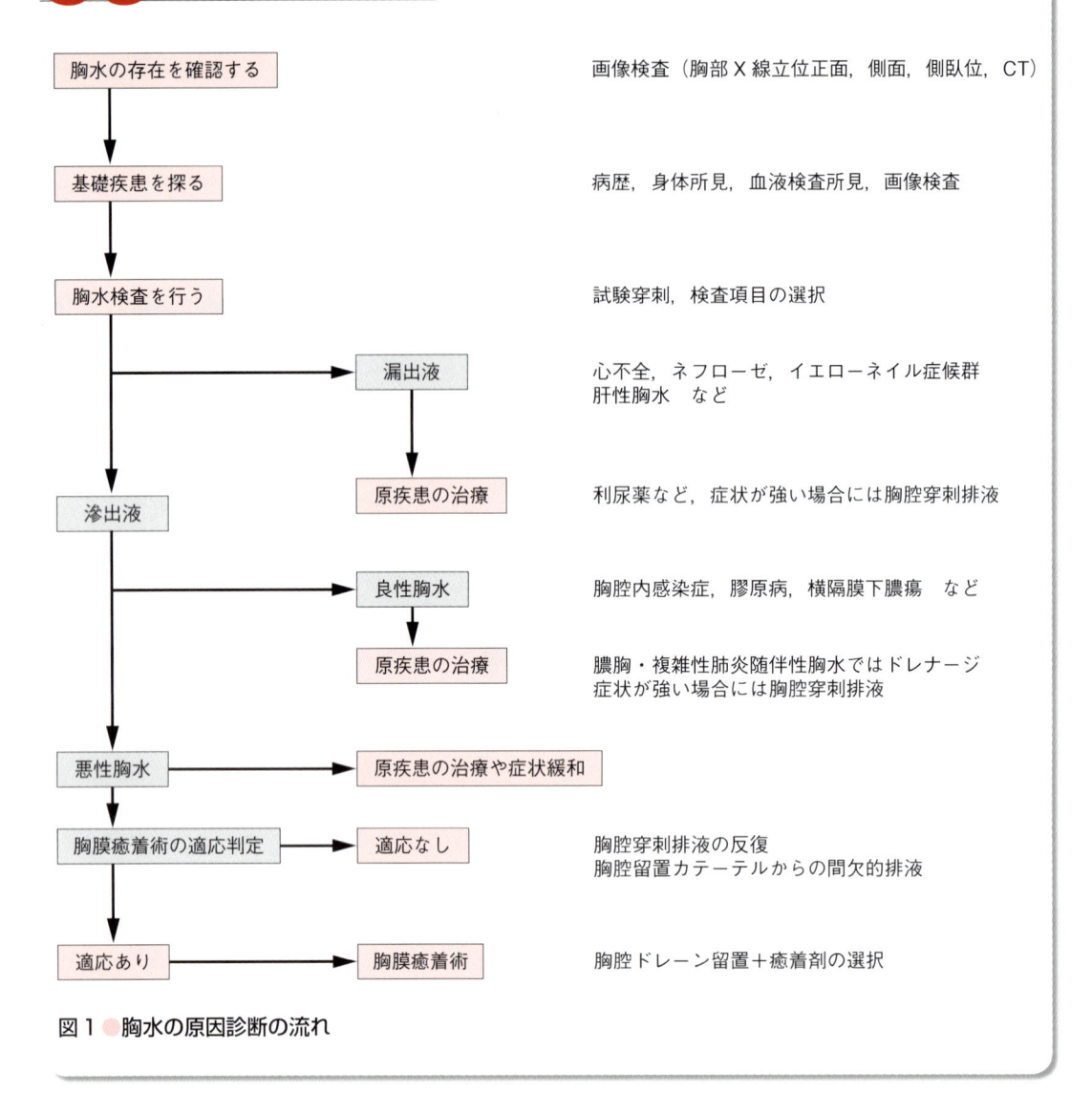

```
胸水の存在を確認する          画像検査（胸部 X 線立位正面，側面，側臥位，CT）
        ↓
基礎疾患を探る                病歴，身体所見，血液検査所見，画像検査
        ↓
胸水検査を行う                試験穿刺，検査項目の選択
        ↓
        ├──→ 漏出液          心不全，ネフローゼ，イエローネイル症候群
        │         ↓           肝性胸水　など
        │    原疾患の治療     利尿薬など，症状が強い場合には胸腔穿刺排液
        ↓
  滲出液
        ├──→ 良性胸水        胸腔内感染症，膠原病，横隔膜下膿瘍　など
        │         ↓           膿胸・複雑性肺炎随伴性胸水ではドレナージ
        │    原疾患の治療     症状が強い場合には胸腔穿刺排液
        ↓
  悪性胸水 ──→ 原疾患の治療や症状緩和
        ↓
  胸膜癒着術の適応判定 ──→ 適応なし   胸腔穿刺排液の反復
        ↓                              胸腔留置カテーテルからの間欠的排液
  適応あり ──→ 胸膜癒着術     胸腔ドレーン留置＋癒着剤の選択
```

図 1 ● 胸水の原因診断の流れ

⑤ 時間経過：

　ⅰ）数週間以内の症状持続

　　　⇒肺炎随伴性胸水，肺血栓塞栓症，結核性胸膜炎，心臓の術後など．

　ⅱ）数カ月から数年の症状持続

　　　⇒悪性胸水，良性アスベスト胸水，リウマチ性胸水，放射線肺炎に随伴する胸水，イエローネイル症候群など．

❷ 身体診察

病側の呼吸音の減弱，濁音化，声音振盪の低下がみられ，**時に胸膜摩擦音を聴取する**．これらの身体所見は通常非特異的であり，これだけで原因推定を行うことは困難だが，**胸部以**

外の症状の有無が診断を進めるうえで有用なことがある．

❸ 胸部画像検査

- 単純X線写真は正面，側面，側臥位で撮影する．
- **胸水が300 mL以下の場合は正面像ではcostophrenic angleの鈍化として認められる．**
- 立位側面像，病側を下にした側臥位像では少量の胸水でも明瞭に認めることができる．
- 胸水貯留の原因となる肺内病変は単純X線写真では胸水に隠されて確認できることが少ない．肺内病変の検索のためには胸部CTが有用だが，できれば胸水を排除した後に施行するのが望ましい．
- 造影CTは肺血栓塞栓症の診断に有用であり，約半数に胸水が認められるが少量のことが多い．
- 縦隔を対側にシフトさせるような胸水は悪性のことが多い．
- FDG-PET検査で胸膜と胸水に集積を認める場合には悪性胸水のことが多い[1]．
- **腹部の検索が有用であることが少なくない⇒横隔膜下病変による胸水．**

❹ 胸部エコー検査

- 胸水に接した胸膜，横隔膜，横隔膜下，肺の状態や胸水内の隔壁の有無などに関する情報が得られる．
- 小量の胸水貯留例の場合，エコーによる位置確認により安全な穿刺が可能．

❺ 胸水検査

- 診断のために最も重要な検査であり，所見と考えるべき疾患を**表**に示す．
- 胸水が滲出液か濾出液かの鑑別で，日常診療で最もよく用いられるのがLightの基準[2]だが，Heffnerの基準[3]の方がより優れている．

　＜Lightの基準＞

　以下のうち1つでも満たせば滲出液と判断する．
　①胸水タンパク/血清タンパク＞0.5
　②胸水LDH/血清LDH＞0.6
　③胸水LDH＞血清LDH正常上限値の2/3

　＜Heffnerの基準＞

　以下のうち1つでも満たせば滲出液と判断する．
　①胸水コレステロール値が45 mg/dL以上
　②胸水タンパク値が2.9 g/dL以上
　③胸水LDH＞血清LDH正常上限値の60％

- **滲出液は胸膜に病変が存在することを示しており**，漏出液は心原性の胸水や肝硬変などを基礎に有する低タンパク血症の存在を考える．
- 漏出液をきたす疾患に対して，利尿薬の投与が行われている場合には，胸水タンパク値が上昇し，見かけ上**滲出液と誤解される場合があり注意！**
- 以下の場合には実は漏出液である可能性を考える．

表 ● 胸水検査の所見と原因疾患

生化学検査	
LDH 上昇	滲出液で一般に高く膿胸，悪性胸水，リウマチ性胸水，肺吸虫症，ニューモシスチス・イロベチ肺炎で特に高値
アミラーゼ上昇（血清アミラーゼの正常上限以上）	急性膵炎，慢性の膵性胸水ではP型優位 食道破裂，悪性胸水ではS型優位
pH 低下（＜7.30）	膿胸，食道破裂など．悪性胸水ではpH＜7.20の場合に胸膜癒着術に対する反応が不良で，一般に予後不良
腫瘍マーカー上昇	悪性胸水． CEAが上昇している場合には悪性胸膜中皮腫の可能性は低い
ADA 上昇（＞50 IU/L）	胸水細胞がリンパ球優位であった場合には結核性胸膜炎の可能性を強く示唆するが好中球優位の場合には膿胸あるいは細菌性胸膜炎に随伴した胸膜炎を考える（悪性胸水の場合にはADAは上昇しても50 IU/L以上になることは稀）
グルコース低下（＜60 mg/dL）	リウマチ性胸水と膿胸で最も低下（結核性胸膜炎，SLEに伴う胸膜炎，悪性胸水では30〜50 mg/dLと軽度の低下に留まる）
トリグリセリド（＞110 mg/dL）	胸部外傷，手術後，リンパ腫など悪性腫瘍などによる乳糜胸水（50 mg/dL以下では否定的，50〜110 mg/dLの範囲では，リポタンパクの電気泳動を行い，カイロミクロンを検出すれば乳糜胸水と考える）
細 胞	
総細胞数	50,000/μL以上の増加は膿胸，10,000/μL以上の増加は急性膵炎，ループス胸膜炎など． 悪性胸水や結核性胸膜炎では5,000/μL以下のことが多い
リンパ球増加	85％以上の高度のリンパ球増多を示すものとして結核性胸膜炎，悪性リンパ腫，サルコイドーシス，リウマチ性胸水，乳糜胸水など． 悪性胸水では約半数がリンパ球優位を示すが，リンパ球分画は50〜70％のことが多い
好酸球増加（＞10％）	気胸，血胸，肺梗塞，良性のアスベスト胸水，寄生虫感染，真菌感染（コクシジオイデス症，ヒストプラズマ症，クリプトコッカス症など），薬剤アレルギー，悪性胸水
好中球増加	膿胸は25,000/μLと著増，肺炎随伴性胸膜炎，急性膵炎
赤血球（＞5,000/μL）	悪性胸水，肺梗塞，胸部外傷
LE 細胞陽性	SLE
細 菌	
一般細菌	肺炎随伴性胸膜炎，膿胸
結核菌	結核性胸膜炎
嫌気性菌	膿胸

①胸水のN末端 pro-brain natriuretic peptide（NTproBNP）＞1,500 pg/mL[4]
②血清総タンパク値－胸水総タンパク値＞3.1 g[5]

1 生化学検査

● 胸水タンパク値

結核性胸膜炎では4.0 g/dL以上のことが多いが，7.0 g/dLを超えるような上昇は，多発性骨髄腫やマクログロブリン血症などの疾患を考えるべきである[6]．

- 胸水中LDH

  滲出液で一般に高く，膿胸・悪性胸水で特に高値を呈することが多い．特に **1,000 IU/L を超える上昇は膿胸，リウマチに伴う胸水，肺吸虫症**などでみられる．ニューモシスチス・イロベチ（*Pneumocystis jiroveci*）肺炎に伴う胸水では胸水LDH/血清LDH比＞1.0，胸水タンパク/血清タンパク比＜0.5となる[7]．

- 胸水アミラーゼ

  血清の正常上限を超えた場合や胸水/血清比が1.0以上を高値と判断する．急性膵炎，慢性膵性胸水，食道破裂，悪性胸水にみられる．食道破裂および悪性胸水においてはアイソザイムはS型優位となる[8]．

- 胸水pH

  正常では7.60付近にある．漏出液では7.40～7.55程度で滲出液では7.30～7.45へと低下する．7.30未満への低下は後述の胸水グルコース値の低下をきたす疾患でみられる．悪性胸水ではpHが低い例で細胞診の陽性率が高く，また **pH＜7.20では胸膜癒着術に対する反応が不良であるとされるが，pHのみで胸郭癒着術の適否を決めるべきではない**[9]．肺炎随伴性胸水ではpH＜7.15の場合はドレナージが必要と考える．

- 腫瘍マーカー

  各種腫瘍マーカーの上昇が悪性胸水で認められる．一般に胸水のCEA値が上昇している場合には悪性胸膜中皮腫の可能性は低いと考えることができる．

- 胸水ADA（adenosine deaminase：アデノシンデアミナーゼ）

  50 IU/L以上で胸水細胞がリンパ球優位であった場合には，結核性胸膜炎の可能性を強く示唆するが，好中球優位の場合には膿胸あるいは細菌性胸膜炎に随伴した胸膜炎を考える．**悪性胸水の場合には上昇しても50 IU/L以上になることは稀**．

- 胸水グルコース値

  60 mg/dL未満，あるいは胸水/血清比0.5未満では

  ①リウマチ性胸水　　　　　　　④結核性胸膜炎
  ②膿胸または肺炎随伴性複雑性胸水　⑤ループス胸膜炎
  ③悪性胸水　　　　　　　　　　⑥食道破裂

  を考える．**特にリウマチ性胸水と膿胸では著明な低値を示し，20 mg/dL以下となることが多く**，検出限界以下の低下を示す場合もある．悪性胸水，結核性胸膜炎，ループス胸膜炎では30～50 mg/dLの範囲にとどまることが多い．

- 胸水トリグリセリド

  110 mg/dL以上の場合は乳糜胸水が考えられ，リンパ腫など悪性腫瘍，胸部外傷，手術後などでみられる．**50 mg/dL以下では乳糜胸水は否定的**．50～110 mg/dLの範囲では，リポタンパクの電気泳動を行い，カイロミクロンを検出すれば乳糜胸水と考える．**乳糜胸水の原因として最も多いのは悪性腫瘍**によるもので45％を占め，そのうち37％がリンパ腫による[10]．ほかに手術操作などによる外傷性のものにも注意．

- その他

  白濁した胸水を認めるものとして偽性乳糜胸水がある．乳糜胸水よりも頻度が低く，長期間（5年以上）にわたり胸水貯留があった場合にみられ，**脂質はコレステロールが主体．胸水コレステロール値は250 mg/dLを超え**，トリグリセリド値は110 mg/dL未満[11]．

1. 胸水への対応　293

2 細胞分画・細胞診（リンパ球優位であるか，好中球優位であるかに注目する）

- 有核細胞数：**50,000/μL 超えるのは膿胸以外にはまずない**．10,000/μL 以上の上昇は細菌性肺炎，急性膵炎，ループス胸膜炎などでみられる．結核性胸膜炎や悪性胸水では 5,000/μL 以下のことが多い．
- 好中球優位の胸水：肺炎随伴性胸膜炎，膿胸，肺血栓塞栓症，急性膵炎などで，特に膿胸では胸水中の好中球数は 25,000/μL 以上と著増する．
- リンパ球優位の胸水：結核性胸膜炎，悪性リンパ腫，リウマチ，サルコイドーシス，乳糜胸水などで細胞分画の 85 〜 95 ％ を占める．**通常の悪性胸水では 50 〜 70 ％程度**を占める．
- 好酸球増加：有核細胞の 10 ％以上の場合には好酸球性胸水と呼ばれる．

　　① 気胸　　　　　　⑥ 真菌感染（コクシジオイデス，クリプトコッカス，
　　② 血胸　　　　　　　　　ヒストプラズマなど）
　　③ 肺梗塞　　　　　⑦ 薬剤アレルギー
　　④ 良性アスベスト胸水　⑧ 悪性胸水
　　⑤ 寄生虫感染

　などでみられる．結核では稀．

- 胸水中赤血球数：5,000 〜 10,000/μL 以上になると血性となり，悪性胸水，肺血栓塞栓症，胸部外傷などで認められる．
- 悪性腫瘍細胞：検出率は報告により異なるが 30 〜 60 ％ とされる．
- LE 細胞：ループス胸膜炎では頻度は少ないが検出されることがある．

3 細菌検査

- 一般細菌に起因する胸膜炎では起炎菌の検出率は低くはないが，嫌気性菌や結核菌では検出率が低い．
- **細菌検査を行うときは嫌気培養と抗酸菌培養を併せて行う．**
- PCR や RNA 増幅法を利用し，培養同定に長時間を要する結核菌，レジオネラ，マイコプラズマなどで迅速な診断が可能だが，偽陰性偽陽性の存在を念頭に置いておく．
- **細菌検査では結核性胸膜炎における結核菌の検出率は 25 〜 30 ％程度**．胸水 ADA 値，胸膜生検（この場合は Cope 針ないし Abrams 針を用いた古典的胸膜生検）と組合わせると，陽性率は約 75 〜 90 ％ 程度にまで高まる．
- 結核性胸膜炎の PCR での結核菌検出率は当初期待されたほど高くはなく，50 ％ を超えない．

4 胸膜生検

- 今日では局所麻酔下ないし全身麻酔下胸腔鏡下で行われることが多く，安全かつ確実である．
- 結核性胸膜炎，癌性胸膜炎ともに陽性率は 20 〜 70 ％程度である．
- CT ガイド下胸膜生検は胸膜に関連した腫瘤を有する場合に有用で，胸水細胞診が陰性の場合でも 87 ％以上の感度がある[12]．

3 治療

❶ 最初に選択すべき治療法

- 治療の原則は**第一が原因疾患に対する治療**.
- 胸水の細胞診やグラム染色などにより，感染性の胸膜炎であるか否かを早急に判断する．
- **緊急に胸水の排除を必要とするのは，発熱胸痛などの症状が強い急性の膿胸，呼吸不全を伴う癌性胸膜炎による大量の胸水貯留**．
- 肺炎随伴性胸膜炎の場合には肺炎そのものの治療だが，胸水 pH＜7.15 の場合はドレナージの適応．
- 膿胸の場合には胸腔ドレーンの留置・排膿と，原因菌として嫌気性菌，黄色ブドウ球菌，クレブシエラ，緑膿菌などを考えて抗菌薬の選択を行う．
- 結核性胸膜炎では肺結核に準じ HRZE の 4 剤で抗結核薬の投与を行う〔**第 2 章 5 肺抗酸菌感染症**を参照〕．副腎皮質ステロイドの内服（プレドニン® 0.75 mg/kg/日から開始し 2〜3 カ月で漸減終了）を併用することにより，胸水の貯留期間と発熱期間が短縮するという報告がある[13]．十分なエビデンスではないが，症状が強い場合には考慮してよい．
- 膠原病に伴う胸膜炎では多くが副腎皮質ステロイド投与の適応となる．
- 乳糜胸水では保存的治療として中鎖脂肪酸食へ変更する（門脈から直接肝臓へ運ばれるため，胸管経由のカイロミクロンが減少）．

❷ 薬物療法以外の治療法

- **悪性胸水，膿胸では胸腔ドレーンを留置**．持続吸引を行った方が治療・管理が容易．
- 特に気管支胸膜瘻を有する有瘻性膿胸では胸腔ドレーンの留置が必要である．
- 乳糜胸水では上に述べた中鎖脂肪酸食と胸腔ドレーン留置が一般的．

❸ 初期の治療への反応が不良の場合

● 肺炎随伴性胸膜炎と診断し抗菌薬投与を行ったが反応が不良
- 原因微生物に関して再検討を行う．**非定型病原体にはβ-ラクタム薬は無効**である．初期治療がヒットしていれば治療開始後 3 日程度で，発熱，胸痛，末梢白血球数，CRP に改善が認められるはず．
- 感染以外の原因も考えてみる．COP（特発性器質化肺炎），好酸球性肺炎，薬剤性肺炎など．

● 膿胸でドレナージ効果が不良の場合
- 「適切な位置にドレーンが留置されているか？」，「ドレーンの閉塞はないか？」を検討．
- 場合により CT ガイド下ドレーン留置を考慮．
- 内部でフィブリンの析出によりドレナージ効果が低下している場合がある．ウロキナーゼの胸腔内注入を検討．
- **ウロキナーゼを使用する場合にはウロキナーゼ 12 万単位＋生理食塩水 100 mL を胸腔内注入し，1〜3 時間クランプした後，排液する．これを 3 日以上連日施行**．80％以上の有効率あり[14]．詳細は**第 2 章 6 膿胸**を参照．

● 結核性胸膜炎の治療に反応が不良
- 診断が正しいか検討し直す．

- 胸水で初発する悪性リンパ腫の可能性も考慮に入れる必要があり，胸水細胞診や胸膜生検の反復，時には胸腔鏡下生検を考慮．
- 横隔膜下に胸水の原因が隠れていることがあるので胸腔内以外も検索する．

● VATS（video-assisted thoracoscopic surgery）を考慮すべき場合
- 膿胸に対して行う場合，線維素が析出する器質化の早期に膿胸壁の洗浄・除去を行うと入院期間が短縮するが，膿胸発症から時間が経って，胸腔内で多胞性の癒着が生じた後では開胸が必要となる[15]．
- 治療に対する反応が不良で診断がついていない場合，胸腔鏡を用いた肺および胸膜生検を検討する．
- 胸腔鏡で胸腔内，胸膜全体をスクリーニング的に観察することは不可能．
- 放射線画像で病変の局在をある程度把握できる症例でなければ，やっても診断できないことが多い．

❹ 悪性胸水への対応（胸膜癒着術）

- パフォーマンスステータスが不良の例，余命が短い（3〜6カ月未満）と予測される例では癒着術ではなく，胸腔穿刺の反復ないしは胸腔留置カテーテルを用いた胸水排除することを考えた方がよい．
- ドレナージを行っても呼吸困難が改善しない例や，気道閉塞，癌の肺内への広範な浸潤・拡大がある例，胸水 pH＜7.2，胸水のグルコース値＜60 mg/dL，胸水の LDH＞600 IU/L の例では一般に癒着術は適応ではない[16]．
- 胸水の貯留の速度が遅い場合（再貯留に1カ月以上かかる）は，胸腔穿刺の反復を選択．
- 胸水の貯留の速度が速い場合（1カ月以内で再貯留）は，胸腔内へのカテーテル留置を行い間欠的に胸水を排除するという方法もある．この場合には訪問診療など在宅での治療も可能．カテーテルを留置すると癒着術を行わなくても留置後2〜6週に半数以上の例で自然に胸膜の癒着が起こるという報告もある[17]．
- 胸水の貯留の速度が速いが，比較的長い余命（3〜6カ月以上）が見込める場合には胸膜癒着術を考慮．
- 胸腔ドレーンを留置し，胸水が充分に排除され，肺の拡張が得られた後に行う．
- 癒着を起こさせるために胸腔内へ注入する薬剤の選択[18]．
    - ①抗腫瘍薬よりも抗腫瘍薬以外の物質の方が治療成功率は高い（44％対75％）．欧米で最も広く用いられているのはタルクであったが，日本での実績に乏しかった．2013年日本でも悪性腫瘍に伴う胸水に対する胸膜癒着術へのタルクの使用が認可された（ユニタルク®胸膜腔内注入用懸濁剤4 g）．タルクを用いた成功率は60〜90％程度とされているが，悪性中皮腫の場合は成功率が低い[19]．
    - ②ドキシサイクリン，テトラサイクリン，ブレオマイシンによる成功率は54〜72％程度．
    - ③日本で広く用いられているピシバニール®は欧米ではほとんど検討されていない．
- 日本ではミノサイクリン（ミノマイシン®）やピシバニール®が用いられることが多かったが，現在ではタルクも選択肢の1つである．
    - ①ピシバニール®5〜10 KE，あるいはミノマイシン®400 mg，ないしユニタルク®胸膜腔内注入用懸濁剤4 gを生理食塩水50 mLに溶解して胸腔内へ注入．

②注入後1〜2時間はドレーンをクランプ．体位変換はしなくてもよい[20]．
③クランプ解放後は－20 cmH$_2$Oの陰圧で持続吸引．
④ドレーンからの流出量が1日150 mL以下になったらドレーンを抜去可能．
- 胸膜癒着術に伴う発熱や疼痛に対しては適宜非ステロイド系消炎薬の投与を行う．
- 初回の癒着術から72時間経過してもドレーンからの流出量が1日150 mL以下に減少しなければ，再度癒着を試みる．
- 3回癒着術を行って，胸水の流出が減少しない場合，経験的にそれ以上の癒着術追加は無意味なことが多い．
- なお，タルクの再注入では急性呼吸不全のリスクが増すとされ，タルクを用いた再癒着は推奨されない．

❺ 乳糜胸水への対応

- 胸管を通る長鎖脂肪酸を減少させるために絶食とし，IVH（intravenous hyperalimentation：中心静脈栄養法）管理を行う．
- 成人で，1日に1,500 mL以上の乳糜胸水が5日以上続くときや，14日以上排液が減少しない場合，長期の乳糜胸水のドレナージのために栄養の悪化がみられる場合には，胸管の結紮や胸膜癒着術などの外科的治療を考慮．
- 手術時に胃管からのミルク注入により，漏出部位を確認できることが多いとされている．
- 確認できない場合タルク・フィブリン糊・吸収性メッシュなどによる胸膜癒着術が行われる．最近ではVATSにて行われる傾向にある．

❻ その他の良性胸水への胸膜癒着術

- 腹膜透析に伴う胸水，イエローネイル症候群，ネフローゼ症候群，SLEに伴う胸膜炎，心不全などに伴う胸水に対してタルクを用いた胸膜癒着術を行って成功したとする報告はあるが，経験的治療レベルであり，やはり原疾患の治療が基本．
- 良性胸水に対するタルクの使用では合併症として急性呼吸不全，胸膜の石灰化や二次的発癌などのリスクも報告されており推奨されない[21]．日本では保険適応外．

＜文献＞

1) Toaff JS, et al：Differentiation between malignant and benign pleural effusion in patients with extra-pleural primary malignancies：assessment with positron emission tomography-computed tomography. Invest Radiol, 40：204-209, 2005
2) Light RW, et al：Pleural effusions：the diagnostic separation of transudates and exudates. Ann Intern Med, 77：507-513, 1972
3) Heffner JE, et al：Diagnostic value of tests that discriminate between exudative and transudative pleural effusions. Primary Study Investigators. Chest, 111：970-980, 1997
4) Porcel JM, et al：Comparing serum and pleural fluid pro-brain natriuretic peptide（NT-proBNP）levels with pleural-to-serum albumin gradient for the identification of cardiac effusions misclassified by Light's criteria. Respirology, 12：654-659, 2007
5) Romero-Candeira S, et al：Influence of diuretics on the concentration of proteins and other components of pleural transudates in patients with heart failure. Am J Med, 110：681-686, 2001
6) Rodriguez JN, et al：Pleural effusion in multiple myeloma. Chest, 105：662-624, 1994
7) Horowitz ML, et al：Pneumocystis carinii pleural effusion：Pathogenesis and pleural fluid analysis. Am Rev Respir. Dis, 148：232-234, 1993
8) Joseph J, et al：A prospective study of amylase-rich pleural effusions with special reference to amy-

lase isoenzyme analysis. Chest, 102：1455-1459, 1992
9) Heffner JE, et al：Pleural fluid pH as a predictor of pleurodesis failure：analysis of primary data. Chest, 117：87-95, 2000
10) Valentine VG & Raffin TA：The management of chylothorax. Chest, 102：586-591, 1992
11) Coe JE, et al：Cholesterol pleural effusion. Report of 2 cases studied with isotopic techniques and review of the world literature. Arch Intern Med, 108：763-774, 1961
12) Maskell NA, et al：Standard pleural biopsy versus CT-guided cutting-needle biopsy for diagnosis of malignant disease in pleural effusions：a randomised controlled trial. Lancet, 361：1326-1330, 2003
13) Lee CH, et al：Corticosteroids in the treatment of tuberculous pleurisy：a double blind placebo controlled, randomized study. Chest, 94：1256-1259, 1988
14) Bouros D, et al：Intrapleural urokinase versus normal saline in the treatment of complicated parapneumonic effusion and empyema. A randomized, double-blind study. Am J Respir Crit Care Med, 159：37-42, 1999
15) Cassina PC, et al：Video-assisted thoracoscopy in the treatment of pleural empyema：Stage-based management and outcome. J Thorac Cardiovasc Surg, 117：234-238, 1999
16) Veena B, et al：Management of Malignant Pleural Effusions. Am J Respir Crit Care Med, 162：1987-2001, 2000
17) Tremblay A, et al：Use of tunnelled catheters for malignant pleural effusions in patients fit for pleurodesis. Eur Respir J, 30：759-762, 2007
18) Walker-Renard PB, et al：Chemical pleurodesis for malignant pleural effusions. Ann Intern Med, 120：56-64, 1994
19) Tan C, et al：The evidence on the effectiveness of management for malignant pleural effusion：a systematic review. Eur J Cardiothorac Surg, 29：829-838, 2006
20) Dryzer SR, et al：A comparison of rotation and nonrotation in tetracycline pleurodesis. Chest, 104：1763-1766, 1993
21) Ghio AJ, et al：Talc should not be used for pleurodesis in patients with nonmalignant pleural effusions. Am J Respir Crit Care Med, 164：1741, 2001
22) Milanez de Campos JR, et al：Thoracoscopy and talc poudrage in the management of hepatic hydrothorax. Chest, 118：13-17, 2000

カンファレンスでよくある質問

Q：消化器内科の友人から肝硬変の患者さんの胸水の治療で胸膜癒着術はやらないのかと質問されたのですが？

A：コントロールしにくい良性胸水の代表が肝性胸水ですよね．これらは低タンパク血症に伴うものが多いですが，そのほかに横隔膜の欠損部分からの腹水との交通なども関係していると言われています．そう，ちょうど横隔膜の欠損部を通じての交通で腹膜透析患者にみられる難治性胸水と似ています．肝性胸水は基本的に漏出性胸水だから治療は利尿薬ですが，強く水を引くと肝性脳症を発症するしコントロールがきわめて難しいことは確かです．だから胸膜癒着にすがりたいという気持ちはよくわかる．絶対に適応外かというと必ずしもそうではないようです．やはり誰もが考えることは同じで，かなり昔からテトラサイクリンなどを用いた胸膜癒着が行われていたようです．最近ではタルクを用いた検討[22]もあり，これはVATS下での癒着術ですが有効率が73％と，結構よい数字が出ています．この検討は28例での後方視的検討です．私たちも消化器内科の先生に頼まれてドレナージを行い，決して勧めはしませんでしたが，ピシバニール®での癒着を試みた経験が10回くらいはありますが，どれも成功しませんでした．しかもドレーン刺入部の疼痛，微熱が続く，胸膜皮膚瘻，膿胸などの合併症もあります．やはり決してお勧めはできませんね．

第9章 胸膜・胸郭の疾患

2 悪性胸膜中皮腫

三沢昌史

診療のコツ

- 石綿（アスベスト）は悪性中皮腫の原因として疫学的に立証されており，曝露歴の問診は診断に近づく第一歩である．曝露は職業上のものが多く，日本においては造船関係が最多で，建築関係（石綿の吹きつけ作業，建物の解体）なども多い

- 胸水細胞診のみでの確定診断は困難であり，胸水セルブロックを作成し免疫組織化学染色まで行う必要がある．それでも確定診断に至らないケースが多く，VATS（video-assisted thoracoscopic surgery）あるいは局所麻酔下での胸膜生検が必要

- FDG-PET は病期診断に有用であり，さらに超音波気管支鏡ガイド下針生検（endobronchial ultrasound-guided transbronchial needle aspiration：EBUS-TBNA）は病理学的 N 因子診断に有用

- 臨床病期（International Mesothelioma Interest Group 分類：IMIG 分類）Ⅰ～Ⅲ期でない場合は全身化学療法が行われる．CDDP＋Pemetrexed（アリムタ®）が第一選択薬

- Ⅰ～Ⅲ期上皮型においては，CDDP＋Pemetrexed による術前化学療法＋胸膜肺全摘出術を含めた外科的切除＋術後 IMRT（intensity modulated radiation therapy）あるいは術後補助化学療法などの集学的治療が症例により長期生存に寄与する場合がある．症例選択にあたっては呼吸器外科医と十分に協議検討のうえで行う

1 概念と疫学

・悪性胸膜中皮腫の原因として**石綿（アスベスト）**が疫学的に立証されている．70～80％にアスベスト吸入歴をもち，アスベスト曝露開始から中皮腫発生まで**潜伏期間は 25～50 年**．アスベスト鉱山労働者が最大リスクだが，造船業やアスベストセメント，建物などのアスベストを使用した絶縁体にかかわる労働者のリスクも高い．

・**クロシドライト（青石綿），アモサイト（茶石綿）**および**クリソタイル（白石綿）**のいずれもが危険物質となる．中皮腫を起こす危険性は白石綿が 1 に対して茶石綿 100，青石綿 500 の比率である[1]．造船関係は青石綿・茶石綿がよく使用されるため，呉・横須賀などの造船関連地域では中皮腫が多い．

・年齢は 50～70 歳代に多く男女比はおよそ 4：1．わが国も 1964 年の東京オリンピックから大阪万国博覧会にかけての高度経済成長期におけるアスベスト大量消費と密接に関係し**発生ピークは 2030 年頃で年間 3,000 例と予測される**．

・悪性中皮腫は胸膜，腹膜，心膜，精巣鞘膜に発生し，胸膜 70 ％以上，腹膜 10～20 ％と報

診療のフローチャート

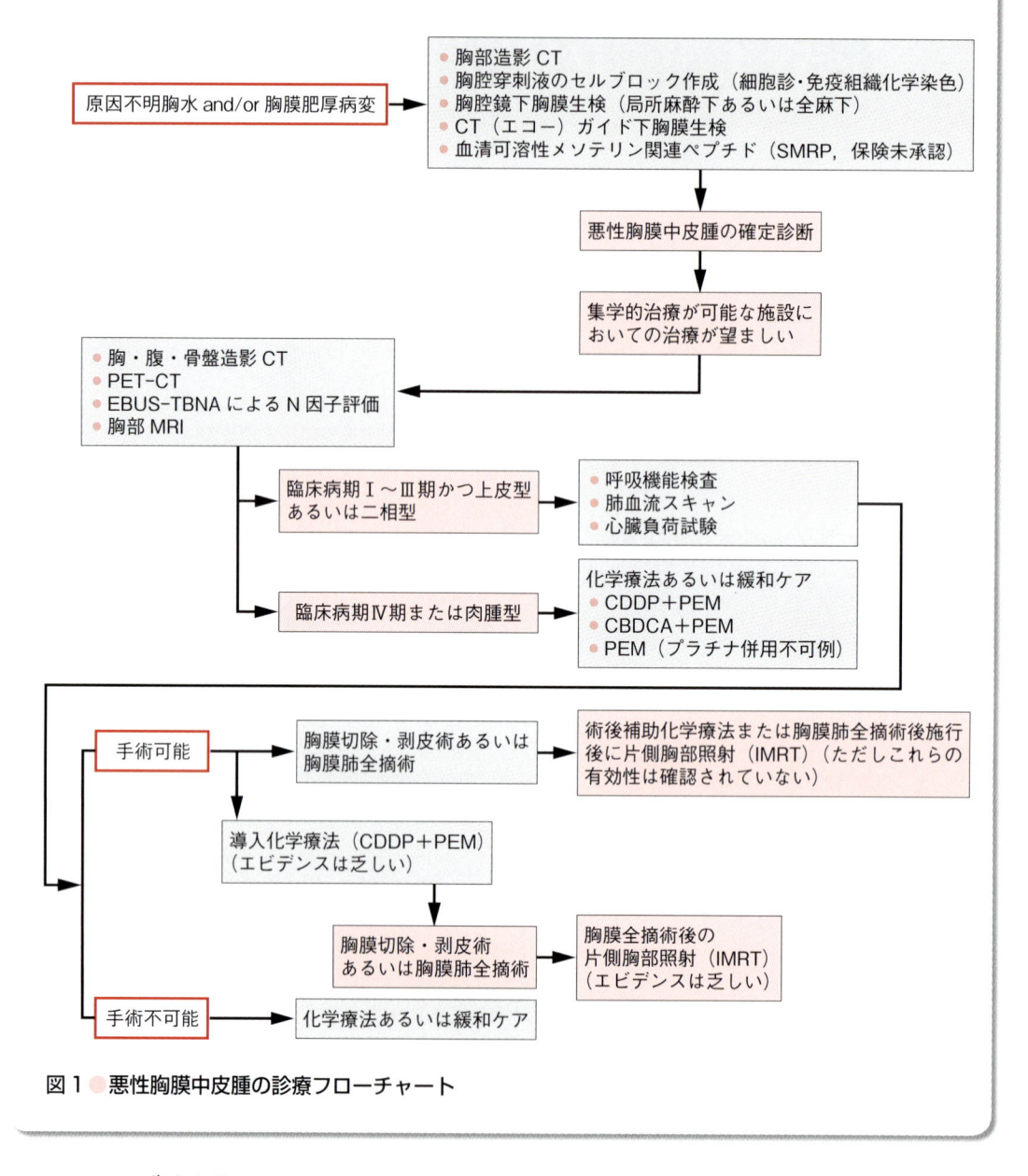

```
原因不明胸水 and/or 胸膜肥厚病変
    │
    ▼
・胸部造影 CT
・胸腔穿刺液のセルブロック作成（細胞診・免疫組織化学染色）
・胸腔鏡下胸膜生検（局所麻酔下あるいは全麻下）
・CT（エコー）ガイド下胸膜生検
・血清可溶性メソテリン関連ペプチド（SMRP，保険未承認）
    │
    ▼
悪性胸膜中皮腫の確定診断
    │
    ▼
集学的治療が可能な施設においての治療が望ましい
    │
    ▼
・胸・腹・骨盤造影 CT
・PET-CT
・EBUS-TBNA による N 因子評価
・胸部 MRI
    │
    ├─→ 臨床病期 I～III 期かつ上皮型あるいは二相型 → ・呼吸機能検査 ・肺血流スキャン ・心臓負荷試験
    │
    └─→ 臨床病期 IV 期または肉腫型 → 化学療法あるいは緩和ケア
                                     ・CDDP＋PEM
                                     ・CBDCA＋PEM
                                     ・PEM（プラチナ併用不可例）

手術可能 → 胸膜切除・剥皮術あるいは胸膜肺全摘術 → 術後補助化学療法または胸膜肺全摘術後施行後に片側胸部照射（IMRT）（ただしこれらの有効性は確認されていない）
         │
         ▼
         導入化学療法（CDDP＋PEM）（エビデンスは乏しい）
         │
         ▼
         胸膜切除・剥皮術あるいは胸膜肺全摘術 → 胸膜全摘術後の片側胸部照射（IMRT）（エビデンスは乏しい）

手術不可能 → 化学療法あるいは緩和ケア
```

図1 ● 悪性胸膜中皮腫の診療フローチャート

告される.
・2006年より「**石綿による健康被害の救済に関する法律**」により労災給付対象者以外の患者も救済の道が開けた.

2 臨床所見と診断（図1）

❶ 症状
・労作時息切れ

- 胸痛（胸壁浸潤の始まる T2 期以降に徐々に認められる）
- 咳嗽
- 発熱
- 食思不振
- 倦怠感・うつ状態

❷ 血液検査

血清可溶性メソテリン関連ペプチド（SMRP：soluble mesothelin-related protein）を中皮腫の血清腫瘍マーカーとして用いた場合，感度 84％，特異度 98％，同様に Osteopontin は感度 78％，特異度 86％と報告されており，ともに有用である[2,3]．しかしわが国では SMRP，Osteopontin ともに保険未承認．

❸ 胸水検査

- 胸水中の腫瘍マーカーとしては **cyfra 21-1，tissue polypeptide antigen（TPA），ヒアルロン酸**の有用性が報告されている．
- 胸水中ヒアルロン酸の cut off 値を 10 万 ng/mL とした場合 sensitivity 73～93％，specificity 90～100％であり診断価値は高い[4]．また胸水中 cyfra 21-1 の cut off 値 41.9 ng/mL とした場合 sensitivity 87.5％，診断率 93.5％．
- 胸水中の CEA 上昇は中皮腫を否定する 1 つの根拠．
- 胸水細胞診のみで上皮型悪性中皮腫と反応性中皮細胞，または上皮型悪性中皮腫と腺癌の鑑別は困難．

❹ 画像検査

職業性曝露を受けた悪性胸膜中皮腫では**石灰化胸膜プラーク**などのアスベスト関連所見が同時に認められるが，中皮腫は低濃度曝露でも発生するため，これらの関連所見を認めない症例は比較的多い．

1 有用な胸部単純 X 線所見

胸膜プラークは壁側胸膜にできる胸膜肥厚で，アスベスト曝露の指標となる．**石灰化を伴う場合が多く，胸壁外側・横隔膜ドーム部などに限局してみられる．**陳旧性肺結核と異なり，肺尖部や肋骨横隔膜角にはできにくい．

2 有用な CT 所見

- 葉間胸膜浸潤および 1 cm 以上の胸膜肥厚
- 肺を覆うような胸膜に沿った進展
- 縦隔側胸膜への浸潤・結節状の胸膜肥厚
- 胸壁や横隔膜への進展，リンパ節転移診断など術前の病期診断にも有用[5]．

3 有用な MRI 所見

- CT と比較し，特に横隔膜や縦隔への病巣進展評価や胸膜プラークとの鑑別に有用[6,7]．

4 有用な FDG-PET 所見

- 診断価値は CT よりも優れ，感度・特異度ともに 90％以上[8]．
- リンパ節転移や遠隔転移を含めた進展範囲の診断に優れる．
- 腫瘍部分と炎症性胸膜肥厚（アスベスト曝露によるびまん性胸膜肥厚）との鑑別など質的

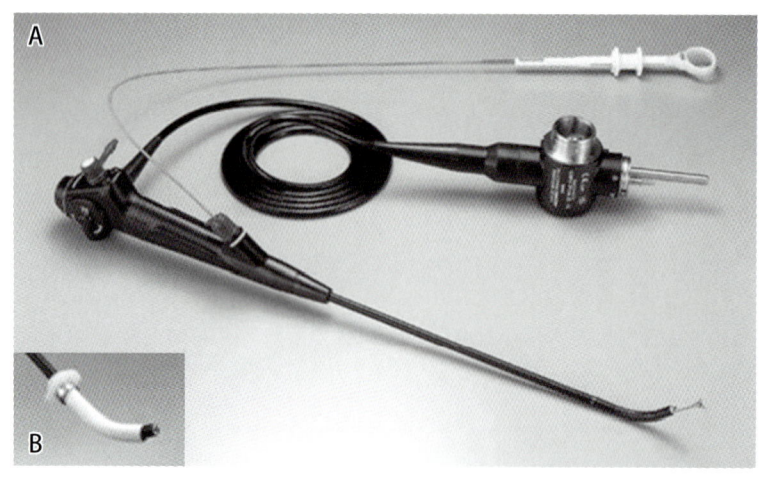

図2 ● 細径胸腔ビデオスコープ
A) 生検鉗子をチャネルに挿入した局所麻酔下胸腔鏡
B) フレキシブルトロッカー
画像：オリンパス社製品紹介ページより

診断にも有用[9]．

5 病理組織学的検査

1 経皮的針生検

- 確定診断に関して，**CTガイド下または超音波ガイド下の経皮的針生検**は有用である．CTガイド下生検での診断率は60〜85％[10]，特に悪性胸水を疑うものの胸水細胞診陰性例でより優れた診断能を有する[11]．
- 針生検によって得られる標本は，胸腔鏡下生検や開胸生検によって得られる標本に比べて小さいため，病理診断を確定する際に限界があることに留意．

2 胸膜生検

　全身麻酔下あるいは**局所麻酔下**で胸腔鏡を用いた胸膜生検を実施することが推奨され，生検法として最も安全かつ確実である．近年では局所麻酔下で使用される専用胸腔鏡も診断に有用（**図2**）．早期の悪性胸膜中皮腫，特に病巣が壁側胸膜に限局しているT1a期の早期症例（IMIG分類）の診断には胸腔鏡検査は必要不可欠．また**IT-knife（insulated tipped diathermic knife）などを用いた壁側胸膜全層生検**は，胸膜生検が困難な肥厚性病変の確定診断に有用と考えられており[12, 13]，特に線維性胸膜炎と線維形成性悪性胸膜中皮腫の鑑別に有用[14]．VATS下生検の診断率は90％以上．

3 病理組織型

① 上皮型（epithelioid type）
② 肉腫型（sarcomatoid type）
③ 二相型（biphasic type）
④ 線維形成型（desmoplastic type）

　大きく上記①〜③に分類され，稀ではあるが④も認められる．
　二相型は上皮型と肉腫型の双方がいずれも10％以上を占めるものと定義される．

表 ● 悪性胸膜中皮腫（IMIG分類）

T-原発巣	N-リンパ節
T1：臓側胸膜腫瘍の有無により亜分類する	N0 所属リンパ節なし
T1a：同側壁側胸膜に腫瘍が限局（縦隔胸膜，横隔膜を含む）し，臓側胸膜には腫瘍を認めないもの T1b：同側壁側胸膜に腫瘍があり，臓側胸膜にも散布性腫瘍を認めるもの	N1 同側気管支周囲，および／または同側肺門リンパ節転移 N2 気管分岐部リンパ節転移および／または縦隔リンパ節（同側内胸動脈リンパ節を含む）転移 N3 対側縦隔リンパ節，対側内胸動脈リンパ節，同側または対側鎖骨上窩リンパ節転移
T2：同側胸膜（壁側および臓側胸膜）に腫瘍があり，以下のいずれかが認められるもの	M-遠隔転移
－横隔膜筋層浸潤 －臓側胸膜を満たす連続性腫瘍進展（葉間胸膜を含む） －胸膜直下肺実質浸潤	M0 遠隔転移なし M1 遠隔転移がある
T3：局所進行状態であるが，切除可能なもので，すべての同側胸膜に腫瘍が進展し，以下のいずれかが認められるもの	Stage Ia　T1aN0M0 Stage Ib　T1bN0M0 Stage II　T2N0M0 Stage III　AnyT3M0, AnyN1-2M0 Stage IV　AnyT4, AnyN3, AnyM1
－胸内筋膜浸潤 －縦隔脂肪織浸潤 －完全に切除可能な胸壁軟部組織の孤在性進展腫瘍巣 －非貫通性心膜浸潤	
T4：切除不能局所進行状態であり，すべての同側胸膜に腫瘍が進展し，以下のいずれかが認められるもの	
－胸壁へのびまん性浸潤または胸壁の多発性腫瘍巣（肋骨破壊の有無は問わない） －経横隔膜的腹腔浸潤 －対側胸膜への直接浸潤 －縦隔臓器浸潤 －脊椎浸潤 －心膜腔内への浸潤または臓側心膜浸潤（心嚢液の有無は問わない）	

	N0	N1	N2	N3
T1a	Ia期	III期		
T1b	Ib期			
T2	II期			
T3				
T4		IV期		
M1				

文献15

3 治療

❶ 臨床病期分類

　　治療方針決定に必要不可欠である．現在最も広く使用されているのは International Mesothelioma Interest Group（IMIG）の提唱によるものである[15]．IMIGによる分類を表に示す．

● N因子ステージングに有用なEBUS-TBNA（超音波気管支鏡ガイド下針生検）

　　縦隔リンパ節転移の診断における胸部CTの感度，特異度，精度は60％，71％，67％と報告されている[16]．一方縦隔鏡の感度，特異度，精度は36〜80％，100％，80〜93％と報告されている[16,17]．わが国では欧米に比し縦隔鏡検査が普及しておらず，現在，肺癌診療においてはEBUS-TBNA（超音波気管支鏡ガイド下針生検）による縦隔・肺門リンパ節ステージングが普及してきており，**悪性胸膜中皮腫においてもCT・FDG-PETなどで縦隔リンパ節転移診断の難しいケースでは積極的に試みる価値がある**．

❷ 治療の基本

早期（Ⅰ～Ⅱ期）の上皮型は外科的治療が考慮されるが，すべての病期における基本的な治療は全身化学療法である．

1 悪性胸膜中皮腫の化学療法

● 化学療法の役割

- 切除不能および術後再発症例に対する治療法は全身化学療法である．悪性胸膜中皮腫は比較的稀な疾患であるために対症療法と化学療法を比較した第Ⅲ相試験は施行されておらず，化学療法による生存期間延長効果は直接的には証明されていない．
- CDDP＋Pemetrexed（PEM，アリムタ®）とCDDPの比較試験で生存期間（MST：12.1月 vs 9.3月，$p = 0.020$），奏効率（41.3％ vs 16.7％，$p < 0.0001$）ともにCDDP＋PEM群において優れた成績を認めている[18]．
- これらの結果を踏まえるとCDDP単独が対症療法に比べ生存期間を短くするとは考えにくく，化学療法による生存期間延長効果があると考えられる．

● 対象患者

年齢にかかわらず全身状態良好な切除不能および術後再発例に推奨される．

● 薬剤選択

2014年8月現在，本邦で胸膜悪性中皮腫に対して承認が得られている治療法はCDDP＋PEM併用療法のみである．CDDP＋PEM以外の併用化学療法で40％以上の奏効率が報告されているのはCDDP＋GEM，CDDP＋GEM＋VNRであるが[19, 20]，これらとほかの治療法を比較した第Ⅲ相試験はない．

2 悪性胸膜中皮腫の放射線治療

● 対象

- 正常組織への線量を増加させずに標的体積へ線量を増加させる方法として**三次元照射計画**および**強度変調放射線治療（IMRT）**が応用されている[21～27]．IMRTに関してはM.D. Anderson Cancer Centerより**extrapleural pneumonectomy（EPP：胸膜肺全摘出術）**後の治療成績が報告され，片側胸腔への50～60 Gyまでの照射が可能であった[22～24]．
- 中皮腫に頻度が高い疼痛に対する症状緩和を目的とした放射線治療では効果を得るための必要最低線量は40 Gyが必要とされている[28]．

● 術後照射

悪性胸膜中皮腫の術後照射の標的体積に関しては手術侵襲の加えられた患側胸腔をClinical Target Volumeとする必要がある．EPP後にIMRTなど周囲正常組織の線量を軽減する照射方法の工夫により局所制御率が向上する可能性が示唆されている．

3 悪性胸膜中皮腫の外科治療

基本的な術式は，患側の壁側・臓側胸膜・一側肺実質・横隔膜と心膜の一部を一塊に摘出する**EPP**および肺実質を温存しつつ壁側・臓側胸膜のみを切除する**胸膜切除/肺剥皮術（pleurectomy / decortication：P/D）**の2つである．

- EPPの第1の問題点は過大な侵襲が必発でありながら根治性にも疑問が残ること．本疾患では壁側胸膜というきわめて薄い組織が切除ラインになるため，腫瘍からの切除マージンを確保できない．そのためEPPの目標は肉眼的完全切除であり腫瘍量減少となる．
- EPPの第2の問題点は，EPPの熟練には多岐にわたる知識と技術が要求され，わが国では

いまだ不十分な状況であることがあげられる．
・**両術式に関する無作為化比較試験はこれまで行われておらず，術式の適応の区別が大きな課題．さらに外科治療とほかの治療法との無作為化比較試験自体が行われておらず，外科治療の位置付けは不明確**．

● 外科治療の適応

手術適応および術式決定においては総合的な判断が必要である．**術前には併存疾患に対する精査と併行し，問診，身体所見，PS評価，呼吸機能検査，血液ガス，換気血流シンチグラム，心エコーなどを行う**．年齢も加えて適応を慎重に決定する．

● 外科治療単独の成績

外科治療に関する報告の多くは外科切除後に術後補助療法を施行され，術後補助療法における抗癌剤の種類，放射線照射方法も多岐にわたる．外科切除単独による治療成績データは乏しい．

● 術式の違いによる成績

・EPP

MSTは9.4〜35カ月（中央値13.3カ月），合併症の発生頻度は21〜63％，術後死亡率は1970年代には30％近くあったが，近年では術後死亡中央値は7.1％（3.8〜15％）と減少傾向．

・P/D

MSTは7.2〜18.3カ月（中央値14カ月），合併症の発生頻度は16〜26.8％，術後死亡率の中央値は2.9％（0〜7.8％）と報告されている．よって**EPPに比べ比較的安全に行える術式と考えられる**．

● Trimodality Therapy（手術・化学療法・放射線治療を行う治療，以下TMT）

EPPでも根治性は完全でないため，**手術に術前導入化学療法や術後放射線治療（片側全胸郭照射，hemithorax radiotherapy）を加えたTMTにより予後を改善させようとする複数の試みが報告されており**，MSTが14〜18.4カ月であった．ただし治療の完遂率は50％にとどまった．切術リンパ節でN0〜1でTMTを完遂できた例のMSTは約5年と良好であった．このような知見から，適切な症例選択を行うことで，TMTにより良い治療成績が得られる可能性が示されている．

4 予後

◆ 臨床病理学的予後因子

基本的に予後不良な疾患であるが，予後因子としては臨床的に**CALGB（Cancer and Leukemia Group B），EORTC（European Organization for Research and Treatment of Cancer）の2つの**scoring systemが知られている[34, 35]．

1 CALGBが実施した多変量解析による予後不良因子[34]

・高齢（75歳以上）
・肉腫型または二相型
・PS不良
・胸痛痛

- LDH 上昇（＞500 IU/L）
- 血小板数増加（＞40万/μL）
- 胸膜浸潤

2 EORTC が実施した多変量解析による予後不良因子[35]

- 肉腫型
- PS不良
- 白血球数（≧8,300/μL）
- 組織学的に悪性中皮腫の確診が困難なもの
- 男性

＊悪性胸膜中皮腫の特殊型である限局型はびまん型に比べ予後良好との報告がある．

<文献>

1) Hodgson JT & Darnton A：The quantitative risks of mesothelioma and lung cancer in relation to asbestos exposure. Ann Occup Hyg, 44：565-601, 2000
2) Robinson BW, et al：Mesothelin-family proteins and diagnosis of mesothelioma. Lancet, 362：1612-1616, 2003
3) Pass HI, et al：Asbestos exposure, pleural mesothelioma, and serum osteopontin levels. N Engl J Med, 353：1564-1573, 2005
4) Petterson T, et al：Concentration of hyaluronic acid in pleural fluid as a diagnostic acid for malignant mesothelioma. Chest, 94：1037-1039, 1988
5) Schouwink JH, et al：The value of chest computer tomography and cervical mediastinoscopy in the preoperative assessment of patients with malignant pleural mesothelioma. Ann Thorac Surg, 75：1715-1718, 2003
6) Stewart D, et al：Is there a role for pre-operative contrast-enhanced magnetic resonance imaging for radical surgery in malignant pleural mesothelioma？ Eur J Cardiothorac Surg, 24：1019-1024, 2003
7) Knuuttila A, et al：The clinical importance of magnetic resonance imaging versus computed tomography in malignant pleural mesothelioma. Lung Cancer, 22：215-225, 1998
8) Schneider DB, et al：Positron emission tomography with f18-fluorodeoxyglucose in the staging and preoperative evaluation of malignant pleural mesothelioma. J Thorac Cardiovasc Surg, 120：128-133, 2000
9) Bernard F, et al：Metabolic imaging of malignant pleural mesothelioma with fluorodeoxyglucose positron emission tomography. Chest, 114：713-722, 1998
10) Metintas, M. et al：CT-guided pleural needle biopsy on the diagnosis of malignant mesothelioma. J Comp Assist Tomogr, 19：370-374, 1995
11) Maskell NA, et al：Standard pleural biopsy versus CT-guided cutting-needle biopsy for diagnosis of malignant disease in pleural effusions：a randomised controlled trial. Lancet, 361（9366）：1326-1330, 2003
12) Sasada S, et al：A new electrocautery pleural biopsy technique using an insulated tip diathermic knife during semirigid pleuroscopy. Surgical Endscoppy, 23：1901-1907, 2009
13) 笹田真滋，他：セミフレキシブル胸腔鏡を用いたITナイフによる全層胸膜生検の診断有用性．気管支学, 31：55-61, 2009
14) Sasade S, et al：An electrocautery pleural biopsy for the diagnosis of desmoplastic malignant mesothelioma during semirigid thoracoscopy. J Thoracic Oncol, 3：803-804, 2008
15) Rusch VW：A proposed new international TNM staging system for malignant pleural mesothelioma. Chest, 108：1122-1128, 1995
16) Schouwink JH, et al：The value of chest computer tomography and cervical mediastinoscopy in the preoperative assessment of patients with malignant pleural mesothelioma. Ann Thorac Surg, 75：1715-1718, 2003
17) Rice DC, et al：Extended surgical staging for potentially resectable malignant pleural mesothelioma. Ann Thorac Surg, 80：1988-1992, 2005

18) Vogelzang NJ, et al：Phase Ⅲ study of pemetrexed in combination with cisplatin versus cisplatin alone in patients with malignant pleural mesothelioma. J Clin Oncol, 21：2636-2644, 2003
19) Byrne MJ, et al：Cisplatin and gemcitabine treatment for malignant mesothelioma：a phase Ⅱ study. J Clin Oncol, 17：25-30, 1999
20) Maruyama R, et al：Triplet chemotherapy with cisplatin, gemcitabine and vinorelbine for malignant pleural mesothelioma. Jpn J Clin Oncol, 35：433-438, 2005
21) Lee TT, et al：Radical pleurectomy/decortication and intraoperative radiotherapy followed by conformal radiation with or without chemotherapy for malignant pleural mesothelioma. J Thorac Cardiovasc Surg, 124：1183-1189, 2002
22) Forster KM, et al：Intensity-modulated radiotherapy following extrapleural pneumonectomy for the treatment of malignant mesothelioma：clinical implementation. Int J Radiat Oncol Biol Phys, 55：606-616, 2003
23) Ahamad A, et al：Intensity-modulated radiation therapy：a novel approach to the management of malignant pleural mesothelioma. Int J Radiat Oncol Biol Phys, 55：768-775, 2003
24) Ahamad A, et al：Promising early local control of malignant pleural mesothelioma following postoperative intensity modulated radiotherapy（IMRT）to the chest. Cancer J, 9：476-484, 2003
25) Yajnik S, et al：Hemithoracic radiation after extrapleural pneumonectomy for malignant pleural mesothelioma. Int J Radiat Oncol Biol Phys, 56：1319-1326, 2003
26) Zhu XR, et al：Intensity-modulated radiation therapy for mesothelioma：impact of multileaf collimator leaf width and pencil beam size on planning quality and delivery efficiency. Int J Radiat Oncol Biol Phys, 62：1525-1534, 2005
27) Stevens CW, et al：Treatment planning system evaluation for mesothelioma IMRT. Lung Cancer, 49 Suppl 1：S75-81, 2005
28) Gordon W Jr, et al：Radiation therapy in the management of patients with mesothelioma. Int J Radiat Oncol Biol Phys, 8：19-25, 1982
29) Rusch VW, et al：Important prognostic factors in patients with malignant pleural mesothelioma, managed surgically. Ann Thorac Surg, 68：1799-1804, 1999
30) Rusch VW, et al：The role of extrapleural pneumonectomy in malignant pleural mesothelioma. A Lung Cancer Study Group trial. J Thorac Cardiovasc Surg, 102：1-9, 1991
31) Krug LM, et al：Multicenter phase Ⅱ trial of neoadjuvant pemetrexed plus cisplatin followed by extrapleural pneumonectomy and radiation for malignant pleural mesothelioma. J Clin Oncol, 27：3007-3013, 2009
32) De Perrot M, et al：Trimodality therapy with induction chemotherapy followed by extrapleural hemithoracic radiation for malignant pleural mesothelioma. J Clin Oncol, 27：1413-1418, 2009
33) Van Schil PE, et al：Trimodality therapy for malignant pleural mesothelioma：results from an EORTC phase Ⅱ multicenter traial. Eur Respir J, 36：1362-1369, 2010
34) Herndon JE, et al：Factors predictive of survival among 337 patients with mesothelioma treated between 1984 and 1994 by the Cancer and Leukemia Group B. Chest, 113：723-731, 1998
35) Curran D, et al：Prognostic factors in patients with pleural mesothelioma：the Europian Organization for Research and Treatment of Cancer Experience. J Clin Oncol, 16：145-152, 1998

第9章 胸膜・胸郭の疾患

3 自然気胸

桂田雅大

> **診療のコツ**
> - 自然気胸は特発性自然気胸と続発性自然気胸に分けられ，続発性自然気胸の方が予後不良であることを認識しておく
> - 脱気をする場合には急激な肺の再膨張に注意し，治療開始後の呼吸困難には再膨張性肺水腫を早めに疑う
> - エアリークが止まらない場合は，胸膜癒着術をくり返すのではなく，VATSや気管支充填術を早めに考慮する

1 疾患概念

人工的に作成したもの以外の気胸を**自然気胸**と呼ぶ．自然気胸は特発性と続発性に分けられる．

● **特発性自然気胸（PSP：primary spontaneous pneumothorax）**

肺病変の先行なしに発生した気胸．多くは，胸膜下のブレブの破裂によることが多く，単にその存在が発症前には知られていなかったというだけに過ぎない[1]．再発が25～50％にみられ，その多くは前回のエピソードの1年以内に起こるとされている．再発しやすいのは男性，背が高くやせ型，禁煙できない喫煙者など[2]．

● **続発性自然気胸（SSP：secondary spontaneous pneumothorax）**

既存の肺病変を基盤として発生するものを続発性と呼ぶ．肺気腫，肺線維症，ランゲルハンス細胞組織球症，過誤腫性肺脈管筋腫症，月経随伴性気胸などがあり，**特発性と比較して全身状態が不良であることや，治療に難渋することが多い**．

2 診断（図1）

● **身体所見**
- いつ起こったかがわかる突発的な一側性の胸痛と呼吸困難．発症は特に誘因がなく，安静時に起きることが多い．肩の痛みとして自覚されることも多い．
- ある程度の肺の虚脱があれば，患側（胸痛を自覚した側）で呼吸音が減弱し，打診にて鼓音を呈する．多くは一側でこれが認められる．皮下気腫を認めることもある．虚脱の程度により低酸素血症を認める．高炭酸ガス血症を認めることは少ない．

診療のフローチャート

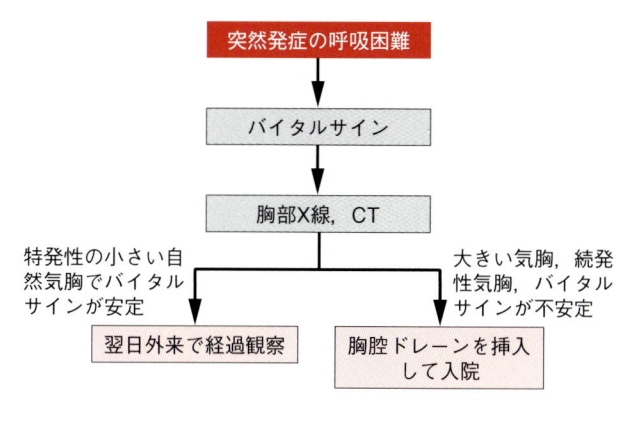

```
突然発症の呼吸困難
    ↓
 バイタルサイン
    ↓
 胸部X線, CT
   ↙        ↘
特発性の小さい自    大きい気胸, 続発
然気胸でバイタル    性気胸, バイタル
サインが安定      サインが不安定
   ↓          ↓
翌日外来で経過観察  胸腔ドレーンを挿入
             して入院
```

図1 ● 自然気胸の診断の流れ

● 画像診断
- 胸部単純X線写真では、虚脱した肺とその外側の無血管野を認める。通常の吸気での撮影で十分である[3]。
- 胸壁から気胸肺までの距離によって、"小さな気胸"と"大きな気胸"に分けられ治療方針が異なるが、これらの定義はアメリカ、日本、イギリスのガイドラインで異なっている（図2）。
- 単純X線写真で気胸と間違いやすいものとして皮膚のしわ（skin fold）がある。**皮膚のしわによる線はしばしば胸壁を横切るが、気胸の場合の臓側胸膜の線は決して胸壁を横切らない**。
- 胸部CTは気胸の原因となる肺病変（ブレブ、蜂巣肺など）の存在の診断に有用であり、また癒着がある場合のドレーン挿入部位の決定にも有用だが、**必須の検査ではない**。
- デジタル画像診断モニターの解像度により診断感度が左右される。**気胸はモニターを用いた診断の弱点の1つであり**、胸部単純X線写真での気胸は低解像度モニターでは見落とす恐れがあることも注意点である。

3 治療

PSPかSSPのどちらか、および、虚脱の程度により治療の要否を判定する。参考までにBTSにおける治療フローチャート（図3）を示すが[4]、実臨床においてはガイドライン通りに行っているわけではなく、参考程度と考えてよい。

❶ すべての例で行うこと
- 喫煙者では喫煙を中止させる。
- **酸素吸入**：気胸腔の空気の吸収が早まる[5]。

❷ 経過観察とする場合[6]
- 軽症（単純X線写真で肺と胸壁の間が2 cm未満）で全身状態が安定している初回の気胸。
- 翌日に必ず胸部単純X線写真で虚脱の進行がないことを確認する。

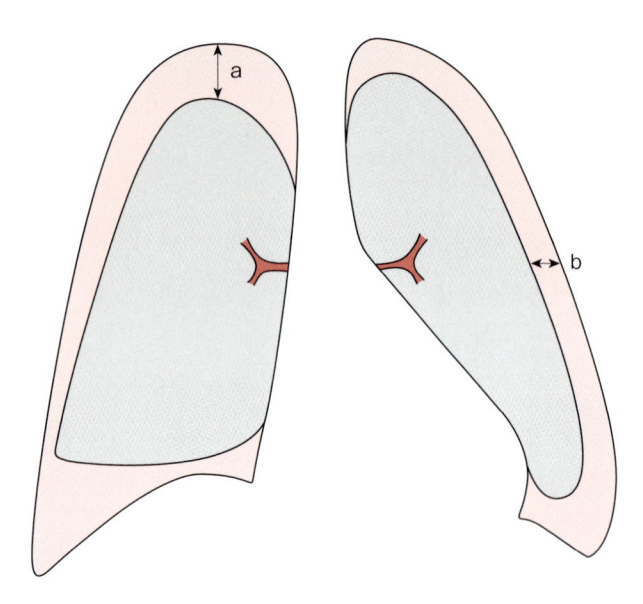

図2 ● 気胸の距離の計測法

a：ACCP（American college of chest physicians）での計測．胸郭内面の頂部から虚脱肺尖までの距離が3 cm未満のものを"小さい気胸"，3 cm以上のものを"大きい気胸"と定義する[4]
b：BTS（British thoracic society）での計測．肺門高位における側胸部の壁側胸膜から虚脱肺胸膜までの距離が2 cm以下のものを"小さな気胸"，2 cmを超えるものを"大きな気胸"と定義する[5]
日本の計測：「軽度」：肺尖が鎖骨レベルまたはそれより頭側にある，またはそれに準ずる程度．「中等度」：軽度と高度の中間程度．「高度」：全虚脱またはこれに近いもの．
文献4より引用

❸ 脱気を必要とする場合[5]

- 全身状態が安定している初回の気胸で，"大きい気胸"であるもの．
- 全身状態が安定している再発気胸，あるいは血胸併発例．
- **全身状態が不安定な気胸（緊張性気胸など）．**

1 脱気方法

● アスピレーションキット
- 全身状態が安定している初回の気胸に対して適応．患者のADLを保つことが可能．
- 最も簡便な方法で先端に針のついたカテーテルとハイムリッヒ弁からなる．

● 胸腔ドレーン
- 全身状態が不安定な例，アスピレーションキットで軽快しない場合や血胸併発例に対して適応．
- 12～16 Frのチューブで十分に脱気が可能．ただ，胸膜癒着術の必要を考慮される続発性自然気胸では薬剤投与ができるように20 Frダブルルーメンチューブの挿入や，**人工呼吸管理中の例では24～28 Frの太いチューブを挿入**することがある．挿入部位は前胸部の鎖骨中線第2肋間が多いが，側胸部の中腋窩線第5～6肋間でも挿入が可能．引き続いてVATS（video-assisted thoracoscopic surgery：ビデオ補助下胸腔鏡手術）を行う予定があれば挿入部位は後者を選択する．
- 胸腔ドレーンを挿入後は，再膨張性肺水腫のリスクを減らすために水封とし，肺の再膨張

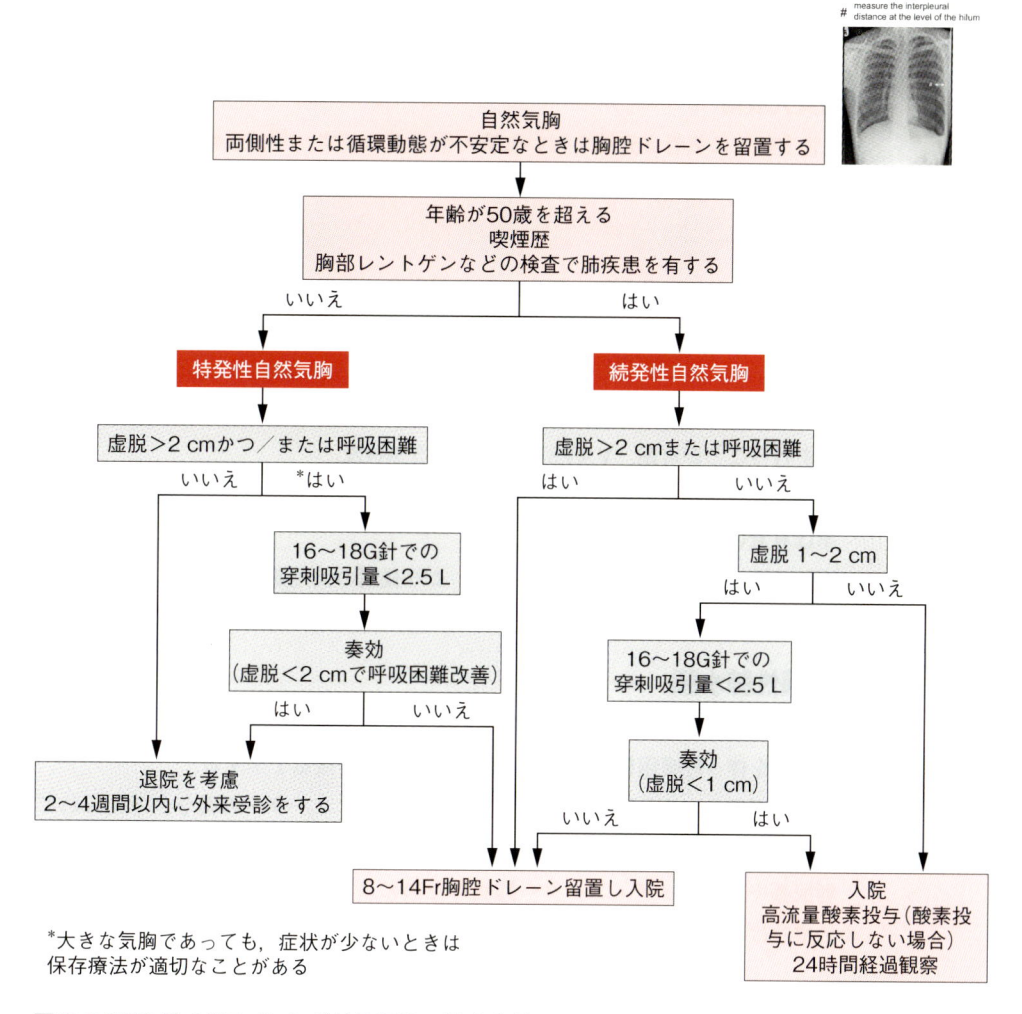

図3 ● BTSガイドラインにおける気胸の治療方針
ただし，本文に書いているように，あくまで参考程度あり，実臨床では状態に応じてさまざまな治療法が選択されている
文献4より引用

が不良の場合に-5〜-15 cmH₂Oの陰圧で吸引する．
- チューブからのエアリークが12時間以上止まっていたらチューブをクランプし，6〜12時間後に胸部単純X線写真で再虚脱がないことを確認しチューブを抜去する．

● 脱気後の経過
- 48時間以上のエアリークが続く場合には呼吸器外科医と治療方針を相談するべきである．
- 胸腔ドレーン挿入および，陰圧での管理で改善しないときは，全身状態に応じてVATS，胸膜癒着術，気管支充填術などを考慮する．

2 VATS
- ブラの楔状切除，縫縮などにより気胸そのものの治療に有用[7]．

3 胸膜癒着術
- ミノマイシン®やピシバニール®を用いることが多い．しかし，均等に癒着剤がいきわた

3. 自然気胸　311

第10章 その他

1 慢性咳嗽への対応

青島正大

診療のコツ

- ▶ 咳嗽は持続期間により急性咳嗽と遷延性咳嗽／慢性咳嗽の2つに大きく分けて考える
- ▶ 急性咳嗽の原因としては気道感染が最も多いが，遷延性ないし慢性咳嗽では感染性咳嗽はわずか7％を占めるに過ぎない
- ▶ 胸部画像所見や呼吸機能検査が正常である慢性の乾性咳嗽の診断は難しいが，本邦では病因として①アトピー咳，②咳喘息，③後鼻漏，④胃食道逆流症（GERD）が重要である．これらの診断には詳細な病歴聴取が不可欠だが，治療的診断が主体となる
- ▶ 医療面接の際には咳の出やすい時間帯，誘因，アレルギー歴，服薬歴，過去の持続咳嗽の既往，鼻症状，GERD症状の有無を必ず聞く
- ▶ 診断の糸口がみつからない（陽性所見がない）場合には，抗ヒスタミン薬あるいはステロイドの点鼻などで後鼻漏のエンピリック治療を試みる

1 慢性咳嗽とは

- ・3週間以上持続する咳嗽を**遷延性咳嗽**と呼び，8週間以上持続するものを**慢性咳嗽**という．今日では遷延性／慢性咳嗽としてまとめて，**急性咳嗽**と2つに大別し原因を考えるのが一般的．
- ・持続期間で分ける理由は原因が異なるためである．急性咳嗽の主な原因は気道感染であるが，診断および治療に苦慮するのが，遷延性／慢性の乾性咳嗽で，かつ胸部画像所見が正常の場合である．
- ・これら**遷延性／慢性の乾性咳嗽**は，例えば総合診療部や呼吸器内科を受診する患者の主訴として最も多いものの1つである．
- ・詳細な病歴をとることが診断の手がかりとなるが，検査などで陽性所見を得ることは容易ではなく，実際には診断的治療が主体となる．
- ・慢性咳嗽には性差があり，女性の方が多いという報告あり．これは咳中枢の感受性の性差によるという説がある．
  図1に慢性咳嗽の診断の流れを示す．

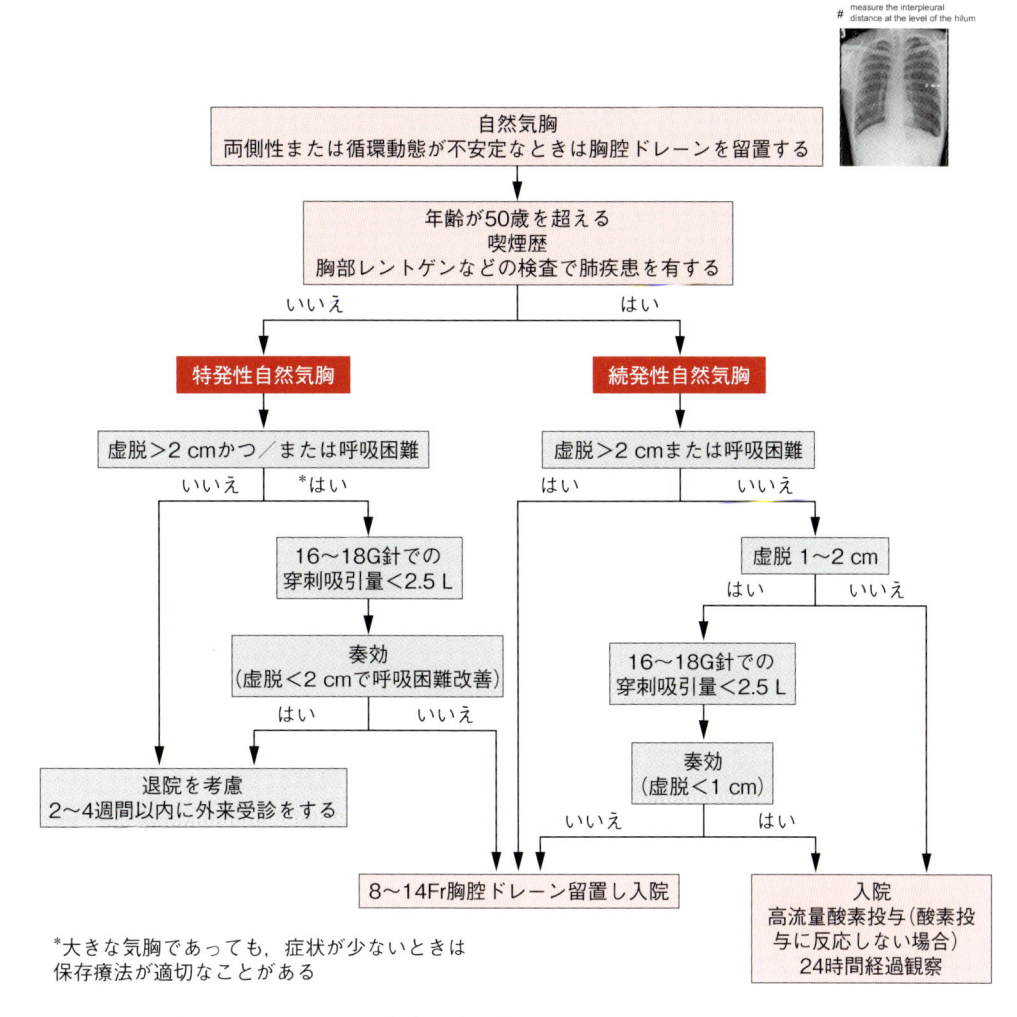

図3 ● BTSガイドラインにおける気胸の治療方針

ただし，本文に書いているように，あくまで参考程度あり，実臨床では状態に応じてさまざまな治療法が選択されている

文献4より引用

が不良の場合に-5～-15 cmH$_2$Oの陰圧で吸引する．

- チューブからのエアリークが12時間以上止まっていたらチューブをクランプし，6～12時間後に胸部単純X線写真で再虚脱がないことを確認しチューブを抜去する．

● 脱気後の経過

- 48時間以上のエアリークが続く場合には呼吸器外科医と治療方針を相談するべきである．
- 胸腔ドレーン挿入および，陰圧での管理で改善しないときは，全身状態に応じてVATS，胸膜癒着術，気管支充填術などを考慮する．

2 VATS

- ブラの楔状切除，縫縮などにより気胸そのものの治療に有用[7]．

3 胸膜癒着術

- ミノマイシン®やピシバニール®を用いることが多い．しかし，均等に癒着剤がいきわた

るわけではなく，しばしば癒着部位と癒着をされない部位の間に胸水貯留をきたすことがある．

4 気管支充填術

- 気管支鏡下に気管支充填を行い気胸の治癒をめざす．手術に耐えられない全身状態の患者に対してよい適応である．EWS（Endobronchial Watanabe Spigot）などを使用する[8]．

❹ 再発予防

脱気を要した気胸患者や，気胸の再発が生命に直結するような職業の患者（ダイバー，航空機パイロット）などでは再発予防が必要．通常胸膜癒着術が行われるが，以下のような方法がある．

①VATSを用いた癒着物質の注入，フィブリン糊の撒布，乾燥滅菌ガーゼを用いた胸膜癒着術を行うことが可能．VATS後の再発は5％程度．

②胸空ドレーンからの癒着薬剤の注入．テトラサイクリンを用いた癒着術により気胸の再発率は有意に低下する[9]．

開胸手術の適応はVATSと同様だが，より長期の入院期間を要するため，**VATSが施行できない施設やVATSが不成功に終わった場合に考慮されるべき**である．

❺ 再膨張性肺水腫

高度に虚脱していた肺が急激な脱気により拡張することで生じる透過型の肺水腫．咳や泡沫状の痰を伴う呼吸困難で，胸部画像上肺水腫様の陰影を呈する．

血流の再還流による障害のためで，炎症性メディエーターの関与が考えられている．再拡張した患側肺だけでなく，健側肺にも生じることがある．

利尿薬や炎症性メディエーター抑制のためにステロイドが使用されることもあるが，一定の治療法はない．重要なことは**虚脱した肺が急激に拡張しないように注意**すること．

＜文献＞

1) Sahn SA & Heffner JE：Spontaneous pneumothorax. N Engl J Med, 342：868-874, 2000
2) Guo Y, et al：Factors related to recurrence of spontaneous pneumothorax. Respirology, 10：378-384, 2005
3) Seow A, et al：Comparison of upright inspiratory and expiratory chest radiographs for detecting pneumothoraces. Am J Roentgenol, 166：313-316, 1996
4) MacDuff A, et al：Management of spontaneous pneumothorax：British Thoracic Society Pleural Disease Guideline 2010. Thorax, 65：ii18-31, 2010
5) Northfield TC：Oxygen therapy for spontaneous pneumothorax. Br Med J, 4：86-88, 1971
6) Bauman MH, et al：Management of spontaneous pneumothorax. an American College of Chest Physicians Delphi consensus statement. Chest, 119：590-602, 2001
7) Hwong TM, et al：Video-assisted thoracic surgery for primary spontaneous hemopneumothorax. Eur J Cardiothorac Surg, 26：893-896, 2004
8) Watanabe Y, et al：Bronchial Occlusion With Endobronchial Watanabe Spigot. J Bronchol, 10：264-267, 2003
9) Light RW, et al：Intrapleural tetracycline for the prevention of recurrent spontaneous pneumothorax. JAMA, 264：2224-2230, 1990

カンファレンスでよくある質問

Q： 胸腔ドレーンを挿入しましたが，どのタイミングで抜去していいのかわかりません．

A： 気胸の治療では，胸腔ドレーンを挿入します．最初は陰圧をかけずに水封にして様子をみます．なぜなら，水封だけで肺の拡張が得られる場合もありますし，最初に陰圧をかけると急な肺拡張により再膨張性肺水腫をきたすこともあるからです．水封で広がらなければ，陰圧（5～10 cmH$_2$O）をかけます．胸部単純X線写真は休日を除く毎日撮影して，肺の拡張状態とドレーンが胸腔内にあることを確認します．水封室のair流出が止まったら，陰圧吸引を中止し，水封の状態で翌朝の胸部単純X線写真で肺の拡張を確認するとともに，患者さんに軽く咳をしてもらって，airの流出がないことを確認してクランプテストを行います．具体的には，ドレーン鉗子でドレーンチューブをクランプして，胸腔と大気との交通を遮断します．これは，ドレーンを抜去して皮膚縫合を行ったのと同じ状態です．**もし，気胸が残存，または再発をしていた場合，airの逃げ道がないために緊張性気胸の危険もあります．したがって，クランプテストは必ず午前中に行い，バイタルサインの急な変化がないことをみながら，夕方に胸部単純写真を撮って異常がないことを確認します．** クランプテストで気胸を認めなければ，ほぼ治癒したと考えていいので胸腔ドレーンを抜去し皮膚を縫合します．翌朝，胸腔ドレーン抜去後の最終確認の胸部単純X線写真を撮影して気胸の再発がなければ治療終了です．

第10章 その他

1 慢性咳嗽への対応

青島正大

診療のコツ

▶ 咳嗽は持続期間により急性咳嗽と遷延性咳嗽／慢性咳嗽の2つに大きく分けて考える

▶ 急性咳嗽の原因としては気道感染が最も多いが，遷延性ないし慢性咳嗽では感染性咳嗽はわずか7％を占めるに過ぎない

▶ 胸部画像所見や呼吸機能検査が正常である慢性の乾性咳嗽の診断は難しいが，本邦では病因として①アトピー咳，②咳喘息，③後鼻漏，④胃食道逆流症（GERD）が重要である．これらの診断には詳細な病歴聴取が不可欠だが，治療的診断が主体となる

▶ 医療面接の際には咳の出やすい時間帯，誘因，アレルギー歴，服薬歴，過去の持続咳嗽の既往，鼻症状，GERD症状の有無を必ず聞く

▶ 診断の糸口がみつからない（陽性所見がない）場合には，抗ヒスタミン薬あるいはステロイドの点鼻などで後鼻漏のエンピリック治療を試みる

1 慢性咳嗽とは

・3週間以上持続する咳嗽を**遷延性咳嗽**と呼び，8週間以上持続するものを**慢性咳嗽**という．今日では遷延性／慢性咳嗽としてまとめて，**急性咳嗽**と2つに大別し原因を考えるのが一般的．

・持続期間で分ける理由は原因が異なるためである．急性咳嗽の主な原因は気道感染であるが，診断および治療に苦慮するのが，遷延性／慢性の乾性咳嗽で，かつ胸部画像所見が正常の場合である．

・これら**遷延性／慢性の乾性咳嗽**は，例えば総合診療部や呼吸器内科を受診する患者の主訴として最も多いものの1つである．

・詳細な病歴をとることが診断の手がかりとなるが，検査などで陽性所見を得ることは容易ではなく，実際には診断的治療が主体となる．

・慢性咳嗽には性差があり，女性の方が多いという報告あり．これは咳中枢の感受性の性差によるという説がある．
図1に慢性咳嗽の診断の流れを示す．

診療のフローチャート

```
●医療面接で明確な誘因（薬剤など）が認められる場合はそれを除去する
●咳以外の症状（喘鳴），聴診でラ音聴取や異常陰影を認める場合はそれらに特異的な検査・治療を行う
```

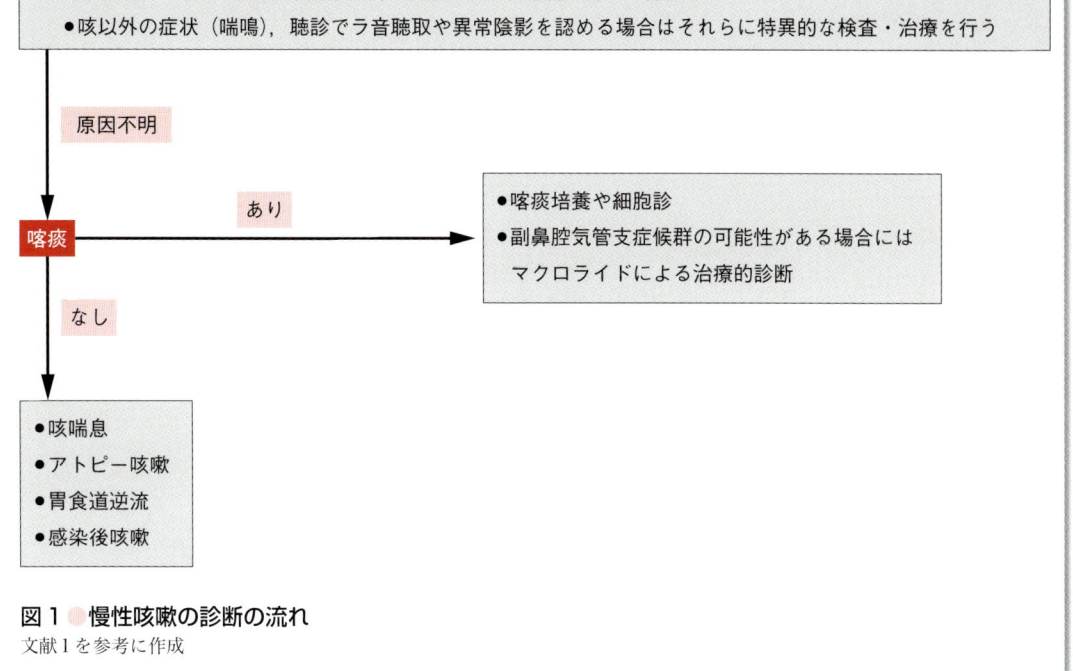

原因不明

喀痰 ──あり──→ ●喀痰培養や細胞診
              ●副鼻腔気管支症候群の可能性がある場合には
                マクロライドによる治療的診断

なし ↓
- 咳喘息
- アトピー咳嗽
- 胃食道逆流
- 感染後咳嗽

図1 ● 慢性咳嗽の診断の流れ
文献1を参考に作成

2 慢性咳嗽の原因（地域差がありそう）

<欧米の上位3つ>[2, 3)]

・後鼻漏（post nasal drip：PND）
・咳喘息（cough variant asthma：CVA）
・胃食道逆流症（gastroesophageal reflux disease：GERD）

<本邦の上位>[4, 5)]

・咳喘息
・アトピー咳（atopic cough：AC）あるいは感染後咳嗽（post-infective cough：PIC）
・後鼻漏あるいはGERD

❶ 咳喘息（cough variant asthma：CVA）

・2004年以降の本邦の複数の報告で共通して日本の遷延性/慢性咳嗽の原因として最多．
・気管支喘息の亜型とされ，喘鳴を伴わず咳が唯一の症状で，呼吸機能ほぼ正常，その本態は**気道過敏性亢進**であるとされ，**気管支拡張薬（β_2刺激薬）**が有効．
・約30〜45％が気管支喘息へ移行するとされている[6, 7)]．
・特異的な検査所見はないが，血清IgEの上昇や，喀痰好酸球の増加といった気管支喘息と共通の所見を示すことがある．

- ●診断基準（①②の両方を満たすこと）
  ① 喘鳴を伴わない咳が8週以上持続し，聴診でwheeze聴取しない．
  ② β_2刺激薬またはテオフィリンが有効．

- ・治療
  ①吸入ステロイド（inhaled corticosteroid：ICS）が第一選択．
  ②症状が毎日ある場合にはLABA（長時間作用型β_2刺激薬）との合剤やLTRA（ロイコトリエン受容体拮抗薬）の併用を考える．
  ※後ろ向き研究ではICSの診断時からの使用で典型的喘息への移行率が低下するとした報告がある[7]．
  ※いつまで治療を続けるか，はっきりした基準はなく，かつては半年以上とするものが多かったが，新しい咳嗽に関するガイドラインでは1～2年に改められている[1]．

❷ アトピー咳（atopic cough：AC）

- ・本邦の藤村らにより提唱された概念で，本態は咳受容体の感受性亢進だが，咳喘息と同様に好酸球が中心的な役割を果たす[8]．
- ・アトピー素因を有する中年女性に多い．

- ・臨床像
  ①のどのかゆみを伴う痰を伴わない咳．
  ②就寝時＞深夜～早朝＞起床時に多い．
  ③空気の変化（エアコン，受動喫煙，会話，運動）が誘因．
  ④気管支拡張薬（β_2刺激薬またはテオフィリンが）が無効．

- ●診断基準（以下の①～④のすべてを満たす）[9]
  ① 喘鳴を伴わない乾性咳嗽が3週間以上持続．
  ② 気管支拡張薬が無効．
  ③ アトピー素因ないし喀痰中好酸球の証明．
  ④ 抗ヒスタミン薬（H1受容体拮抗薬：H1RA）ないしICSが有効．

- ・治療
  ①H1RAが第一選択．
  ②反応が不良ならICSを併用．
  ③症状が強い場合には経口ステロイド（PSL 20～30 mg）を1～2週（H1RAと経口ステロイドの合剤を試すのも手かも知れない）．

❸ 胃食道逆流症（gastroesophageal reflux disease：GERD）

- ・慢性乾性咳嗽の約1/10程度と推定されている．
- ・逆流した胃内容が食道下部の迷走神経受容体を刺激し咳反射が誘発される「reflex」と逆流した内容が咽喉頭や下気道に達して直接刺激する「reflux」の2つの機序が想定されている．

- ・臨床像
  ①夜間に多いのは食道症状（胸やけ）を伴うが，昼間に多いのは食道症状が少ない．
  ②会話や起床，食事で咳が悪化．

表 ● GerdQ質問票

質問（過去1週間の症状につきご回答ください）	症状のスコア（点数）			
	0日	1日	2〜3日	4〜7日
1	胸焼け（胸骨の後ろが焼けるような感じ）はどのくらいありましたか？	0	1	2	3
2	胃に入っているもの（液体や食物）が喉や口の方まで上がってくること（逆流）がどのくらいありましたか？	0	1	2	3
3	上腹部中央の痛みはどのくらいありましたか？	3	2	1	0
4	吐き気はどのくらいありましたか？	3	2	1	0
5	胸焼けや逆流のために，よく眠れなかったことはどのくらいありましたか？	0	1	2	3
6	胸焼けや逆流のために，医師から処方された以外の薬（市販の胃薬など）を服用したことはどのくらいありましたか？	0	1	2	3

8点以上でGERDの可能性が高いと判断
文献11より引用

③胸焼けを伴うのは63％程度で，約1/3は典型的逆流性食道炎症状を伴わない．

- **診断基準（慢性咳嗽で以下のいずれかを満たす）[10]**
  ① 胸やけ，げっぷなどGERD症状．
  ② 咳払い，嗄声などの喉頭症状（経験的には喉頭症状が疑うヒントになる印象あり）．
  ③ 会話，起床，食事，前屈，体重増加で悪化．
  ④ 気管支拡張薬，ICS，LTRA，H1RAなどが無効．

  ※上部消化管内視鏡検査で食道裂孔ヘルニアや逆流性食道炎の所見を認めれば，診断の参考になるが，陰性の例が少なくなく，**内視鏡所見では否定はできない**ことに注意！
  ※スクリーニングとしてQUESTやGerdQ（表）などの質問紙が利用できる[11]．

- 治療
  ①エンピリック治療が主体で，8週間のPPI（proton pump inhibitor，ないしH2RA）＋モサプリド（ガスモチン®）．
  ②GERDのリスク因子（肥満，喫煙，激しい運動，飲酒，高脂肪）の回避．
  ③夜間に多い例では，就寝時の体位の工夫（セミファーラー位など）．

❹ 感染後咳嗽（post-infective cough：PIC）

- 遷延性や慢性という意味合いを込めて"persistent"や"chronic"を加えて"PIPC/PICC"と呼ぶこともある．
- 呼吸器感染症の後に続く，胸部X線で異常を示さず，通常自然に軽快する遷延性慢性咳嗽（かぜの後に長く続く咳）と定義される．
- マイコプラズマやクラミジアの流行時期には慢性咳嗽が増加する．
- その理由として以下が想定されている．
  ①PNDが増える．
  ②気道に分布する神経の感受性の亢進（咳受容体の感受性亢進）．

③ 気道過敏性の亢進.
- 遷延性慢性咳嗽の 11 〜 25％を占め，中高年者や女性に多い[12].
- 症状は乾性咳嗽で，就寝前や夜間，朝に多く，喀痰好酸球増加はない.

● 診断基準　※明確なものはなく臨床診断が基本
　① 風邪の先行.
　② 他の原因疾患が除外できる.
　③ 自然軽快傾向（ただし持続期間が4カ月くらいに及ぶことも稀ではない）.

- 治療
　① H1RA ＋ 中枢性鎮咳薬.
　② LAMA（長時間作用性抗コリン薬）.
　③ 麦門冬湯など.
　④ 改善が不良の場合には経口ステロイドなど.
　※ ほとんどは①で改善するが，明確な診断の基準はないので，逆の見方をすると風邪症状が先行し①で改善する咳をPICと診断しているというのが現状！

❺ 後鼻漏（post nasal drip：PND）
- 欧米では遷延性慢性咳嗽の主要な原因とされているが，日本ではそれほどの位置づけはされておらず，頻度も明らかではない.
- 原因としては慢性副鼻腔炎がアレルギー性鼻炎よりも多い.

● 診断基準[13]
　① 夜間に多い湿性の慢性咳嗽でPPIや気管支拡張薬が無効.
　② 副鼻腔のX線かCTで陰影.
　③ 副鼻腔炎によるものは数週間のマクロライド服用で症状が改善.
　④ 耳鼻咽喉科的検査（鼻・咽頭・喉頭ファイバー）で後鼻漏の存在が確認でき，副鼻腔炎以外の原因疾患，慢性鼻炎，慢性鼻咽頭炎などが特定でき，原疾患に対する治療で後鼻漏と咳嗽が改善する（通常の咽頭の診察では後鼻漏はわからないことが多い）.

- 治療
　通年制アレルギー性鼻炎の後鼻漏による咳にはH1RA＋中枢性鎮咳薬.

❻ その他の遷延性/慢性咳嗽の原因
- ACE阻害薬の副作用.
- 慢性気管支炎：慢性咳嗽の5％程度，**ほとんどは喫煙者**.
- 気管支拡張症：慢性咳嗽の4％程度，**多くは痰を伴う湿性咳嗽**.
- 肺癌：
　① 喫煙者の慢性の咳で，新たにあるいは最近咳の感じが変化した.
　② 喫煙を止めても1カ月以上咳が続く.
　③ 気道感染の状況にないのに血痰や喀血があった.
　などの症状があれば肺癌を疑う.
- 肺結核（**第2章5参照**）

７ 稀なもの

- 上気道の圧迫〔AVM（anteriovenous malformation：動静脈奇形），後気管の腫瘤〕．
- 気管・気管支軟化症．
- 慢性の扁桃腫大．

3 診断へのアプローチ

　病歴が最も重要で，そこから考えられる鑑別疾患に対する治療的診断が一般的なアプローチの方法である．

- すべての患者にACE阻害薬の使用歴と気道感染症状の先行の有無を尋ねる．
- 並存症状（PND，GERD，痰の有無）などを聞く．

　①非喫煙者，②ACE阻害薬非使用者，③胸部単純Ｘ線写真が正常かほぼ正常，の３つを満たせば欧米では90％以上はPND，喘息，GERDのいずれかであるとされ，本邦でもAC，CVA，GERD，PICがほとんどを占める．

- H1RAをはじめに投与してみて反応をみることを推奨する報告もあり，36％に有効であったとされている．
- 経験的に推奨する対応（必ずしもガイドラインと一致していない，③と④の順番を入れ替えてもよい）．

　①病歴，身体所見，胸部単純Ｘ線写真が最初の評価項目．
　②診断の糸口がみつからない（陽性所見がない）場合には，**H1RAをエンピリックに投与してみる**⇒AC，PIC，PNDが反応．
　③これを数週間行っても改善が得られなければ，呼吸機能検査やメサコリン吸入試験（アストグラフ）を行い，気流制限やメサコリン閾値が低ければLABA吸入あるいはICSを試みる⇒CVAが反応（ICSではACも反応）．
　④メサコリン吸入閾値が低い患者でβ₂刺激薬吸入に反応が乏しい場合や，気流制限・メサコリン閾値の低値を認めない患者では，GERDを考えてPPIを試してみる．

4 咳喘息とアトピー咳嗽をどのように鑑別し治療するか

- 日常診療で鑑別に苦慮することが多い．
- **咳喘息（CVA）は気道過敏性の亢進**による慢性の乾性の咳，**アトピー咳嗽（AC）は咳受容体感受性亢進**による慢性の咳で，気道過敏性は正常．
- 共通点

　①喘鳴や呼吸困難発作を認めない．
　②就寝時，深夜，早朝に多い．
　③誘因は，冷気，暖気，受動喫煙，会話，電話，運動の順に多く，線香の煙や化粧品・香水の香も誘因となる．
　④血液検査では末梢血好酸球数，血清IgE値，特異的IgE抗体などのアトピー素因を示唆する所見が，種々の頻度で陽性．
　⑤誘発喀痰検査ではともに**約80％で好酸球**を認める．
　⑥ICSは有効．

・異なる点
① 気道過敏性測定（メサコリン吸入閾値）は咳喘息で軽度亢進しているが，軽症喘息患者よりも正常値に近く，気道過敏性測定によって咳喘息と診断できる患者はごく一部．
② カプサイシンやクエン酸の吸入に対する咳受容体感受性試験を行うと，CVAでは健常者と差がなく，ACで亢進する．
③ CVAでは経過中に成人の30％に喘鳴が出現し，気管支喘息へ移行する．ACは気管支喘息へは移行しない．
④ CVAにはH1RAが無効，吸入β_2刺激薬が有効．

※ 共通点が多く，異なるのは気道過敏性や咳受容体感受性である．これらの検査ができる施設はある程度限られているため，実際の診療では診断的治療が一般的．
※ CVAでは気管支喘息への移行を予防するためにICS吸入の継続が推奨されているが，ACにもICSは有効であるため，最初にICSを使用するとACに対して長期にわたり不要なICS投与が行われることが危惧される．
※ 筆者はH1RA→LABAの順で試み，LABAが有効であればICSへ変更し継続するようにしている．
※ CVAは咳が唯一の症状であるため，ICSでいったん改善すると薬物治療を継続させることは容易ではない．重要なのは症状である咳のコントロールもさることながら，気管支喘息への移行を阻止することであり，いかに治療の動機付を行うか医療者の力量が求められる．

<文献>
1) 「咳嗽に関するガイドライン第2版」（日本呼吸器学会　咳嗽に関するガイドライン作成委員会／編），日本呼吸器学会，2012
2) O'Connell F, et al：Capsicin cough sensitivity decrease with successful treatment of chronic cough. Am J Respir Crit Care Med, 150：374-380, 1994
3) Niimi A, et al：Reduced pH and chloride levels in exhaled breath condensate of patients with chronic cough. Thorax, 59：608-612, 2004
4) Fujimura M, et al：Importance atopic cough, cough variant asthma and sibobronchial syndrome as causes of chronic cough in the Hokuriku area of Japan. Respirology, 10：201-207, 2005
5) Matsumoto H, et al：Prevalence and clinical manifestations of gastro-oesophageal reflux-associated chronic cough in the Japanese population. Cough, 3：1, 2007
6) Nakajima T, et al：Characteristics of patients with chronic cough who developed classic asthma during the course of cough variant asthma：a longitudinal study. Respiration, 72：606-611, 2005
7) Matsumoto H, et al：Prognosis of cough variant asthma：a retrospective analysis. J Asthma, 43：131-135, 2006
8) Fujimura M, et al：Eosinophilic airway disorders as causes of isolated chronic cough：cough variant asthma, atopic cough and eosinophilic bronchitis without asthma. Recent Research Developments in Respiratory & Critical Care Medicine 2. Research Signpost, 135-156, 2002
9) アトピー咳嗽．「咳嗽に関するガイドライン」（日本呼吸器学会咳嗽に関するガイドライン作成委員会／編），杏林舎，pp44-47, 2005
10) Irwin RS：Chronic cough due to gastroesophageal reflux disease. ACCP evidence-based clinical practice guidelines. Chest, 129（Suppl 1）：80S-94S, 2006
11) Jones R, et al：Development of the GerdQ, a tool for the diagnosis and management of gastro-oesophageal reflux disease in primary care. Aliment Pharmacol Ther, 30：1030-1308, 2009
12) Irwin RS, et al：Managing cough as a defense mechanism and as a symptom. A consensus panel report of the American college of Chest Physicians. Chest, 114：133S-181S, 1998

13) 内藤健晴：後鼻漏による咳嗽（後鼻漏症候群）（耳鼻咽喉科からの見解），「慢性咳嗽の診断と治療に関する指針2005年度版」（藤村政樹／監），日本咳嗽研究会／アトピー咳嗽研究会，pp28-29，2006

カンファレンスでよくある質問

Q： インフルエンザの流行がすんで一段落した3月頃にまた持続性咳嗽を訴えて，多くの患者さんが外来にやってきます．聴診所見や胸部単純X線写真，呼吸機能検査も異常がなく，取っ掛かりがないケースが多いのですが，外来でどのように対処をしたらよいでしょうか？

A： 確かにこういう症例って多いよね．どんな季節でもはじめにあげた4つの疾患，つまり①アトピー咳，②咳喘息，③後鼻漏，④胃食道逆流症（GERD）の4つは必ずおさえておく必要があります．それにはしっかり病歴を聴くこと，聴診をすることが大事なのは言うまでもありません．

季節的な関係で言えばスギ花粉などが関与する咳喘息を考える必要があり，また風邪症状の先行があれば感染後咳嗽の可能性を強く疑います．外来で診る感じでは感染後咳嗽とアトピー咳嗽はよく似ていて，会話や電話，気温の変化などが咳の誘因になります．通常，外来などでは両者を厳密に区別せずに抗ヒスタミン薬で治療を行うことが可能です．

後鼻漏について言えば，鼻漏の存在を意識していない患者さんが少なくなく，むしろ鼻閉の方が症状として自覚する患者さんが多い印象です．アトピー咳嗽と後鼻漏はともに抗ヒスタミン薬が有効ですので，エンピリックに治療を行うならば，はじめに示したように，最初の治療は抗ヒスタミンから始めるケースが私の場合には多い印象です．

GERDにおいて胸焼けは必ずしも自覚していない例も多く，そのような場合でも前屈時の前胸部圧迫感を自覚することもあり，あるいは無症状であってもよく話を聴くと，かつて上部消化管内視鏡検査で食道裂孔ヘルニアを指摘されたことがあるという情報が得られたりしてGERDを考えるヒントが得られることがあります．GERDは咳ばかりではなくて，胸痛を主訴として外来を受診することもあります．心電図も胸部単純X線写真も異常がない前胸部痛のなかにGERDが含まれていることがありますので注意が必要です．GERDは持続性の咳のなかでは，本邦でまだ実数が十分に把握されていない疾患となりますが，結構多いという印象をもっており，その気になって病歴をとるとみつかるものです．

以上のようにガイドラインには必ずしも合致しませんが，私自身は経験的に①現在・あるいは過去に鼻症状（上気道感染症上に伴うものも含めて）がある場合は抗ヒスタミン薬で，②GERDを少しでも疑う症状（前胸部痛や食道裂孔ヘルニアの存在を含め）があればPPIで，③季節性があり反復する場合には咳喘息を考えてβ_2刺激薬の吸入で治療を開始します．全く本当に何もなければやはり①抗ヒスタミン薬を用いています．

呼吸機能検査や気道過敏性検査，胸部CTや上部消化管内視鏡などたくさんの検査を行うドクターもいますが，咳が続いているために患者さんは外来を受診しているので，検査の指示だけ出して，あるいは中枢性鎮咳薬でお茶を濁して，「あとは呼吸器内科の専門外来へ行ってください」ではなく，当日は胸部単純X線写真など必要最低限の検査結果を自分で確認し，自分なりに咳の原因を考えたうえでエンピリック治療を始めるという姿勢が必要です．上記の対処の原則で7〜8割の患者さんは咳が楽になったと感謝してくれるはずです．

第10章 その他

2 睡眠時無呼吸症候群

牧野英記

診療のコツ

- 睡眠時無呼吸症候群は，睡眠障害の分類の睡眠呼吸障害（sleep-disorderd breathing）に該当する
- 本邦で300万人の潜在患者がおり，睡眠医療非専門医の果たすべき役割は大きい
- PSG検査結果の解釈方法について理解しておく
- 睡眠時無呼吸症候群は，診断イコール治療ではなく，本邦と海外で治療適応が異なる
- 治療の第一選択はCPAP療法であり，いかにアドヒアランスをあげるかが重要なポイントである

1 導入

　レジデントに睡眠時無呼吸症候群（sleep apnea syndrome：SAS）について聞くと，「よくわからないし，単純な作業のくり返しで退屈だ」という返答が返ってくることが多い．なぜそうなってしまうのか？ 確かにとっつきにくい分野ではあるが，疾患の理解が深まれば自然と興味はわいてくるものである．

　呼吸器内科は，精神科・耳鼻科・循環器科・神経内科などとともに睡眠医療の診療を行っていることが多く，レジデントの先生にも，どうせやるからには少しでも興味をもって診療にあたってほしいし，この稿がそのきっかけになってくれればと思う．

2 睡眠障害の分類（図1）

- 睡眠障害の分類は，アメリカ睡眠学会（American Academy of Sleep Medicine：AASM）が各国の睡眠学会の協力を得て提唱した睡眠障害国際分類（International Classification of Sleep Disorders：ICSD）に則って行われている．
- 睡眠障害には，不眠症や過眠症，時差ボケ（概日リズム障害関連睡眠障害），寝言，入眠時のピクつき（jerks），レストレスレッグス症候群などの疾患も含まれる．
- 睡眠障害のうち，睡眠呼吸障害（sleep-disorderd breathing：SDB）は①**中枢型睡眠時無呼吸症候群（central sleep apnea syndrome：CSAS**），②**閉塞型睡眠時無呼吸症候群（obstructive sleep apnea syndrome：OSAS**），③睡眠関連低換気・低酸素血症症候群，④その他の睡眠関連呼吸障害（other sleep related breathing disorder）に分類さ

診療のフローチャート

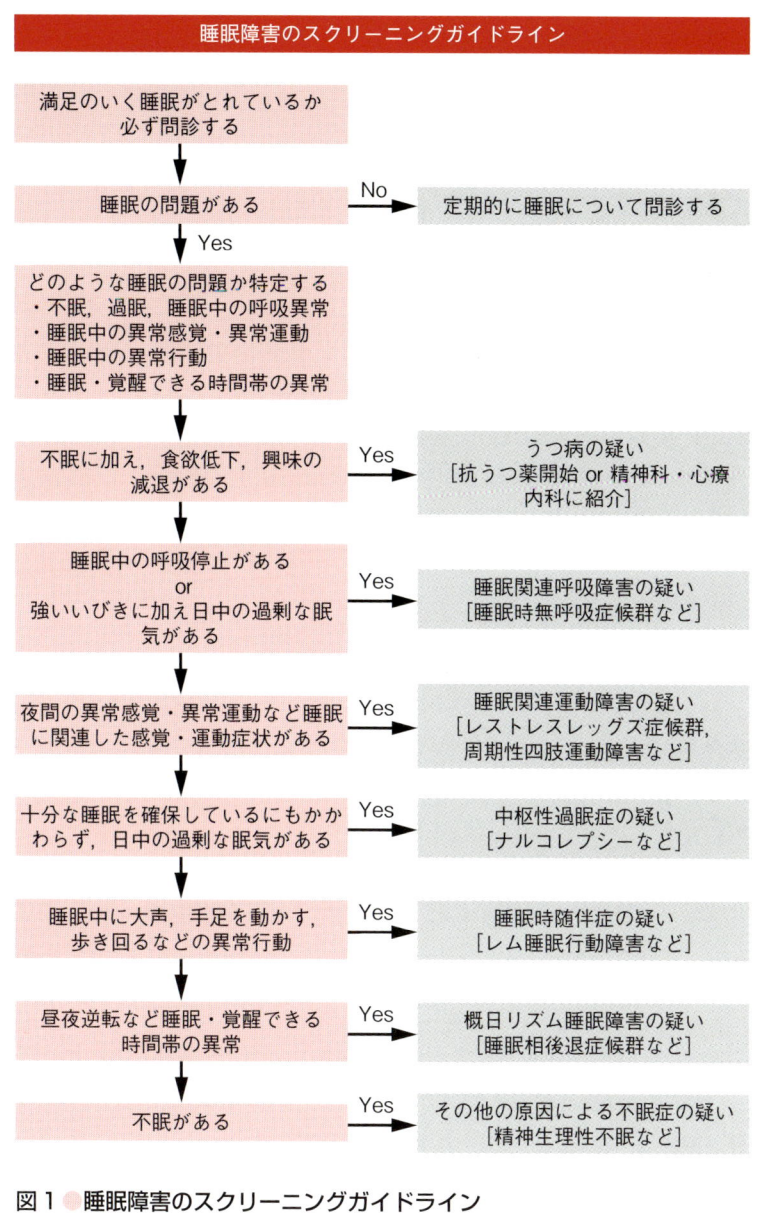

睡眠障害のスクリーニングガイドライン

- 満足のいく睡眠がとれているか必ず問診する
  ↓
- 睡眠の問題がある → No → 定期的に睡眠について問診する
  ↓ Yes
- どのような睡眠の問題か特定する
  - 不眠，過眠，睡眠中の呼吸異常
  - 睡眠中の異常感覚・異常運動
  - 睡眠中の異常行動
  - 睡眠・覚醒できる時間帯の異常
  ↓
- 不眠に加え，食欲低下，興味の減退がある → Yes → うつ病の疑い[抗うつ薬開始 or 精神科・心療内科に紹介]
  ↓
- 睡眠中の呼吸停止がある or 強いいびきに加え日中の過剰な眠気がある → Yes → 睡眠関連呼吸障害の疑い[睡眠時無呼吸症候群など]
  ↓
- 夜間の異常感覚・異常運動など睡眠に関連した感覚・運動症状がある → Yes → 睡眠関連運動障害の疑い[レストレスレッグス症候群，周期性四肢運動障害など]
  ↓
- 十分な睡眠を確保しているにもかかわらず，日中の過剰な眠気がある → Yes → 中枢性過眠症の疑い[ナルコレプシーなど]
  ↓
- 睡眠中に大声，手足を動かす，歩き回るなどの異常行動 → Yes → 睡眠時随伴症の疑い[レム睡眠行動障害など]
  ↓
- 昼夜逆転など睡眠・覚醒できる時間帯の異常 → Yes → 概日リズム睡眠障害の疑い[睡眠相後退症候群など]
  ↓
- 不眠がある → Yes → その他の原因による不眠症の疑い[精神生理性不眠など]

図1 睡眠障害のスクリーニングガイドライン
文献1より引用

れる．
- 本稿では**睡眠時無呼吸症候群（主に閉塞性）**について説明する．

3 疫学

・AHI（apnea hypopnea index：無呼吸低呼吸指数）≧5かつ日中の眠気（excessive day-

time sleepines：EDS）ありの患者は，男性4〜5％，女性2〜3％．
- 睡眠時無呼吸症候群の潜在患者数は300万人（本邦人口の2％）．
- 本邦：23歳〜59歳の男性の22.3％が中等症以上の睡眠呼吸障害を合併．
- 日本睡眠学会の睡眠医療認定医は469名，認定医療機関96機関（2014年8月1日現在）．
- 肥満，高血圧症，高齢に加えて，高度肥満の少ない本邦では顎の小さい人が高リスク群となる．
- **患者数に対する認定医の不足は明らかであり，地域偏在の問題がそれらに拍車をかけており，睡眠医療非専門医が果たすべき役割は大きい．**

4 症候と合併症

- 症候としては，**いびき，日中の眠気（EDS），夜間の呼吸困難**，起床時の頭痛，頻尿などがある．
- 眠気と重症度は必ずしも比例するものではない．
- EDSの指標としては**Epworth Sleepiness Scale（ESS：エプワース眠気尺度）**が有名であり参考となるが，これも必ずしも正確ではない．
- 多血症，高血圧，不整脈，虚血性心疾患，脳血管障害，糖尿病，突然死などの合併症があり，**全身管理の視点**が求められる．特に心血管系疾患は，予後規定因子になり得る．

5 定義

- 7時間の睡眠中に30回以上の無呼吸（10秒以上の気流の停止）が出現するもの，あるいは1時間当たりの無呼吸回数が5回以上のもの．
- 気流の停止は鼻孔あるいは口で確認を行う．
- AHI：睡眠1時間当たりの無呼吸と低呼吸の回数．
- 重症度分類　軽症：5≦AHI<15，中等症：15≦AHI<30，重症：30≦AHI．

6 診断のアルゴリズム（図2）

- ESSなどの問診票を参考にして症候を確認し，**上気道の視診**（軟口蓋低位や扁桃肥大の有無），**小顎症，体重変動**のチェックを行う．併存疾患（**アレルギー性鼻炎や副鼻腔炎**）や生活歴（**飲酒歴や喫煙歴**）の確認も必要である．
- 検査方法として，**パルスオキシメータ・簡易アプノモニター・ポリソムノグラフィー（polysomnography：PSG）**がある．
- 簡易アプノモニターは，簡便かつ自宅で施行でき費用も安いが，睡眠障害の評価はできず，PSGでの再検査が必要となることがある．
- PSGはSAS診療のゴールドスタンダードであり，睡眠障害の評価ができ検査は一度ですむが，簡易検査より費用がかかる．
- 診断基準は，AASMの「**EDSもしくは閉塞性無呼吸に起因するさまざまな症候のいくつかを伴い，かつAHI≧5**」を本邦でも採用しているが，保険診療上は，診断イコール治療とならないことに留意する．

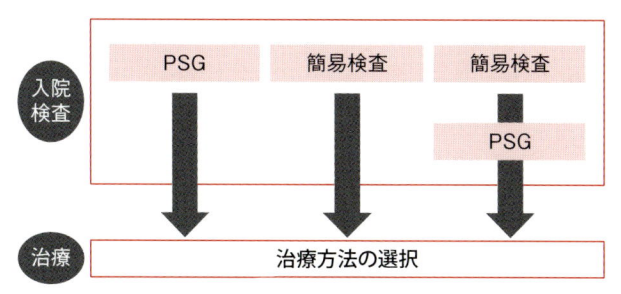

図2 ● 診断のアルゴリズム
1度のPSGあるいは簡易検査で治療適応となる場合もあるが，簡易検査で結論が出ず，PSGが必要となることもある

7 PSG検査結果の解釈方法（図3）

　大抵の場合解析レポートがついてくるが，そのまま鵜呑みにせずに，データのどの部分を見てどのように解釈するべきか，自分でもチェックできるようになろう．

◆ 今日からできるPSGチェック項目

● 閉塞型か中枢型か？
　⇒無呼吸時に胸壁・腹部運動があるのがOSAS，ないのがCSAS
● AHIは？
　⇒AHI≧5で診断，重症度は定義に示した通り．
● 無呼吸と低呼吸の違いは？
　⇒ともに10秒以上の気流の停止あるいは減少と定義されており，必ず**P-flow（鼻圧気流），T-flow（口と鼻：温度センサー気流）の2つをチェック**しておく．なお，低呼吸は50％以下への気流の減少と基準値から3ないし4％以上のSpO_2の低下，もしくは覚醒反応を伴う場合である．
● 睡眠効率（％）とは？
　⇒総睡眠時間（total sleep time：TST）／就床時間（time in bed：TIB）×100で，正常値は85％以上．
● 睡眠深度とは？
　⇒浅睡眠（stage1, 2）と深睡眠（stage3, 4）の割合をみることができる．睡眠時間は長くても**質の高い睡眠がとれていなければ，よい睡眠とは言えない**．
● 睡眠サイクルとの関係
　⇒REM期（90〜120分サイクル）との関係を確認しておく．
● RERAとは？
　⇒respiratory effort related arousal（呼吸努力関連覚醒反応）であり，**時にAHIと乖離して増加することがある**．この場合は，いわゆる**上気道抵抗症候群（upper airway resistance syndrome：UARS）の可能性が高く，睡眠が分断され睡眠構築が変化**することによりEDSがみられる．

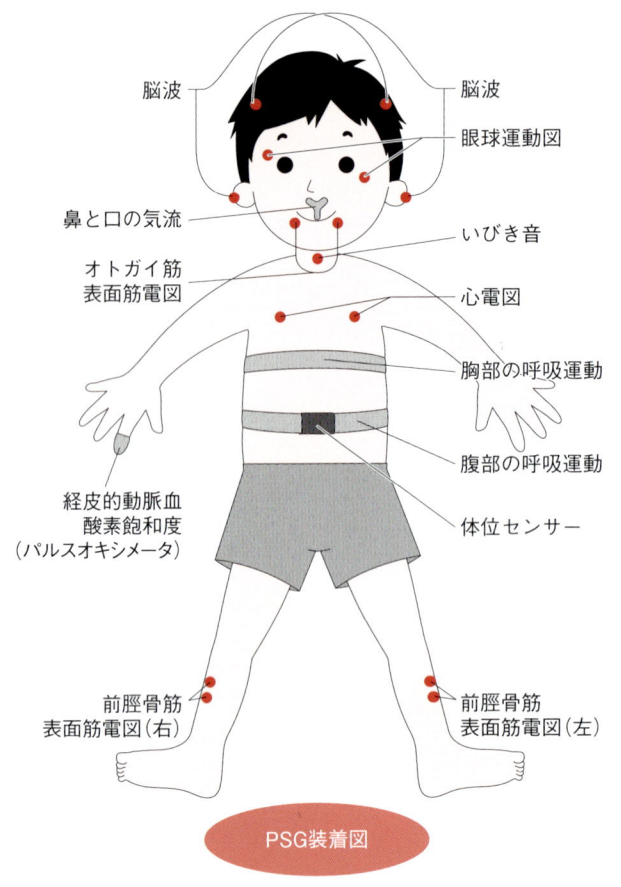

図中ラベル（PSG装着図）:
- 脳波
- 脳波
- 眼球運動図
- 鼻と口の気流
- いびき音
- オトガイ筋表面筋電図
- 心電図
- 胸部の呼吸運動
- 腹部の呼吸運動
- 経皮的動脈血酸素飽和度（パルスオキシメータ）
- 体位センサー
- 前脛骨筋表面筋電図（右）
- 前脛骨筋表面筋電図（左）

図3　PSG検査の実際
文献2より転載

- 体位による変化は？
  ⇒一般に，**側臥位よりは仰臥位の方が無呼吸イベントの増加がみられる**．
- 生活指導を行ううえで，どの体位で無呼吸が起こりやすいかは把握しておくべきである．

8 治療方針の選択と保険上の問題点（OSAS）

- 第一選択はCPAP（continuous positive airway pressure：持続的陽圧換気）療法であり，短期的・長期的有効性が確立されている．
- 第二選択はOA（oral appliance：口腔内装置）とUPPP（uvulopalatopharyngoplasty：口蓋垂軟口蓋咽頭形成術）で，軽症から中等症でCPAP療法継続が難しい場合に考慮．
- 例外として，高度扁桃肥大や高度鼻閉がある場合には手術療法が優先される．
- 減量指導・生活習慣の改善（側臥位での就寝・アルコールや睡眠薬の禁止・増悪因子の除去）も重要だが，薬剤（アセタゾラミド）の有効性は限定的．

◆ CPAP療法について

- OSASへの治療の目的は？
  ⇒OSAS症状の軽減，睡眠の質の改善，AHI・酸素化の正常化．

表 ● CPAP療法のアドヒアランス低下の要因

1. 患者関連
- CPAP療法の意義が理解できない
- 器械の取り扱いが困難
- 自己判断での投薬やアルコール摂取
- 社会的な孤立
- 身体的障害（視力・聴力・麻痺）

2. 治療関連
- デバイスなどが複雑
- 有害事象の頻度が多い
- 慢性疾患の合併
- コストが高い
- 効果がない

3. 医療者関連
- 患者との信頼関係が築けない
- 治療効果への疑問
- 患者教育に消極的
- 治療への知識不足による不十分な対応

文献6を参考に作成

● 保険適応は？

⇒・CPAP療法の適応は，本邦と海外で異なるため整理が必要．
- 本邦では，簡易検査ではAHI≧40，PSGではAHI≧20かつ自覚症状ありの症例が適応になるが，海外ではAHI≧30の重症例では無条件，AHI≧5では眠気など強い臨床症状がある場合とされている．
- 条件を満たした場合，月1回を限度とし，在宅持続陽圧呼吸療法指導管理料250点，経鼻的持続陽圧呼吸療法治療機器加算1210点を算定できる．
- CPAP診療で最も重要なことは，**アドヒアランスを改善**すること．
- 一般に，症状の強い患者さんは治療効果を自覚できるためアドヒアランスは良好であるが，弱い患者さんは継続が難しい．
- アドヒアランスの向上のためには，
  1）導入初期（1週間〜1カ月）には特に頻回にコンタクトをとる．
  2-1）他覚的なモニタリングを行う．
     ⇒ただ話を聞くのではなく，処方データ（器械が記録した使用状況データ）などで現在のアドヒアランスの状態を把握する．
  2-2）適正圧の設定のためには，CPAP装着のうえPSGを行うタイトレーションが必要となる．マニュアルとauto CPAPでの自動調整の方法があるが，後者でもPSGによる確認が望ましいとされている．
  3）アドヒアランス低下の要因（表）を患者・治療・医療者に区分して分析し，多角的にアプローチする．
  4）CPAPに伴う副作用のマネージングと行動療法を行う．

⇒アレルギー性鼻炎や副鼻腔炎はCPAP開始後に症状が顕在化することがある．冬場に結露ができ，器械の位置が頭より高くなると垂れ込む．単純なマスクフィッティングのミス（マスクサイズ，固定方法），auto CPAP（自動型）ではマスクのズレを器械が加圧不足と誤認してさらに高い圧をかけてしまう，出張の時に持参するのを忘れるなどの理由でアドヒアランスが低下するため，患者さんの声に耳を傾け，テーラーメイドの治療を行う．

5）CPAPを導入してもAHIが5以上続く場合の対策

CPAPはOSASを完全に消失させることが可能な唯一の方法とされており[3]，われわれの経験からも，適切に使用できている症例はほとんどが改善している．それでも改善が不十分な場合は，OSAS以外の疾患の合併を考える．例えば心不全や換気不全がある場合は，ASV（adaptive servo-ventilation）[4]やiVAPS（intelligent Volume-Assured Pressure Support）[5]などの呼吸モードを併用することも考慮される．

<文献>

1) 「睡眠障害のスクリーニングガイドライン」（厚生労働省委託研究「睡眠医療における医療機関連携ガイドラインの有効性検証に関する研究」班）
2) 獨協医科大学病院　睡眠医療センターHP：http://www.dokkyomed.ac.jp/dep-m/csm/
3) 「成人の睡眠時無呼吸症候群診断と治療のためのガイドライン」（睡眠呼吸障害研究会/編），メディカルレビュー社，2005
4) Haruki N, et al：Comparison of acute and chronic impact of adaptive servo-ventilation on left chamber geometry and function in patients with chronic heart failure. Eur J Heart Fail, 13（10）：1140-1146, 2011
5) 第28回非侵襲的換気療法研究会HP：http://www.nippv.org/abstract/28_01.pdf
6) Weaver T, et al：Adherence with continuous positive airway pressure（CPAP）. UpToDate, 2014
7) Epstein LJ, et al：Clinical guideline for the evaluation, management and long-term care of obstructive sleep apnea in adults. J Clin Sleep Med, 5（3）：263-276, 2009
8) Meir H Kryger, Atul Malhotra. Management of obstructive sleep apnea in adults. In：UpToDate, Post, TW（Ed），UpToDate, Waltham, MA, 2014
9) 「睡眠医療入門キットのご紹介」（厚生労働省委託研究「睡眠医療における医療機関連携ガイドラインの有効性検証に関する研究」班）
10) Nakayama-Ashida Y, et al.：Sleep-disordered breathing in the usual lifestyle setting as detected with home monitoring in a population of working men in Japan. Sleep, 31（3）：419-425, 2008
11) Young T, et al.：The occurrence of sleep-disordered breathing among middle-aged adults. N Engl J Med, 328（17）：1230-1235, 1993
12) 「医科点数表の解釈：社会保険・老人保健診療報酬」（厚生労働省保険局医療課，厚生労働省老人保健福祉局老人保健課/編）社会保険研究所，pp. 179-180, 2004
13) 「睡眠時無呼吸症候群-改訂第2版-」（本間栄/著），克誠堂出版，2009
14) 近藤哲理，他：睡眠時無呼吸症候群患者におけるCPAP中断による睡眠構築の変化．日呼吸会誌，43（10）：578-582, 2005
15) Xu T, et al：Effect of automatic versus fixed continuous positive airway pressure for the treatment of obstructive sleep apnea：an up-to-date meta-analysis. Sleep Breath, 16（4）：1017-1026, 2012
16) Gao W, et al：Is automatic CPAP titration as effective as manual CPAP titration in OSAHS patients？ A meta-analysis. Sleep Breath, 16（2）：329-340, 2012
17) Ip S, et al.：Auto-titrating versus fixed continuous positive airway pressure for the treatment of obstructive sleep apnea：a systematic review with meta-analyses. Syst Rev, 1：20, 2012

カンファレンスでよくある質問

Q：CPAPはautoとfixedのどちらがいいのですか？

A： 従来CPAP療法は，マニュアルで至適圧を決定し（マニュアルタイトレーション），fixed（固定圧）で治療を行うことがゴールドスタンダードとされてきました．しかし，この方法は時間と費用がかかること，睡眠非専門施設にとってはマンパワー・ベッドコントロールなどの課題がありました．一方，auto（自動圧）は簡便でコストが安く，外来で導入が可能という利点があります．

近年のautoとfixedを比較したRCTやメタアナリシス[15〜17]によると，治療効果やアドヒアランスは臨床的にほぼ同等とする報告が多く，時間とコストの面でautoを勧める報告もみられます．今後の本邦でのエビデンスの蓄積やガイドライン改訂が待たれます．

第10章 その他

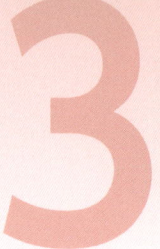

3 呼吸器診療における社会資源利用

牧野英記

診療のコツ

- 呼吸器診療における社会資源利用には，身体障害者手帳制度（呼吸器機能障害），介護保険，特定疾患治療研究事業，高額療養費制度，石綿健康被害救済制度などによるサービスがある
- 社会資源の利用により患者さんは適切なサービスを受けることができるので，書類作成は遅滞なく行おう

1 概論（図1）

　社会資源というと，とっつきにくい印象がある方も多いかもしれない．しかし高齢化が進みさまざまな社会背景をもつ患者さんが増加する現在，臨床医として患者さんにかかわっていくためには，社会福祉サービスについても知識をもっていることが求められる．ほかのメディカルスタッフ〔医療ソーシャルワーカー（MSW）や療養支援NSなど〕と緊密に連携を取り

診療のフローチャート

```
医師による診察
    ↓
メディカルスタッフ
  との連携
    ↓
 社会資源利用
    ↓
┌──┬──┬──┬──┬──┐
身体 介護 特定 高額 石綿
障害 保険 疾患 療養 健康
者手 制度 治療 費制 被害
帳制     研究 度   救済
度       事業      制度
                      など
```

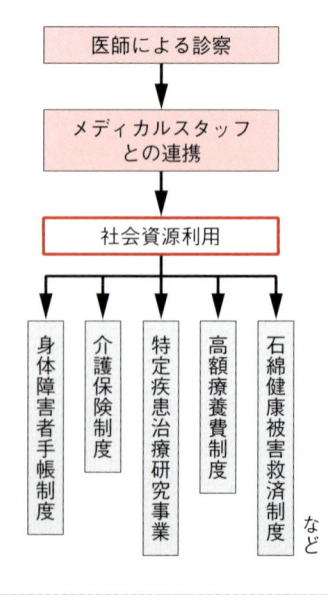

図1 ● 社会資源利用の流れ

表1 ● 身体障害者（呼吸器機能障害）の等級と認定基準

等級	区分	解説
1級	呼吸器の機能の障害により自己の身辺の日常生活が極度に制限されるもの	呼吸困難が強いため歩行もほとんどできないもの，呼吸障害のため指数の測定ができないもの，指数が20以下のもの，動脈血酸素分圧（PaO_2）が50 Torr以下のもの
2級	（なし）	（なし）
3級	呼吸器の機能の障害により家庭内での日常生活が著しく制限されるもの	指数が20を超え30以下のもの，動脈血酸素分圧（PaO_2）が50 Torrを超え60 Torr以下のもの，またはこれに準ずるもの
4級	呼吸器の機能の障害により社会での日常生活が著しく制限されるもの	指数が30を超え40以下のもの，動脈血酸素分圧（PaO_2）が60 Torrを超え70 Torr以下のもの，またはこれに準ずるもの

文献1，文献2を参考に作成

ながら，少しでも患者支援につながるように前もって勉強しておこう．

呼吸器診療における社会資源利用として，呼吸器内科医が理解しておくべき代表的なサービスは，身体障害者手帳制度（呼吸器機能障害），介護保険制度，特定疾患治療研究事業，高額療養費制度，石綿健康被害救済制度によるサービスなどがある．

2 身体障害者（呼吸器機能障害）について

症状，指数（予測肺活量に対する1秒率．ノモグラムを使用して算出），動脈血酸素分圧を参考に認定基準が定まっている．主治医に障害が申請基準に達していることを確認のうえ，患者さんが市町村の福祉課で申請書類を入手し，指定医師による身体障害者診断書・意見書（呼吸器機能障害用）を含め必要書類を提出すると，県の福祉審議会での審議のうえ，約1カ月で結果が判明する（表1）．身体障害者手帳を取得できれば，障害の等級に応じたサービスが受けられることになる．

診断書・意見書の作成にあたっては，ノモグラムの作成などやや煩雑な部分もあるので，上級医に記入方法を確認してもらった方がよい．また，書類には指定医師のサインが求められるため，**レジデントの名前は記載せずに**所属長や指定医師に相談すること．

3 介護保険によるサービス

介護保険制度における要介護認定は，介護サービスの必要度を客観的で公平に判断するために，コンピュータによる一次判定，介護認定審査会での二次判定の二段階で行われる（図2）．この判断基準として，市町村の認定調査員による心身の状況調査とともに大きな役割を果たすのが，**主治医意見書**である．

介護認定を受ける資格としては，1.1号保険者（65歳以上），2.2号保険者（40歳以上で16特定疾病※）があげられ，呼吸器診療でかかわりが深い疾患としては，**慢性閉塞性肺疾患（chronic obstructive pulmonary disease：COPD）**[4]**とがん末期**があることは覚えておいた方がよい．また，二段階審査があるため認定までに時間を要することも多く，**遅滞なく書類の作成を行おう**．

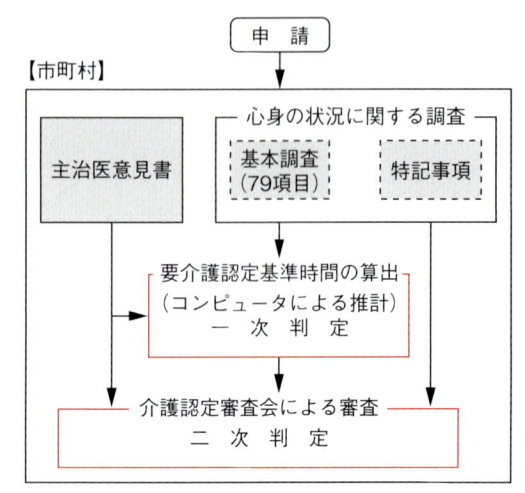

図2 ● 介護保険制度における要介護認定の仕組み
文献3より引用

※特定疾病：介護保険制度における要介護認定の際の運用を容易にする観点から，16種類の個別疾病が列記されている．

4 特定疾患治療研究事業

　特定疾患治療研究事業は，「原因不明，治療方法未確立であり，かつ後遺症を残すおそれが少なくない疾病」として厚生労働省が調査研究を進めている疾患のうち，診断基準が一応確立し，かつ難治度，重症度が高く患者数が比較的少ないため，**「公費負担の方法をとらないと原因の究明，治療方法の開発等に困難をきたすおそれのある疾患」**を対象としている．難治性疾患克服研究事業（臨床調査研究分野）130疾患のうち，56疾患が対象となっており，自己負担分の一部を国と都道府県が公費負担として助成している．

　疾患ごとに認定基準があり，主治医の診断に基づき都道府県に申請し認定されると，「特定疾患医療受給者証」が交付される（図3）．**対象医療の範囲は，特定疾患医療受給者証に記載された疾患および当該疾患に付随して発現する傷病に対する医療**であることを確認しておく．

　このうち，呼吸器内科医が関係する疾患としては，**特発性間質性肺炎**（表2），**サルコイドーシス，肺動脈性肺高血圧症（PAH），顕微鏡的多発血管炎，慢性血栓塞栓性肺高血圧症（CTEPH），リンパ脈管筋腫症（LAM）**などがある．保健所で申請を受理した日にさかのぼって認定が行われるため，すみやかに臨床審査個人票への記入を行う．詳細は，最寄りの保健所に問い合わせるとよい．

　なお，難病情報センターHP（http://www.nanbyou.or.jp/entry/512）にはさまざまな患者会（サルコイドーシス友の会，J-LAMの会など）へのリンクサイトもあり，患者さんの生の声を聞かせてもらえるいい機会にもなるため，一度目を通すことをお勧めする．

5 高額療養費制度

　高額療養費制度とは，公的医療保険における制度の1つで，医療機関や薬局の窓口で支払った額が，暦月（月のはじめから終わりまで）で一定額を超えた場合に，その超えた金額を支給する制度である．高額療養費では，**年齢や所得に応じて，本人が支払う医療費の上限が定**

申請書類

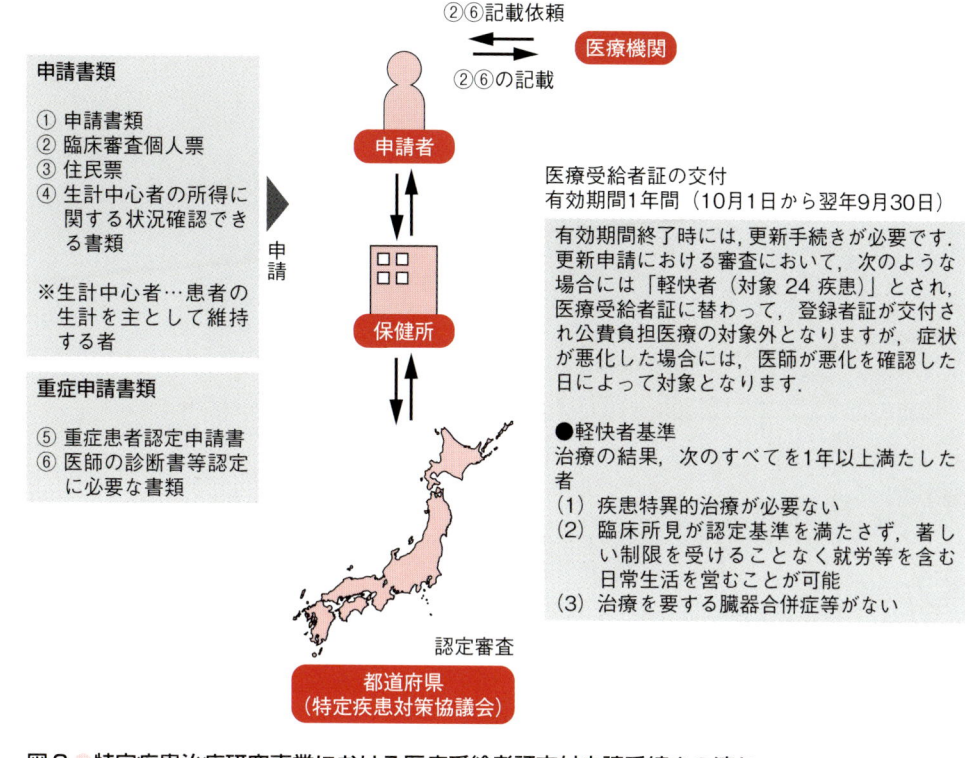

① 申請書類
② 臨床審査個人票
③ 住民票
④ 生計中心者の所得に関する状況確認できる書類

※生計中心者…患者の生計を主として維持する者

重症申請書類

⑤ 重症患者認定申請書
⑥ 医師の診断書等認定に必要な書類

医療受給者証の交付
有効期間1年間（10月1日から翌年9月30日）

有効期間終了時には，更新手続きが必要です．更新申請における審査において，次のような場合には「軽快者（対象24疾患）」とされ，医療受給者証に替わって，登録者証が交付され公費負担医療の対象外となりますが，症状が悪化した場合には，医師が悪化を確認した日によって対象となります．

●軽快者基準
治療の結果，次のすべてを1年以上満たした者
（1）疾患特異的治療が必要ない
（2）臨床所見が認定基準を満たさず，著しい制限を受けることなく就労等を含む日常生活を営むことが可能
（3）治療を要する臓器合併症等がない

図3 特定疾患治療研究事業における医療受給者証交付申請手続きの流れ
難病情報センター[5]（2014年10月現在）より引用

表2 特発性間質性肺炎の新重症度

	安静時動脈血ガス	6分間歩行時SpO$_2$
Ⅰ度	PaO$_2$ 80 Torr 以上	
Ⅱ度	PaO$_2$ 70〜79 Torr	90％未満の場合はⅢ
Ⅲ度	PaO$_2$ 60〜69 Torr	90％未満の場合はⅣ
		（危険な場合は測定不要）
Ⅳ度	PaO$_2$ 59 Torr 以下	測定不要

※医療費助成の対象は，診断基準を満たし，かつ重症度Ⅲ度以上を満たす症例に限定される
文献6より引用

められており，またいくつかの条件を満たすことにより，さらに負担を軽減する仕組みも設けられている．医療機関の窓口での支払を負担の上限額までにとどめることもでき，一度に用意する費用が少なくてすむというメリットがある．

平成24年4月から，**入院診療だけでなく外来診療についても**同様の取り組みが行われている．近年，抗がん剤や生物学的製剤などの高額な薬剤や治療が増えており，患者さんが安心して治療を受けるためにも，本制度をうまく活用する必要がある．

図4 ● 石綿健康被害救済制度の概要フロー図
文献7より転載

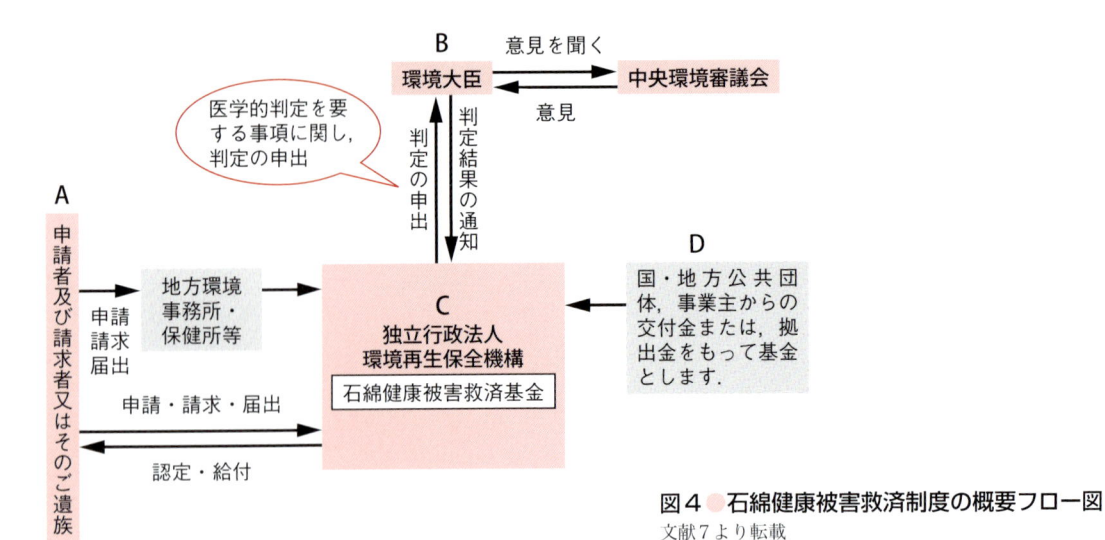

6 石綿健康被害救済制度

石綿（アスベスト）による健康被害を受けた方およびその遺族で，労災保険等の対象とならない方に対して，救済給付の支給を行う制度である．「石綿による健康被害の救済に関する法律」が平成18年3月27日に施行され，二度の改定を経て現在に至る．救済の対象となる疾病（指定疾病）は以下の4種類である．このうち，③，④は稀な疾患であるため，①，②について説明を行う．

① 中皮腫
② 石綿による肺がん
③ 著しい呼吸器機能障害を伴う石綿肺
④ 著しい呼吸器機能障害を伴うびまん性胸膜肥厚

❶ 中皮腫

何よりも強調されているのが，**病理組織診断の重要性**である．HE染色による形態学的特徴および免疫染色により，肺がんなどの他疾患との鑑別が必要である．上皮型，肉腫型，二相性などの組織学的分類（第9章2を参照）と，中皮腫で陽性・陰性となる抗体での確認をしたうえで，その結果を医学的資料に添付する必要がある．

❷ 石綿による肺がん

肺がんは原因が石綿であるものが救済対象となっており，①X線検査・CT検査の画像で**胸膜プラークと（一定以上の）肺線維化**の両方の所見が認められる場合，または②一定数以上の**石綿小体または石綿繊維**が認められる場合とされている．

要点としては，①転移性ではなく**原発性**肺がんであること，②喫煙者・非喫煙者にかかわらず，**肺がんの発症リスクを2倍以上に高める量の石綿曝露があったとみなされる場合**に，石綿吸入が原因と判定できる，という点があげられる．石綿小体・石綿繊維の計測は技術的に難しいため，一定の設備を整え，かつ，トレーニングを受けたスタッフのいる専門の施設で実施することが望ましい．

詳細は，環境再生保全機構（ERCA）のHP[7]を参照されたい（図4）．

<文献>

1) 宮城征四郎, 他:「呼吸器病レジデントマニュアル第4版」, 医学書院, 2008
2) 厚生労働省「障害者福祉法施行規則別表　第5号」
3) 厚生労働省HP：参考（3）介護保険制度における要介護認定の仕組み
   http://www.mhlw.go.jp/topics/kaigo/kentou/15kourei/sankou3.html
4) 「ケアスタッフのためのよくわかるCOPD（慢性閉塞性肺疾患）」（日本呼吸ケア・リハビリテーション学会「日本呼吸ケア・リハビリテーション学会ケアスタッフのためのよくわかるCOPD」作成委員会・ワーキンググループ／編), メディカルレビュー, 2014
5) 難病情報センターHP：
   http://www.nanbyou.or.jp/entry/512
6) 「特発性間質性肺炎　臨床調査個人票」
7) 環境再生保全機構（ERCA）HP：
   http://www.erca.go.jp/asbestos/relief/seido/flow.html
8) 第9回日本呼吸器疾患患者団体連合会総会（平成24年11月2日開催）議事録
9) 厚生労働省HP：要介護認定
   http://www.mhlw.go.jp/stf/seisakunitsuite/bunya/hukushi_kaigo/kaigo_koureisha/nintei/index.html

カンファレンスでよくある質問

Q1：呼吸器機能障害による身体障害者手帳を取得すると，どのようなメリットがありますか？

A1： 障害の等級により受けられるサービス内容が異なりますが，税金の減額や免除，JR運賃・航空機運賃割引，有料道路割引，バス・タクシー料金割引，所得税・住民税の減免，障害者施設の利用料や公共料金の割引，映画館の割引，携帯電話の基本料金の割引などがあります．

また，日常生活用具の給付として，酸素ボンベ運搬車（手帳に関係なく給付），ネブライザーと電気式痰吸引器（3級以上，または同程度以上の障害者）などがありますが，詳細は市町村の福祉関係の課で確認できます．4級では実質的に受けられるサービスは限られています．

Q2：呼吸器機能障害による身体障害者認定での問題点や今後の展望を教えてください．

A2： 呼吸器機能障害を取得できるレベルの患者さんは，かなり症状が強くADLの低下を余儀なくされ，勤務継続も困難な症例が多い一方で，認定等級はその実情に必ずしも見合うだけのものではないとする意見があります．「呼吸機能の指数」の根拠が60年以上前の海外のデータを元にしており，間質性肺炎などの判定基準が血液ガスと指数との乖離のため必ずしも正確にできないなどの問題点も指摘されています．日本呼吸器学会の肺生理専門委員会では，科学的な評価で，患者さんが公平に救済される方向を見出すという視点で，身体障害者の1級，3級，4級の評価基準見直しの必要性を訴えていくとしています．

抗菌薬一覧

和文（略語）	ページ
アジスロマイシン（AZM）	92, 93, 94
アミカシン（AMK）	103, 126
アモキシシリン（AMPC）	92, 93, 111
アモキシシリン/クラブラン酸（AMPC/CVA）	111
アルベカシン（ABK）	103, 104
アンピシリン（ABPC）	93
イソニアジド（INH）	115, 119, 121, 122
イミペネム/シラスタチンナトリウム（IPM/CS）	126
エタンブトール（EB）	119, 122, 125, 126
エルタペネム（国内未承認）	102
エンビオマイシン（EVM）	119
カナマイシン（KM）	119
ガレノキサシン（GRNX）	92, 111
クラブラン酸/アモキシシリン（CVA/AMPC）	92, 132
クラリスロマイシン（CAM）	92, 125, 126
クリンダマイシン（CLDM）	103, 110, 132
シタフロキサシン（STFX）	120
シプロフロキサシン（CPFX）	93, 103, 110, 120
ストレプトマイシン（SM）	119, 120, 125
スパルフロキサシン（SPFX）	120
スルバクタム/アンピシリン（SBT/ABPC）	92, 93, 94, 102, 103, 111, 132

和文（略語）	ページ
セフェピム（CFPM）	103, 110, 271
セフジトレン・ピボキシル（CDTR-PI）	92
セフタジジム（CAZ）	103
セフトリアキソン（CTRX）	92, 94, 102, 111
セフメタゾール（CMZ）	132
タゾバクタム/ピペラシリン（TAZ/PIPC）	92, 93, 102, 103, 111, 132, 271
ダプトマイシン（DAP）	104
テイコプラニン（TEIC）	104
ドリペネム（DRPM）	110
パラアミノサリチル酸（PAS）	119
バンコマイシン（VCM）	103, 104, 111
ピラジナミド（PZA）	119, 122
ファロペネム（FRPM）	127
ベンジルペニシリンカリウム（PcG）	93
ミノサイクリン（MINO）	127
メロペネム（MEPM）	93, 111
モキシフロキサシン（MFLX）	93, 111, 120
リネゾリド（LZD）	103, 104, 111
リファンピシン（RFP）	115, 119, 121, 122, 125, 126
レボフロキサシン（LVFX）	92, 93, 94, 110, 111, 126

索 引

和文

Ⅰ型呼吸不全 ……… 22, 274, 276
Ⅱ型呼吸不全 ……… 22
23価肺炎球菌ワクチン ……… 112

欧文

A, B

A–aDO₂ ……… 21
ABCアプローチ ……… 181
A/C ……… 52, 56
AC ……… 315, 316
ACE ……… 212
ACE阻害薬 ……… 318
acute interstitial pneumonia ……… 195
adenosine deaminase ……… 293
A–DROPシステム ……… 86
AG ……… 24
AG開大性アシドーシス ……… 25
AG非開大性アシドーシス ……… 25
AHI ……… 323
AIP ……… 195
air–crescent sign ……… 137
ALI–ARDS ……… 86
ALK–TKI ……… 161
ALKチロシンキナーゼ阻害薬 ……… 161
ANCA関連血管炎 ……… 270
Anion Gap ……… 24
ARDS ……… 64
assist/control ……… 52, 54
atopic cough ……… 315, 316
A群β溶連菌 ……… 70
BAL ……… 189
BALF ……… 142
BLNAR ……… 91
BLPAR ……… 91
BNP ……… 276
BOOP ……… 198
bronchiolitis obliterans organizing pneumonia ……… 198
bronchoalveolar lavage ……… 189

C, D

cellular NSIP ……… 193
central sleep apnea syndrome ……… 322
CF法 ……… 71
chronic obstructive pulmonary disease ……… 331
continuous positive airway pressure ……… 53, 326
COP ……… 86, 198, 201
COPD ……… 167, 168, 331
costophrenic angle ……… 291
CPAP ……… 53, 326
cryptogenic organizing pneumonia ……… 198
CSAS ……… 322
CTEPH ……… 332
DAD ……… 195, 196
DDH ……… 124
de–escalation ……… 91, 100
diffuse alveolar damage ……… 195
DLco ……… 33, 35
DLST ……… 246
DOTS ……… 120
drug lymphocyte stimulation test ……… 246
D–ダイマー ……… 275, 276

E－G

EBUS–GS法 ……… 43
EBUS–TBNA ……… 46, 303
EBウイルス ……… 71
EGFRチロシンキナーゼ阻害薬 ……… 244
EGPA ……… 270
eosinophilic granulomatosis with polyangiitis ……… 270
EPAP ……… 65
EPP ……… 304
Epworth Sleepiness Scale ……… 324
ESBL ……… 98
ESS ……… 324
extrapleural pneumonectomy ……… 304
FDG–PET ……… 291
fibrocavitary type ……… 123
fibrotic NSIP ……… 193
five–factor score ……… 262
gastroesophageal reflux disease ……… 316
G–CSF ……… 160
GER ……… 105
GERD ……… 314, 316
Goddardの方法 ……… 170
GPA ……… 270
grab finger sign ……… 138
granulomatosis with polyangiitis ……… 270
Guided Bronchoscopy ……… 41
Guillain–Barré症候群 ……… 84

H－L

H1RA ……… 316
H1受容体拮抗薬 ……… 316
halo sign ……… 137
HAP ……… 98
HCAP ……… 82
healthcare–associated pneumonia ……… 82
hereditary hemorrhagic telangiectasia ……… 281
HHT ……… 281
HIV–PCP ……… 141
hospital–acquired pneumonia ……… 98
HOT ……… 178
ICS ……… 227
idiopathic pulmonary fibrosis ……… 187
IGRA ……… 114, 118
IIPs ……… 266
IMIG ……… 303
IMRT ……… 304
inhaled corticosteroids ……… 227
interferon gamma release assay ……… 114, 118

interstitial pneumonia ... 266	NHCAP ... 82, 107	primary spontaneous pneumothorax ... 308
IP ... 266	NICE study ... 169	PSG ... 324
IPAP ... 66	nodular bronchiectatic type ... 123	PSI ... 86
IPF ... 187	non HIV-PCP ... 141	PSP ... 308
IROAD ... 99	nonanatomic straight edge effect ... 207	pulmonary arterio-venous malformation ... 281
IROADシステム ... 100	noninvasive positive pressure ventilation ... 179	PZA ... 119
LABA ... 177, 227, 228, 316	nospecific interstitial pneumonia ... 193	QUEST ... 317
LAM ... 332	NPPV ... 65, 179	
LAMA ... 318	NSCLC ... 146	
LAMP法 ... 71, 117	NSIP ... 193	**R, S**
latent tuberculosis infection ... 122	NTproBNP ... 292	radiotherapy BOOP ... 208
Lightの基準 ... 291	nursing and healthcare-associated pneumonia ... 82, 107	RFP ... 119
Löffler症候群 ... 253		rise time ... 67
Löfgren症候群 ... 212		RTOG/EORTC ... 208
LTBI ... 114, 118, 122	**O–Q**	R（呼吸商）... 21
LTRA ... 228, 316	OA ... 326	SABA ... 177
lung volume reduction surgery ... 179	obstructive sleep apnea syndrome ... 322	SAMA ... 177
LVRS ... 179	oral appliance ... 326	SaO2 ... 22
	OSAS ... 322	SCLC ... 147
M, N	Osler-Weber-Rendu症候群 ... 281	secondary spontaneous pneumothorax ... 308
M.abscessus ... 123, 126	p-ANCA ... 260	SIMV ... 53
MAC ... 117, 123	PaO_2 ... 21	Sjögren症候群 ... 268
M.avium complex ... 123	PA法 ... 71	SM ... 119
M.avium-intracellulare complex ... 117	PAVM ... 281	SMART療法 ... 227
MDR-TB ... 115, 120	PC ... 53, 56	SOP ... 201
MGIT ... 117	PCP ... 141	speech therapist ... 105
MIC creap ... 104	PCR ... 124	SSP ... 308
microscopic polyangiitis ... 270	P/D ... 304	ST ... 105
M.kansasii ... 118, 123, 126	PEEP ... 50, 52	Stevens-Johnson症候群 ... 84
M.marinum ... 118	PIC ... 315, 317	symbicort maintenance and reliever therapy ... 227
mMRC ... 171	PICC ... 317	
modified wells criteria ... 275, 277, 278	PIPC ... 317	
mosapride ... 105	PND ... 318	**T–Z**
MPA ... 270	polysomnography ... 324	TBLB ... 142
mTOR阻害薬 ... 249	post nasal drip ... 318	TH ... 119
mucoid impaction ... 257	post-infective cough ... 315, 317	TNFαモノクロナール抗体 ... 122
Muller試験 ... 283	PPI ... 317	TRALI ... 244
mycobacteria growth indicator tube ... 117	PPV23 ... 112	transfusion related acute lung injury ... 244
Mycobacterium tuberculosis ... 114	pre-emptive therapy ... 99	*Trichosporon asahii* ... 236
NAC ... 191	pressure control ... 53, 56	UPPP ... 326
N-acetylsytein ... 191		uvulopalatopharyngoplasty ... 326
		V20 ... 205

V50/V25	31	
VAP	98	
VAT	99	
VATS	132, 296	
VBN	43	
VC	53, 54	
ventilator-associated pneumonia	98	
ventilator-associated tracheobronchitis	99	
video-assisted thoracoscopic surgery	132, 296	
Virtual Bronchoscopic Navigation	43	
volume control	53, 54	
wandering pneumonia	200	
wells criteria	278	
WHO方式鎮痛薬ラダー	163	
XDR-TB	115	

和文

あ行

アイピーディ	255
亜急性過敏性肺炎	236
悪性胸膜中皮腫	304
アシデミア	23
アシドーシス	23
アスピリン喘息	229
アスピレーションキット	310
アスベスト	289, 299
アスペルギルス	125
圧時間曲線	58, 59, 60
アデノウイルス	71
アデノシンデアミナーゼ	293
アトピー咳	315, 316
アミオダロン	200, 249
アルカレミア	23
アルカローシス	23
アレルギー性気管支肺アスペルギルス症	135, 257
アレルギー性肉芽腫性血管炎	261
アレルギー性鼻炎	318
イエローネイル症候群	289
イエローゾーン	221

胃食道逆流	105
胃食道逆流症	314, 315, 316
石綿	299
石綿小体	334
イソフルラン	234
遺伝性出血性毛細血管拡張症	281
インターフェロン	250
インターフェロンγ遊離試験	118
院内DOT	121
インフルエンザワクチン	78, 112
ウィーニング	62
ウロキナーゼ	132
エプワース眠気尺度	324
黄苓	249
横紋筋融解	85
オーラミン・ローダミン法	117
オプソニン	96

か行

介護保険制度	331
喀痰中好酸球	316
加湿器肺	236
下大静脈フィルター	279
喀血	273
過敏性肺炎	86
ガリウムシンチグラフィー	214
間質性肺炎	266
癌性疼痛	162
関節リウマチ	267
感染後咳嗽	315, 317
機械工肺	236
気管支充填術	312
気管支肺胞洗浄	189
気管支ビデオスコープ	43
気管短縮	169
キサンチン	228
基質拡大型β-ラクタマーゼ	98
寄生虫感染症	263
気道可逆性検査	33
気道過敏性	219, 319
気道抵抗	50, 57, 58
気道内圧	51
吸気圧	66
急性咳嗽	314

急性過敏性肺炎	235
急性間質性肺炎	195
急性細菌性鼻副鼻腔炎	70
急性増悪	192
吸入ステロイド薬	178, 227
吸入麻酔薬	234
胸腔ドレーン	295, 310
胸腔ドレナージ	132
胸腔内線維素溶解療法	132
強制呼吸	52
強度変調放射線治療	304
強皮症	269
胸膜炎	129
胸膜生検	294
胸膜切除/肺剥皮術	304
胸膜肺全摘出術	304
胸膜肥厚	131
胸膜プラーク	301, 334
胸膜摩擦音	290
胸膜癒着術	289, 296, 311
軽症間欠型喘息	226
軽症持続型喘息	226
外科的肺生検	190
結核菌	114
結核性胸膜炎	289
結核病学会病型分類	128
血管雑音	283
血清抗GPL-core IgA抗体	125
血栓溶解療法	279
血痰	273
減感作療法	121
嫌気性菌	131
原発性肺癌	144
顕微鏡的多発血管炎	270, 332
グリーンゾーン	221
抗ARS抗体	268
抗IgE抗体	228
抗Jo-1抗体	268
抗MDA5抗体	268
高額療養費制度	331
口腔内装置	326
膠原病肺	193
抗コリン吸入薬	228
交叉耐性	102

好酸球性多発血管炎性肉芽腫症 259, 270
好酸球性肺炎 86
好酸球性副鼻腔炎 230
拘束性換気障害 34, 38
抗ヒスタミン薬 314
高病原性鳥インフルエンザA 80
後鼻漏 314, 315, 318
誤嚥性肺炎 90, 112
呼気圧 65
呼気終末陽圧 50
呼吸機能検査 28
呼吸仕事量 50
呼吸性アシドーシス 25
呼吸性アルカローシス 25
呼吸リハビリテーション 176, 191
コクシジオイデス症 263
コンプライアンス 50, 52, 58

さ行

細菌性肺炎 82
再膨張性肺水腫 312
酸塩基平衡 22
三次元照射計画 304
支持療法 160
持続的陽圧換気 326
市中感染型MRSA 75
自発呼吸 52
自発呼吸トライアル 63
シャント 281, 286
重症持続型喘息 227
重症肺炎 64
修正MRCスケール 171
上気道・中枢気道閉塞パターン 37
小結節・気管支拡張型 123
小柴胡湯 249
小細胞肺癌 147, 154, 159, 160
照射肺容積 205
上皮成長因子受容体チロシンキナーゼ阻害薬 161
食道裂孔ヘルニア 317
新型インフルエンザ 79
神経障害性疼痛 164
人工呼吸器離脱 62

侵襲性肺アスペルギルス症 135
侵襲性肺炎球菌感染症 84, 96
滲出液 290
迅速発育 126
身体障害者手帳制度（呼吸器機能障害） 331
深部静脈血栓症 274
スイッチ療法 95
スパイログラム 28
スパイロメトリー 28, 170
生物学的製剤 248
咳受容体 316, 317, 319
咳受容体感受性試験 320
咳喘息 314, 315
石灰化胸膜プラーク 301
遷延性咳嗽/慢性咳嗽 314
潜在性結核感染症 114, 122
喘鳴 219
総合感冒薬 69
続発性器質化肺炎 198
続発性自然気胸 308

た行

代謝性アルカローシス 25
多形滲出性紅斑 84
多発血管炎性肉芽腫症 270
多発性筋炎 268
タルク 296
短時間作用性β2刺激薬 222
単純性肺アスペルギローマ 134
チール・ネルゼン法 117
チオトロピウム 177
中枢型睡眠時無呼吸症候群 322
中等症持続型喘息 226
超音波気管支鏡ガイド下針生検 46
長時間作用性β2刺激薬 228
長時間作用性β2刺激薬配合剤 227
長時間作用性抗コリン薬 318
調節呼吸 52
ツベルクリンテスト 117
ツベルクリン反応 212
低分子量ヘパリン 278
転移性脳膿瘍 282

同期型間欠的強制換気 53
特定疾患治療研究事業 331
特発性間質性肺炎 185, 332
特発性間質性肺炎群 266
特発性器質化肺炎 86, 198
特発性急性好酸球性肺炎 255
特発性自然気胸 308
特発性肺線維症 187
特発性慢性好酸球性肺炎 254
鳥インフルエンザ 80
鳥関連過敏性肺炎 236
努力呼気曲線 29

な行

内因性感染 83
内服レジメン 158
夏型過敏性肺炎 236
二次結核 115
乳糜胸水 293, 297
ニューモシスチス肺炎 96, 141
尿中抗原 87
膿胸 289
農夫肺 236

は行

肺移植 179
肺炎随伴性胸水 129
肺炎随伴性胸膜炎 289
肺炎マイコプラズマ 71
肺拡散能検査 33
肺気腫 167, 168
肺吸虫症 293
肺気量 28
肺結核 72
肺結核類似型 123
肺血栓塞栓症 274
肺血流シンチグラフィー 283
肺コンプライアンス 57
肺動静脈奇形 281
肺動脈性肺高血圧症 332
肺動脈造影 277
ハイフローセラピー 48
肺分画症 286

肺胞出血 270
肺胞タンパク症 86
肺葉外肺分画症 286
肺容積減量手術 179
肺葉内肺分画症 286
麦門冬湯 318
鼻茸 230
ピークフローモニタリング 221
皮下漏出 160
非小細胞肺癌 146, 150, 155, 160
非侵襲的呼吸管理法 105
非侵襲的陽圧換気法 65
非侵襲的陽圧換気療法 179
非定型肺炎 82, 87
ビデオ補助下胸腔鏡手術 132
非特異性間質性肺炎 193
皮膚筋炎 268
飛沫感染 83, 114
びまん性肺胞障害 195
百日咳 72
ピルフェニドン 190
部分肺静脈還流異常症 286
フルチカゾン/サルメテロール
（アドエア®） 227

フルチカゾン/ホルモテロール
（フルティフォーム®） 227
フロー時間曲線 59, 61
フローボリューム曲線 30, 31
分子標的治療薬 248
閉塞型睡眠時無呼吸症候群 322
閉塞性換気障害 34
包括的呼吸リハビリテーション 176
放射線肺障害 204
蜂巣肺 188
補助呼吸 52
補正 HCO_3^- 24
ホットタブ肺 124

ま行

末梢気道閉塞 30
慢性気管支炎 167, 168
慢性血栓塞栓性肺高血圧症 332
慢性進行性肺アスペルギルス症 134
慢性副鼻腔炎 318
慢性閉塞性肺疾患 167, 331

メサコリン吸入試験 319
免疫抑制状態での肺炎 270

や行

薬剤耐性菌 109
薬剤リンパ球刺激試験 246
輸血関連急性肺障害 244
輸入動脈枝 285
陽圧人工呼吸 50
容量時間曲線 59

ら，わ行

離脱式バルーン 285
リリーバー 220
リンパ脈管筋腫症 332
累積線量 205
レスピラトリーキノロン 91
レッドゾーン 221
ロイコトリエン受容体拮抗薬 228
漏出液 290
ワーファリン 278

執筆者一覧 (掲載順)

編集・執筆

青島正大（亀田総合病院　呼吸器内科　主任部長）

1984年旭川医科大学卒業．虎ノ門病院でのジュニアおよびシニアレジデントの後に，聖路加国際病院のスタッフとして診療と教育に従事しました．その後，5年間の大学病院勤務も経験しましたが，やはり臨床現場に立つことにこだわり，2011年から現在の職場に勤務しています．自らも「呼吸器ジェネラリスト」でありたいと念じ，科の診療方針は「すべての呼吸器疾患の診療」，教育方針は「呼吸器ジェネラリストであり，かつリサーチマインドをもつ臨床医の育成」を掲げています．亀田総合病院のカバーする医療圏は広大で，あらゆる呼吸器疾患に遭遇します．臨床のトレーニングに，とても良い環境であると感じており，また私自身は日本内科学会，日本呼吸器学会，日本感染症学会の英文誌および和文誌の査読者も行っており，当科の若い医師たちへ向けて臨床だけでなく日々の診療で生じるクリニカルクエスチョンから臨床研究へ発展させる取り組みを日々行っています．

執筆

桂田雅大（亀田総合病院　呼吸器内科）

亀田総合病院の総合内科後期研修プログラムを修了し，呼吸器内科医として働き出して早2年が立ちました．総合内科の視点をもちつつ，専門性の高い診療ができるように心がけています．

中島　啓（亀田総合病院　呼吸器内科　医長）

2006年九州大学医学部卒．臨床研究は，ニューモシスチス肺炎やワクチン関連を主体に取り組んでいます．医学教育を志しており，少しでも多くの人に呼吸器科の面白さを伝えられたら良いなと思います．

三沢昌史（亀田総合病院　呼吸器内科　部長）

基幹総合病院では専門領域における医学的進歩を速やかに臨床の場に実践する使命があります．日常診療に役立つ真のevidenceを選びとる臨床感覚の保持を努力目標にしています．

渡邊純子（亀田総合病院　呼吸器内科）

2010年秋田大学医学部卒業．秋田厚生連平鹿総合病院で初期・後期研修を行い，2013年より亀田総合病院呼吸器内科で後期研修を行っています．日々勉強の毎日ですが，充実した生活を送っています．

桂田直子（亀田総合病院　呼吸器内科　医長）

特に胸部画像に興味を抱いて選択した科ですが，幅広い分野を扱うことができ，医師10年目の現在も日々の診療の中で奥深さや，やりがいを感じます．呼吸器内科の面白さを伝えることができればと思います．

大槻　歩（亀田総合病院　呼吸器内科）

2011年東邦大学医学部医学科卒業．2013年から呼吸器内科を専攻し，日々最善の医療ができるよう努めております．

牧野英記（松山赤十字病院　呼吸器内科　副部長）

亀田総合病院在籍中に青島先生に薫陶を受けたことが，今も大きな支えです．青島イズムのエッセンスが込められた本書を読めば，呼吸器診療が楽しくなり目の前の患者さんを笑顔にできるはずです．

髙井基央（亀田総合病院　呼吸器内科）

2010年東京医科歯科大学卒業．初期研修修了後，亀田病院呼吸器内科へ．国立がん研究センターで短期研修．気管支鏡検査のプロセス改善に努める．皆様のご理解の一助になればと思います．

本書は『呼吸器診療 step up マニュアル』（2007年発行）に加筆修正を加えた改訂版です

亀田流　驚くほどよくわかる呼吸器診療マニュアル

『呼吸器診療 step up マニュアル』として
2007年8月10日　第1刷発行
2010年6月10日　第2刷発行

『亀田流　驚くほどよくわかる呼吸器診療マニュアル』へ改題
2015年4月5日　第1刷発行
2016年5月10日　第2刷発行

ⓒ YODOSHA CO., LTD. 2015
Printed in Japan

ISBN978-4-7581-1770-8

編　集	青島正大（あおしままさひろ）
発行人	一戸裕子
発行所	株式会社　羊　土　社 〒101-0052 東京都千代田区神田小川町2-5-1 TEL　　03（5282）1211 FAX　　03（5282）1212 E-mail　eigyo@yodosha.co.jp URL　　www.yodosha.co.jp/
装　幀	Malpu Design（李生美）
印刷所	広研印刷株式会社

本書に掲載する著作物の複製権，上映権，譲渡権，公衆送信権（送信可能化権を含む）は（株）羊土社が保有します．
本書を無断で複製する行為（コピー，スキャン，デジタルデータ化など）は，著作権法上での限られた例外（「私的使用のための複製」など）を除き禁じられています．研究活動，診療を含み業務上使用する目的で上記の行為を行うことは大学，病院，企業などにおける内部的な利用であっても，私的使用には該当せず，違法です．また私的使用のためであっても，代行業者等の第三者に依頼して上記の行為を行うことは違法となります．

JCOPY ＜（社）出版者著作権管理機構　委託出版物＞
本書の無断複写は著作権法上での例外を除き禁じられています．複写される場合は，そのつど事前に，（社）出版者著作権管理機構（TEL 03-3513-6969，FAX 03-3513-6979，e-mail：info@jcopy.or.jp）の許諾を得てください．

羊土社のオススメ書籍

Dr.竜馬の 病態で考える 人工呼吸管理

人工呼吸器設定の根拠を病態から理解し、ケーススタディで実践力をアップ！

田中竜馬／著

「患者にやさしい人工呼吸管理」を行いたい方は必読！病態に応じた人工呼吸器の設定や調節、トラブルの対処が根拠から身につきます．軽妙な語り口でスラスラ読めて、専門書では難しい…という初学者にもオススメ！

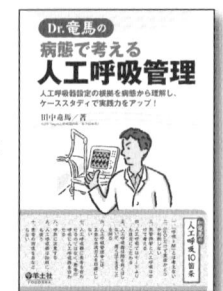

- 定価（本体5,000円＋税） ■ B5判
- 380頁 ■ ISBN 978-4-7581-1756-2

Dr.竜馬の やさしくわかる 集中治療 循環・呼吸編

内科疾患の重症化対応に自信がつく！

田中竜馬／著

敗血症，肺炎，COPDなど，病棟や外来でよくみる内科疾患が重症化したときの考え方を，病態生理に基づいて解説．集中治療の基本が面白いほどよくわかり，重症化への適切な対応が身につく！

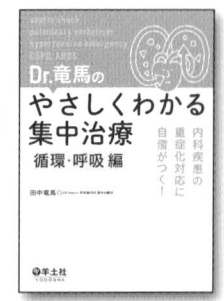

- 定価（本体3,800円＋税） ■ A5判
- 351頁 ■ ISBN 978-4-7581-1784-5

もう悩まない！ 喘息・COPD・ACOSの外来診療

名医が教える吸入薬の使い分けと効果的な指導法

田中裕士／編

「呼吸困難を診たらどうするか？」「吸入薬を中止してしまう患者さんへの対応は？」日常診療でのよくある悩みを，ベテラン医がエビデンスと経験をもとに解決します．外来で喘息やCOPDを診る内科医・開業医必携！

- 定価（本体4,800円＋税） ■ B5判
- 205頁 ■ ISBN 978-4-7581-1785-2

人工呼吸に活かす！ 呼吸生理がわかる、好きになる

臨床現場でのモヤモヤも解決！

田中竜馬／著

「呼吸生理はイマイチわからない」「臨床で必要なの？」という方，必携！症状・病態と結びつけながら，呼吸管理に必須の考え方をやさしく解説．症状や人工呼吸器設定の本当の意味がわかる！Case Studyで実践力もアッ

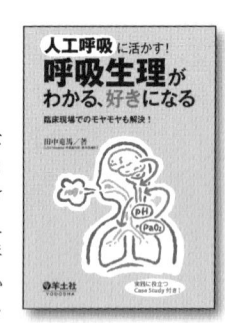

- 定価（本体3,300円＋税） ■ A5判
- 287頁 ■ ISBN 978-4-7581-1734-0

発行 羊土社 YODOSHA
〒101-0052 東京都千代田区神田小川町2-5-1　TEL 03(5282)1211　FAX 03(5282)1212
E-mail：eigyo@yodosha.co.jp
URL：www.yodosha.co.jp/

ご注文は最寄りの書店、または小社営業部まで